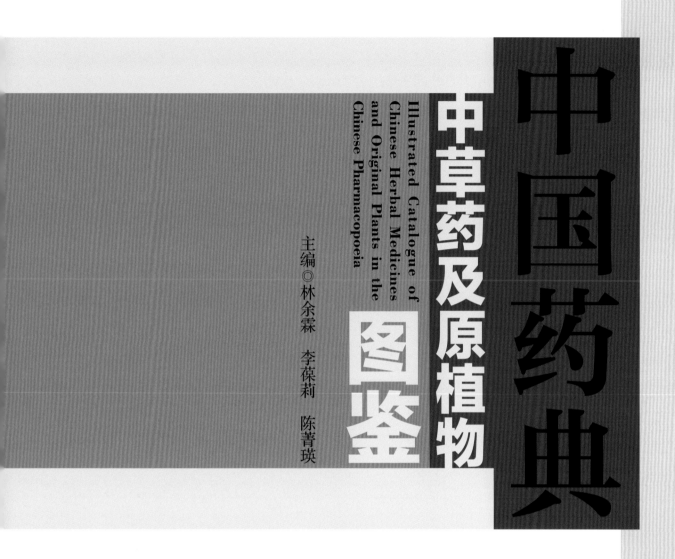

中国药典

中草药及原植物

Illustrated Catalogue of
Chinese Herbal Medicines
and Original Plants in the
Chinese Pharmacopoeia

图鉴

主编◎林余霖　李葆莉　陈菁瑛

河南科学技术出版社
·郑州·

图书在版编目（CIP）数据

中国药典中草药及原植物图鉴 / 林余霖 , 李葆莉 ,
陈菁瑛主编 .-- 郑州：河南科学技术出版社，2025.1.
ISBN 978-7-5725-1694-8

Ⅰ. R282.71-64

中国国家版本馆 CIP 数据核字第 2024K1M115 号

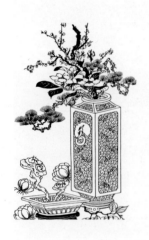

出版发行：河南科学技术出版社
　　　　　地址：郑州市郑东新区祥盛街 27 号　邮编：450016
　　　　　电话：（0371）65737028　65788613
　　　　　网址：www.hnstp.cn
出 版 人：乔　辉
策划编辑：杨秀芳　陈　艳
责任编辑：陈　艳
责任校对：耿宝文
整体设计：张　伟
责任印制：徐海东
印　　刷：河南瑞之光印刷股份有限公司
经　　销：全国新华书店
开　　本：889 mm×1 194 mm　1/16　印张：37.25　字数：850 千字
版　　次：2025 年 1 月第 1 版　2025 年 1 月第 1 次印刷
定　　价：398.00 元

本书编者名单

主　编　林余霖　李葆莉　陈菁瑛

编　者　胡炳义　胡灏禹　蔡大勇　郝智慧　赵鑫磊　张本刚
　　　　李　标　许　扬　丁　刚　吴耀辉　周康友　石志恒
　　　　曹庆伟　赵　欣　卢　伟　黄颖桢　刘保财　赵云青
　　　　由金文　林国华　黄以钟　吕惠珍　刘庆海　齐耀东
　　　　李海涛　黄林芳　潘韵佳　梁克玮　黄冠中　黄世勋
　　　　魏雪苹　冯璟璐　彭建明　余淑筠　姚　辉　石林春
　　　　丁自勉

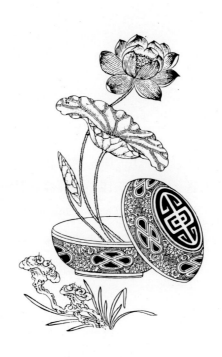

前言

中医药是中华民族的瑰宝，为中华民族的繁衍生息、中医理论的发展创新及中华文化的脉络传承做出了重大贡献。党的十八大以来，党中央、国务院高度重视中医药事业发展。《中共中央 国务院关于促进中医药传承创新发展的意见》明确指出，传承创新发展中医药是新时代中国特色社会主义事业的重要内容，是中华民族伟大复兴的大事。

独特的卫生资源、潜力巨大的经济资源、具有原创优势的科技资源、优秀的文化资源和重要的生态资源——精辟地概括了中医药在我国经济社会发展中的地位。从某种意义上说，中医药资源关乎人民的健康和国家的富裕，具有重大的利用价值和开发价值，关乎生态环境保护和新兴战略产业发展，具有重要的国家战略意义。我国中药资源中，药用植物种类最多，约占 87%。药用植物资源的保护、开发和利用很大程度上决定了中药资源的可持续发展。中药是中医药发挥疗效和中医药资源发挥优势的重要载体和物质基础。

本书聚焦植物药核心品种——2020 版《中国药典》收载的植物药，系统梳理、总结了中药产业链关键环节中基源植物、原草药及饮片的鉴别。本书精选近 4 000 幅图片，为节省篇幅，文字内容仅节选《中国药典》基源项和药用功能，有关草药性状、鉴别、炮制、主治、性味与归经、用法与用量、储藏等内容可参照 2020 版《中国药典》。本书同样省略了植物的性状、生境与分布等内容，针对多基源品种，编者根据物种之间的性状区别，结合所收载的具体图片，简要标注 1 或 2 个区别点，其他内容可参阅《中国植物志》或网站 iPlant 植物智 http://www.iplant.cn/ 的相关条目。

本书在内容和呈现形式上不乏创新。区别于传统中草药图谱中一味草药仅介绍其中的一种植物、一种草药，或仅介绍植物，抑或仅介绍草药的局限与遗憾，本书以多来源的草药物种为基础，分别呈现植物、草药、饮片的性状，帮助读者更加系统、全面地掌握中药鉴定知识。

图片精选是本书的最大亮点。遵从美观服务于专业的原则，本书图片分为两类：活体植物和干制草药。围绕活体植物，对包括植物的生境、群落、全株、花枝、果枝、特征部位、药用部位等进行多层次特征展示；围绕干制草药，对包括草药全貌、断面、饮片、细部特征等进行展示。为节省篇幅，酌情删减。

深入草药产区，了解产地信息，拍摄活体植物，采制腊叶标本，采挖草药，干制草药，制作饮片，鉴定标本，拍照留存……如此这般"流水"程序，伴随编写团队主要成员 30 多年的辛勤工作。本书核心内容涵盖基源植物、原草药及饮片三大层面。全书架构完整，广泛汇集第一手资料，内容翔实丰富，图片生动精美，行文言简意赅，成书编排新颖，图文布局合理。总体来看，本书是一本具有较高创新性和学术价值的中草药鉴定专著。

感谢"一带一路"国家传统草药品种本底整理及数据库建设（国家科技基础资源调查专项编号2018FY100700）项目经费的资助！

由于编者学识水平有限，书中可能存在疏漏，衷心欢迎广大读者批评指正，以便今后修订完善。

编者

2024 年 1 月

目录

001　一枝黄花　Solidaginis Herba

　　本品为菊科植物一枝黄花 *Solidago decurrens* Lour. 的干燥全草。秋季花果期采挖，除去泥沙，晒干。具有清热解毒、疏散风热的功能。

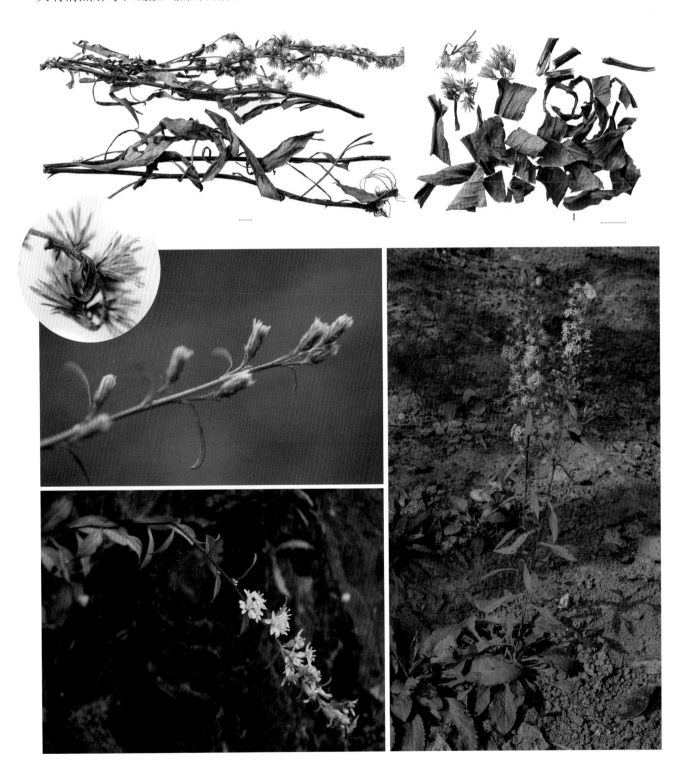

002 丁公藤 Erycibes Caulis

本品为旋花科植物丁公藤 *Erycibe obtusifolia* Benth. 或光叶丁公藤 *Erycibe schmidtii* Craib 的干燥藤茎。全年均可采收，切段或片，晒干。具有祛风除湿、消肿止痛的功能。

1. 丁公藤 *Erycibe obtusifolia* Benth.，本种的叶片椭圆形或倒长卵形，顶端钝或钝圆。

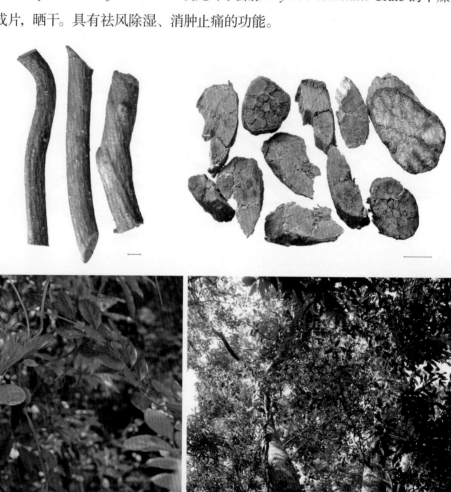

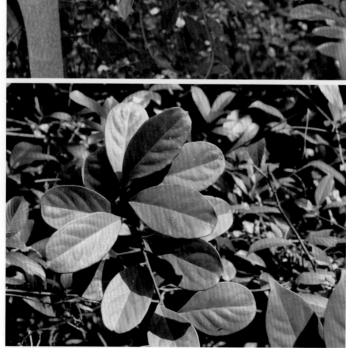

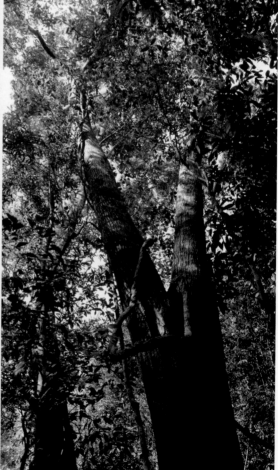

2. 光叶丁公藤 *Erycibe schmidtii* Craib，与丁公藤区别为本种的叶片卵状椭圆形至长圆状椭圆形，顶端骤然变尖。

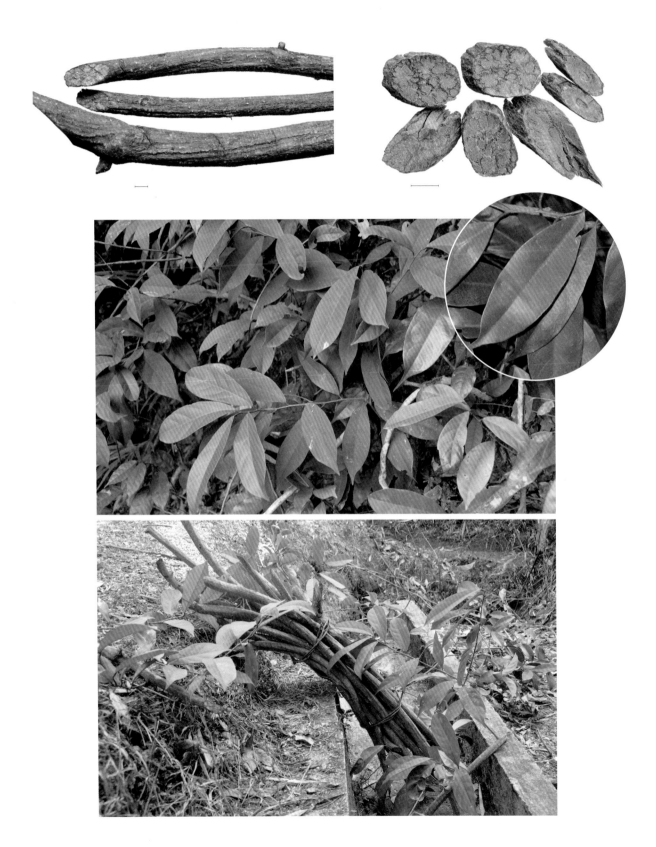

003 丁香 Caryophylli Flos

本品为桃金娘科植物丁香 *Eugenia caryophyllata* Thunb. 的干燥花蕾。具有温中降逆、补肾助阳的功能。

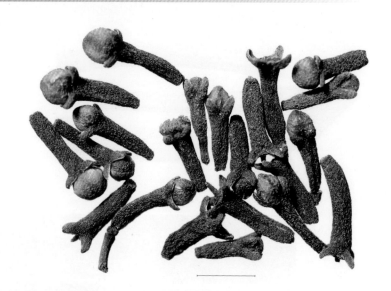

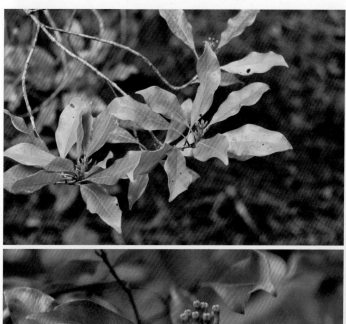

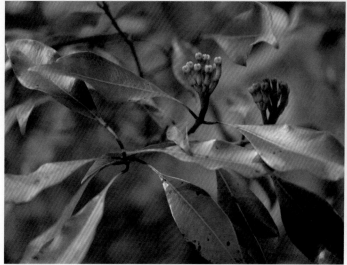

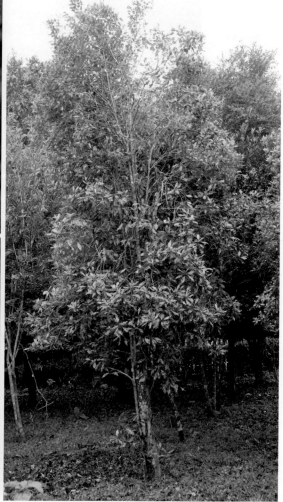

004 八角茴香 Anisi Stellati Fructus

本品为木兰科（八角科）植物八角茴香 *Illicium verum* Hook. f. 的干燥成熟果实。秋、冬二季果实由绿变黄时采摘，置沸水中略烫后干燥或直接干燥。具有温阳散寒、理气止痛的功能。

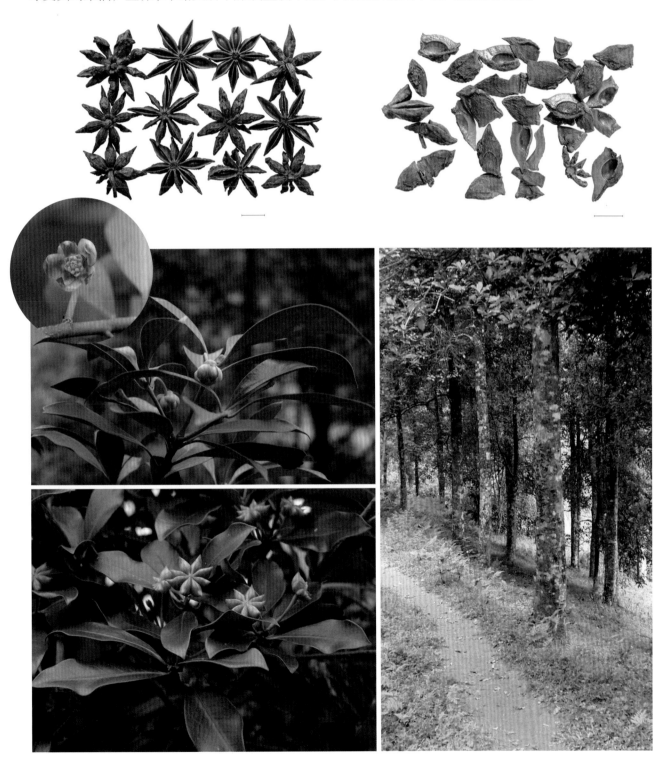

005 人参 Ginseng Radix et Rhizoma

本品为五加科植物人参 *Panax ginseng* C. A. Mey. 的干燥根和根茎。多于秋季采挖，洗净经晒干或烘干。栽培的俗称为"园参"；播种在山林或野生状态下自然生长的又称"林下山参"，习称"籽海"。具有大补元气、复脉固脱、补脾益肺、生津养血、安神益智的功能。

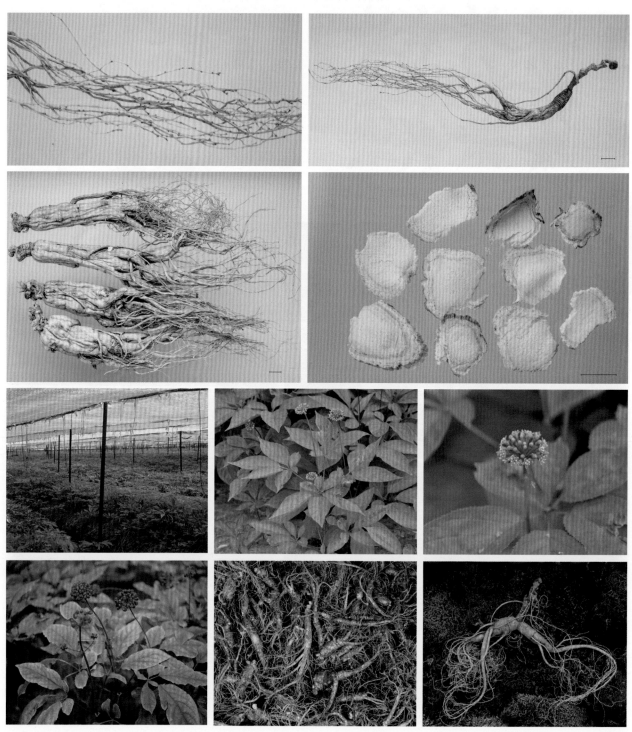

006 人参叶　Ginseng Folium

　　本品为五加科植物人参 *Panax ginseng* C. A. Mey. 的干燥叶。秋季采收叶，晾干或烘干。具有补气、益肺、祛暑、生津的功能。

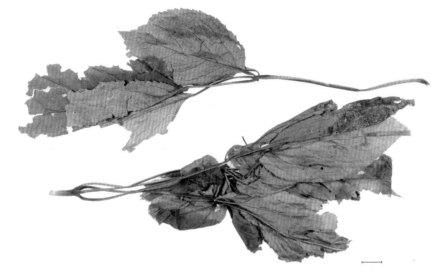

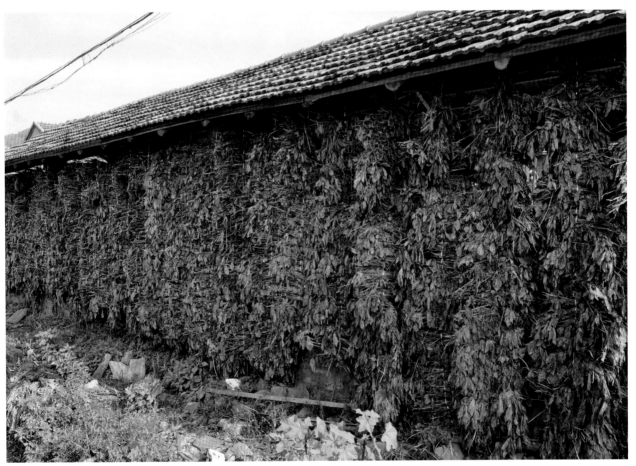

007 儿茶 Catechu

本品为豆科（含羞草科）植物儿茶
Acacia catechu (L. f.) Willd. 的去皮枝、
干的干燥煎膏。冬季采收枝、干，除去
外皮，砍成大块，加水煎煮，浓缩，干燥。
具有活血止痛、止血生肌、收湿敛疮、
清肺化痰的功能。

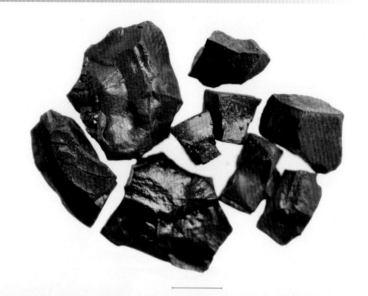

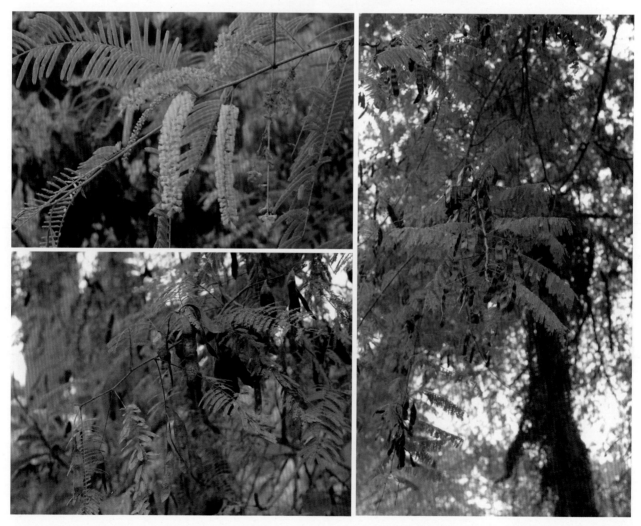

008 九里香 **Murrayae Folium et Cacumen**

本品为芸香科植物九里香 *Murraya exotica* L. 和千里香 *Murraya paniculata* (L.) Jack 的干燥叶和带叶嫩枝。全年均可采收，除去老枝，阴干。具有行气止痛、活血散瘀的功能。

1. 九里香 *Murraya exotica* L.，本种的小叶倒卵形或披针状倒卵形，先端钝或圆；花瓣长 1 ~ 1.5 cm。

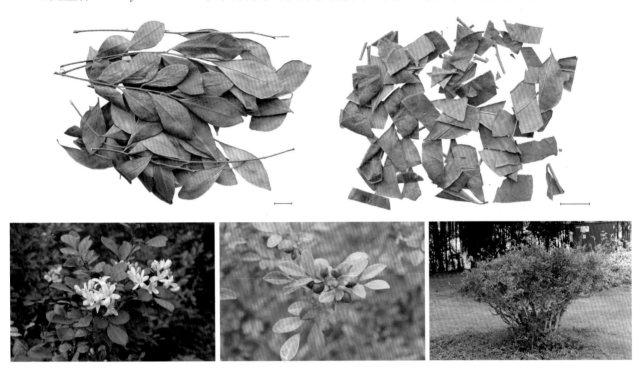

2. 千里香 *Murraya paniculata* (L.) Jack，与九里香区别为本种的小叶卵形或卵状披针形，中部以下最宽，先端短尾尖；花瓣长达 2 cm。

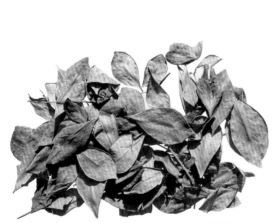

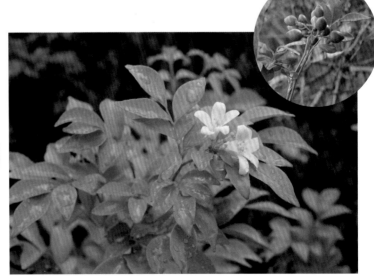

9

009 刀豆 Canavaliae Semen

本品为豆科（蝶形花科）植物刀豆 *Canavalia gladiata* (Jacq.) DC. 的干燥成熟种子。秋季采收成熟果实，剥取种子，晒干。具有温中、下气、止呃的功能。

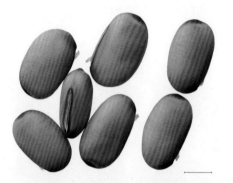

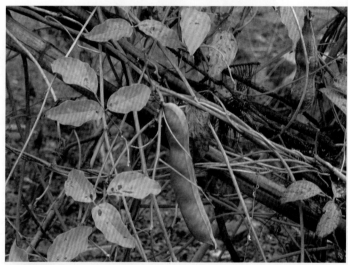

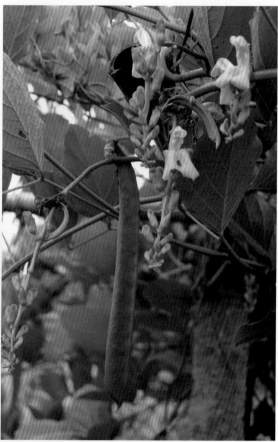

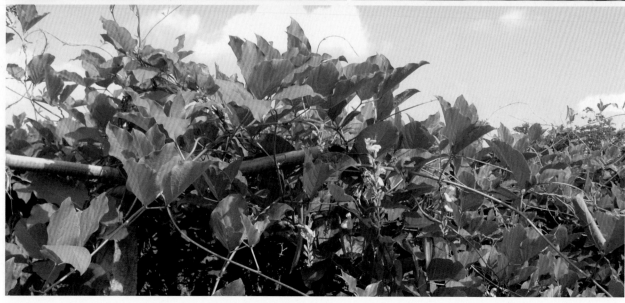

010 三七 Notoginseng Radix et Rhizoma

本品为五加科植物三七 *Panax notoginseng* (Burk.) F. H. Chen 的干燥根和根茎。秋季花开前采挖，洗净，分开主根、支根及根茎，干燥。支根习称"筋条"，根茎习称"剪口"。具有散瘀止血、消肿定痛的功能。

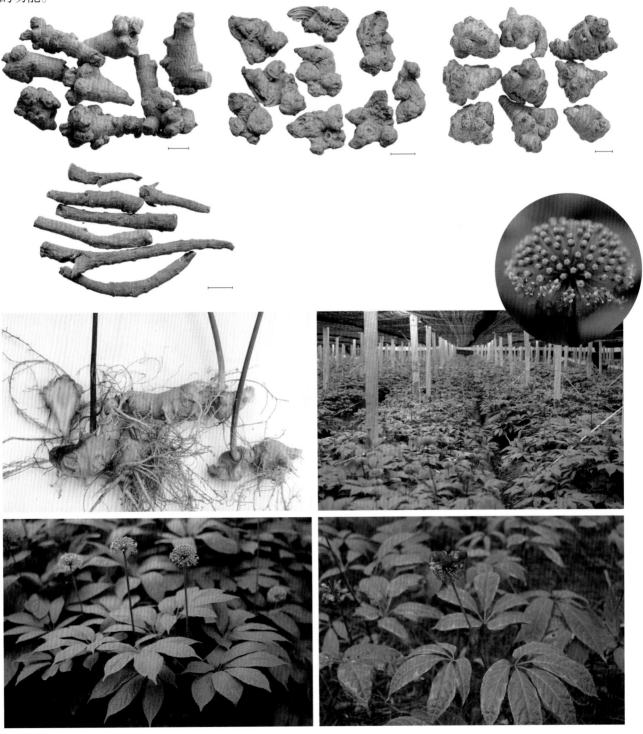

011 三白草　Saururi Herba

本品为三白草科植物三白草 *Saururus chinensis* (Lour.) Baill. 的干燥地上部分。全年均可采收，洗净，晒干。具有利尿消肿、清热解毒的功能。

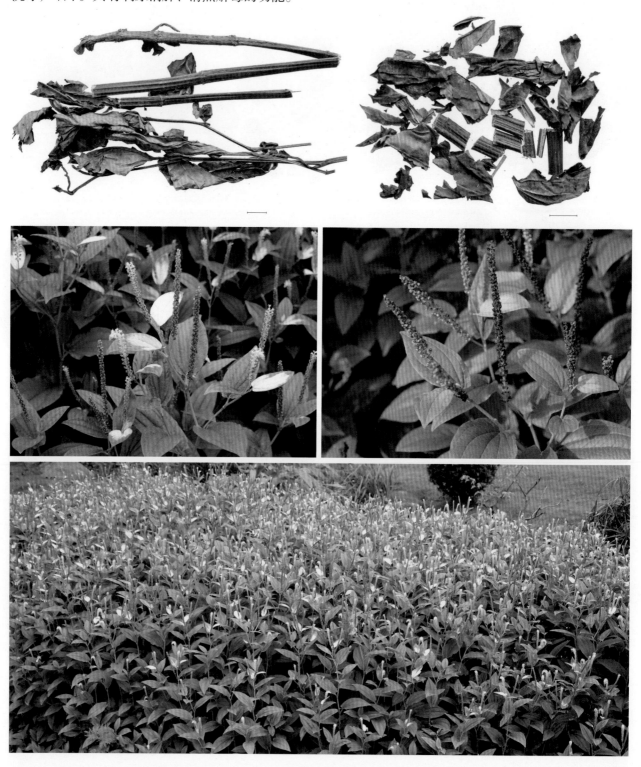

012 三棱 Sparganii Rhizoma

本品为黑三棱科植物黑三棱 *Sparganium stoloniferum* Buch.-Ham. 的干燥块茎。冬季至翌年春季采挖，洗净，削去外皮，晒干。具有破血行气、消积止痛的功能。

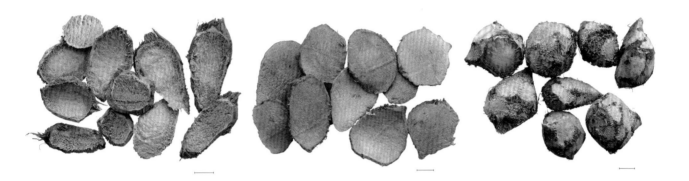

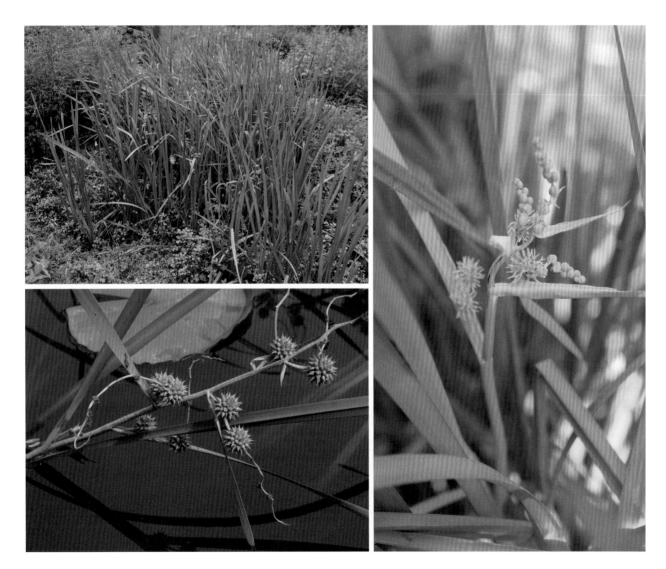

013 三颗针 Berberidis Radix

本品为小檗科植物拟獴猪刺 *Berberis soulieana* Schneid.、小黄连刺 *Berberis wilsonae* Hemsl.、细叶小檗 *Berberis poiretii* Schneid. 或匙叶小檗 *Berberis vernae* Schneid. 等同属种植物的干燥根。春、秋二季采挖，除去泥沙和须根，晒干或切片晒干。具有清热燥湿、泻火解毒的功能。

1. 拟獴猪刺 *Berberis soulieana* Schneid.，本种的主要特征为叶片长圆披针形，稀为长圆倒卵形，边缘具 8～26 枚刺状的锯齿；花 7～15(～20) 朵簇生。

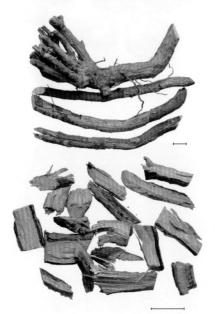
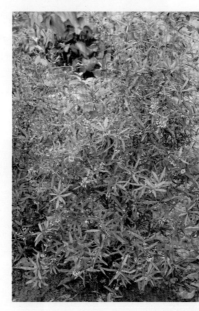
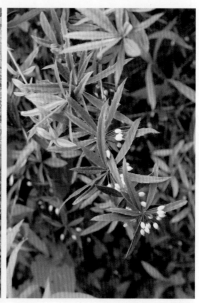

2. 小黄连刺 *Berberis wilsonae* Hemsl.，本种的主要特征为叶片倒卵状匙形，全缘，或有时具极少数的刺状齿；花 2～7 朵簇生，呈伞房花序状。

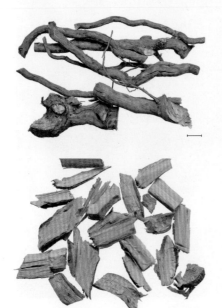
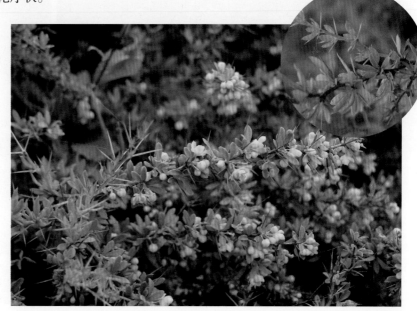

3. 细叶小檗 *Berberis poiretii* Schneid.，本种的主要特征为叶片窄披针形至倒披针形；总状花序，下垂，花 8 ~ 20 朵。

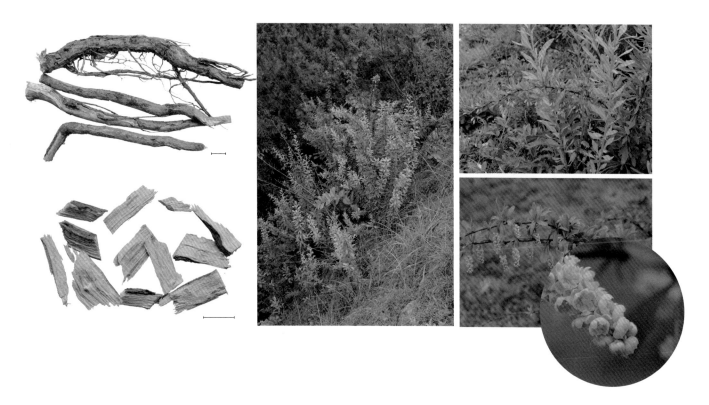

4. 匙叶小檗 *Berberis vernae* Schneid.，本种的主要特征为叶片常为匙形或匙状倒披针形；总状花序单生，花 15 ~ 35 朵。

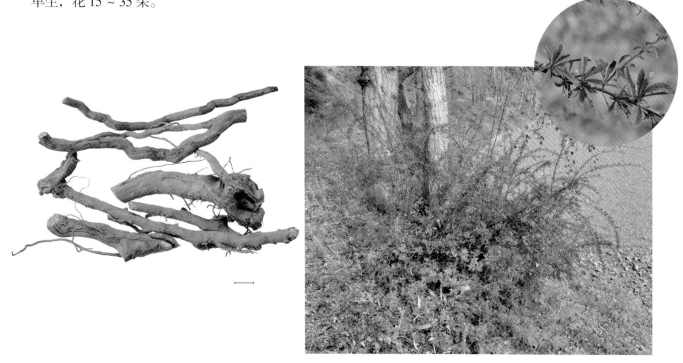

014 干姜 **Zingiberis Rhizoma**

本品为姜科植物姜 *Zingiber officinale* Rose. 的干燥根茎。冬季采挖，除去须根及泥沙，晒干或低温干燥。趁鲜切片晒干或低温干燥者称为"干姜片"。具有温中散寒、回阳通脉、温肺化饮的功能。

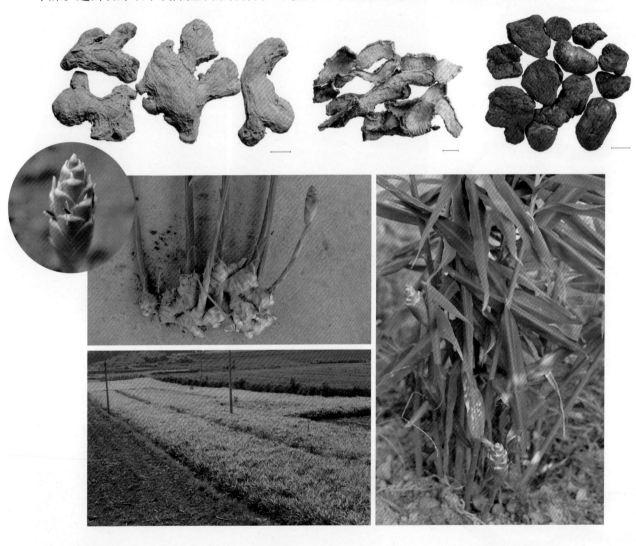

015 炮姜 **Zingiberis Rhizoma Praeparatum**

本品为干姜的炮制加工品。具有温经止血、温中止痛的功能。

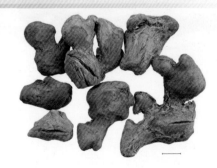

016 干漆 Toxicodendri Resina

本品为漆树科植物漆树 *Toxicodendron vernicifluum* (Stokes) F. A. Barkl. 的树脂经加工后的干燥品。一般收集盛漆器具底留下的漆渣，干燥。具有破瘀通经、消积杀虫的功能。

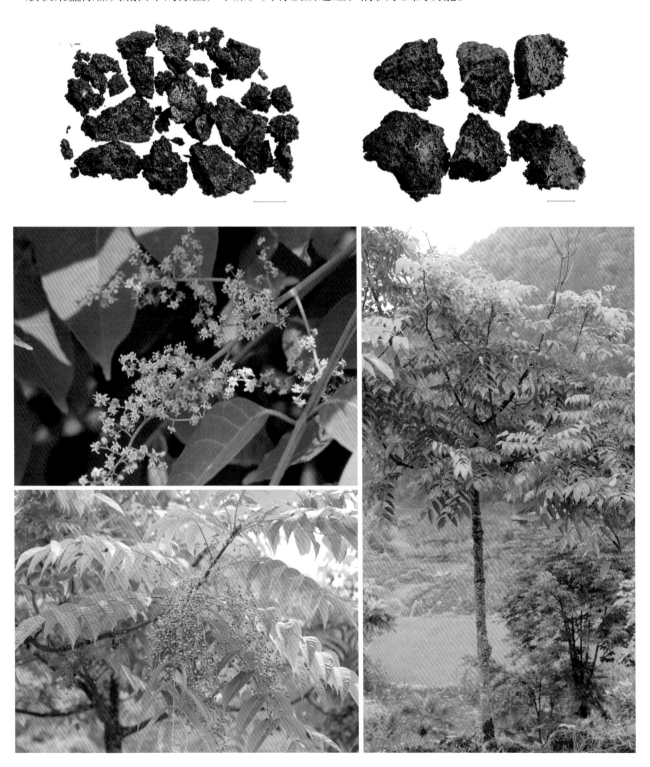

017 土木香 Inulae Radix

本品为菊科植物土木香 *Inula helenium* L. 的干燥根。秋季采挖，除去泥沙，晒干。具有健脾和胃、行气止痛、安胎的功能。

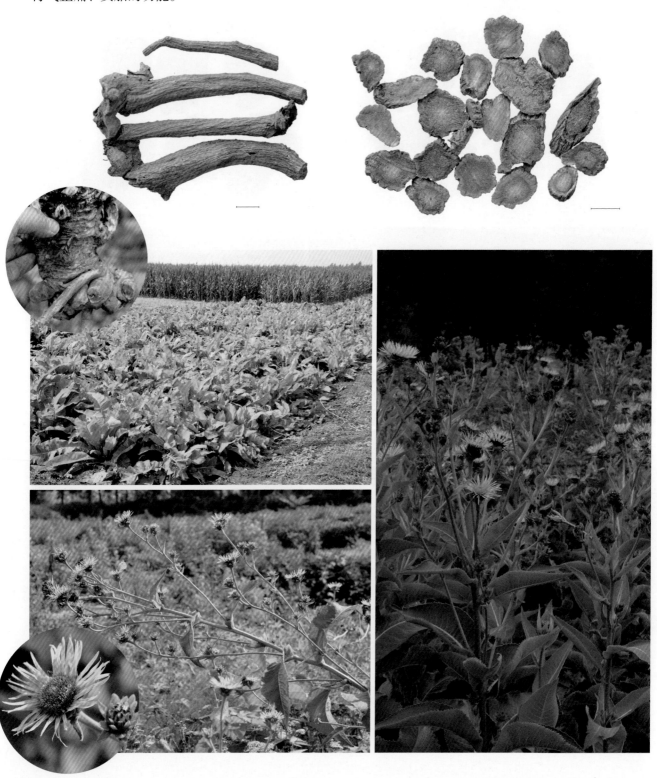

018 土贝母 **Bolbostematis Rhizoma**

本品为葫芦科植物土贝母 *Bolbostemma paniculatum* (Maxim.) Franquet 的干燥块茎。秋季采挖，洗净，掰开，煮至无白心，取出，晒干。具有解毒、散结、消肿的功能。

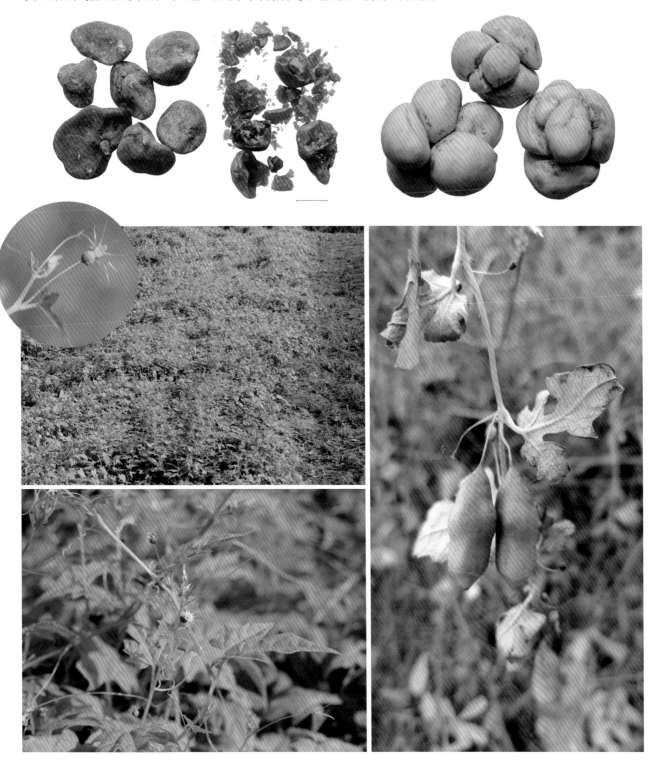

019 土荆皮 Pseudolaricis Cortex

本品为松科植物金钱松 *Pseudolarix amabilis* (Nelson) Rehd. 的干燥根皮或近根树皮。夏季剥取，晒干。具有杀虫、疗癣、止痒的功能。

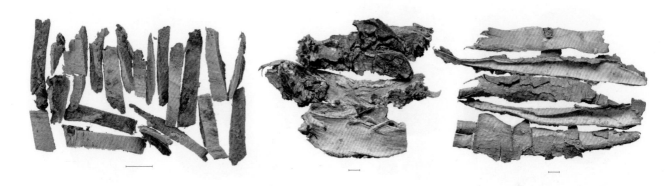

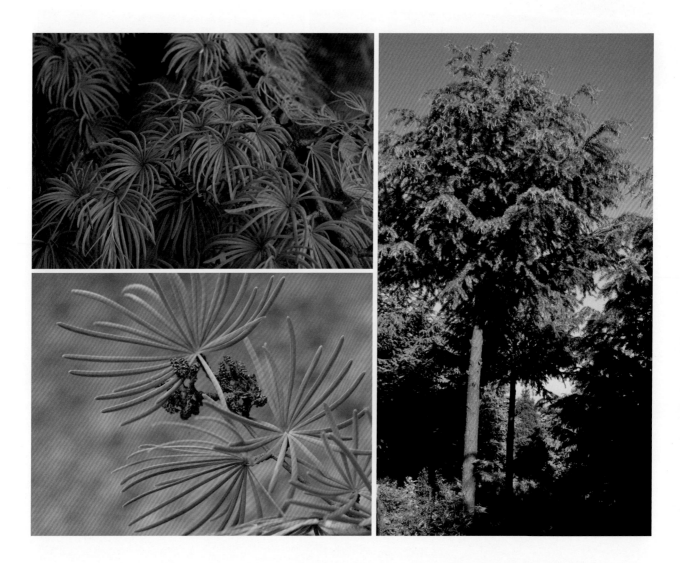

020 土茯苓 Smilacis Glabrae Rhizoma

本品为百合科（菝葜科）植物光叶菝葜 *Smilax glabra* Roxb. 的干燥根茎。夏、秋二季采挖，除去须根，洗净，干燥；或趁鲜切成薄片，干燥。具有解毒、除湿、通利关节的功能。

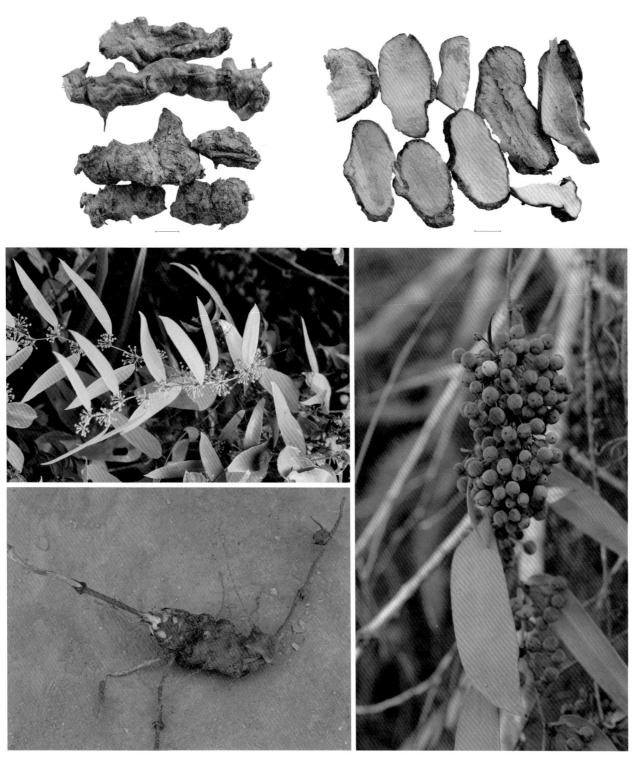

021 大叶紫珠 Callicarpae Macrophyliae Folium

本品为马鞭草科植物大叶紫珠 *Callicarpa macropylla* Vahl 的干燥叶或带叶嫩枝。夏、秋二季采摘，晒干。具有散瘀止血、消肿止痛的功能。

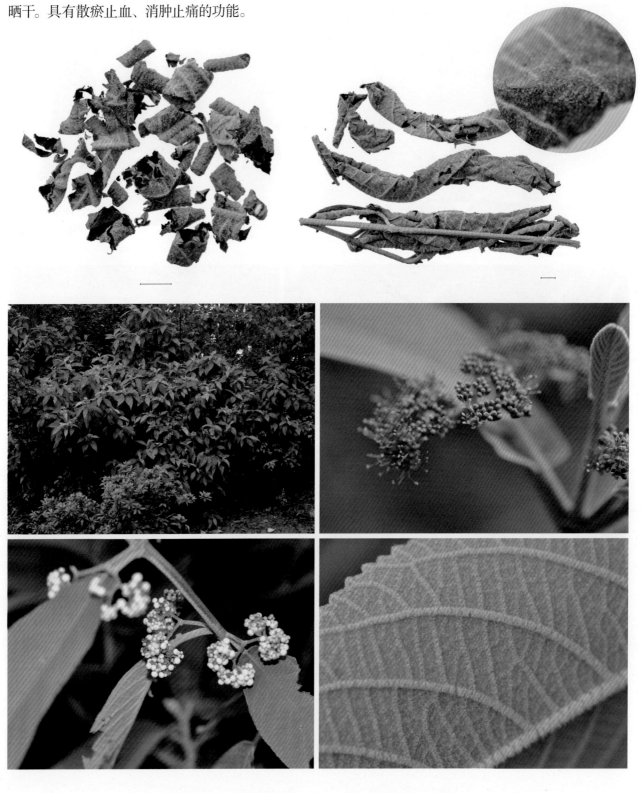

022 大血藤 Sargentodoxae Caulis

本品为木通科（大血藤科）植物大血藤 *Sargentodoxa cuneata* (Oliv.) Rehd. et Wils. 的干燥藤茎。秋、冬二季采收，除去侧枝，截段，干燥。具有清热解毒、活血、祛风止痛的功能。

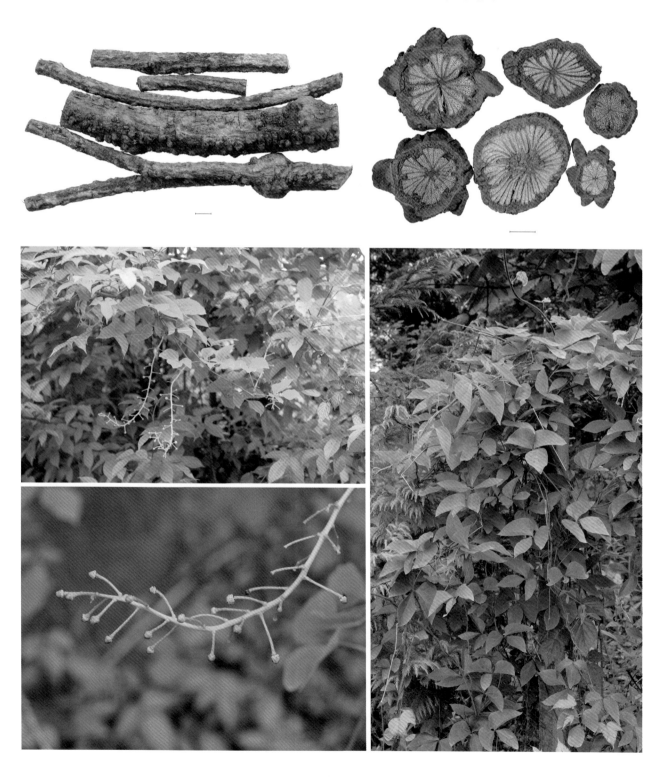

023　大豆黄卷　Sojae Semen Germinatum

本品为豆科（蝶形花科）植物大豆 *Glycine max* (L.) Merr. 的成熟种子经发芽干燥的炮制加工品。取净大豆，用水浸泡至膨胀，除去水，用湿布覆盖，每日淋水 2 次，等芽长至 0.5～1 cm 时，取出，干燥。具有解表祛暑、清热利湿的功能。

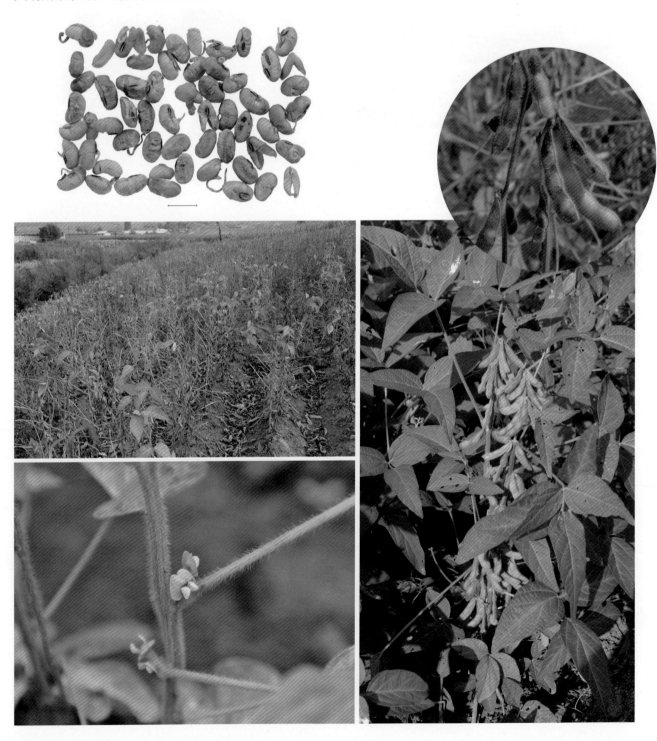

024 大皂角 **Gleditsiae Sinensis Fructus**

　　本品为豆科（云实科）植物皂荚 *Gleditsia sinensis* Lam. 的干燥成熟果实。秋季果实成熟时采摘，晒干。具有祛痰开窍、散结消肿的功能。

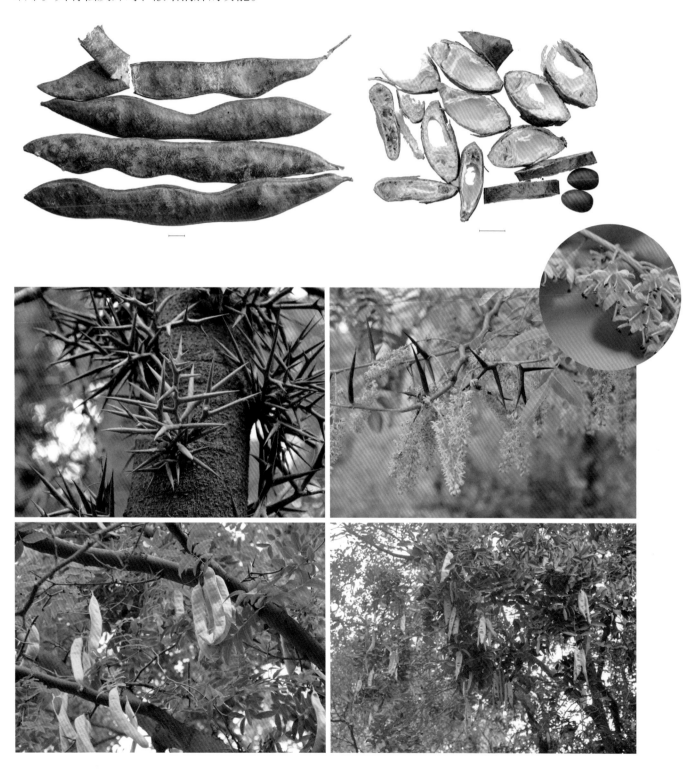

025 大青叶 Isatidis Folium

本品为十字花科植物菘蓝 *Isatis indigotica* Fort. 的干燥叶。夏、秋二季分 2 ~ 3 次采收，除去杂质，晒干。具有清热解毒、凉血消斑的功能。

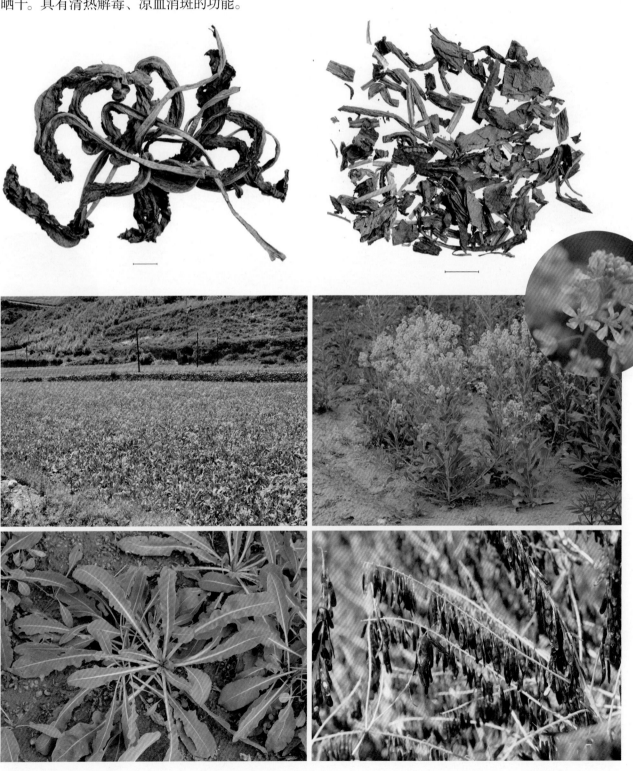

026 大枣 Jujubae Fructus

本品为鼠李科植物枣 *Ziziphus jujuba* Mill. 的干燥成熟果实。秋季果实成熟时采收，晒干。具有补中益气、养血安神的功能。

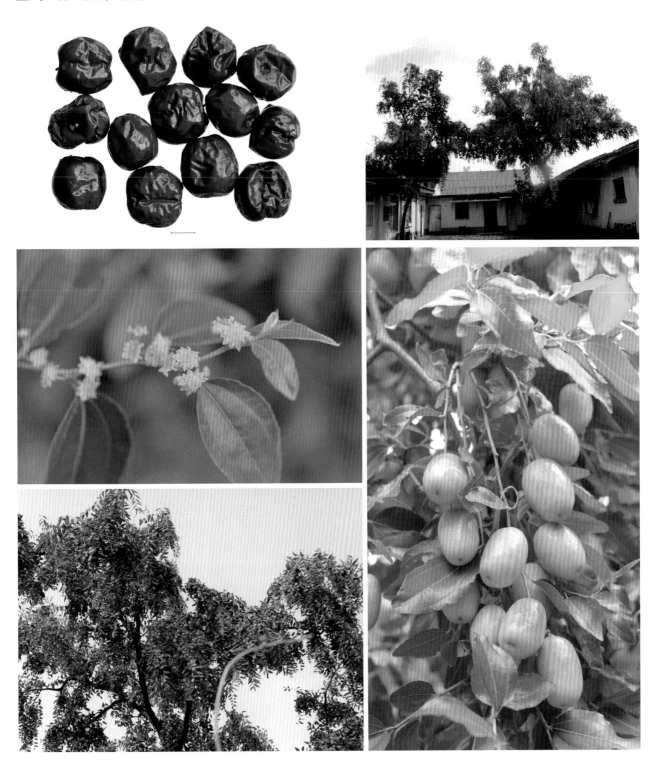

027 大黄　Rhei Radix et Rhizoma

　　本品为蓼科植物掌叶大黄 *Rheum palmatum* L.、唐古特大黄 *Rheum tanguticum* Maxim. ex Balf. 或药用大黄 *Rheum officinale* Baill. 的干燥根和根茎。秋末茎叶枯萎或翌年春季发芽前采挖，除去细根，刮去外皮，切瓣或段，用绳穿成串干燥或直接干燥。具有泻下攻积、清热泻火、凉血解毒、逐瘀通经、利湿退黄的功能。

　　1. 掌叶大黄 *Rheum palmatum* L.，本种的主要特征为叶片浅裂到半裂，裂片呈较窄三角形。

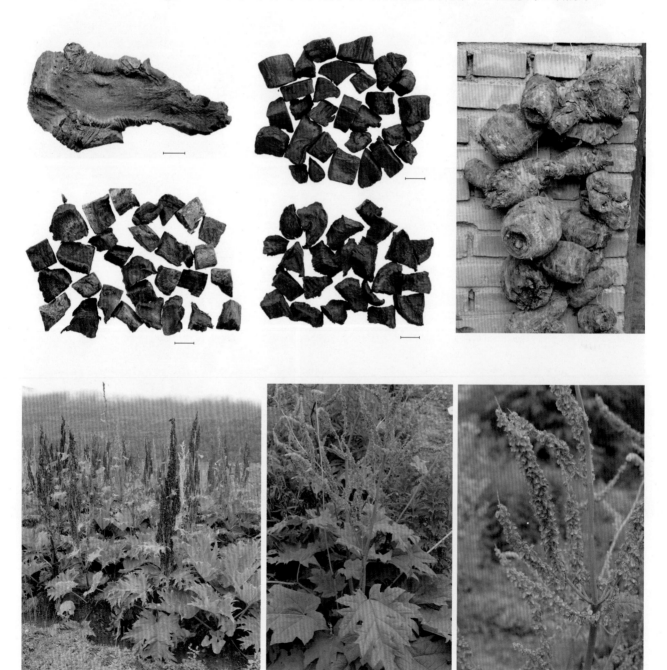

2. 唐古特大黄 *Rheum tanguticum* Maxim. ex Balf.，本种的主要特征为叶片深裂，裂片窄长，三角形披针形或窄条形。

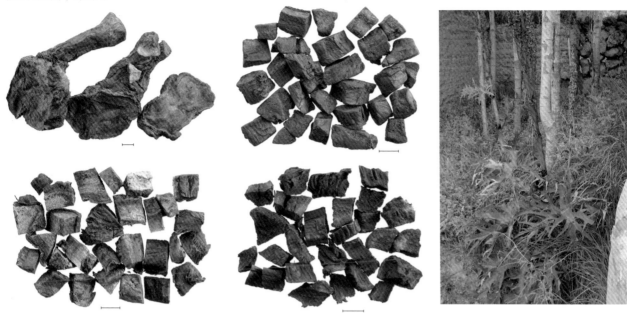

3. 药用大黄 *Rheum officinale* Baill.，本种的主要特征为叶片浅裂，裂片大齿形或宽三角形。

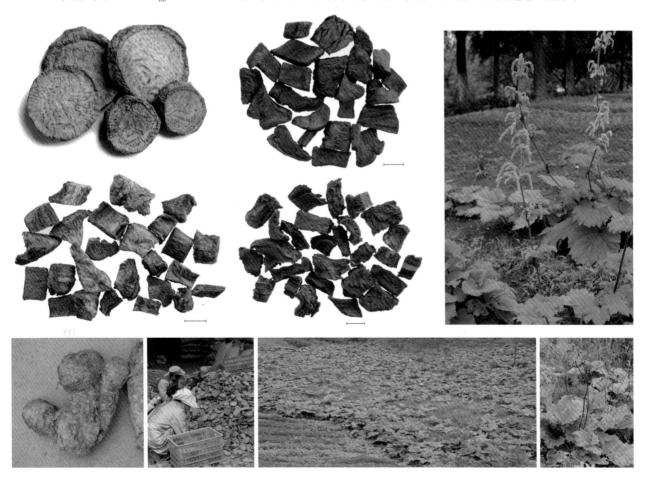

028 大蒜 Allii Sativi Bulbus

本品为百合科植物大蒜 *Allium sativum* L. 的鳞茎。夏季叶枯时采挖，除去须根和泥沙，通风晾晒至外皮干燥。具有解毒消肿、杀虫、止痢的功能。

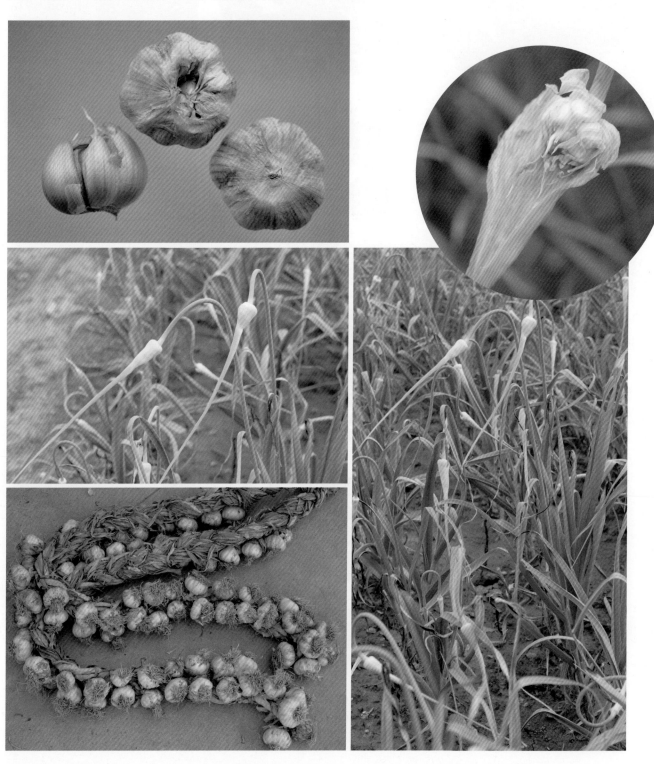

029 大蓟 Cirsii Japonici Herba

本品为菊科植物蓟 *Cirsium japonicum* Fisch. ex DC. 的干燥地上部分。夏、秋二季花开时采割地上部分，除去杂质，晒干。具有凉血止血、散瘀、解毒、消痈的功能。

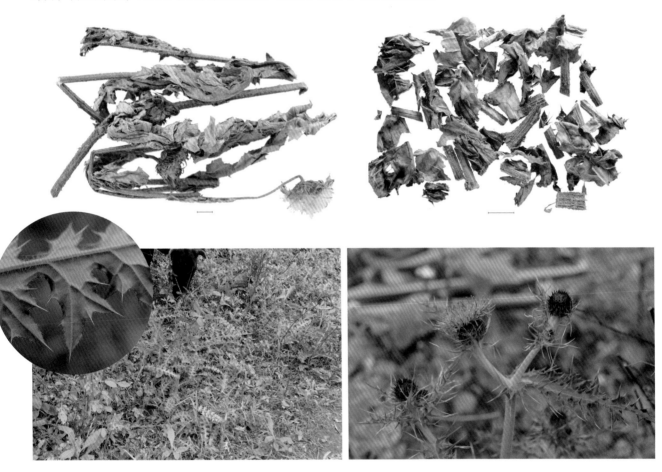

030 大蓟炭 Cirsii Japonici Herba Carbonisata

本品为大蓟的炮制加工品。具有凉血止血的功能。

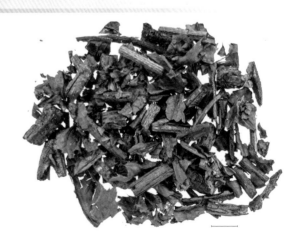

031 大腹皮　Arecae Pericarpium

本品为棕榈科植物槟榔 *Areca catechu* L. 的干燥果皮。冬季至翌年春季采收未成熟的果实，煮后干燥，纵剖两瓣，剥取果皮，习称"大腹皮"；春末至秋初采收成熟果实，煮后干燥，剥取果皮，打松，晒干，习称"大腹毛"。具有行气宽中、行水消肿的功能。

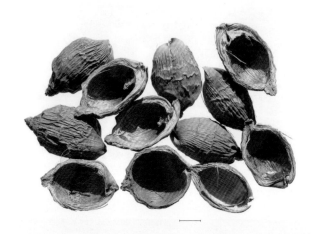
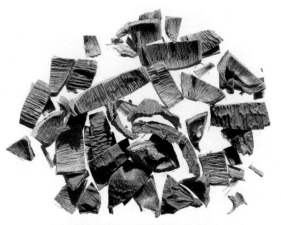

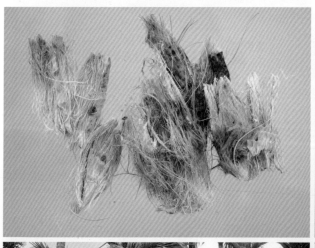

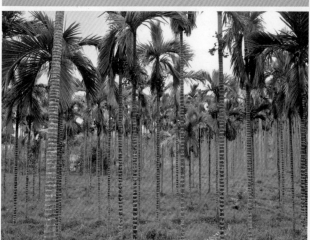
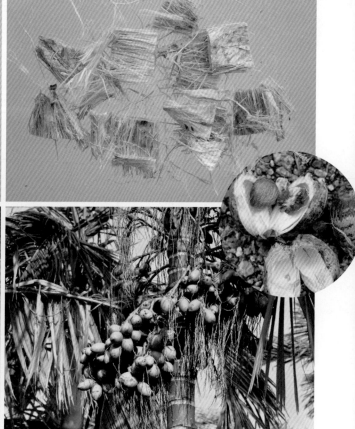

032 山麦冬 Liriopes Radix

本品为百合科植物湖北麦冬 *Liriope spicata* (Thunb.) Lour. var. *prolifera* Y. T. Ma 或短葶山麦冬 *Liriope muscari* (Decne.) Baily 的干燥块根。夏初采挖，除去杂质，洗净，干燥。具有养阴生津、润肺清心的功能。

1. 湖北麦冬 *Liriope spicata* (Thunb.) Lour. var. *prolifera* Y. T. Ma，本种具地下走茎；叶宽 5 ~ 8mm；花药狭矩圆形。

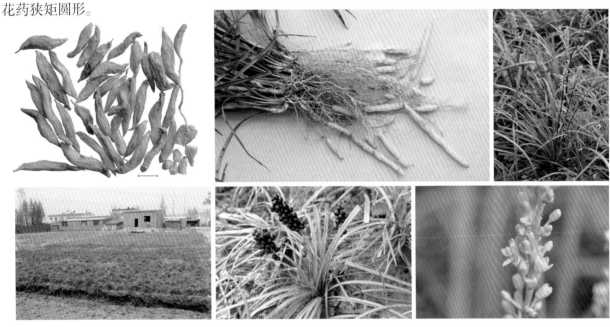

2. 短葶山麦冬 *Liriope muscari* (Decne.) Baily，与湖北麦冬区别为本种无地下走茎；叶宽 8 ~ 22mm；花药近矩圆状披针形。

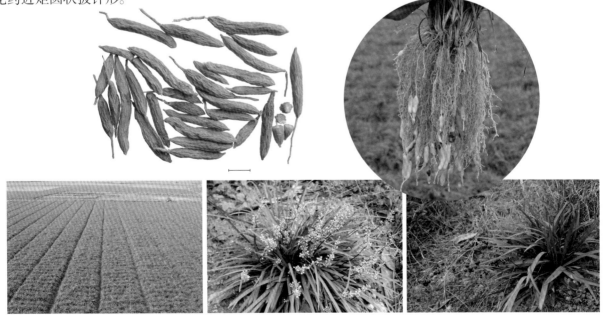

033 山豆根 Sophorae Tonkinensis Radix et Rhizoma

本品为豆科（蝶形花科）植物越南槐 *Sophora tonkinensis* Gagnep. 的干燥根和根茎。秋季采挖，除去杂质，洗净，干燥。具有清热解毒、消肿利咽的功能。

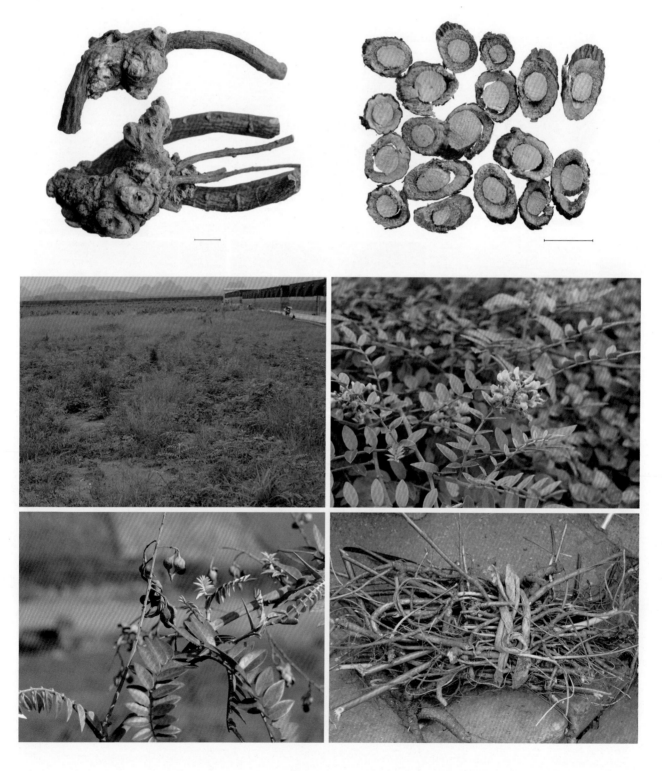

034 山茱萸 Corni Fructus

本品为山茱萸科植物山茱萸 *Cornus officinalis* Sieb. et Zucc. 的干燥成熟果肉。秋末冬初果皮变红时采收果实，用文火烘或置沸水中略烫后，及时除去果核，干燥。具有补益肝肾、收涩固脱的功能。

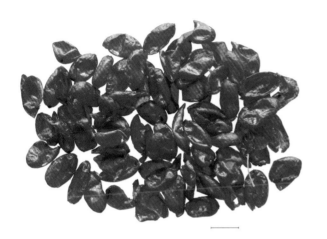
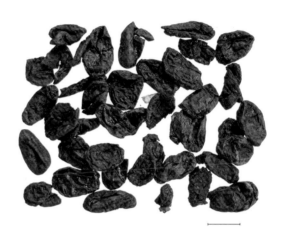

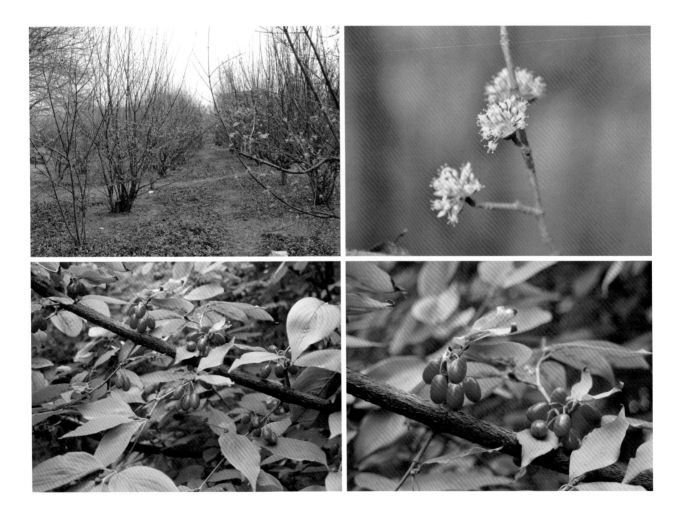

035 山药 Dioscoreae Rhizoma

本品为薯蓣科植物薯蓣 *Dioscorea opposita* Thunb. 的干燥根茎。冬季茎叶枯萎后采挖，切去根头，洗净，除去外皮及须根，干燥，习称"毛山药"；或除去外皮，趁鲜切厚片，干燥，习称"山药片"；也有选择肥大顺直的干燥山药，置清水中，浸至无干心，闷透，切齐两端，用木板搓成圆柱状，晒干，打光，习称"光山药"。具有补脾养胃、生津益肺、补肾涩精的功能。

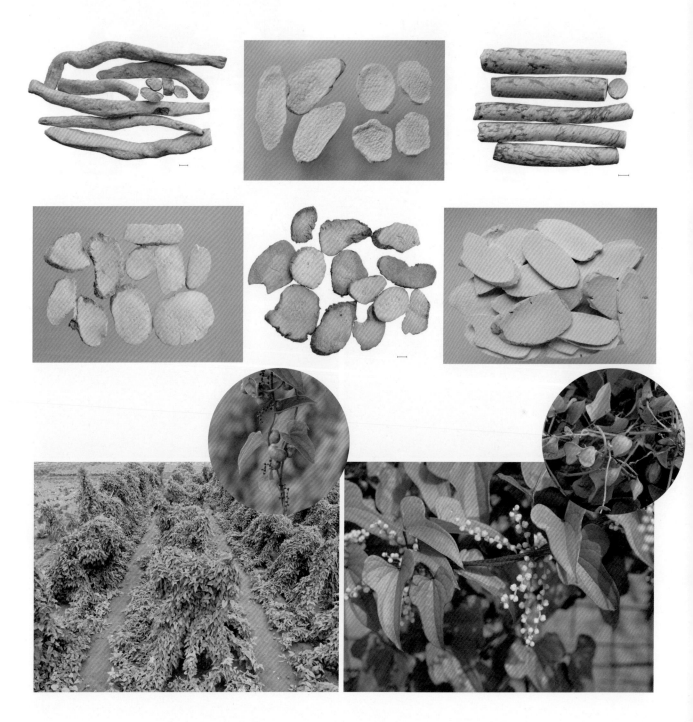

036 山奈　Kaempferiae Rhizoma

本品为姜科植物山奈 *Kaempferia galanga* L. 的干燥根茎。冬季采挖，洗净，除去须根，切片，晒干。具有行气温中、消食、止痛的功能。

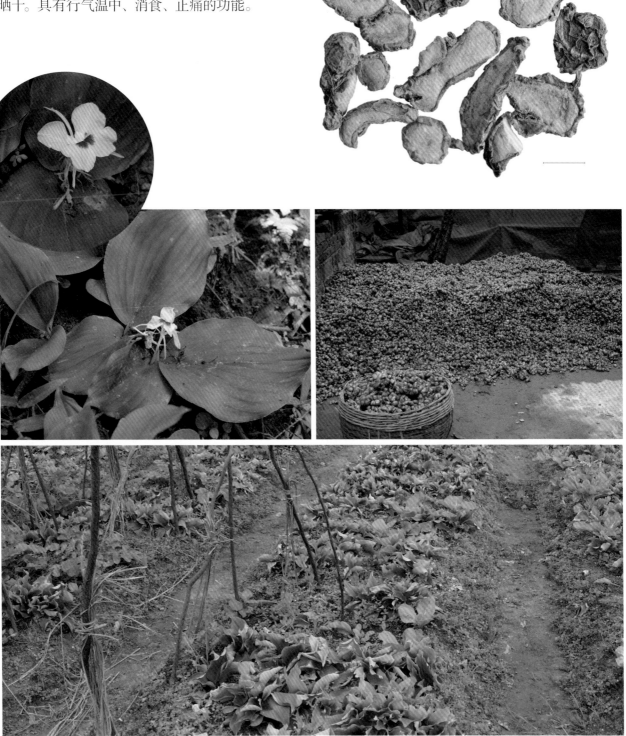

037 山香圆叶　Turpiniae Folium

本品为省沽油科植物锐尖山香圆 *Turpinia arguta* (Lindl.) Seem. 的干燥叶。夏、秋二季叶茂盛时采收，除去杂质，晒干。具有清热解毒、利咽消肿、活血止痛的功能。

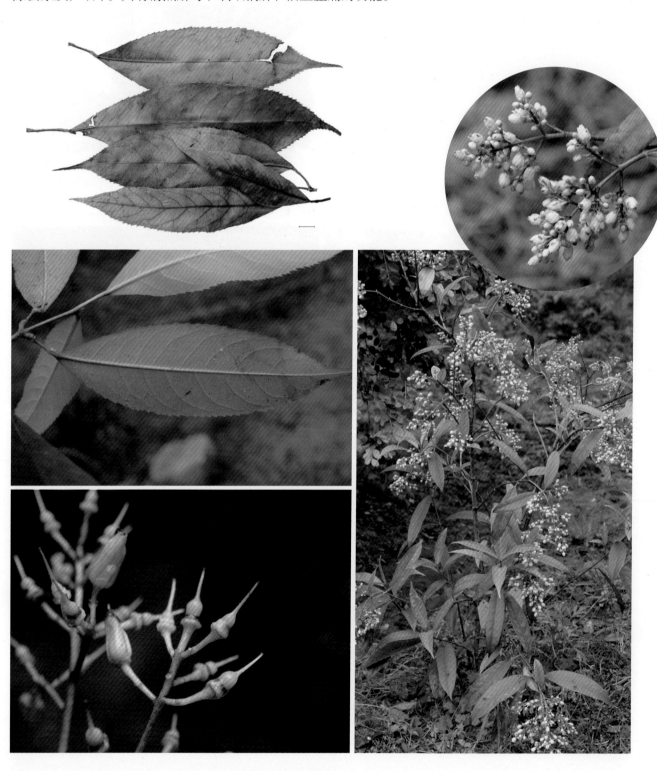

038 山银花　Lonicerae Flos

本品为忍冬科植物灰毡毛忍冬 *Lonicera macranthoides* Hand.-Mazz.、红腺忍冬 *Lonicera hypoglauca* Miq.、华南忍冬 *Lonicera confusa* DC. 或黄褐毛忍冬 *Lonicera fulvotomentosa* Hsu et S. C. Cheng 的干燥花蕾或带初开的花。夏初花开放前采收，干燥。具有清热解毒、疏散风热的功能。

1. 灰毡毛忍冬 *Lonicera macranthoides* Hand.-Mazz.，本种的主要特征为植物体的被毛通常呈灰白色；叶上面网脉不凹陷，叶下面因网脉明显隆起而呈蜂窝状。

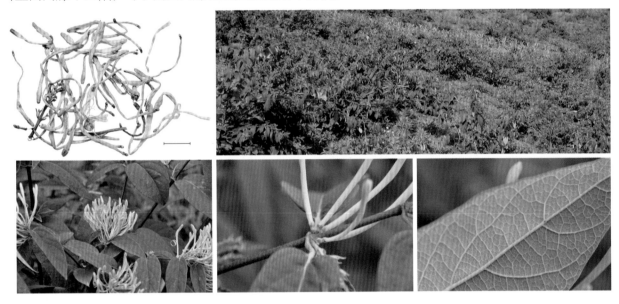

2. 红腺忍冬 *Lonicera hypoglauca* Miq.，本种的主要特征为叶背面密被柔毛，并杂有具极短柄或无柄的橘黄色或橘红色蘑菇状腺体。

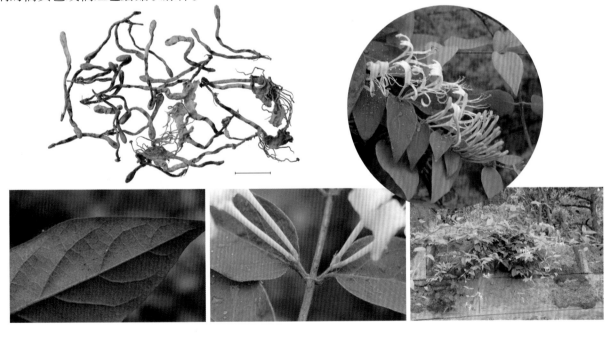

3.华南忍冬 *Lonicera confusa* DC., 本种的主要特征为叶片幼时两面被短糙毛, 老时上面变秃净; 萼齿连同萼筒外面密被短糙毛。

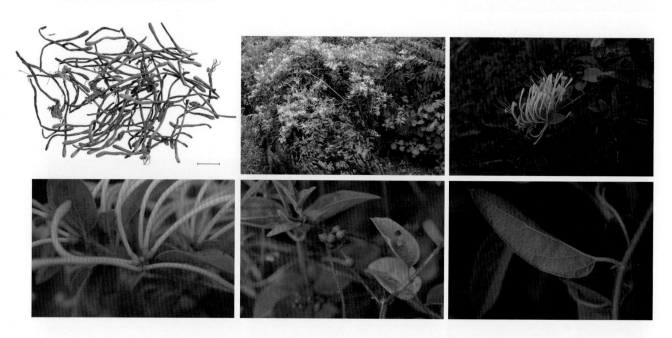

4.黄褐毛忍冬 *Lonicera fulvotomentosa* Hsu et S. C. Cheng, 本种的主要特征为全株密被开展或弯伏的黄褐色毡毛状糙毛, 幼枝和叶两面散生橘红色腺毛; 萼筒无毛。

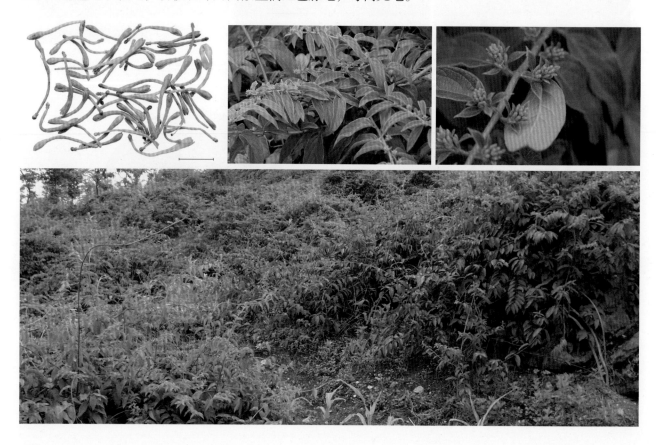

039 山楂 Crataegi Fructus

本品为蔷薇科植物山里红 *Crataegus pinnatifida* Bge. var. *major* N.E.Br. 或山楂 *Crataegus pinnatifida* Bge. 的干燥成熟果实。秋季果实成熟时采收，切片，干燥。具有消食健胃、行气散瘀、化浊降脂的功能。

1. 山里红 *Crataegus pinnatifida* Bge. var. *major* N.E.Br.，本种的果实较大，直径达 2.5 cm。

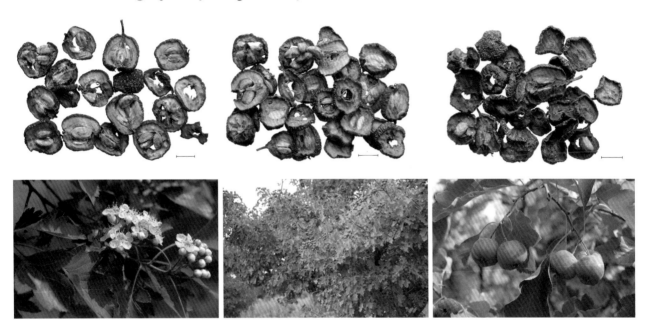

2. 山楂 *Crataegus pinnatifida* Bge.，与山里红区别为本种的果实较小，直径 1 ~ 1.5 cm。

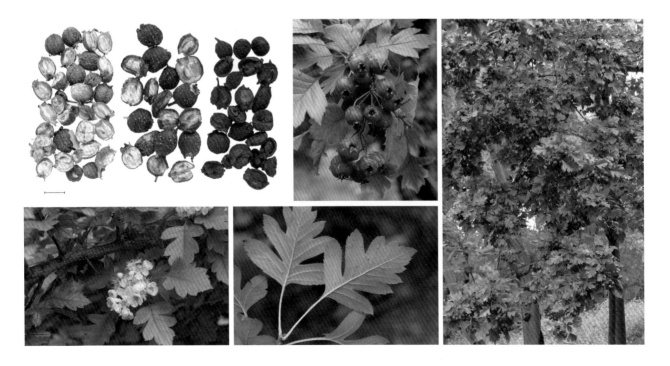

040 山楂叶 Crataegi Folium

本品为蔷薇科植物山里红 *Crataegus pinnatifida* Bge. var. *major* N. E. Br. 或山楂 *Crataegus pinnatifida* Bge. 的干燥叶。夏、秋二季采收，晾干。具有活血化瘀、理气通脉、化浊降脂的功能。

1. 山里红 *Crataegus pinnatifida* Bge. var. *major* N.E.Br.，本种的果实较大，直径达 2.5 cm。

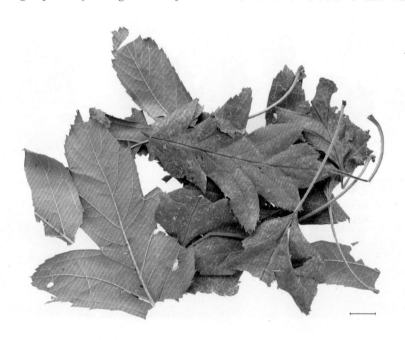

2. 山楂 *Crataegus pinnatifida* Bge.，与山里红区别为本种的果实较小，直径 1 ~ 1.5 cm。

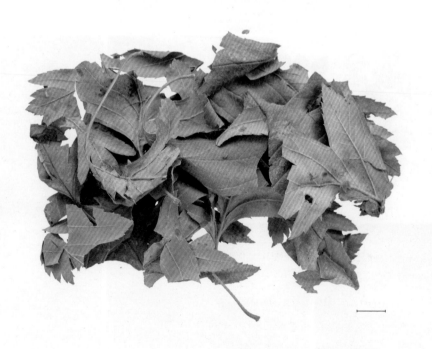

041 山慈菇　Cremastrae Pseudobulbus; Pleiones Pseudobulbus

本品为兰科植物杜鹃兰 *Cremastra appendiculata* (D. Don) Makino、独蒜兰 *Pleione bulbocodioides* (Franch.) Rolfe 或云南独蒜兰 *Pleione yunnanensis* Rolfe 的干燥假鳞茎。前者习称"毛慈菇"，后二者习称"冰球子"。夏、秋二季采挖，除去地上部分及泥沙，分开大小置沸水锅中蒸煮至透心，干燥。具有清热解毒、化痰散结的功能。

1. 杜鹃兰 *Cremastra appendiculata* (D. Don) Makino，本种的主要特征为总状花序疏生 5 ~ 22 朵花。

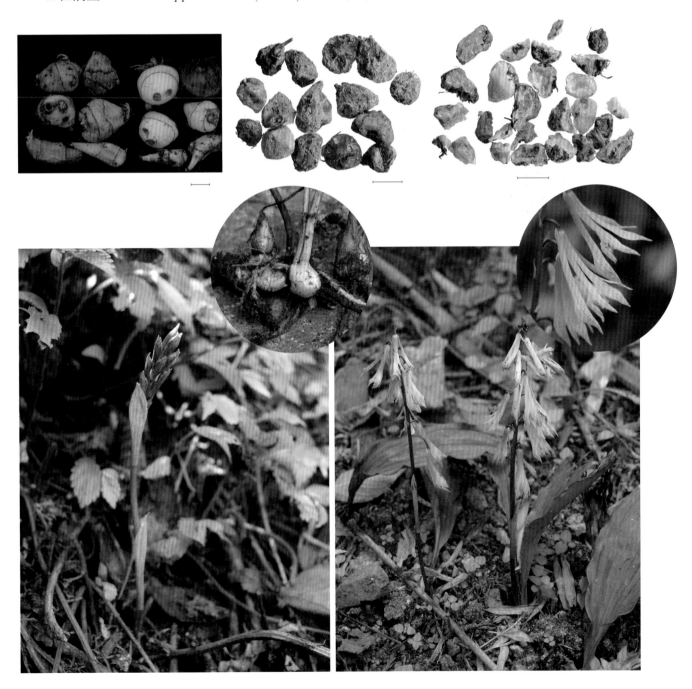

2. 独蒜兰 *Pleione bulbocodioides* (Franch.) Rolfe，本种的主要特征为花葶顶端具 1（～2）朵花；苞片长于子房。

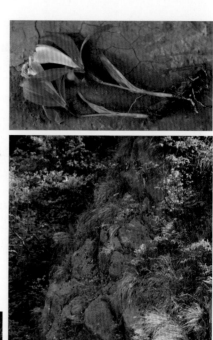

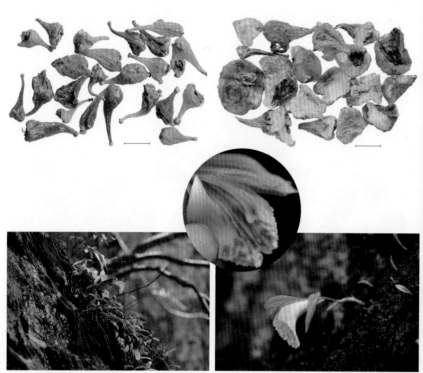

3. 云南独蒜兰 *Pleione yunnanensis* Rolfe，本种的主要特征为花葶顶端具 1 朵花；苞片短于子房。

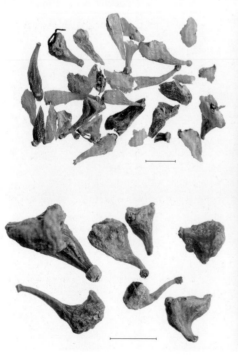

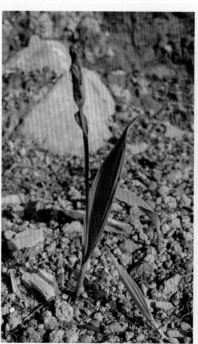

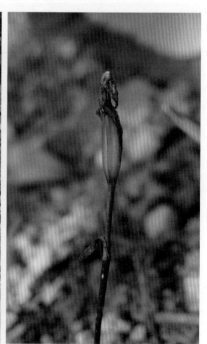

042 千年健 **Homalomenae Rhizoma**

本品为天南星科植物千年健 *Homalomena occulta* (Lour.) Schott 的干燥根茎。春、秋二季采挖，洗净，除去外皮，晒干。具有祛风湿、壮筋骨的功能。

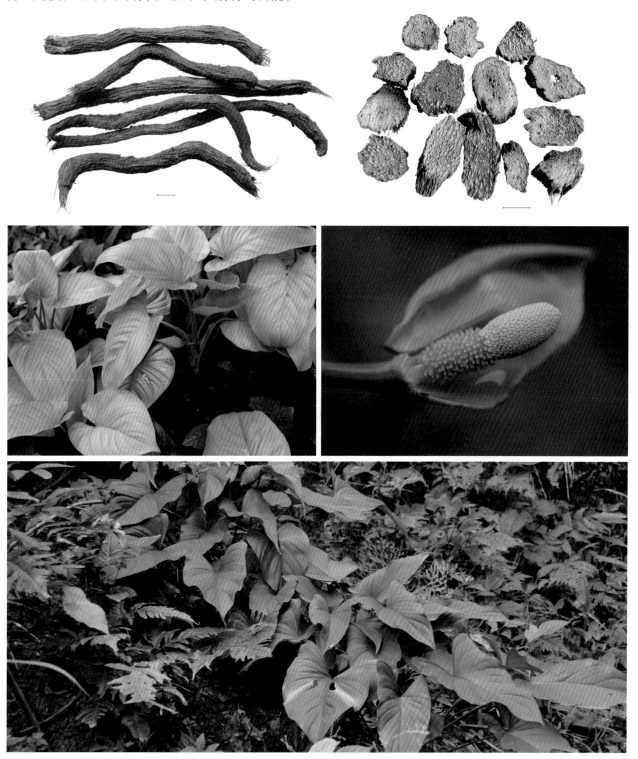

043 千里光 Senecionis Scandentis Herrba

本品为菊科植物千里光 *Senecio scandens* Buch.-Ham. 的干燥地上部分。全年均可采收，除去杂质，阴干。具有清热解毒、明目、利湿的功能。

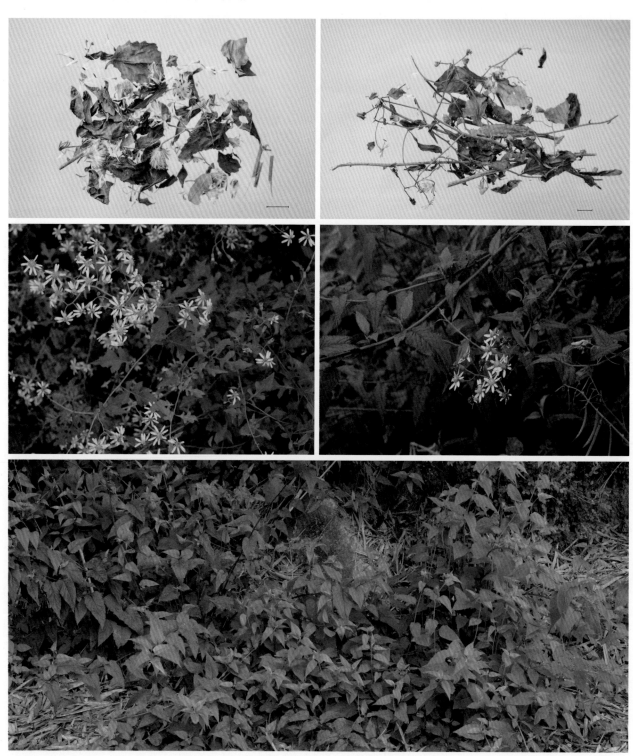

044　千金子　Euphorbiae Semen

　　本品为大戟科植物续随子 *Euphorbia lathyris* L. 的干燥成熟种子。夏、秋二季果实成熟时采收，除去杂质，干燥。具有泻下逐水、破血消癥的功能；外用有疗癣蚀疣的功能。

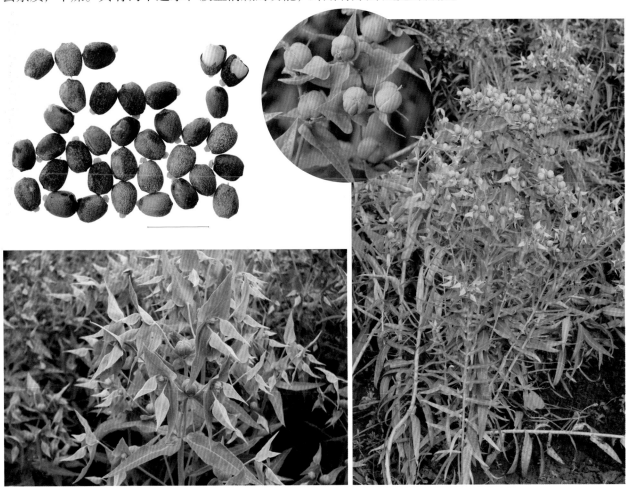

045　千金子霜　Euphorbiae Semen Pulveratum

　　本品为千金子的炮制加工品。具有泻下逐水、破血消癥的功能；外用有疗癣蚀疣的功能。

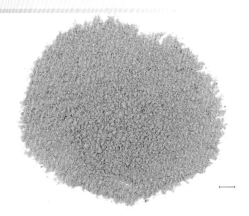

046 川木香 Vladimiriae Radix

　　本品为菊科植物川木香 *Vladimiria souliei* (Franch.) Ling 或灰毛川木香 *Vladimiria souliei* (Franch.) Ling var. *cinerea* Ling 的干燥根。秋季采挖，除去须根、泥沙及根头上的胶状物，干燥。具有行气止痛的功能。

　　1. 川木香 *Vladimiria souliei* (Franch.) Ling，本种的叶片绿色或浅绿色，叶背面被稀疏的伏毛和蛛丝状毛。

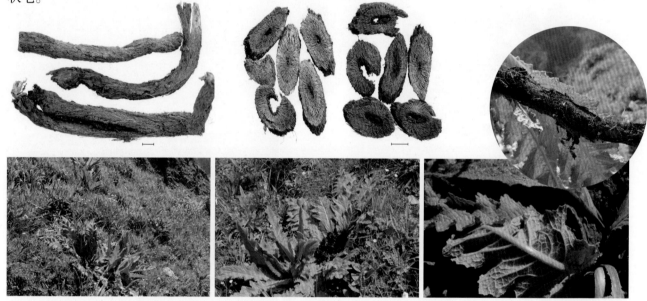

　　2. 灰毛川木香 *Vladimiria souliei* (Franch.) Ling var. *cinerea* Ling，与川木香区别为本种的叶背面灰白色，密被灰白色蛛丝状毛。

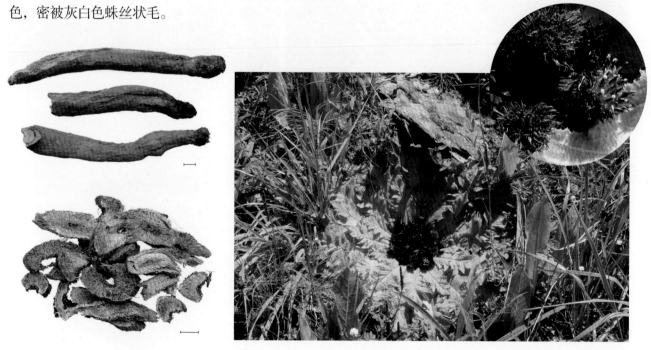

047 川木通　Clematidis Armandii Caulis

　　本品为毛茛科植物小木通 *Clematis armandii* Franch. 或绣球藤 *Clematis montana* Buch.-Ham. 的干燥藤茎。春、秋二季采收，除去粗皮，晒干，或趁鲜切厚片，晒干。具有利尿通淋、清心除烦、通经下乳的功能。

　　1. 小木通 *Clematis armandii* Franch.，本种的小叶片卵状披针形、长椭圆状卵形至卵形，全缘，两面无毛。

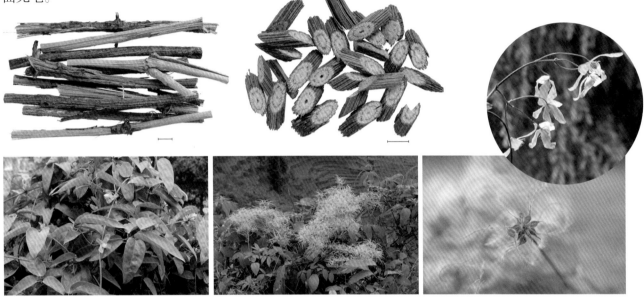

　　2. 绣球藤 *Clematis montana* Buch.-Ham.，与小木通区别为本种的小叶片卵形、宽卵形至椭圆形，边缘缺刻状锯齿或偶尔全缘，顶端3裂或不明显，两面疏生短柔毛，有时下面较密。

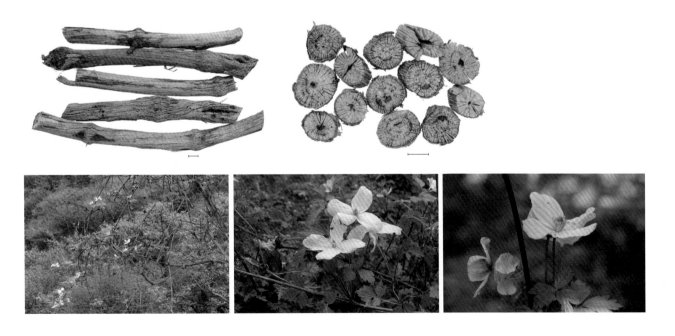

048 川贝母 **Fritillariae Cirrhosae Bulbus**

本品为百合科植物川贝母 *Fritillaria cirrhosa* D.Don、暗紫贝母 *Fritillaria unibracteata* Hsiao et K.C.Hsia、甘肃贝母 *Fritillaria przewalskii* Maxim.、梭砂贝母 *Fritillaria delavayi* Franch.、太白贝母 *Fritillaria taipaiensis* P. Y. Li 或瓦布贝母 *Fritillaria unibracteata* Hsiao et K. C. Hsia var. *wabuensis* (S. Y. Tang et S. C. Yue) Z. D. Liu, S. Wang et S. C. Chen 的干燥鳞茎。按性状不同分别习称"松贝""青贝""炉贝"和"栽培品"。夏、秋二季或积雪融化时采挖，除去须根、粗皮及泥沙，晒干或低温干燥。具有清热润肺、化痰止咳、散结消痈的功能。

1.川贝母 *Fritillaria cirrhosa* D.Don，本种的主要特征为花通常单朵，极少 2 ~ 3 朵；叶状苞片 3 枚，先端稍弯或卷曲；花下垂，钟状或狭钟状。花被片黄色至黄绿色，通常有紫色小方格，少数仅具斑点或条纹，长圆形；柱头裂片长 3 ~ 5 mm。

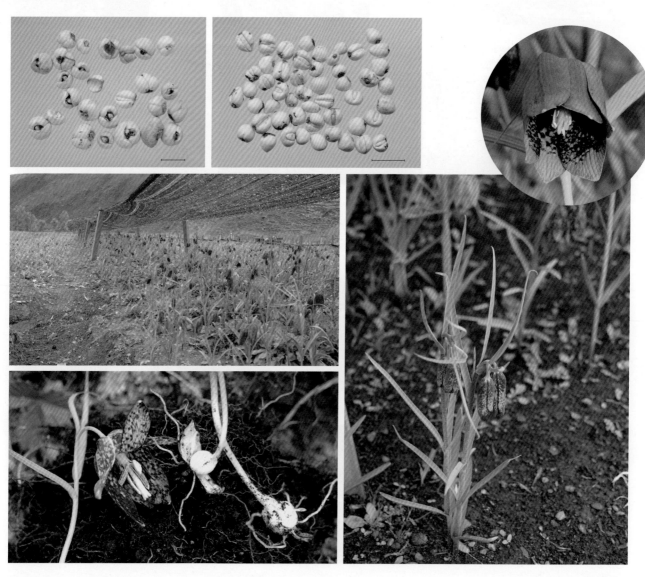

2. 暗紫贝母 *Fritillaria unibracteata* Hsiao et K.C.Hsia，本种的主要特征为花单朵或数朵；叶状苞片1枚，先端渐尖；花钟形；花梗较长。花被片深紫色，有黄褐色小方格；柱头裂片很短，长 0.5 ~ 2 mm。

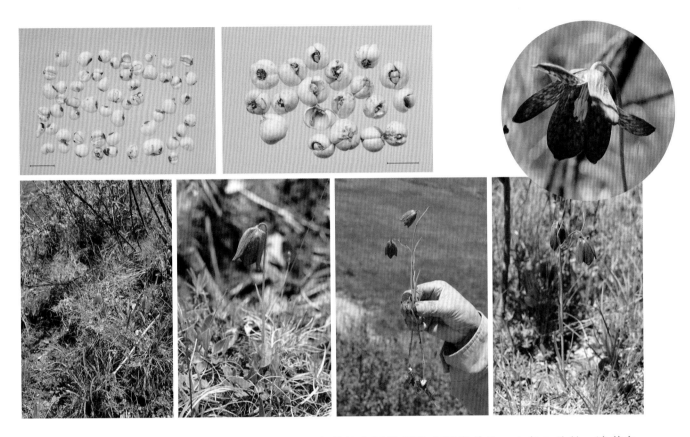

3. 甘肃贝母 *Fritillaria przewalskii* Maxim.，本种的主要特征为花通常单朵，少有 2 朵的，浅黄色，有黑紫色斑点；叶状苞片 1 枚，先端稍卷曲或不卷曲。柱头裂片通常很短，长不及 1 mm。

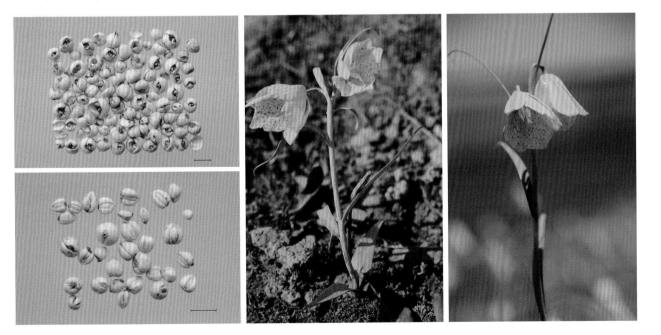

4. 梭砂贝母 *Fritillaria delavayi* Franch.，本种的主要特征为茎生叶（连同叶状苞片）3～5 枚，较紧密地生于植株中部或上部 1/3 处；单花顶生。花柱分裂部分长 0.5～4 mm。

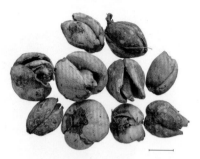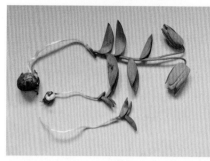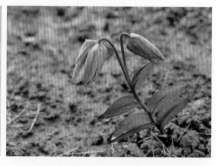

5. 太白贝母 *Fritillaria taipaiensis* P. Y. Li，本种的主要特征为花单朵，黄绿色，无方格斑，通常仅在花被片先端近两侧边缘有紫色斑带；每花有 3 枚叶状苞片，苞片先端有时稍弯曲，但不卷曲。花柱分裂部分长 3～4 mm。

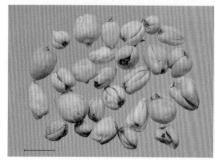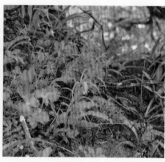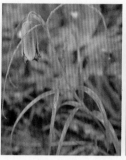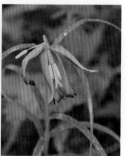

6. 瓦布贝母 *Fritillaria unibracteata* Hsiao et K. C. Hsia var. *wabuensis* (S. Y. Tang et S. C. Yue) Z. D. Liu, S. Wang et S. C. Chen，本种的主要特征为花 1～2 朵，稀 3 朵，黄绿色或黄色，内面具紫色斑或无；苞片 1～4 枚，小苞片 1 枚或无，先端不卷曲。花柱分裂部分长 3 mm。

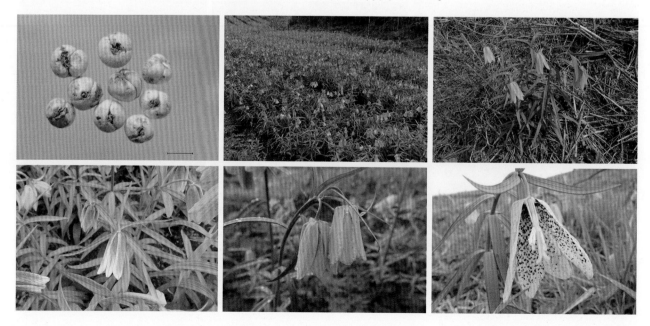

049 川牛膝　Cyathulae Radix

本品为苋科植物川牛膝 *Cyathula officinalis* Kuan 的干燥根。秋、冬二季采挖,除去芦头、须根及泥沙,烘或晒至半干,堆放回润,再烘干或晒干。具有逐瘀通经、通利关节、利尿通淋的功能。

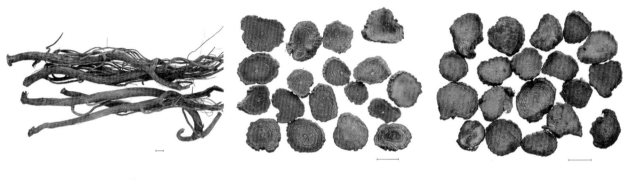

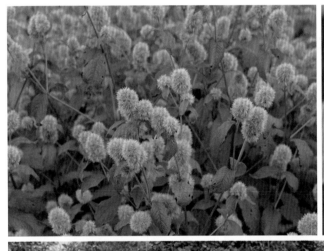
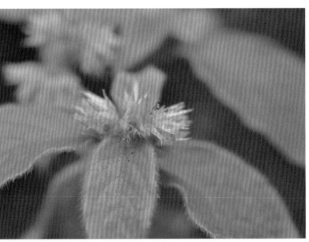

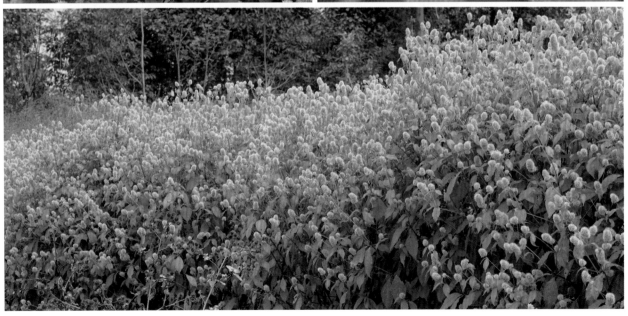

050 川乌　Aconiti Radix

本品为毛茛科植物乌头 *Aconitum carmichaelii* Debx. 的干燥母根。6月下旬至8月上旬采挖，除去子根、须根及泥沙，晒干。具有祛风除湿、温经止痛的功能。

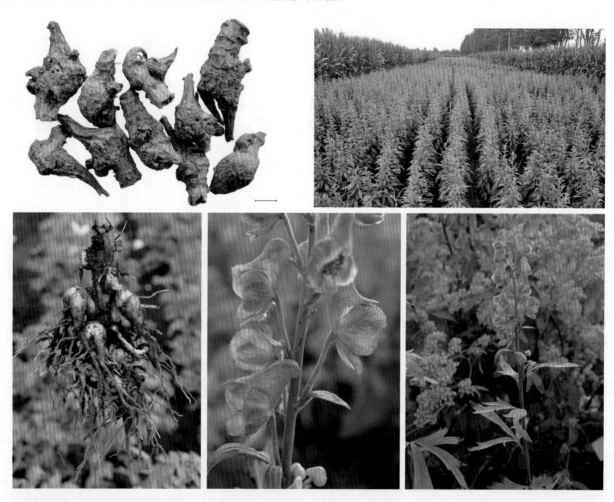

051 制川乌　Aconiti Radix Cocta

本品为川乌的炮制加工品。具有祛风除湿、温经止痛的功能。

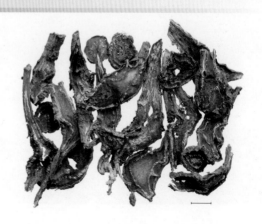

052 川芎 Chuanxiong Rhizoma

本品为伞形科植物川芎 *Ligusticum chuanxiong* Hort. 的干燥根茎。夏季当茎上的节盘显著突出，并略带紫色时采挖，除去泥沙，晒后烘干，再去须根。具有活血行气、祛风止痛的功能。

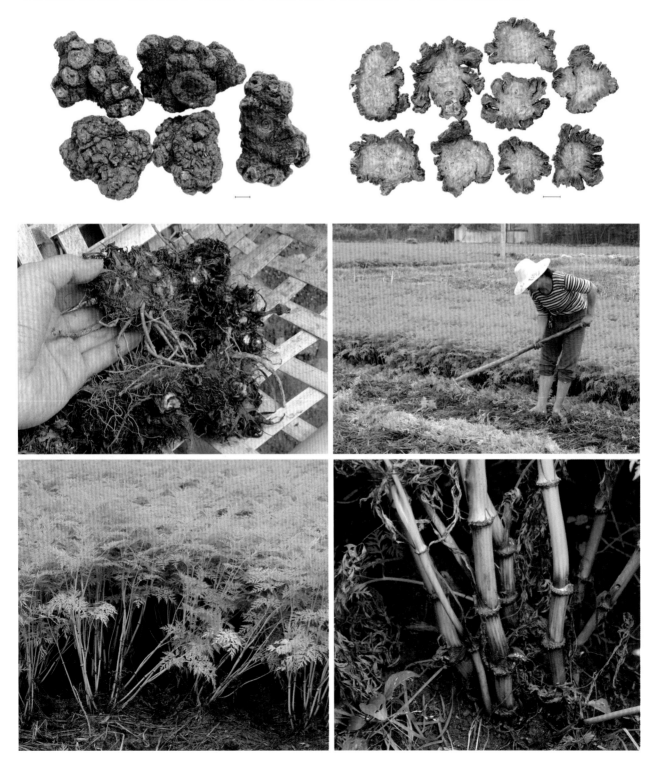

053 川射干　Iridis Tectori Rhizoma

本品为鸢尾科植物鸢尾 *Iris tectorum* Maxim. 的干燥根茎。全年均可采挖，除去须根及泥沙，干燥。具有清热解毒、祛痰、利咽的功能。

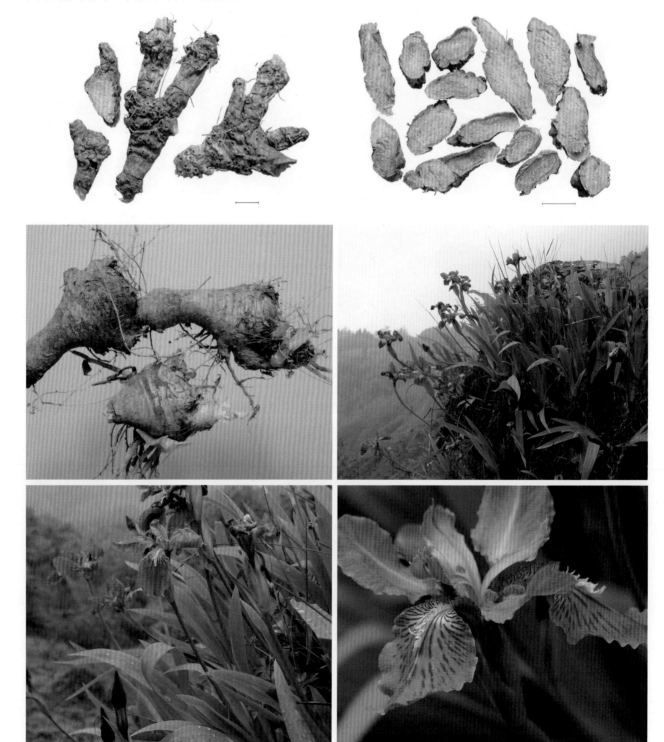

054 川楝子　Toosendan Fructus

　　本品为楝科植物川楝 *Melia toosendan* Sieb. et Zucc. 的干燥成熟果实。冬季果实成熟时采收，除去杂质，干燥。具有疏肝泄热、行气止痛、杀虫的功能。

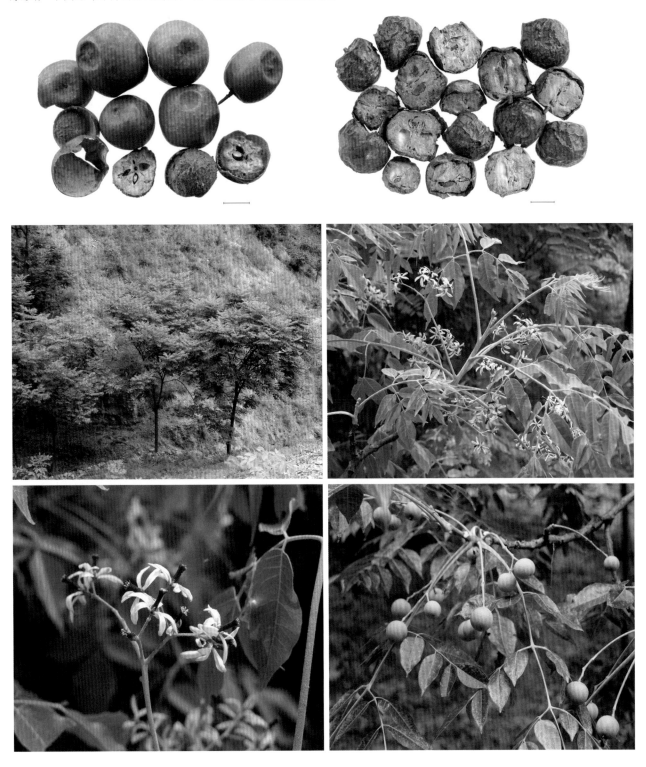

055 广东紫珠　**Callicarpae Caulis et Folium**

本品为马鞭草科植物广东紫珠 *Callicarpa kwangtungensis* Chun 的干燥茎枝和叶。夏、秋二季采收，切成 10 ~ 20 cm 的段，干燥。具有收敛止血、散瘀、清热解毒的功能。

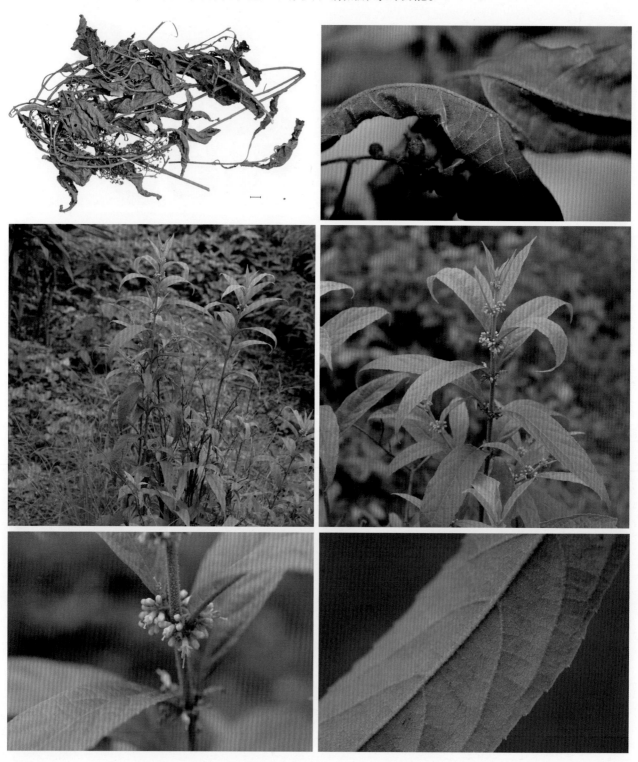

056 广枣 Choerospondiatis Fructus

本品系蒙古族习用药材。为漆树科植物南酸枣 *Choerospondias axillaris* (Roxb.) Burtt et Hill 的干燥成熟果实。秋季果实成熟时采收，除去杂质，干燥。具有活血行气、养心、安神的功能。

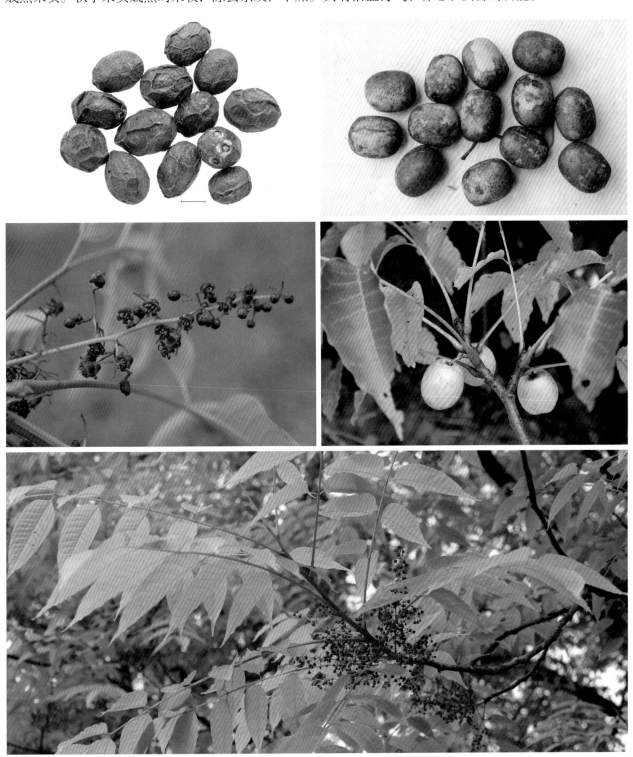

057 广金钱草　Desmodii Styracifolii Herba

本品为豆科（蝶形花科）植物广金钱草 *Desmodium styracifolium* (Osb.) Merr. 的干燥地上部分。夏、秋二季采割，除去杂质，晒干。具有利湿退黄、利尿通淋的功能。

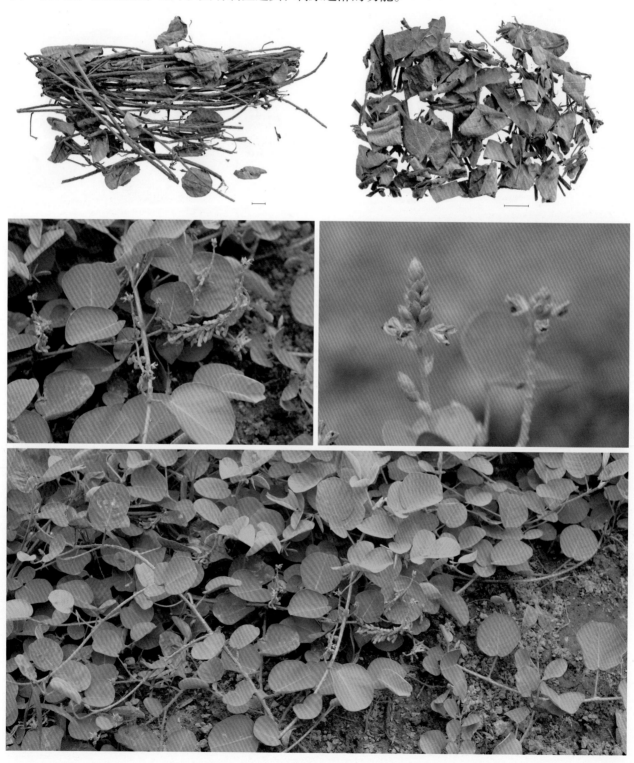

058 广藿香 Pogostemonis Herba

本品为唇形科植物广藿香 *Pogostemon cablin* (Blanco) Benth. 的干燥地上部分。枝叶茂盛时采割，日晒夜闷，反复至干。具有芳香化浊、和中止呕、发表解暑的功能。

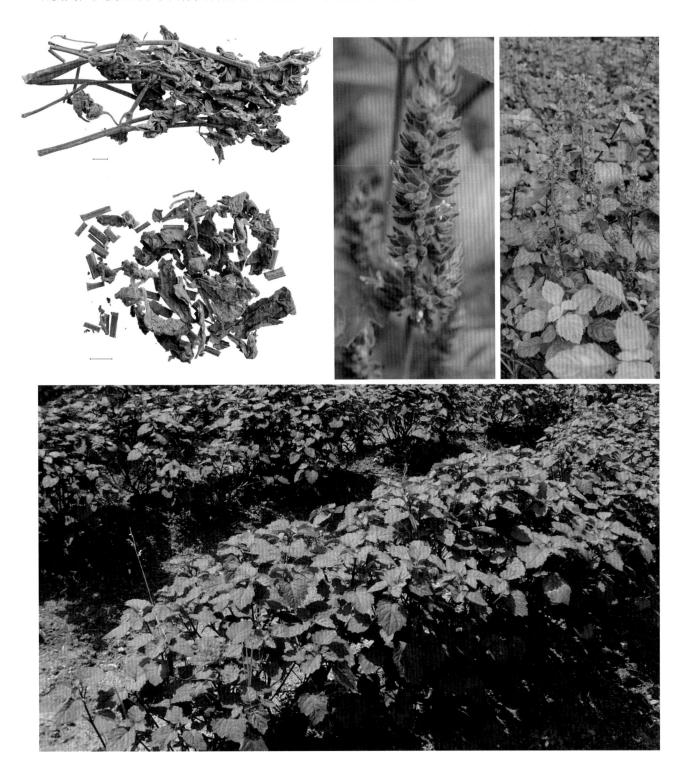

059 女贞子 Ligustri Lucidi Fructus

本品为木犀科植物女贞 *Ligustrum lucidum* Ait. 的干燥成熟果实。冬季果实成熟时采收，除去枝叶，稍蒸或置沸水中略烫后，干燥；或直接干燥。具有滋补肝肾、明目乌发的功能。

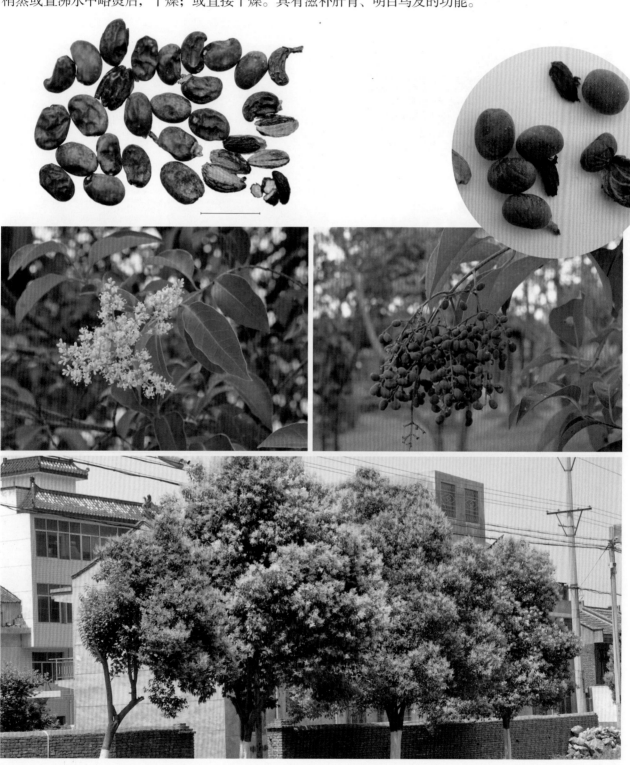

060 小叶莲 **Sinopodophylli Fructus**

本品系藏族习用药材。为小檗科植物桃儿七 *Sinopodophyllum hexandrum* (Royle) T. S. Ying 的干燥成熟果实。秋季果实成熟时采摘，除去杂质，干燥。具有调经活血的功能。

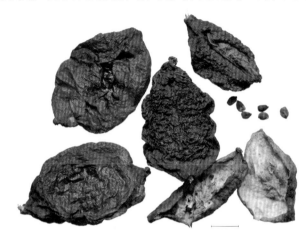

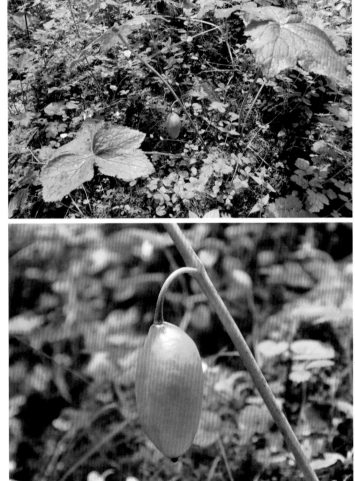

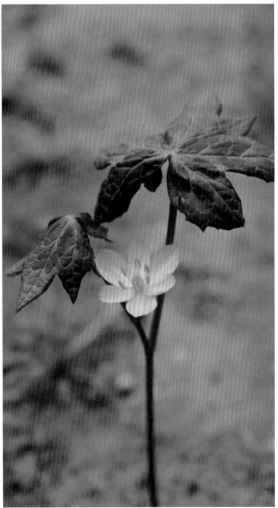

061 小驳骨 Gendarussae Herba

本品为爵床科植物小驳骨 *Gendarussa vularis* Nees 的干燥地上部分。全年均可采收，除去杂质，晒干。具有祛瘀止痛、续筋接骨的功能。

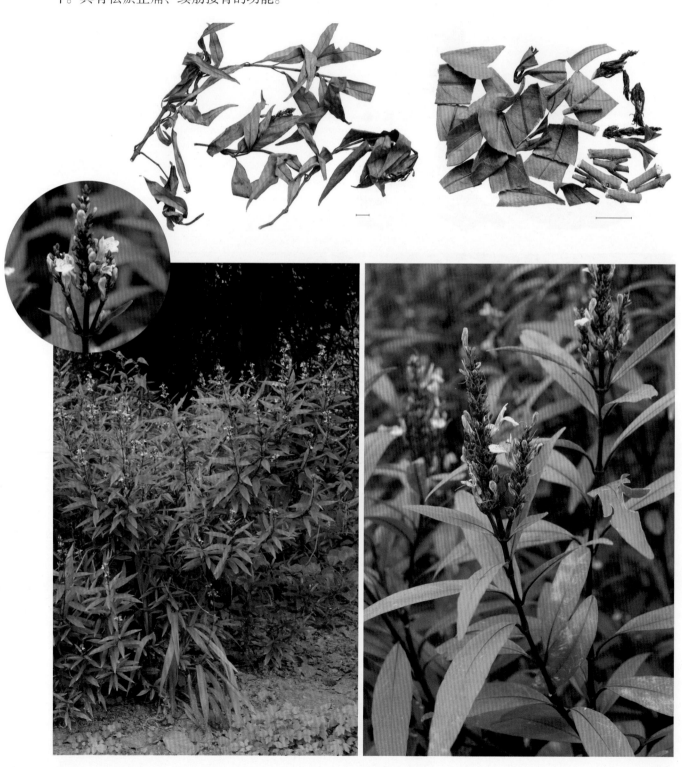

062 小茴香 Foeniculi Fructus

本品为伞形科植物茴香 *Foeniculum vulgare* Mill. 的干燥成熟果实。秋季果实初熟时采割植株，晒干，打下果实，除去杂质。具有散寒止痛、理气和胃的功能。

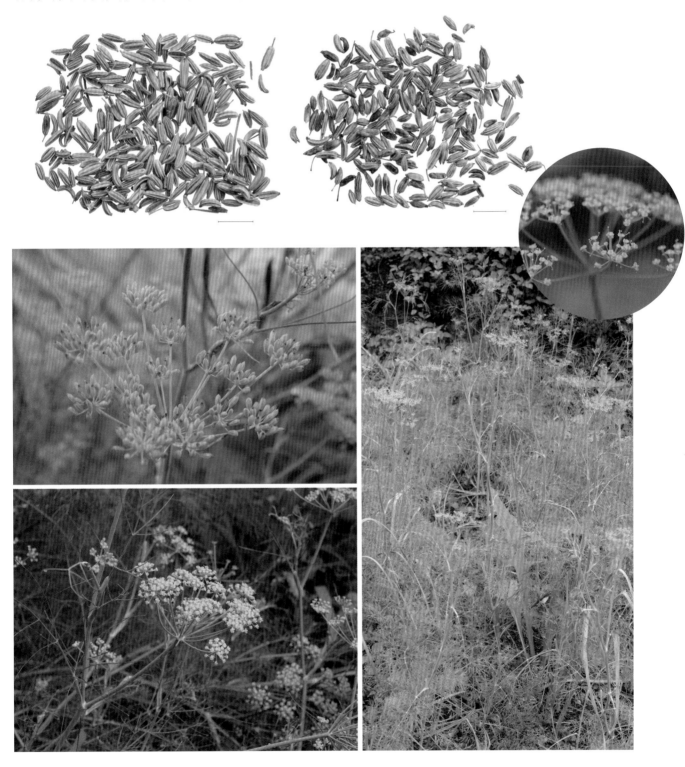

063 小通草　Stachyuri Medulla, Helwingiae Medulla

本品为旌节花科植物喜马山旌节花 *Stachyurus himalaicus* Hook. f. et Thoms.、中国旌节花 *Stachyurus chinensis* Franch. 或山茱萸科（青荚叶科）植物青荚叶 *Helwingia japonica* (Thunb.) Dietr. 的干燥茎髓。秋季割取茎，截成段，趁鲜取出髓部，理直，晒干。具有清热、利尿、下乳的功能。

　　1. 喜马山旌节花 *Stachyurus himalaicus* Hook. f. et Thoms.，本种的主要特征为叶片披针形或长圆状披针形；长为宽的 2 倍或 2 倍以上；穗状花序。

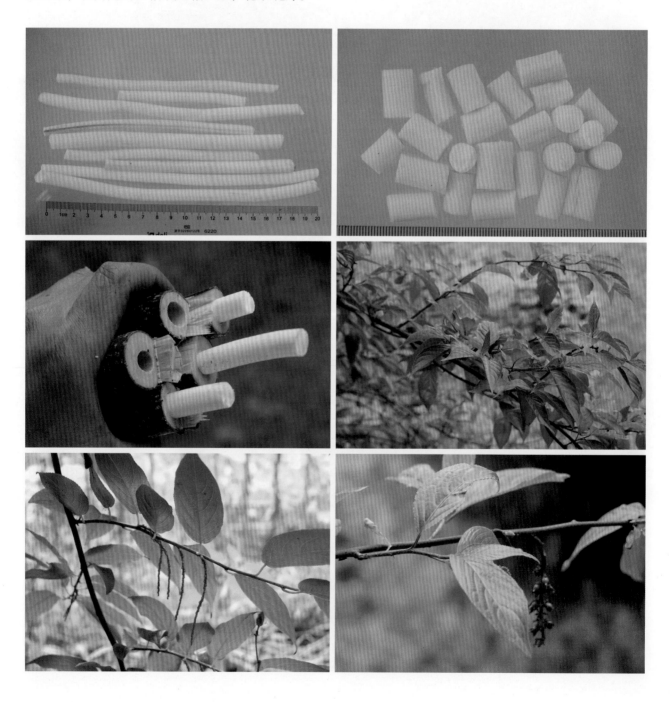

2.中国旌节花 *Stachyurus chinensis* Franch.，本种的主要特征为叶片卵形至卵状矩圆形；长与宽近相等，稀长为宽的 2 倍；穗状花序。

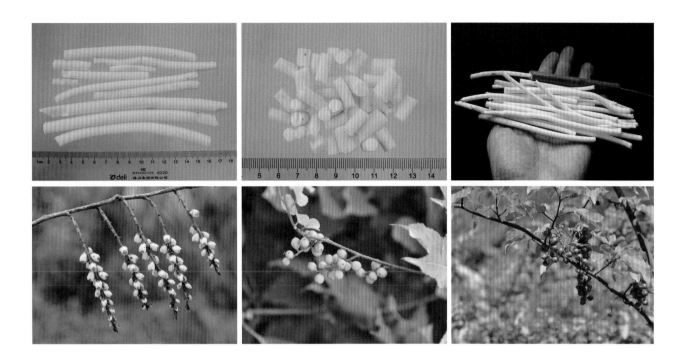

3.青荚叶 *Helwingia japonica* (Thunb.) Dietr.，本种的主要特征为花单生或密聚伞花序，多生于叶面中脉。

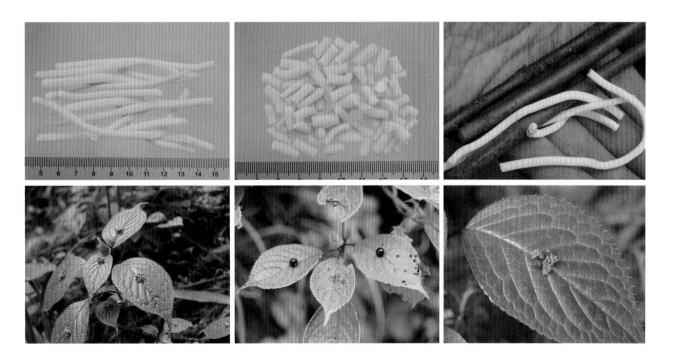

064 小蓟 Cirsii Herba

　　本品为菊科植物刺儿菜 *Cirsium setosum* (Willd.) MB. 的干燥地上部分。夏、秋二季花开时采割，除去杂质，晒干。具有凉血止血、散瘀解毒消痈的功能。

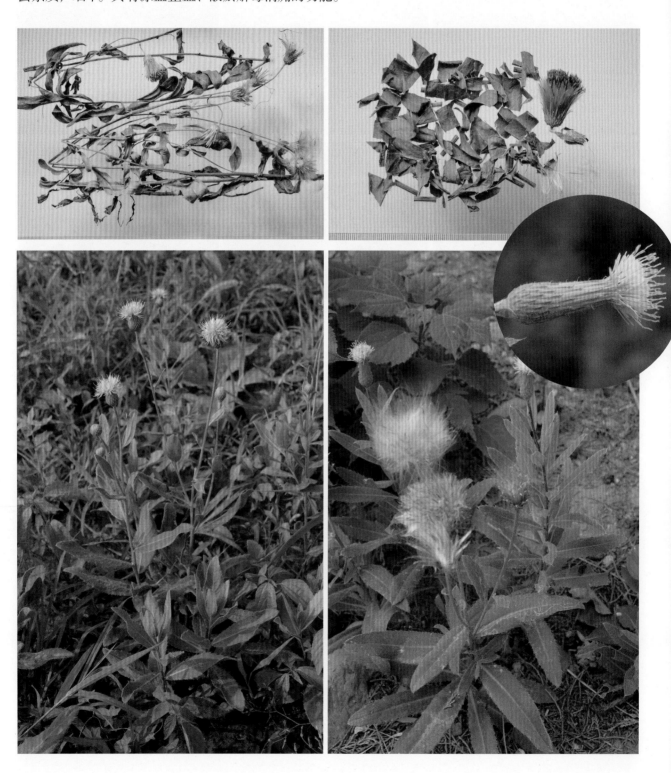

065 飞扬草　Euphorbiae Hirtae Herba

本品为大戟科植物飞扬草 *Euphorbia hirta* L. 的干燥全草。夏、秋二季采挖，洗净，晒干。具有清热解毒、利湿止痒、通乳的功能。

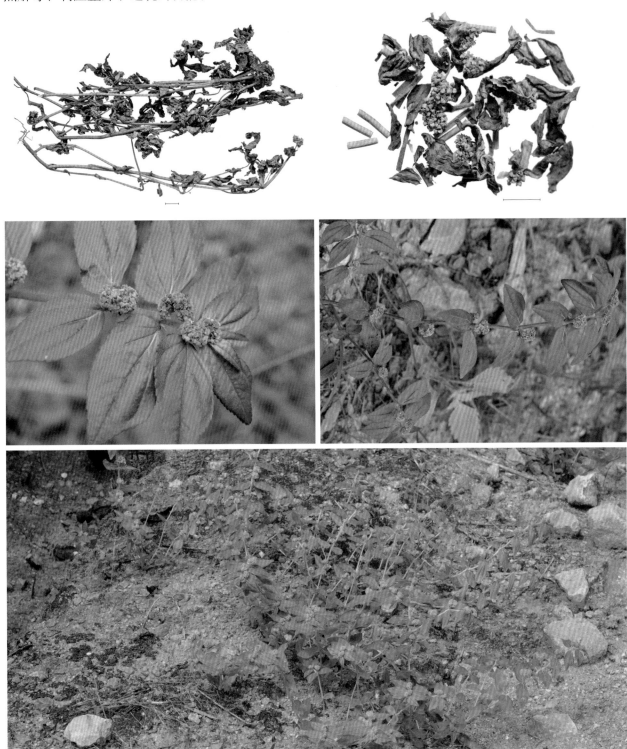

066 马齿苋 Portulaceaae Herba

　　本品为马齿苋科植物马齿苋 *Portulaca oleracea* L. 的干燥地上部分。夏、秋二季采收，除去残根及杂质，洗净，略蒸或烫后晒干。具有清热解毒、凉血止血、止痢的功能。

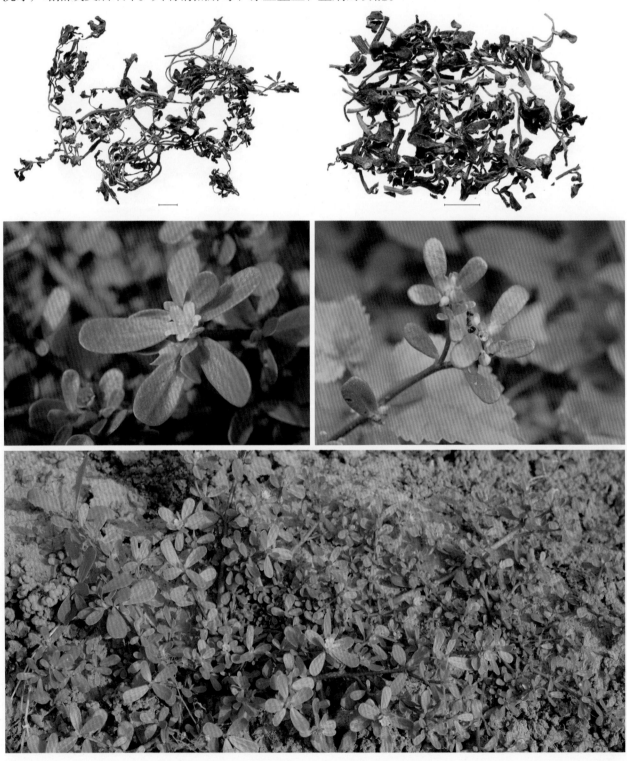

067 马勃　Lasiosphaera seu, Calvatia

本品为灰包科真菌脱皮马勃 *Lasiosphaera fenzlii* Reich.、大马勃 *Calvatia gigantea* (Batsch ex Pers.) Lloyd 或紫色马勃 *Calvatia lilacina* (Mont. et Berk.) Lloyd 的干燥子实体。夏、秋二季子实体成熟时及时采收，除去泥沙，干燥。具有清肺利咽、止血的功能。

1. 脱皮马勃 *Lasiosphaera fenzlii* Reich.，本种的主要特征为子实体包被成熟后全部脱落，孢丝相互交织成一紧密的网团。

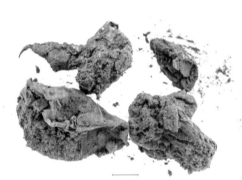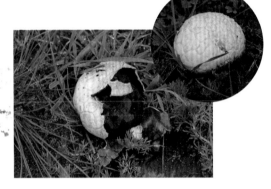

2. 大马勃 *Calvatia gigantea* (Batsch ex Pers.) Lloyd，本种的主要特征为子实体球形至近球形，直径 15 ~ 25 cm 或更大，无不孕基部或不孕基部很小，包被成熟后上部裂开；孢子青黄色或浅青黄色，光滑或近光滑。

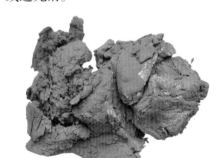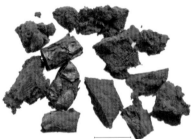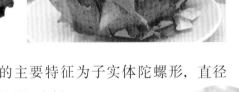

3. 紫色马勃 *Calvatia lilacina* (Mont. et Berk.) Lloyd，本种的主要特征为子实体陀螺形，直径 5 ~ 12 cm，不孕基部发达，包被成熟后上部裂开；孢子紫棕色，具明显小刺。

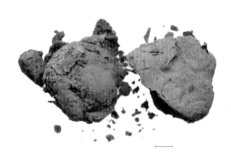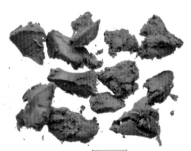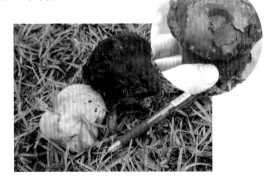

068　马钱子　**Strychni Semen**

本品为马钱科植物马钱 *Strychnos nux-vomica* L. 的干燥成熟种子。冬季采收成熟果实，取出种子，晒干。具有通络止痛、散结消肿的功能。

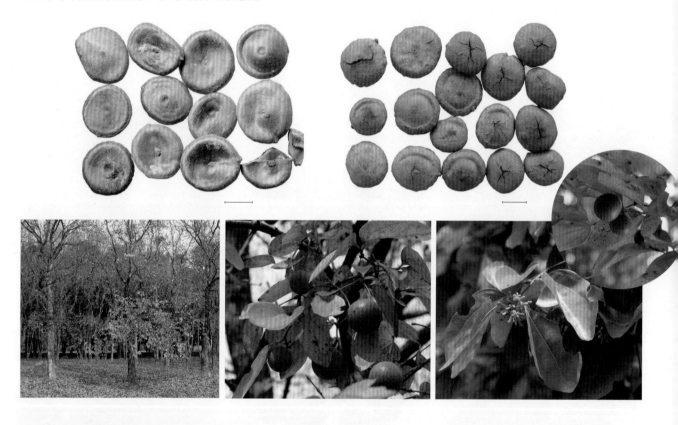

069　马钱子粉　**Strychni Semen Pulveratum**

本品为马钱子的炮制加工品。具有通络止痛、散结消肿的功能。

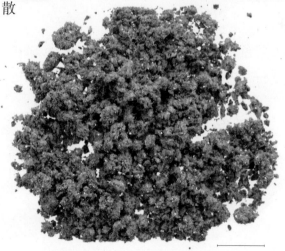

070 马鞭草　Verbenae Herba

本品为马鞭草科植物马鞭草 *Verbena officinalis* L. 的干燥地上部分。6 ~ 8月花开时采割，除去杂质，晒干。具有活血散瘀、解毒、利水、退黄、截疟的功能。

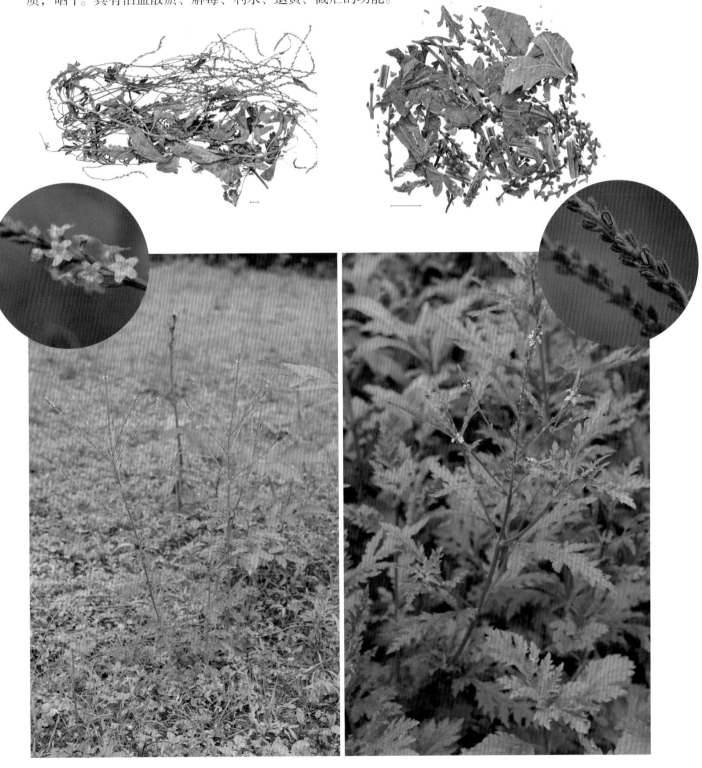

071 王不留行 Vaccariae Semen

　　本品为石竹科植物麦蓝菜 *Vaccaria segetalis* (Neck.) Garcke 的干燥成熟种子。夏季果实成熟、果皮尚未开裂时采割植株，晒干，打下种子，除去杂质，再晒干。具有活血通经、下乳消肿、利尿通淋的功能。

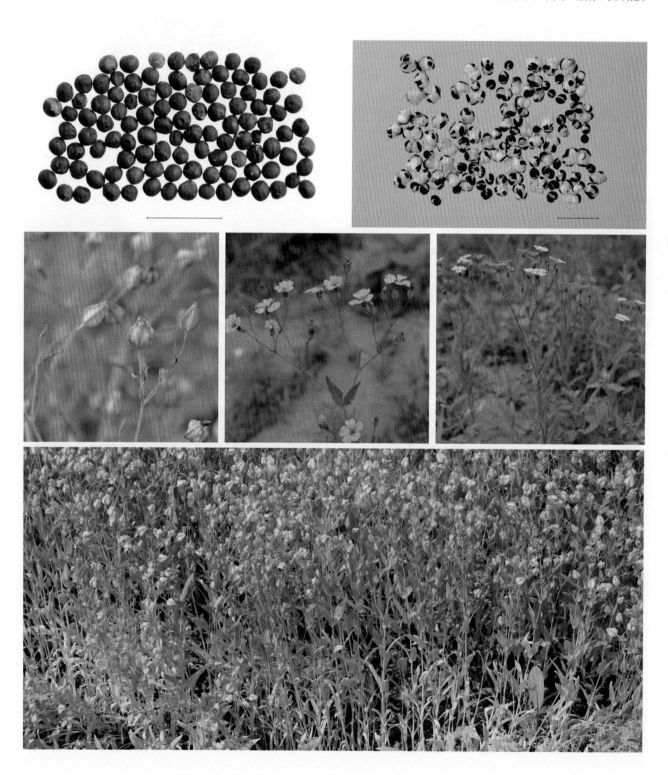

072 天山雪莲　Saussureae Involucratae Herba

　　本品系维吾尔族习用药材。为菊科植物天山雪莲 *Saussurea involucrata* (Kar. et Kir.) Sch.-Bip. 的干燥地上部分。夏、秋二季花开时采收，阴干。维吾尔医：具有补肾活血、强筋骨、营养神经、调节异常体液的功能；中医：具有温肾助阳、祛风胜湿、通经活血的功能。

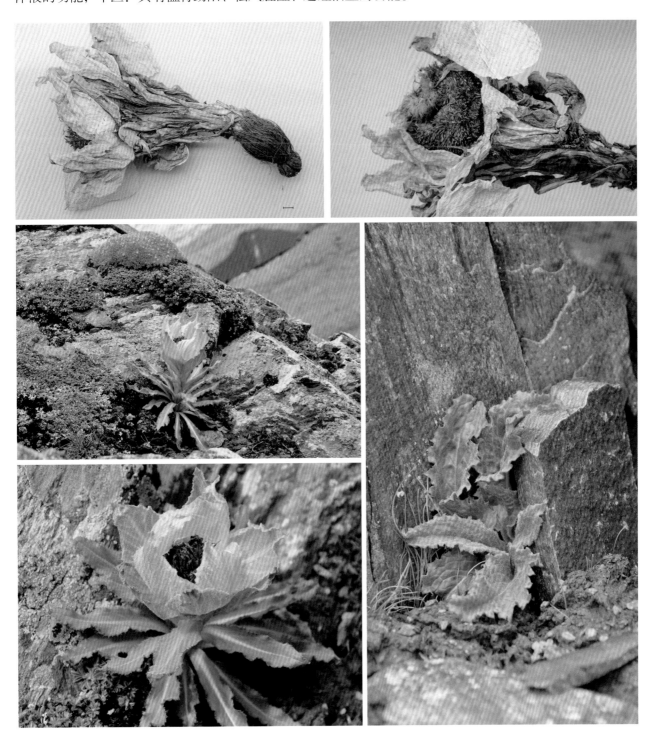

073 天仙子 Hyoscyami Semen

本品为茄科植物莨菪 *Hyoscyamus niger* L. 的干燥成熟种子。夏、秋二季果皮变黄色时采摘果实，暴晒，打下种子，筛去果皮、枝梗，晒干。具有解痉止痛、平喘、安神的功能。

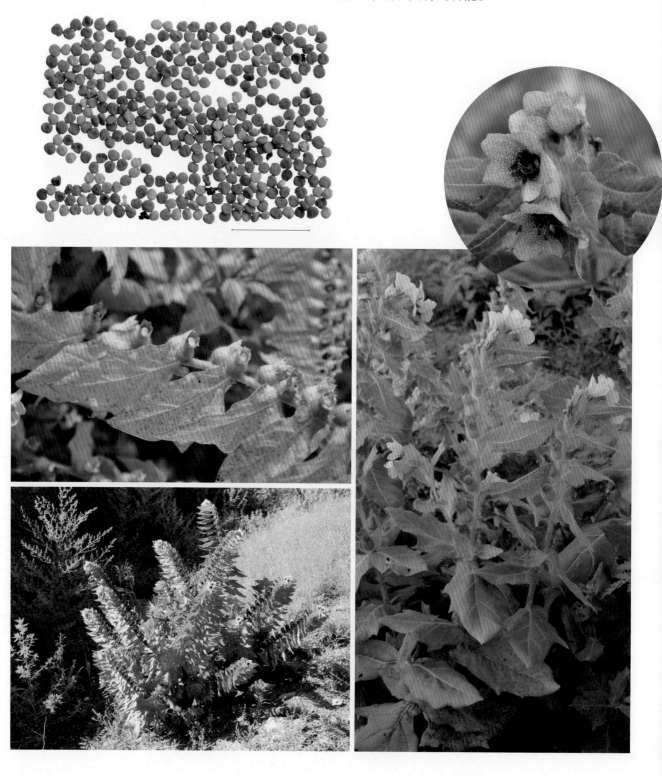

074 天冬　Asparagi Radix

本品为百合科植物天冬 *Asparagus cochinchinensis* (Lour.) Merr. 的干燥块根。秋、冬二季采挖，洗净，除去茎基和须根，置沸水中煮或蒸至透心，趁热除去外皮，洗净，干燥。具有养阴润燥、清肺生津的功能。

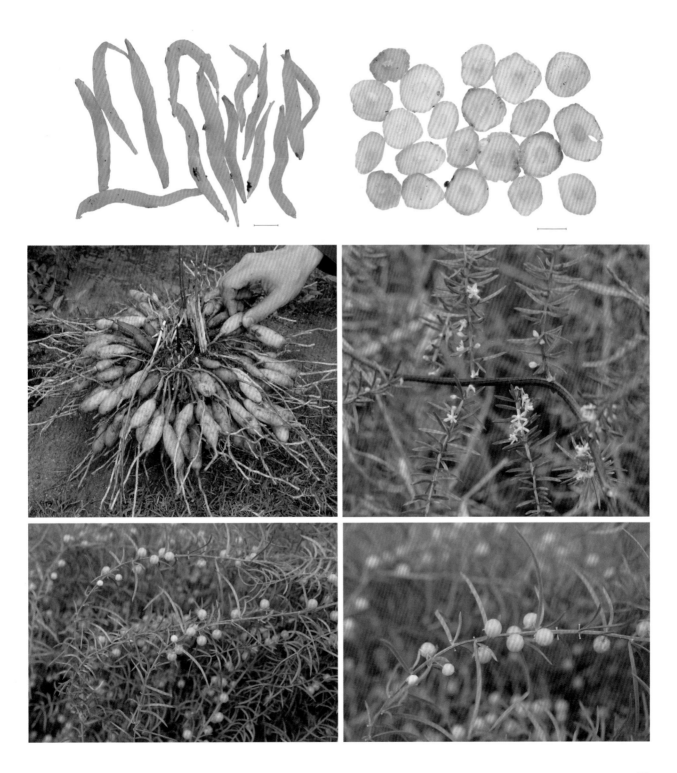

075 天花粉　Trichosanthis Radix

本品为葫芦科植物栝楼 *Trichosanthes kirilowii* Maxim. 或双边栝楼 *Trichosanthes rosthornii* Harms 的干燥根。秋、冬二季采挖，洗净，除去外皮，切段或纵剖成瓣，干燥。具有清热泻火、生津止渴、消肿排脓的功能。

1. 栝楼 *Trichosanthes kirilowii* Maxim.，本种的叶片通常 3～5 (～7) 浅裂至中裂，裂片常再分裂；种子棱线近边缘。

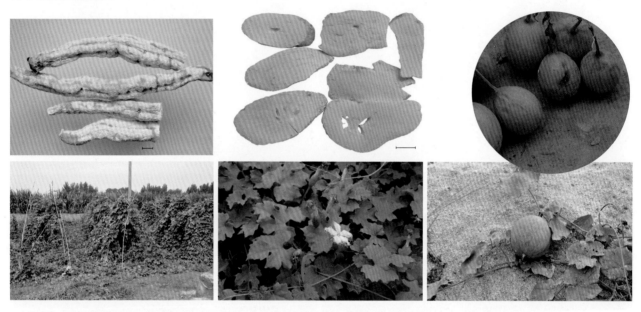

2. 双边栝楼 *Trichosanthes rosthornii* Harms，与栝楼区别为本种的叶片 3～7 深裂，裂片披针形或倒披针形；种子棱线距边缘较远。

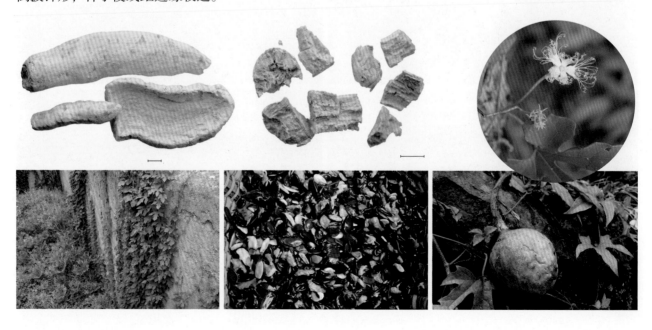

076 天南星　**Arisaematis Rhizoma**

本品为天南星科植物天南星 *Arisaema erubescens* (Wall.) Schott、异叶天南星 *Arisaema heterophyllum* Bl. 或东北天南星 *Arisaema amurense* Maxim. 的干燥块茎。秋、冬二季茎叶枯萎时采挖，除去须根及外皮，干燥。具有散结消肿的功能。

1. 天南星 *Arisaema erubescens* (Wall.) Schott，本种的主要特征为叶片放射状分裂，裂片 7 ~ 23。

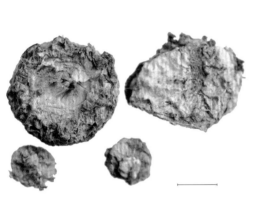
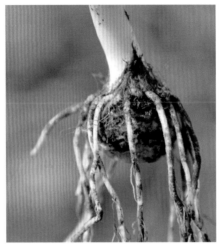
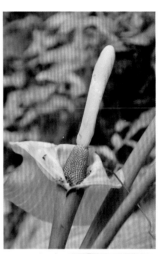

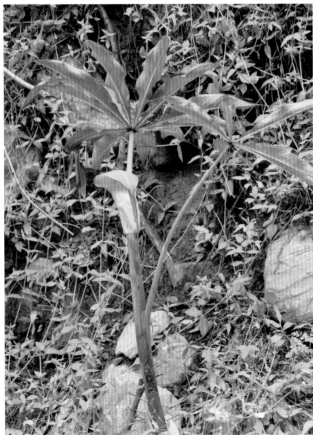
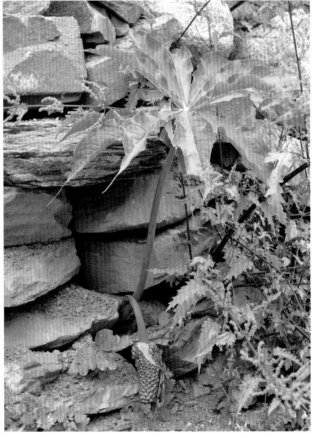

2. 异叶天南星 *Arisaema heterophyllum* Bl.，本种的主要特征为叶片鸟足状分裂，小裂片 7 ~ 19（~ 21）；附属器细长。

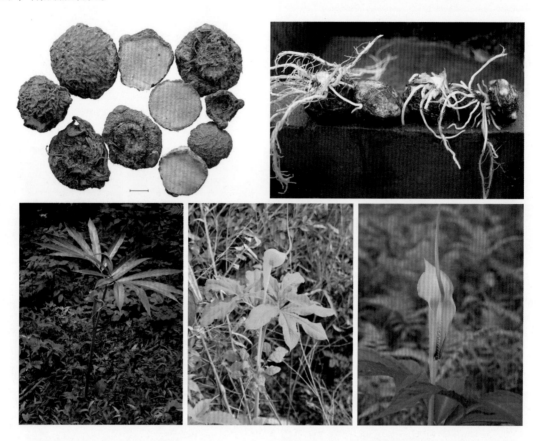

3. 东北天南星 *Arisaema amurense* Maxim.，本种的主要特征为叶片鸟足状分裂，裂片 5（幼叶 3）；附属器棒状。

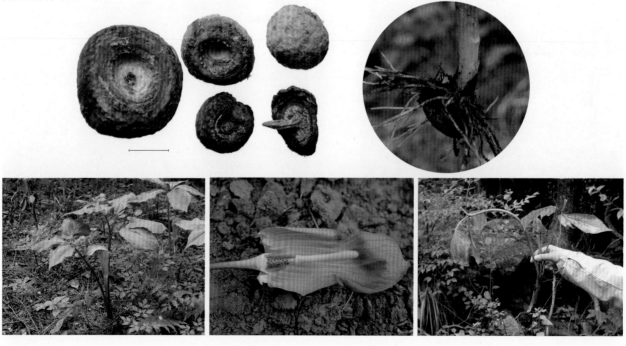

077 天麻　Gastrodiae Rhizoma

本品为兰科植物天麻 *Gastrodia elata* Bl. 的干燥块茎。立冬后至翌年清明前采挖，立即洗净，蒸透，敞开低温干燥。具有息风止痉、平抑肝阳、祛风通络的功能。

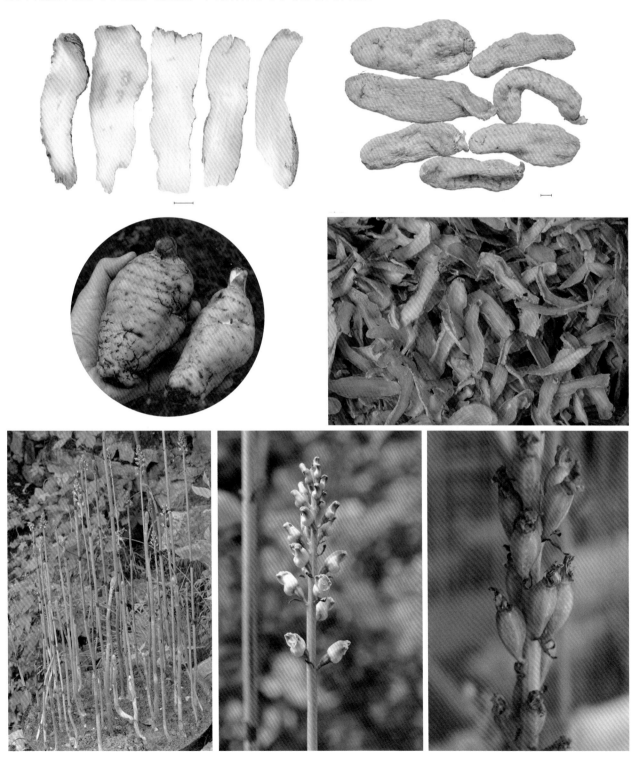

078 天葵子　Semiaquilegiae Radix

本品为毛茛科植物天葵 *Semiaquilegia adoxoides* (DC.) Makino 的干燥块根。夏初采挖，洗净，干燥，除去须根。具有清热解毒、消肿散结的功能。

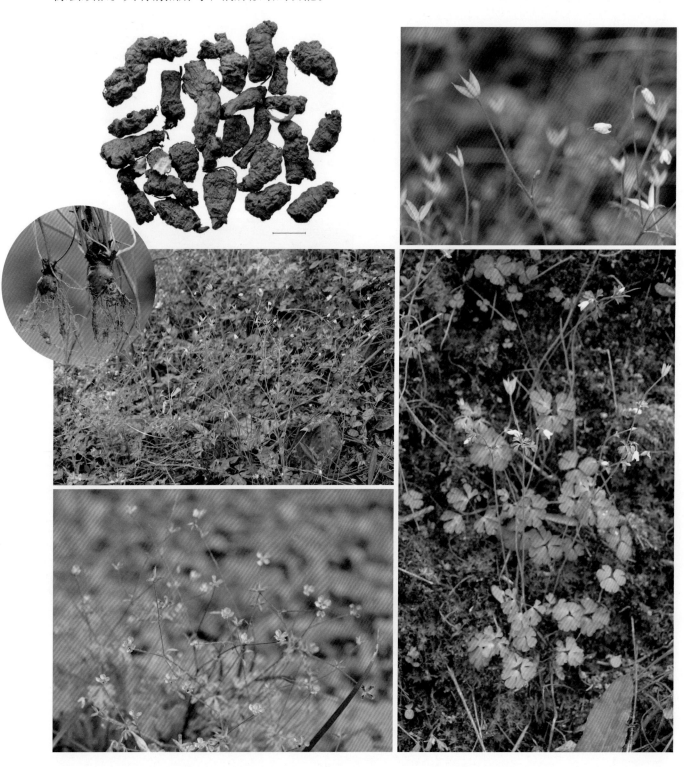

079 天然冰片 **Borneolum**

本品为樟科植物樟 *Cinnamomum camphora*（L.）Presl 的新鲜枝、叶经提取获得樟脑，再经化学方法合成或加工制成。具有开窍醒神、清热止痛的功能。

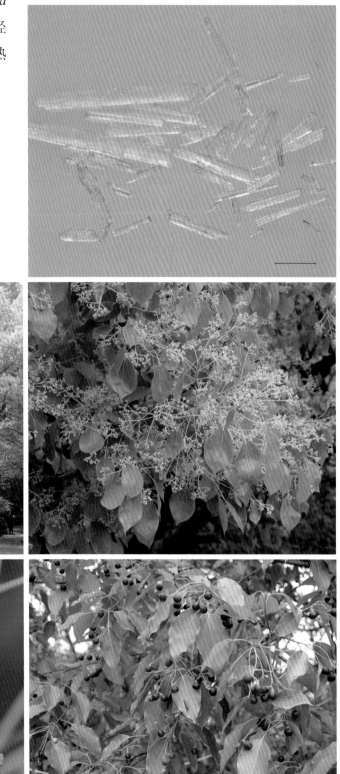

080 云芝 Coriolus

本品为多孔菌科真菌彩绒革盖菌 *Coriolus versicolor* (L. ex Fr.) Quel 的干燥子实体。全年均可采收，除去杂质，晒干。具有健脾利湿、清热解毒的功能。

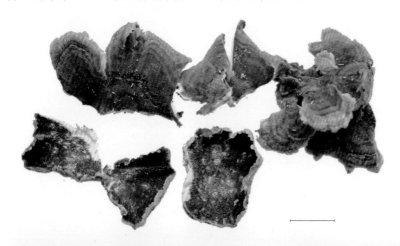

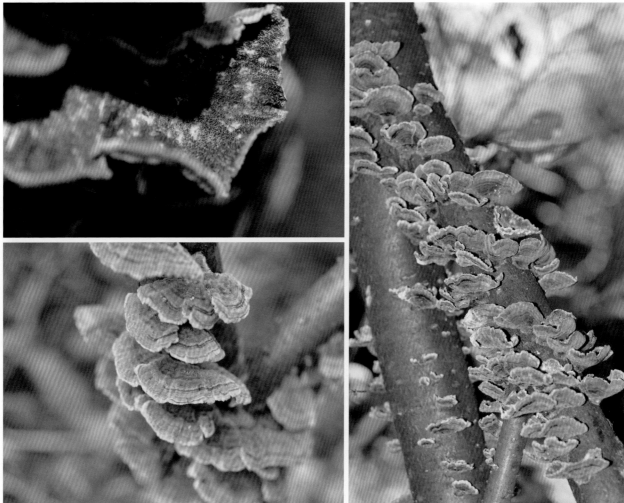

081 木瓜　Chaenomelis Fructus

本品为蔷薇科植物贴梗海棠 *Chaenomeles speciosa* (Sweet) Nakai 的干燥近成熟果实。夏、秋二季果实绿黄时采收，置沸水中烫至外皮灰白色，对半纵剖，晒干。具有舒筋活络、和胃化湿的功能。

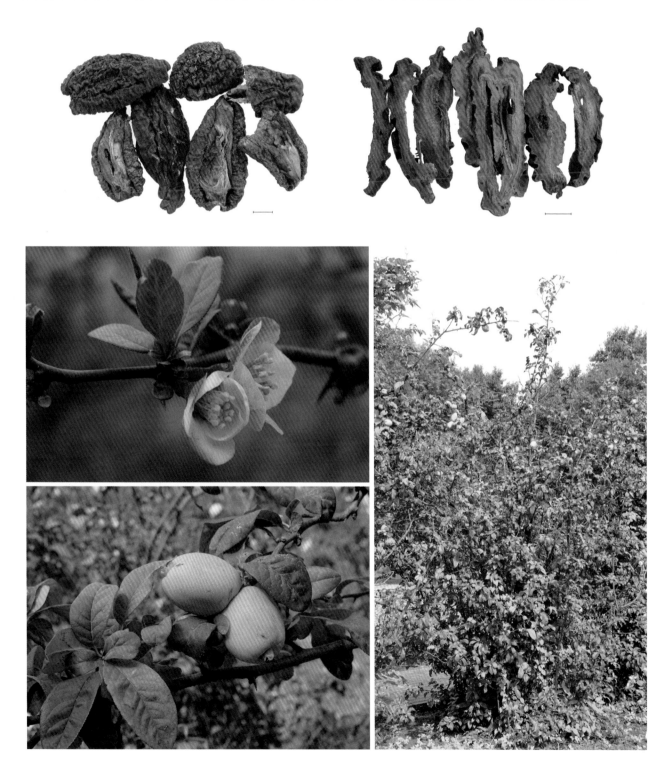

082 木芙蓉叶 Hibisci Mutabilis Folium

本品为锦葵科植物木芙蓉 *Hibiscus mutabilis* L. 的干燥叶。夏、秋二季采收，干燥。具有凉血、解毒、消肿、止痛的功能。

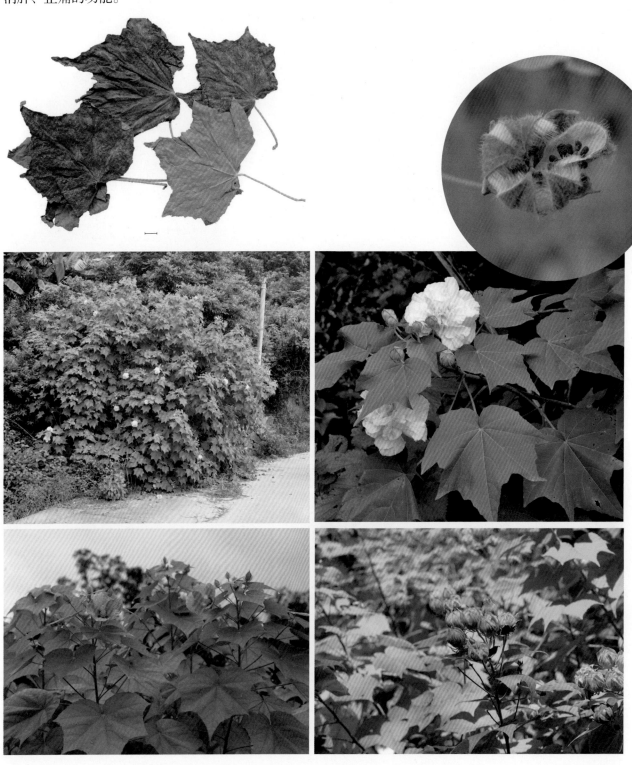

083 木香 Aucklandiae Radix

本品为菊科植物木香 *Aucklandia lappa* Decne. 的干燥根。秋、冬二季采挖，除去泥沙及须根，切段，大的再纵剖成瓣，干燥后撞去粗皮。具有行气止痛、健脾消食的功能。

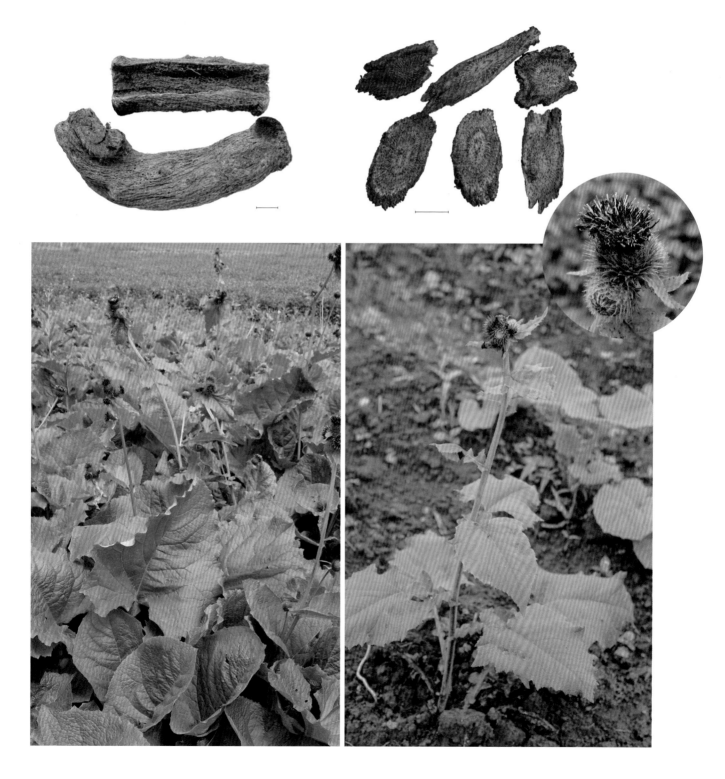

084 木贼 **Equiseti Hiemalis Herba**

本品为木贼科植物木贼 *Equisetum hyemale* L. 的干燥地上部分。夏、秋二季采割，除去杂质，晒干或阴干。具有疏散风热、明目退翳的功能。

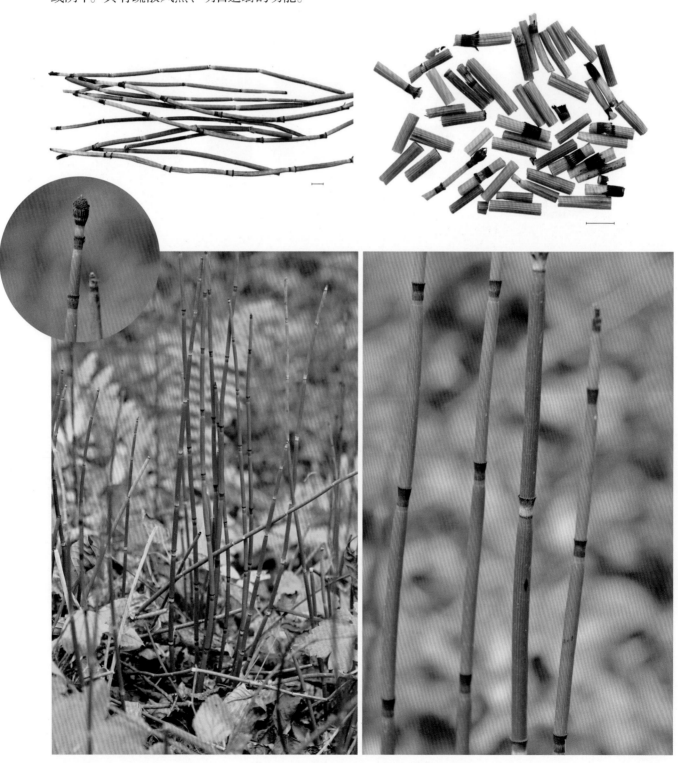

085 木通　Akebiae Caulis

本品为木通科植物木通 *Akebia quinata* (Thunb.) Decne.、三叶木通 *Akebia trifoliata* (Thunb.) Koidz. 或白木通 *Akebia trifoliata* (Thunb.) Koidz. var. *australis* (Diels) Rehd. 的干燥藤茎。秋季采收，截取茎部，除去细枝，阴干。具有利尿通淋、清心除烦、通经下乳的功能。

1. 木通 *Akebia quinata* (Thunb.) Decne.，本种的主要特征为掌状复叶，小叶 5 枚。

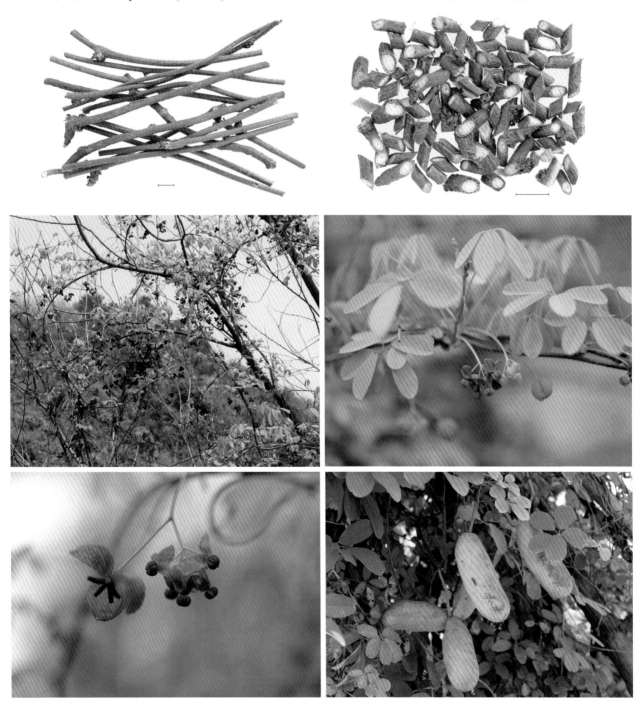

2. 三叶木通 *Akebia trifoliata* (Thunb.) Koidz.，本种的主要特征为掌状复叶，小叶 3 枚；小叶纸质或薄革质；边缘具波状齿或浅裂。

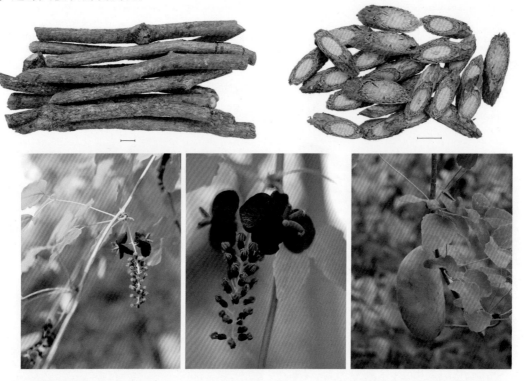

3. 白木通 *Akebia trifoliata* (Thunb.) Koidz. var. *australis* (Diels) Rehd.，本种的主要特征为掌状复叶，小叶 3 枚；小叶革质，边缘通常全缘。

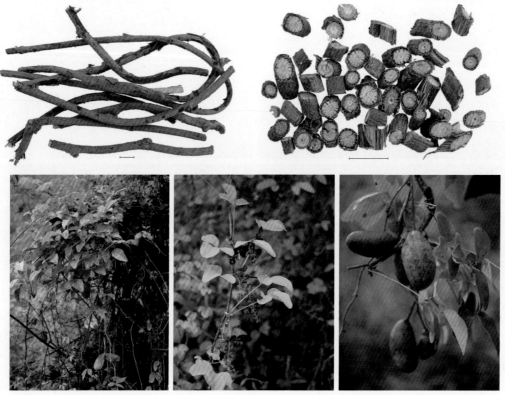

086 木棉花 **Gossampini Flos**

本品为木棉科植物木棉 *Gossampinus malabarica* (DC.) Merr. 的干燥花。春季花盛开时采收，除去杂质，晒干。具有清热利湿、解毒的功能。

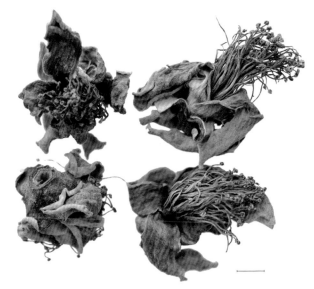

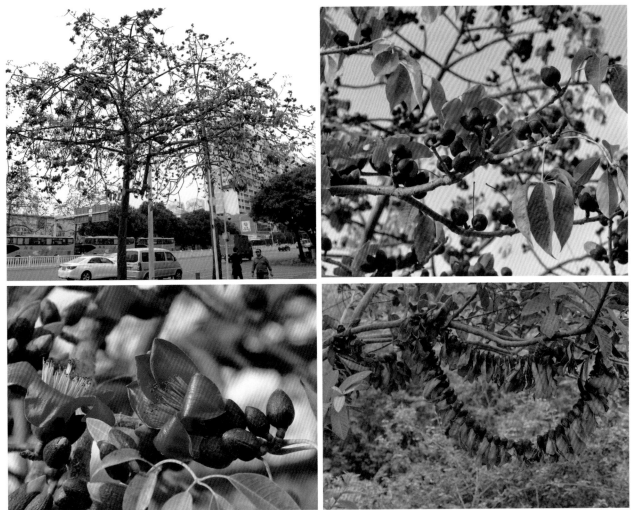

087 木蝴蝶 Oroxyli Semen

本品为紫葳科植物木蝴蝶 *Oroxylum indicum* (L.) Vent. 的干燥成熟种子。秋、冬二季采收成熟果实，曝晒至果实开裂，取出种子，晒干。具有清肺利咽、疏肝和胃的功能。

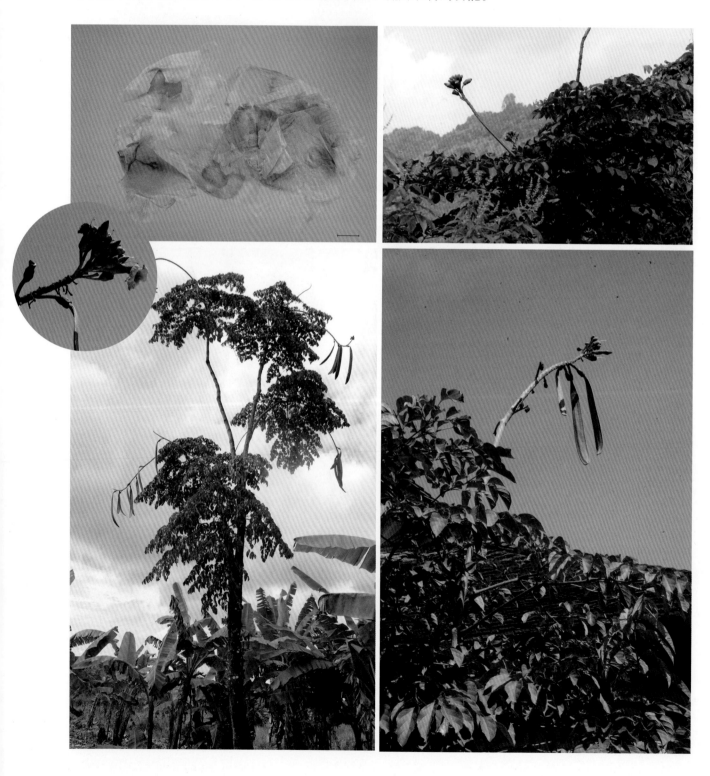

088 木鳖子 Momordicae Semen

本品为葫芦科植物木鳖 *Momordica cochinchinensis* (Lour.) Spreng. 的干燥成熟种子。冬季采收成熟果实，剖开，晒至半干，除去果肉，取出种子，干燥。具有散结消肿、攻毒疗疮的功能。

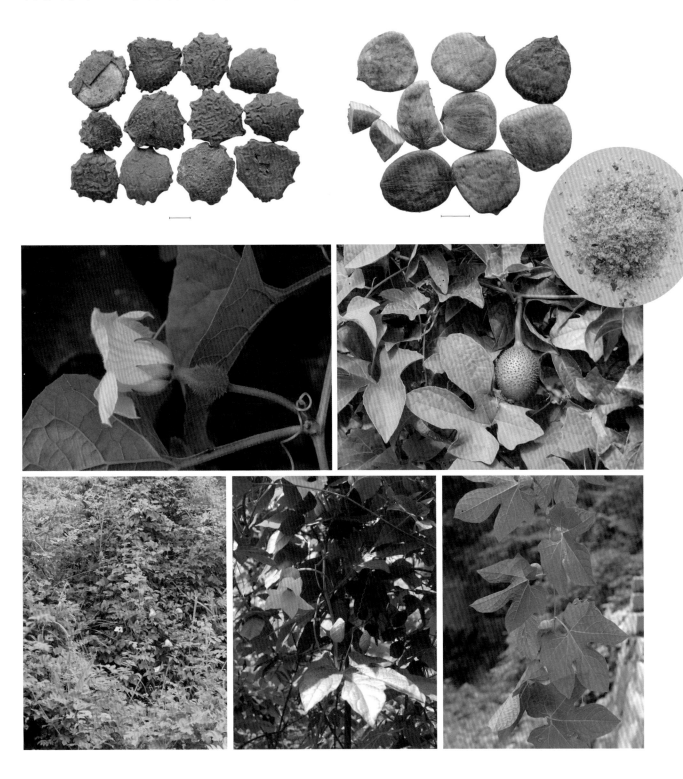

089 五加皮　Acanthopanacis Cortex

本品为五加科植物细柱五加 *Acanthopanax gracilistylus* W. W. Smith 的干燥根皮。夏、秋二季采挖根部，洗净，剥取根皮，晒干。具有祛风除湿、补益肝肾、强筋壮骨、利水消肿的功能。

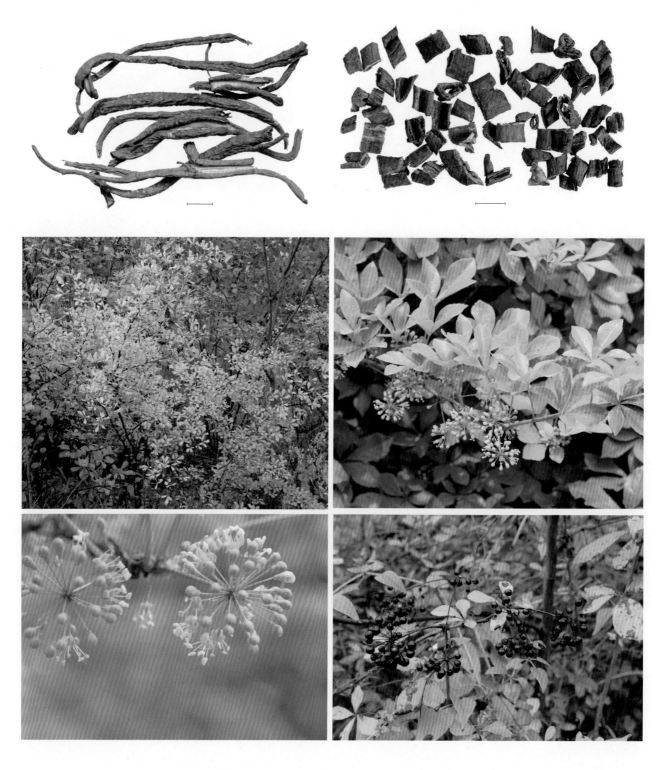

090 五味子　Schisandrae Chinensis Fructus

　　本品为木兰科（五味子科）植物五味子 *Schisandra chinensis* (Turcz.) Baill. 的干燥成熟果实。习称"北五味子"。秋季果实成熟时采摘，晒干或蒸后晒干，除去果梗及杂质。具有收敛固涩、益气生津、补肾宁心的功能。

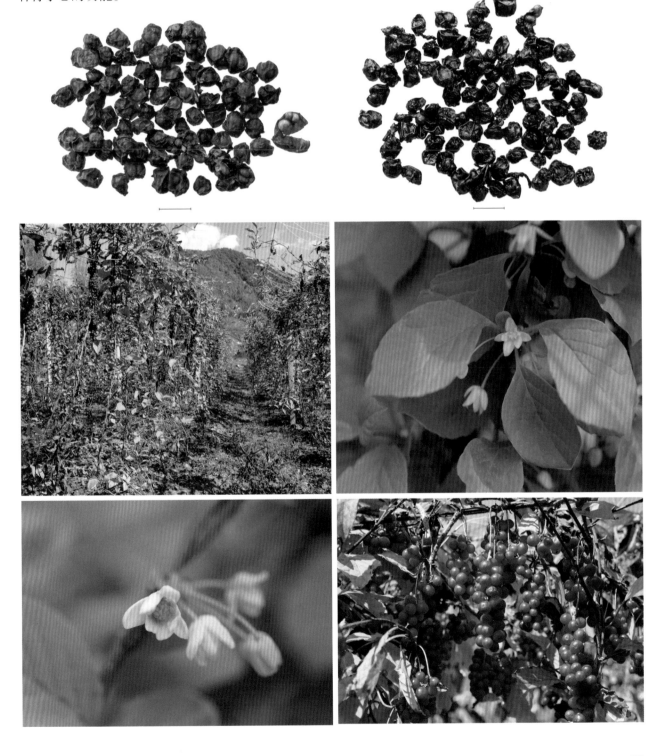

091 五倍子　Galla Chinensis

　　本品为漆树科植物盐肤木 *Rhus chinensis* Mill.、青麸杨 *Rhus potaninii* Maxim. 或红麸杨 *Rhus punjabensis* Stew. var. *sinica* (Diels) Rehd. et Wils. 叶上的虫瘿，主要由五倍子蚜 *Melaphis chinensis* (Bell) Baker 寄生而形成。秋季采摘，置沸水中略煮或蒸至表面呈灰色，杀死蚜虫，取出，干燥。按外形不同，青麸杨、红麸杨叶上的虫瘿为"肚倍"，盐肤木叶上的虫瘿为"角倍"。具有敛肺降火、涩肠止泻、敛汗、止血、收湿敛疮的功能。

　　1. 盐肤木 *Rhus chinensis* Mill.，本种的主要特征为叶轴与总叶柄有宽翅。

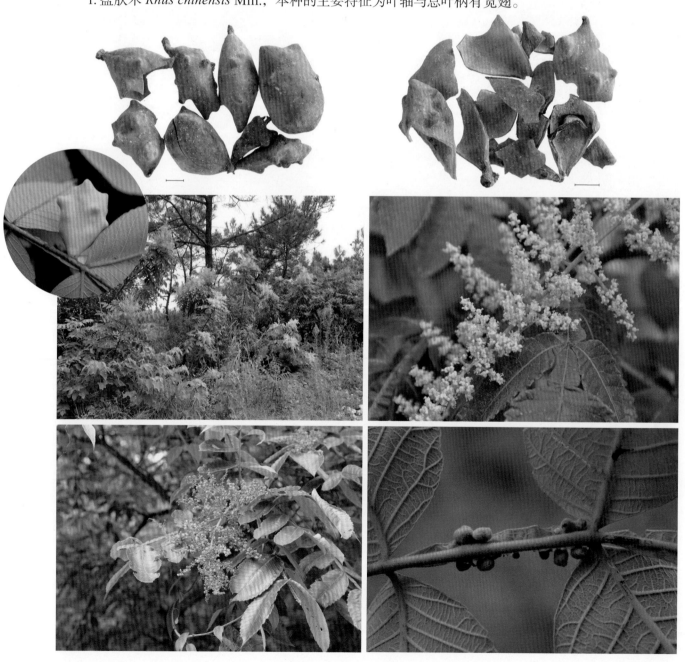

2.青麸杨 *Rhus potaninii* Maxim.，本种的主要特征为小枝无毛；小叶 3 ~ 5 对，先端渐尖，明显具小叶柄；叶轴无翅或仅上部有狭翅。

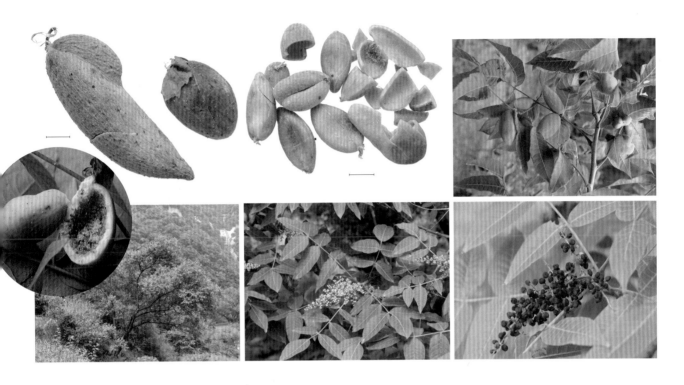

3.红麸杨 *Rhus punjabensis* Stew. var. *sinica* (Diels) Rehd. et Wils.，本种的主要特征为小枝有短毛；小叶 3 ~ 6 对，先端渐尖或长渐尖，无柄；叶轴无翅或仅上部有狭翅。

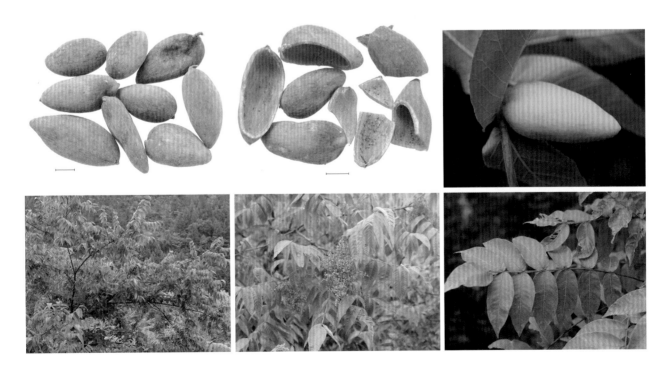

092 太子参　Pseudostellariae Radix

　　本品为石竹科植物孩儿参 *Pseudostellaria heterophylla* (Miq.) Pax ex Pax et Hoffm. 的干燥块根。夏季茎叶大部分枯萎时采挖，洗净，除去须根，置沸水中略烫后晒干或直接晒干。具有益气健脾、生津润肺的功能。

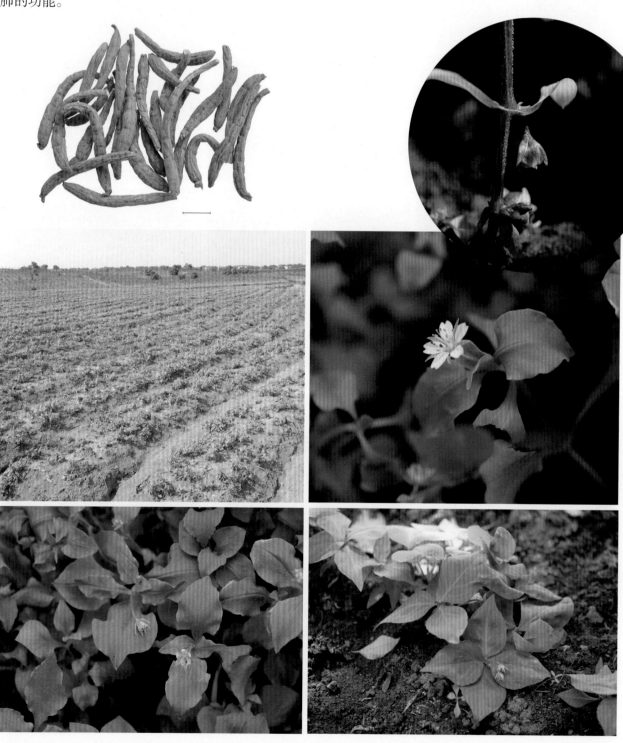

093 车前子　**Plantaginis Semen**

本品为车前科植物车前 *Plantago asiatica* L. 或平车前 *Plantago depressa* Willd. 的干燥成熟种子。夏、秋二季种子成熟时采收果穗，晒干，搓出种子，除去杂质。具有清热利尿通淋、渗湿止泻、明目、祛痰的功能。

1. 车前 *Plantago asiatica* L.，本种的植株具须根。

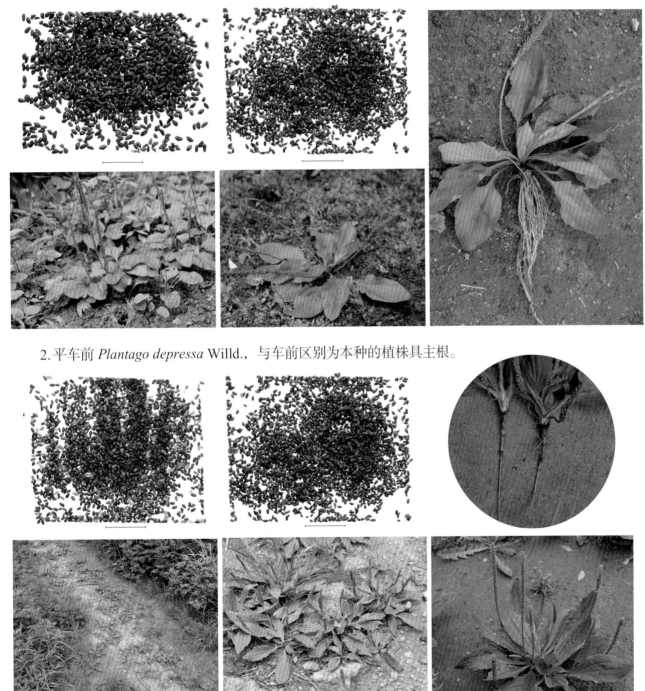

2. 平车前 *Plantago depressa* Willd.，与车前区别为本种的植株具主根。

094 车前草　Plantaginis Herba

　　本品为车前科植物车前 *Plantago asiatica* L. 或平车前 *Plantago depressa* Willd. 的干燥全草。夏季采挖，除去泥沙，晒干。具有清热利尿通淋、祛痰、凉血、解毒的功能。

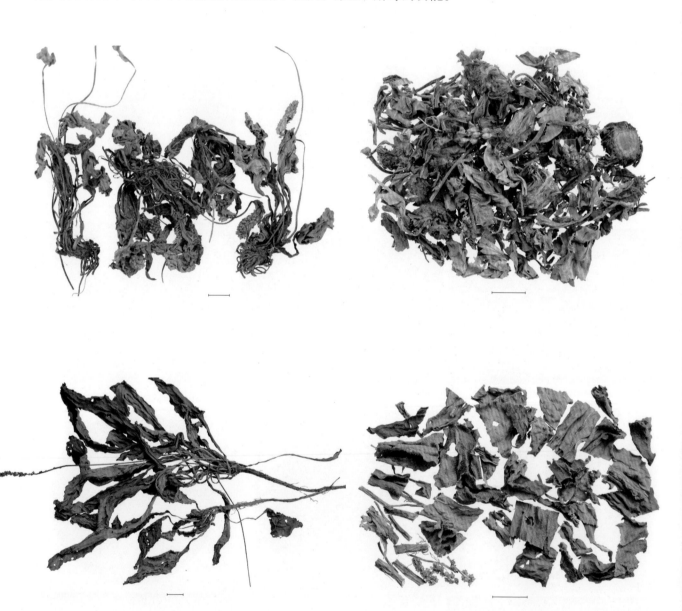

095 瓦松　Orostachyis Fimbriatae Herba

本品为景天科植物瓦松 *Orostachys fimbriata* (Turcz.) Berg. 的干燥地上部分。夏、秋二季花开时采收，除去根及杂质，晒干。具有凉血止血、解毒、敛疮的功能。

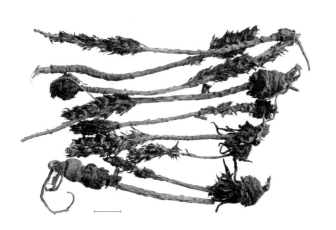
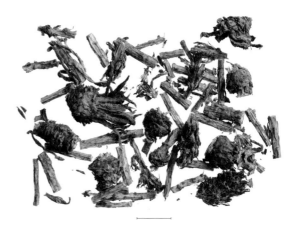

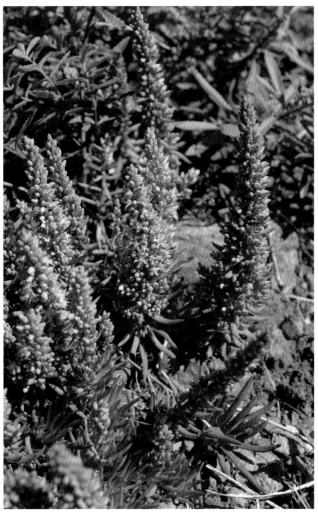
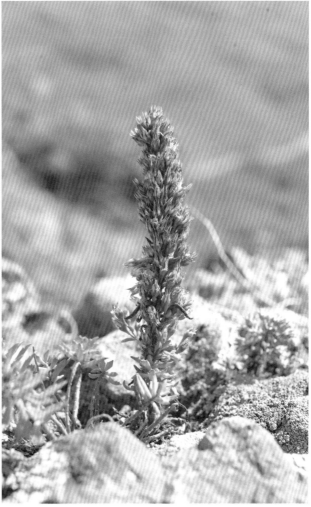

096 牛蒡子　Arctii Fructus

　　本品为菊科植物牛蒡 *Arctium lappa* L. 的干燥成熟果实。秋季果实成熟时采收果序，晒干，打下果实，除去杂质，再晒干。具有疏散风热、宣肺透疹、解毒利咽的功能。

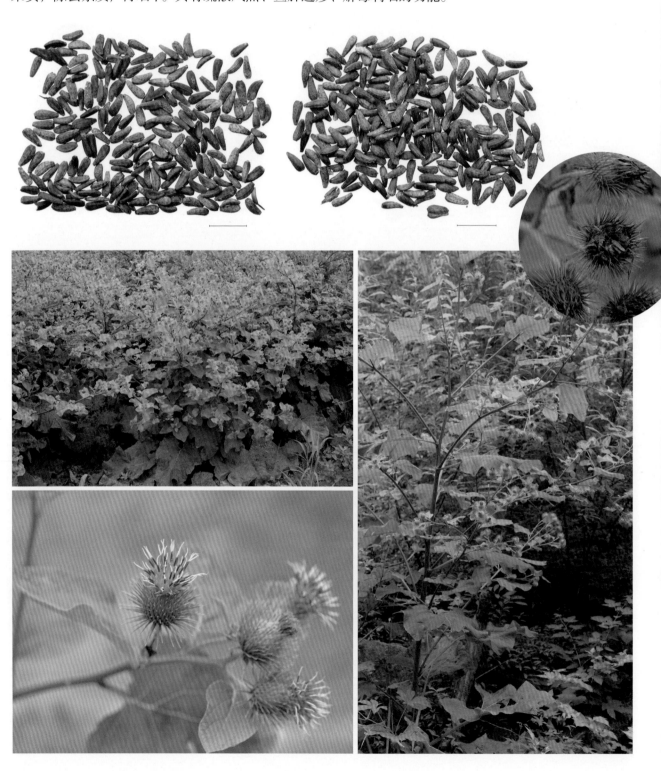

097 牛膝 Achyranthis Bidentatae Radix

本品为苋科植物牛膝 *Achyranthes bidentata* Bl. 的干燥根。冬季茎叶枯萎时采挖，除去须根及泥沙，捆成小把，晒至干皱后，将顶端切齐，晒干。具有逐瘀通经、补肝肾、强筋骨、利尿通淋、引血下行的功能。

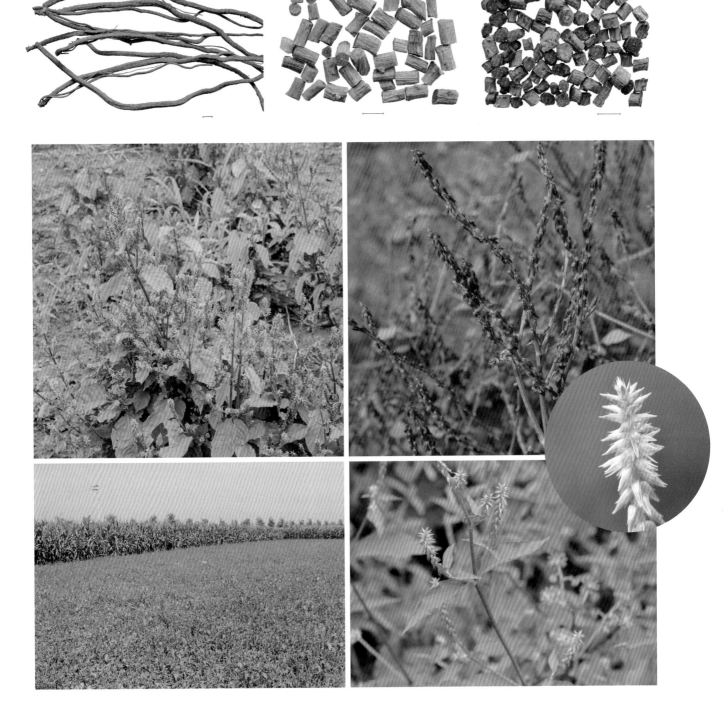

098 毛诃子　Terminaliae Belliricae Fructus

本品系藏族习用药材。为使君子科植物毗黎勒 *Terminalia bellirica* (Gaertn.) Roxb. 的干燥成熟果实。冬季果实成熟时采收，除去杂质，晒干。具有清热解毒、收敛养血、调和诸药的功能。

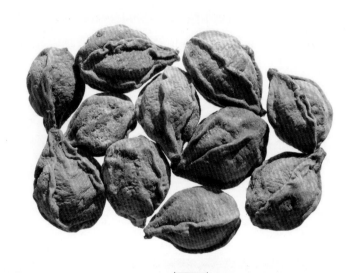

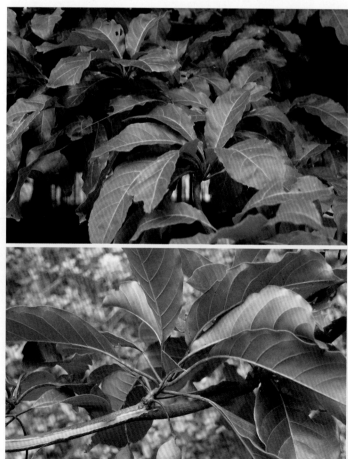

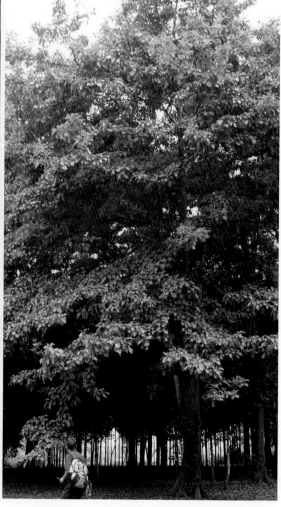

099 升麻 Solidaginis Herba

本品为毛茛科植物大三叶升麻 *Cimicifuga heracleifolia* Kom.、兴安升麻 *Cimicifuga dahurica* (Turcz.) Maxim. 或升麻 *Cimicifuga foetida* L. 的干燥根茎。秋季采挖，除去泥沙，晒至须根干时，燎去或除去须根，晒干。具有发表透疹、清热解毒、升举阳气的功能。

1. 大三叶升麻 *Cimicifuga heracleifolia* Kom.，本种的主要特征为花两性；心皮或菁葖无毛或近无毛。

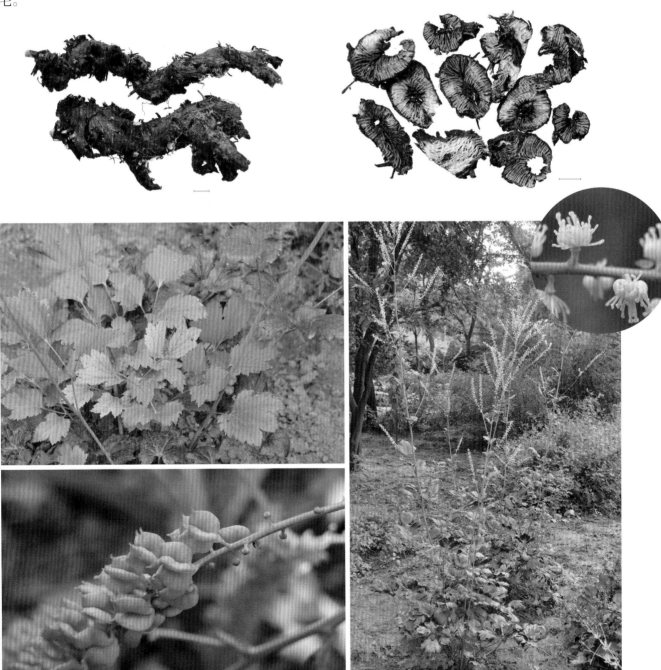

2. 兴安升麻 *Cimicifuga dahurica* (Turcz.) Maxim.，本种的主要特征为花单性，雌雄异株。

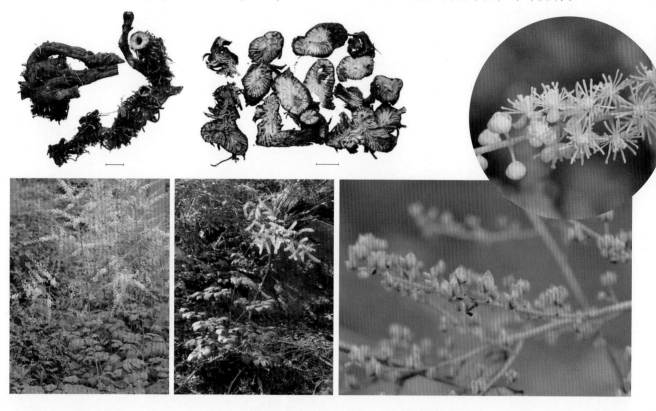

3. 升麻 *Cimicifuga foetida* L.，本种的主要特征为花两性；心皮密被灰色柔毛。

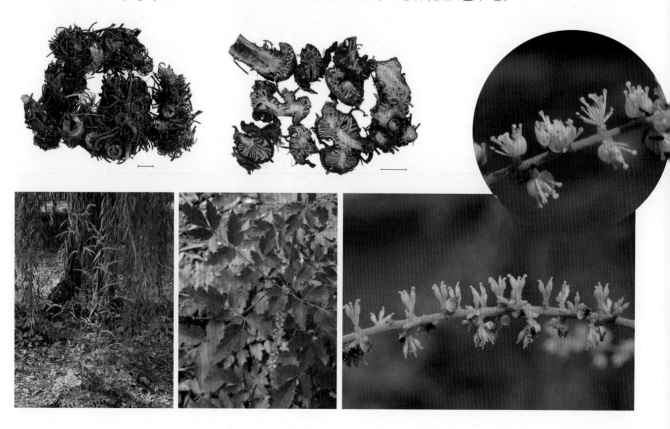

100 片姜黄 Wenyujin Rhizoma Concism

本品为姜科植物温郁金 *Curcuma wenyujin* Y. H. Chen et C. Ling 的干燥根茎。冬季茎叶枯萎后采挖，洗净，除去须根，趁鲜纵切厚片，晒干。具有破血行气、通经止痛的功能。

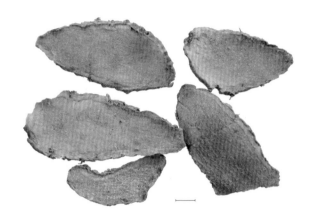
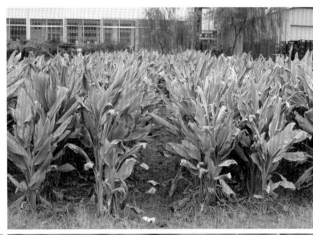
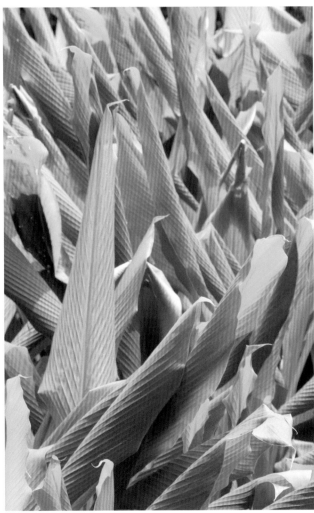
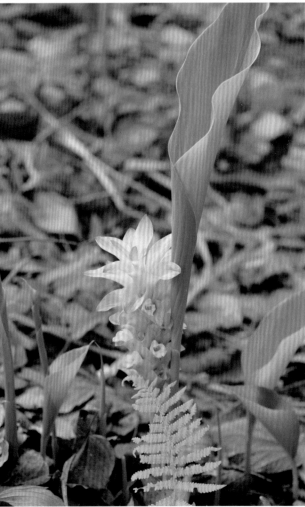

101 化橘红　Citri Grandis Exocarpium

本品为芸香科植物化州柚 *Citrus grandis* 'Tomentosa' 或柚 *Citrus grandis* (L.) Osbeck 的未成熟或近成熟的干燥外层果皮。前者习称"毛橘红"，后者习称"光七爪""光五爪"。夏季果实未成熟时采收，置沸水中略烫后，将果皮割成 5 或 7 瓣，除去果瓤及部分中果皮，压制成形，干燥。具有理气宽中、燥湿化痰的功能。

1. 化州柚 *Citrus grandis* 'Tomentosa'，本种的果密被柔毛。

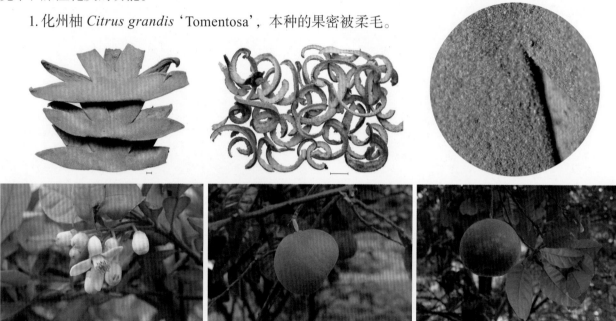

2. 柚 *Citrus grandis* (L.) Osbeck，与化州柚区别为本种的果光滑无毛。

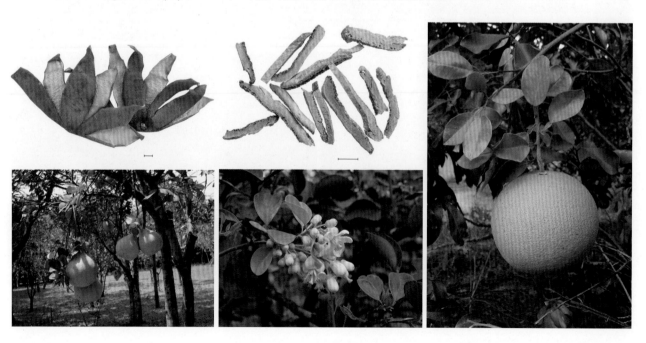

102 月季花　Rosae Chinensis Flos

　　本品为蔷薇科植物月季 *Rosa chinensis* Jacq. 的干燥花。全年均可采收，花微开时采摘，阴干或低温干燥。具有活血调经、疏肝解郁的功能。

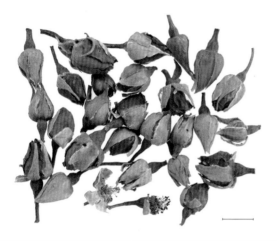
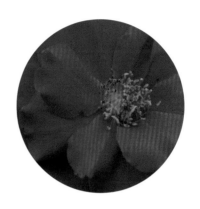
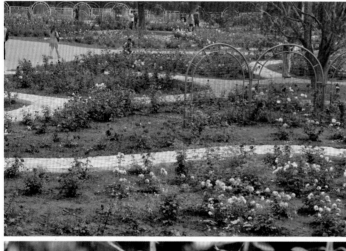
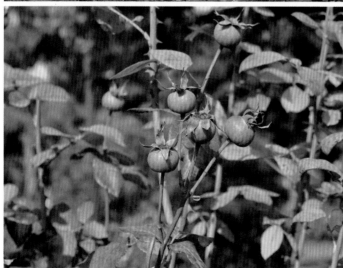
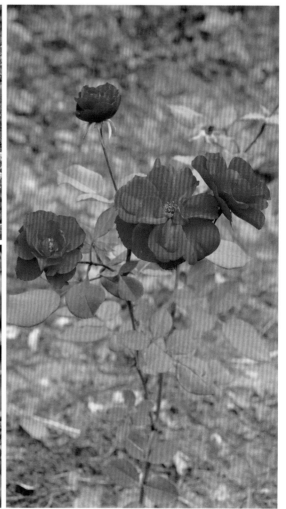

103 丹参 Salviae Miltiorrhizae Radix et Rhizoma

本品为唇形科植物丹参 *Salvia miltiorrhiza* Bge. 的干燥根和根茎。春、秋二季采挖，除去泥沙，干燥。具有活血祛瘀、通经止痛、清心除烦、凉血消痈的功能。

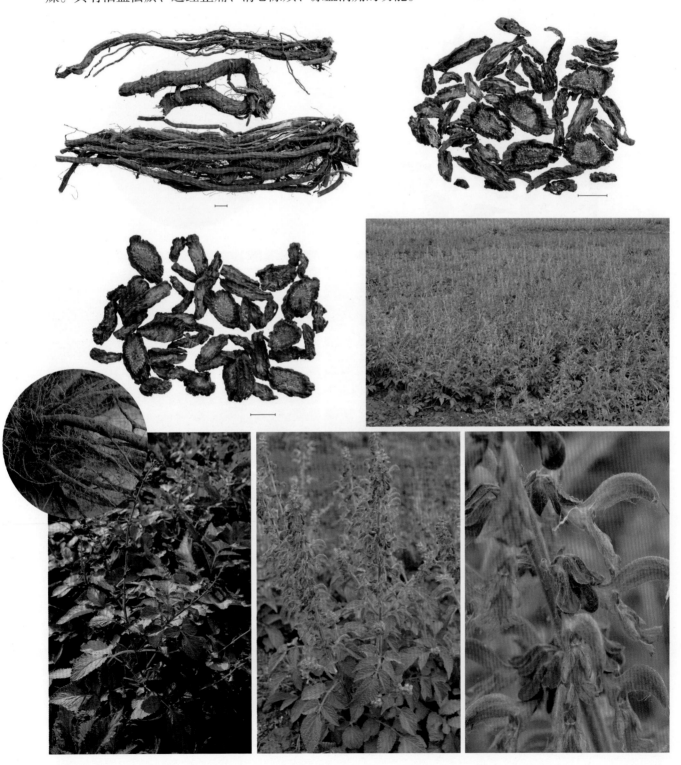

104 乌药 Linderae Radix

本品为樟科植物乌药 *Lindera aggregate* (Sims) Kosterm. 的干燥块根。全年均可采挖，除去细根，洗净，趁鲜切片，晒干，或直接晒干。具有行气止痛、温肾散寒的功能。

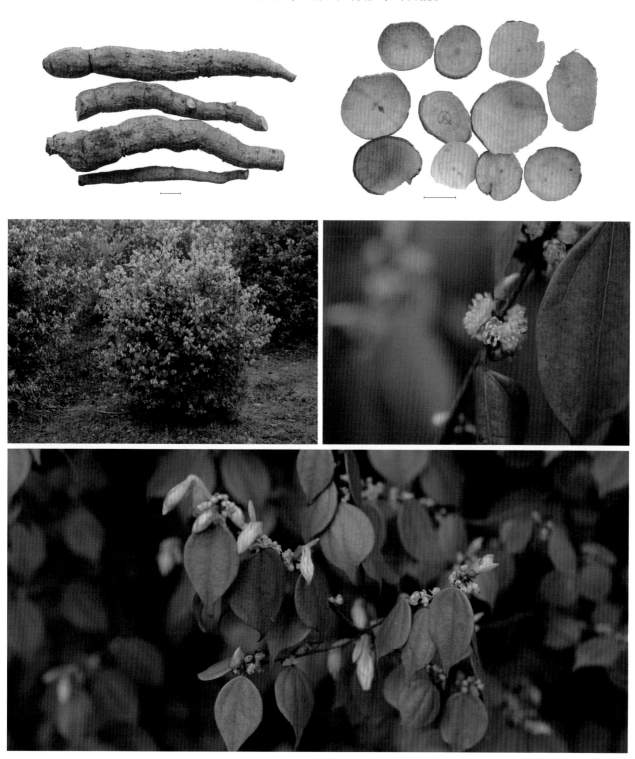

105 乌梅 Mume Fructus

本品为蔷薇科植物梅 *Prunus mume* (Sieb.) Sieb. et Zucc. 的干燥近成熟果实。夏季果实近成熟时采收，低温烘干后闷至色变黑。具有敛肺、涩肠、生津、安蛔的功能。

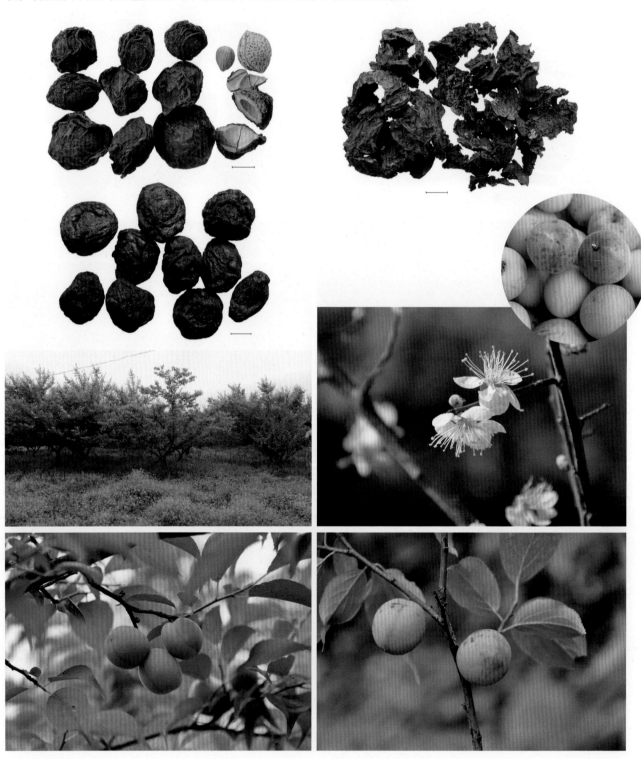

106 火麻仁　**Cannabis Semen**

　　本品为桑科（大麻科）植物大麻 *Cannabis sativa* L. 的干燥成熟果实。秋季果实成熟时采收，除去杂质，晒干。具有润肠通便的功能。用于治疗血虚津亏、肠燥便秘。

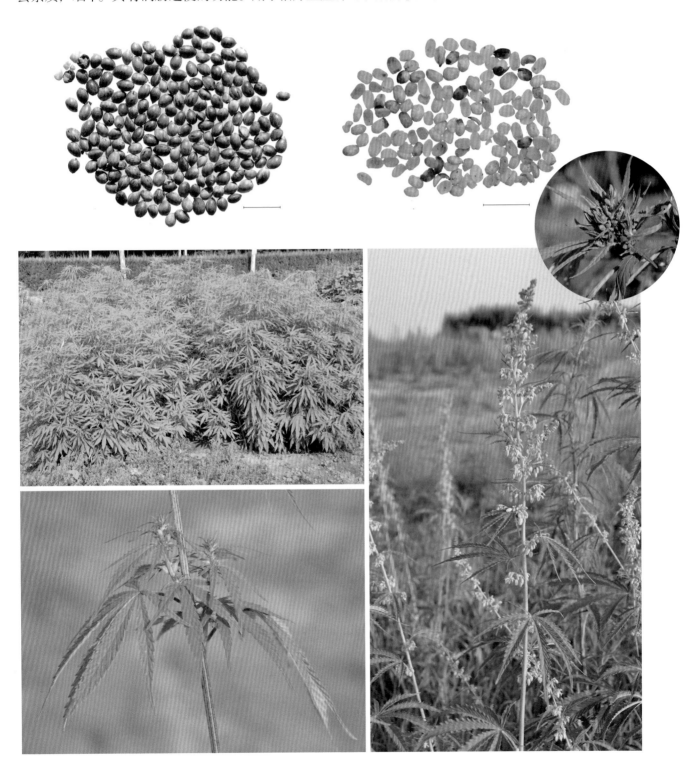

107 巴豆　Crotonis Fructus

本品为大戟科植物巴豆 *Croton tiglium* L. 的干燥成熟果实。秋季果实成熟时采收，堆置 2 ~ 3 天，摊开，干燥。具有蚀疮的功能。

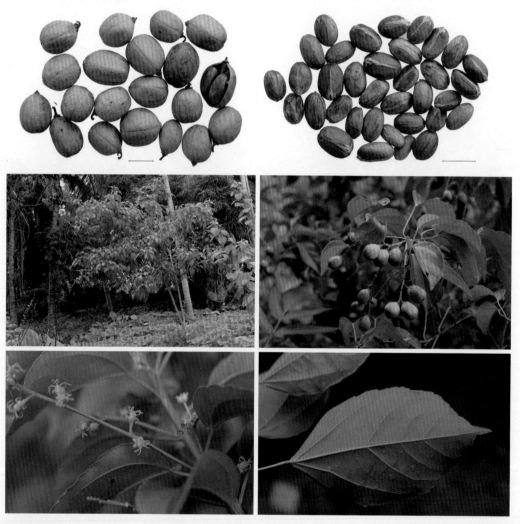

108 巴豆霜　Crotonis Semen Pulveratum

本品为巴豆的炮制加工品。取巴豆仁碾碎如泥状，经微热后，压榨除去大部分油脂后，取残渣研制成符合规定要求的松散粉末，或取仁碾细后，照规定的方法，测定脂肪油含量，加适量的淀粉，使脂肪油含量符合规定，混匀，即得。具有峻下冷积、逐水退肿、豁痰利咽，外用蚀疮的功能。

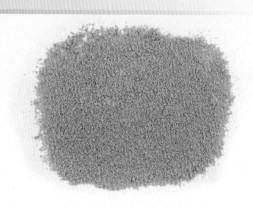

109 巴戟天　Morindae Officinalis Radix

本品为茜草科植物巴戟天 *Morinda officinalis* How 的干燥根。全年均可采挖，洗净，除去须根，晒至六七成干，轻轻捶扁，晒干。具有补肾阳、强筋骨、祛风湿的功能。

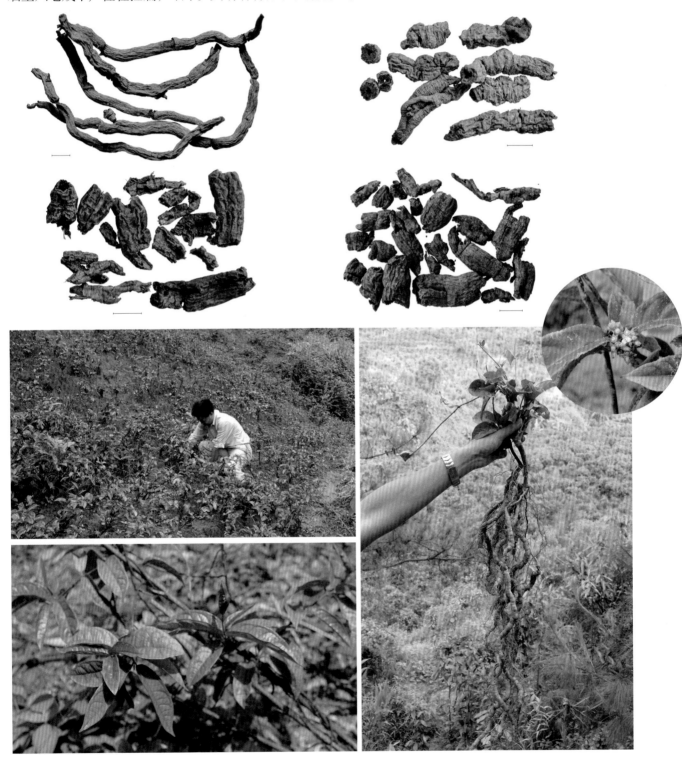

110 水飞蓟 Silybi Fructus

本品为菊科植物水飞蓟 *Silybum marianum* (L.) Gaertn. 的干燥成熟果实。秋季果实成熟时采收果序，晒干，打下果实，除去杂质，晒干。具有清热解毒、疏肝利胆的功能。

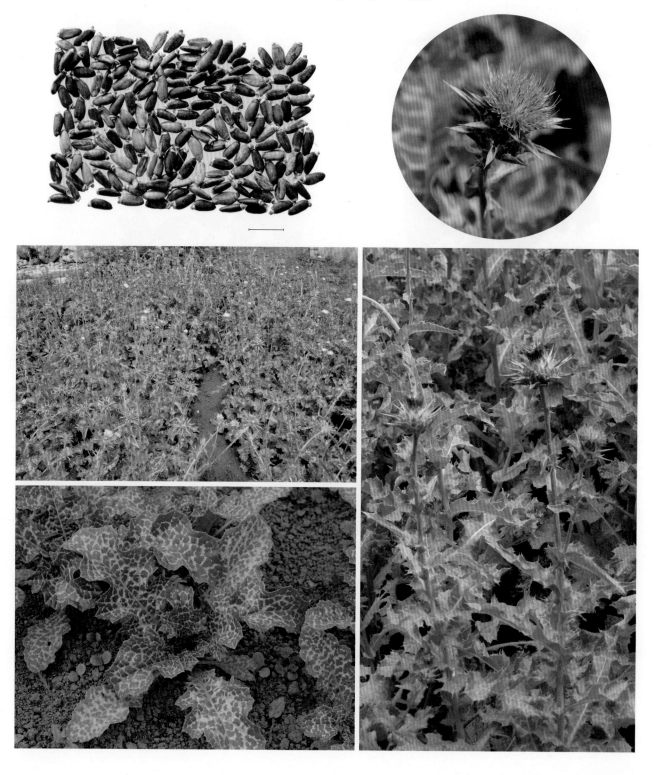

111 水红花子　*Polygoni Orientalis Fructus*

本品为蓼科植物红蓼 *Polygonum orientale* L. 的干燥成熟果实。秋季果实成熟时割取果穗，晒干，打下果实，除去杂质。具有散血消癥、消积止痛、利水消肿的功能。

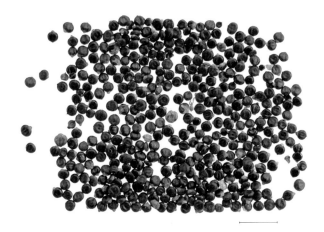

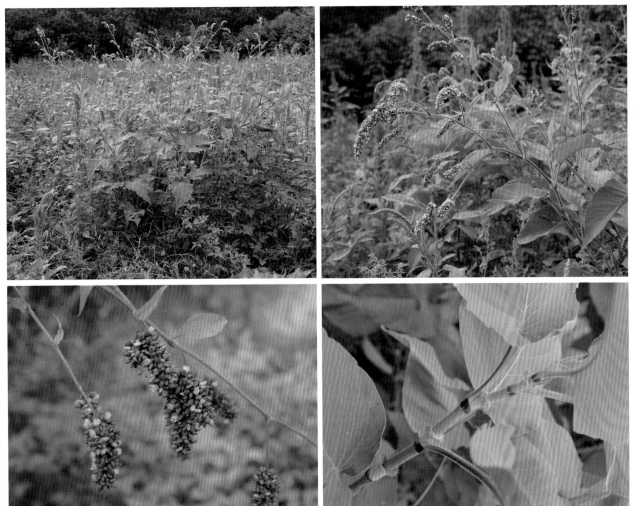

112 玉竹　Polygonati Odorati Rhizoma

本品为百合科植物玉竹 *Polygonatum odoratum* (Mill.) Druce 的干燥根茎。秋季采挖，除去须根，洗净，晒至柔软后，反复揉搓、晾晒至无硬心，晒干；或蒸透后，揉至半透明，晒干。具有养阴润燥、生津止渴的功能。

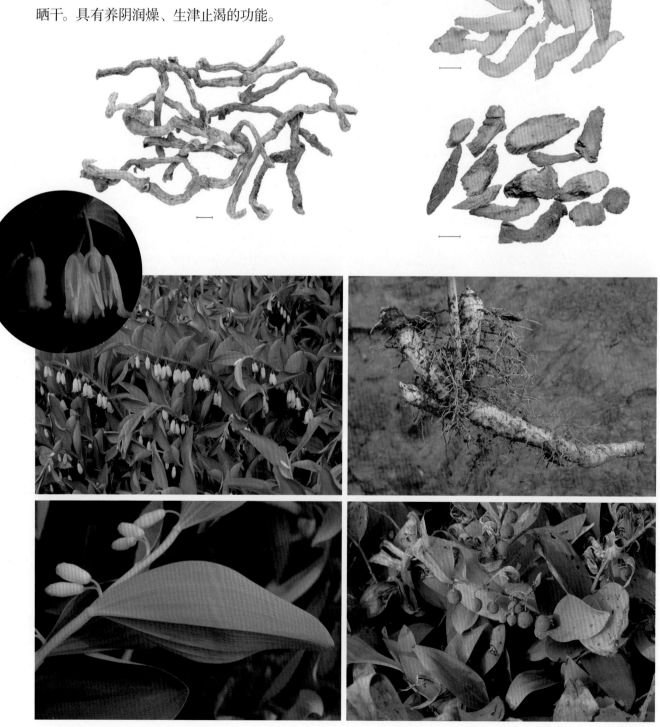

113 功劳木　Mahoniae Caulis

本品为小檗科植物阔叶十大功劳 *Mahonia bealei* (Fort.) Carr. 或细叶十大功劳 *Mahonia fortunei* (Lindl.) Fedde 的干燥茎。全年均可采收，切块片，干燥。具有清热燥湿、泻火解毒的功能。

1. 阔叶十大功劳 *Mahonia bealei* (Fort.) Carr.，本种的小叶 9 ～ 15 枚，厚革质，宽卵形或卵状长圆形，大小不一。

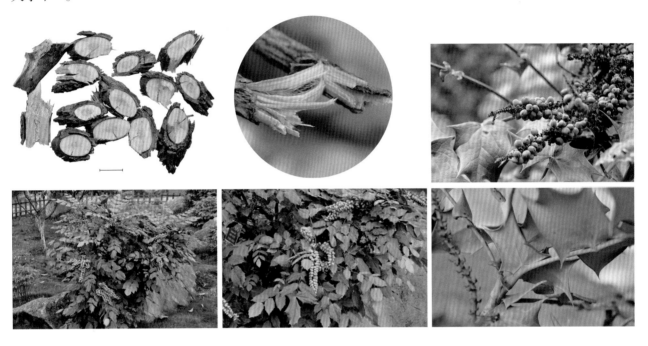

2. 细叶十大功劳 *Mahonia fortunei* (Lindl.) Fedde，与阔叶十大功劳区别为本种的小叶 3 ～ 9 枚，革质，长圆状披针形或椭圆状披针形。

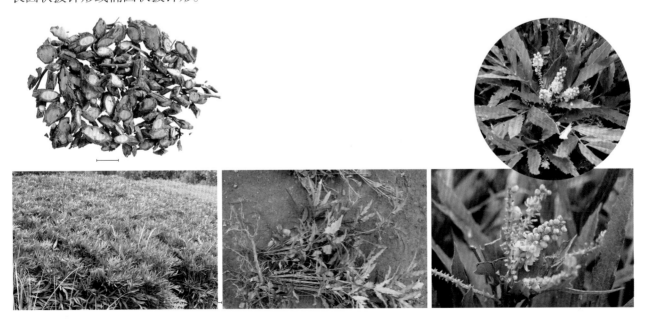

114 甘松　Nardostachyos Radix et Rhizoma

本品为败酱科植物甘松 *Nardostachys jatamansi* DC. 的干燥根及根茎。春、秋二季采挖，除去泥沙及杂质，晒干或阴干。具有理气止痛、开郁醒脾，外用祛湿消肿的功能。

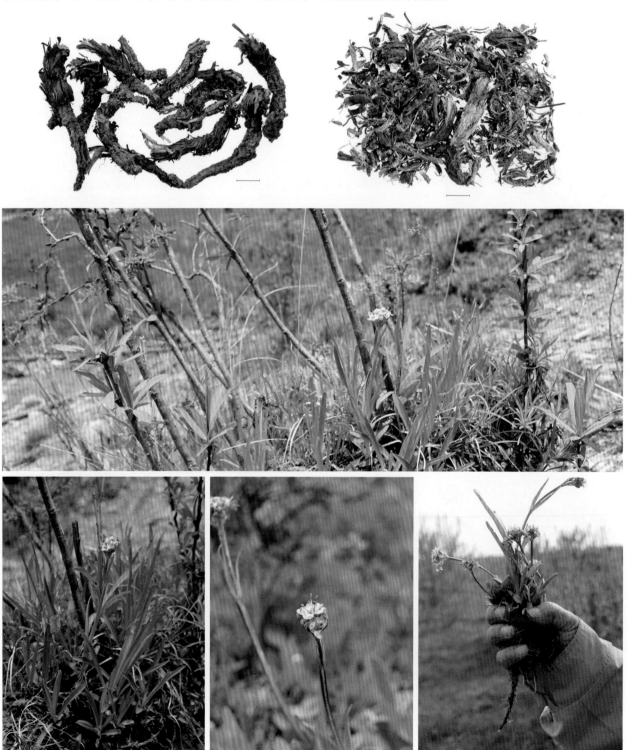

115 甘草 Glycyrrhizae Radix et Rhizoma

本品为豆科植物甘草 *Glycyrrhiza uralensis* Fisch.、胀果甘草 *Glycyrrhiza inflata* Bat. 或光果甘草 *Glycyrrhiza glabra* L. 的干燥根及根茎。春、秋二季采挖，除去须根，晒干。具有补脾益气、清热解毒、祛痰止咳、缓急止痛、调和诸药的功能。

1. 甘草 *Glycyrrhiza uralensis* Fisch.，本种的主要特征为小叶椭圆或长圆形；荚果"之"字形曲折。

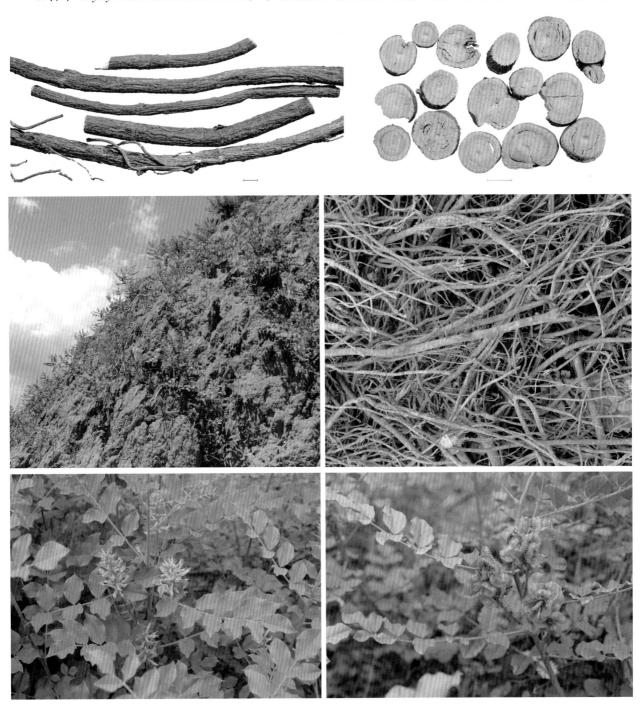

2. 胀果甘草 *Glycyrrhiza inflata* Bat.，本种的主要特征为荚果膨胀，种子间不下凹，被褐色腺点。

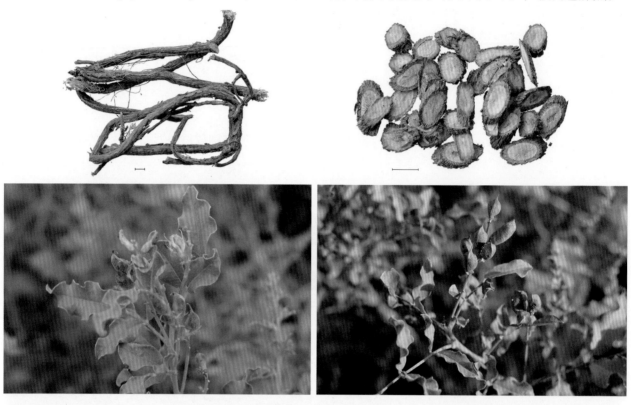

3. 光果甘草 *Glycyrrhiza glabra* L.，本种的主要特征为小叶披针形或长圆状披针形；荚果直或微弯。

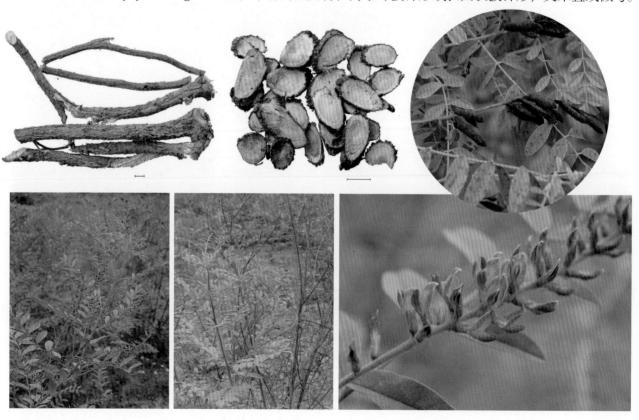

116 炙甘草 Glycyrrhizae Radix et Rhizoma Praeparata Cum Melle

本品为豆科植物甘草 *Glycyrrhiza uralensis* Fisch.、胀果甘草 *Glycyrrhiza inflata* Bat. 或光果甘草 *Glycyrrhiza glabra* L. 的干燥根及根茎。春、秋二季采挖，除去须根，晒干。具有补脾益气、清热解毒、祛痰止咳、缓急止痛、调和诸药的功能。

1. 甘草 *Glycyrrhiza uralensis* Fisch.，本种的主要特征为小叶椭圆形或长圆形；荚果"之"字形曲折。

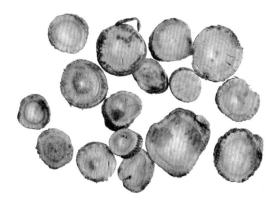

2. 胀果甘草 *Glycyrrhiza inflata* Bat.，本种的主要特征为荚果膨胀，种子间不下凹，被褐色腺点。

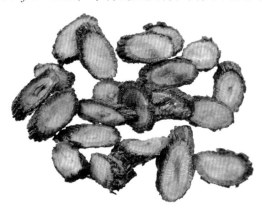

3. 光果甘草 *Glycyrrhiza glabra* L.，本种的主要特征为小叶披针形或长圆状披针形；荚果直或微弯。

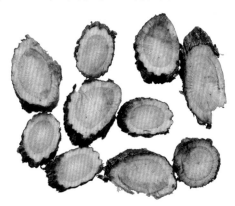

117 甘遂 Kansui Radix

本品为大戟科植物甘遂 *Euphorbia kansui* T. N. Liou ex T. P. Wang 的干燥块根。春季开花前或秋末茎叶枯萎后采挖，撞去外皮，晒干。具有泻水逐饮、消肿散结的功能。

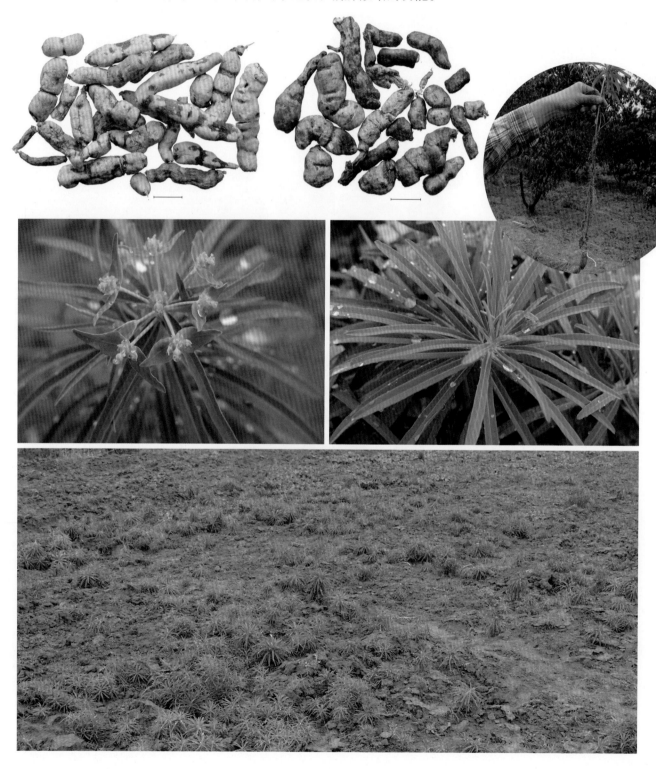

118 艾片　Borneolum

　　本品为菊科植物艾纳香 *Blumea balsamifera* (L.) DC. 的新鲜叶经提取加工制成的结晶。鲜叶经水蒸气蒸馏、冷却所得的结晶。具有开窍醒神、清热止痛的功能。

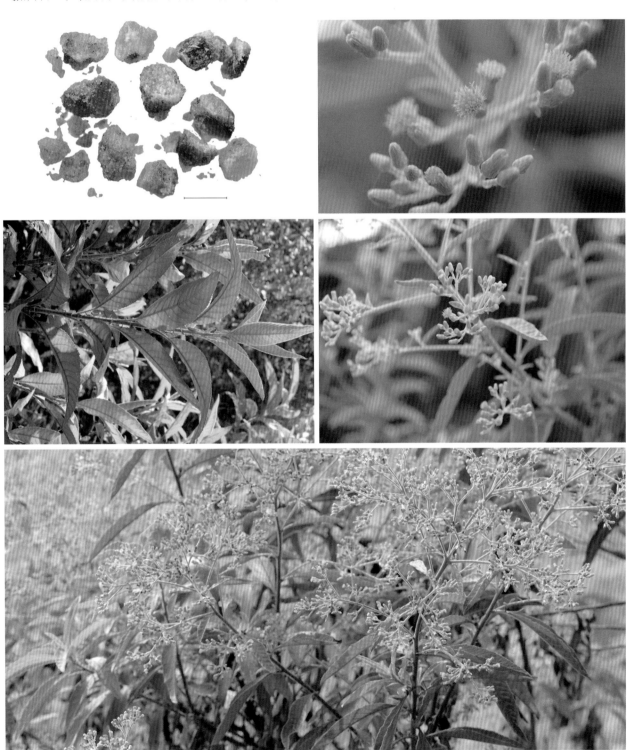

119 艾叶　Artemisiae Argyi Folium

　　本品为菊科植物艾 *Artemisia argyi* Lévl. et Vant. 的干燥叶。夏季花未开时采摘，除去杂质，晒干。具有温经止血、散寒止痛，外用祛湿止痒的功能。

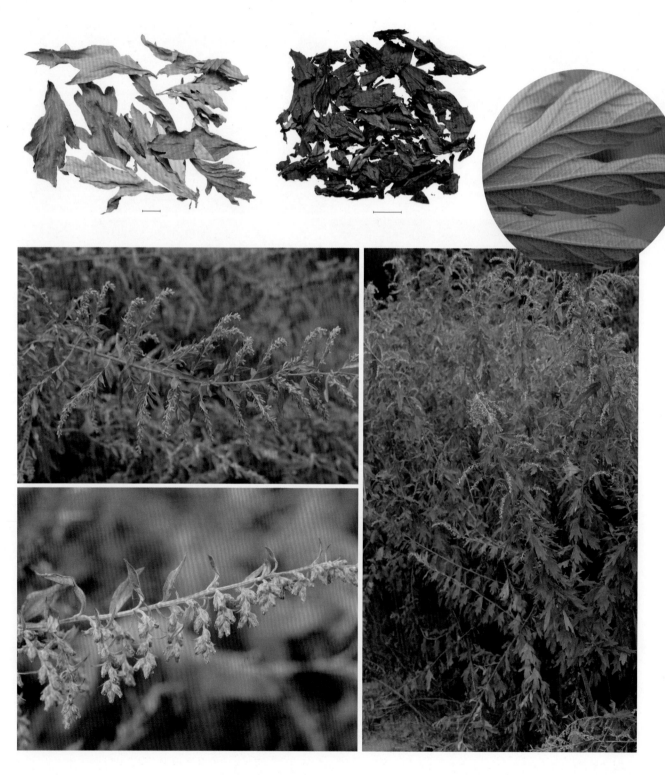

120 石韦 Pyrrosiae Folium

本品为水龙骨科植物庐山石韦 *Pyrrosia sheareri* (Bak.) Ching、石韦 *Pyrrosia lingua* (Thunb.) Farwell 或有柄石韦 *Pyrrosia petiolosa* (Christ) Ching 的干燥叶。全年均可采收，除去根茎及根，晒干或阴干。具有利尿通淋、清肺止咳、凉血止血的功能。

1. 庐山石韦 *Pyrrosia sheareri* (Bak.) Ching，本种的主要特征为叶片阔披针形，长 20 ~ 40cm，向基部变宽，为不等的圆耳形或心形。

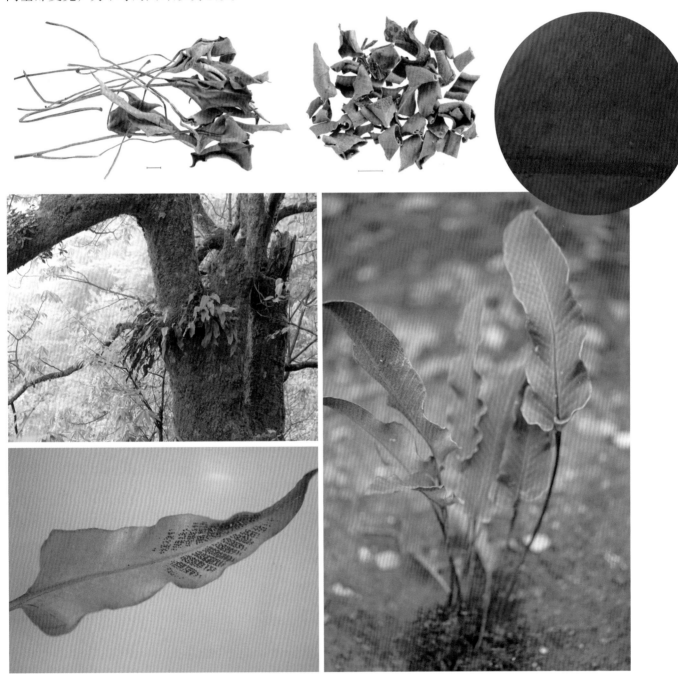

2. 石韦 *Pyrrosia lingua* (Thunb.) Farwell，本种的主要特征为叶片长圆形，中部最宽，长达 20cm 或更长，基部两侧对称，平截或圆截形，且平展、光滑，无毛；叶柄短于叶片，侧脉明显。

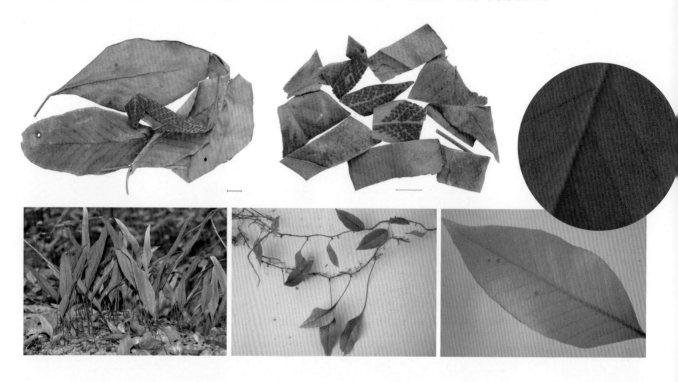

3. 有柄石韦 *Pyrrosia petiolosa* (Christ) Ching，本种的主要特征为叶片长圆形，中部最宽，通常长 3 ~ 6 cm，基部两侧对称，平截或圆截形；常内卷，被密毛，侧脉不显。

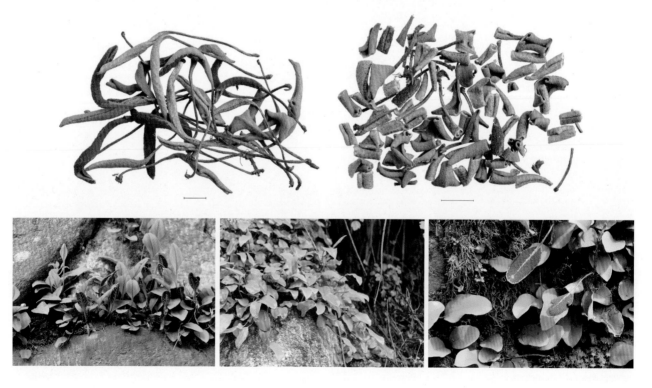

121 石吊兰 Lysionoti Herba

本品为苦苣苔科植物吊石苣苔 *Lysionotus pauciflorus* Maxim. 的干燥地上部分。夏、秋二季叶茂盛时采割，除去杂质，晒干。具有化痰止咳、软坚散结的功能。

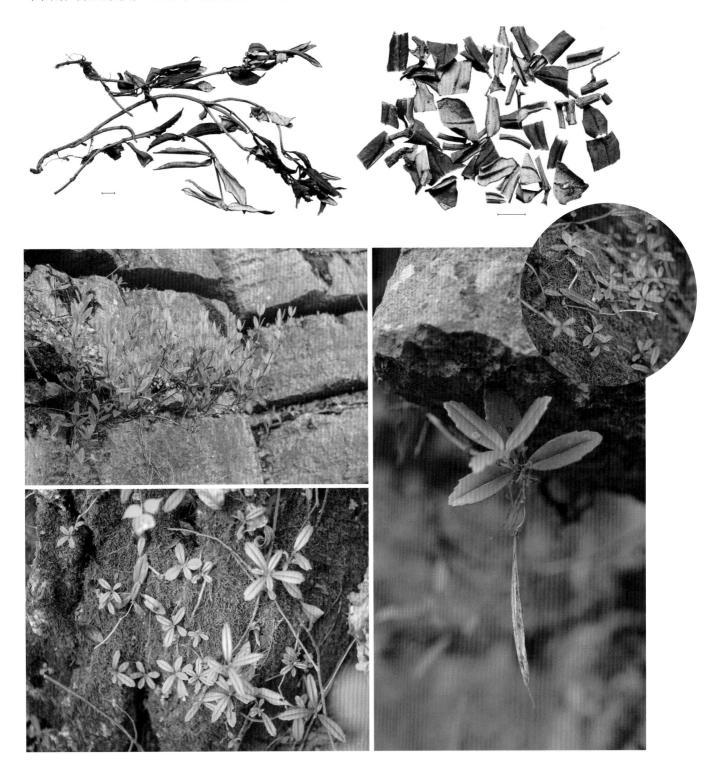

122 石菖蒲 Acori Tatarinowii Rhizoma

　　本品为天南星科（菖蒲科）植物石菖蒲 *Acorus tatarino-wii* Schott 的干燥根茎。秋、冬二季采挖，除去须根及泥沙，晒干。具有开窍豁痰、醒神益智、化湿开胃的功能。

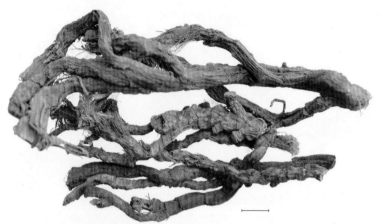
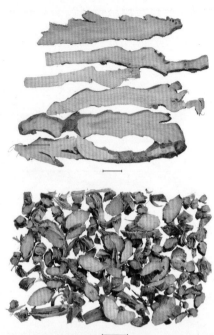
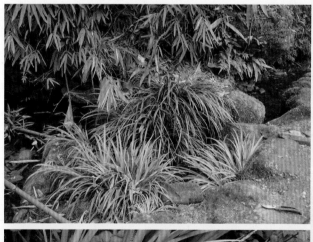
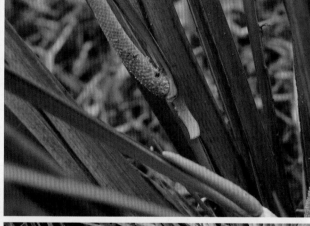
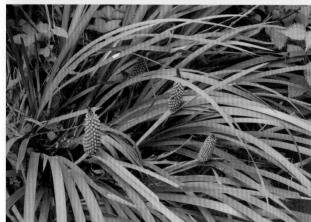
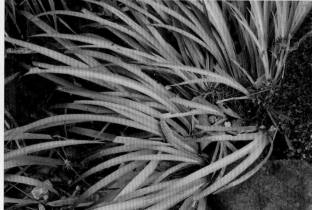

123 石斛 **Dendrobii Caulis**

本品为兰科植物金钗石斛 *Dendrobium nobile* Lindl.、霍山石斛 *Dendrobium huoshanense* C.Z.Tang et S.J.Cheng、鼓槌石斛 *Dendrobium chrysotoxum* Lindl. 或流苏石斛 *Dendrobium fimbriatum* Hook. 的栽培品种及其同属植物近似种的新鲜或干燥茎。全年均可采收，鲜用者除去根和泥沙；干用者采收后，除去杂质，用开水略烫或烘软，再边搓边烘晒，至叶鞘搓净，干燥。霍山石斛 11 月至翌年 3 月采收，除去叶、根须及泥沙等杂质，洗净，鲜用，或加热除去叶鞘制成干条；或边加热边扭成螺旋状或弹簧状，干燥，称霍山石斛枫斗。具有益胃生津、滋阴清热的功能。

1. 金钗石斛 *Dendrobium nobile* Lindl.，本种的主要特征为茎从基部向上渐粗呈扁圆柱形；叶先端不等 2 圆裂；花白色，带淡紫色顶缘；唇瓣具 1 个紫褐色斑点。

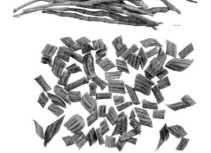

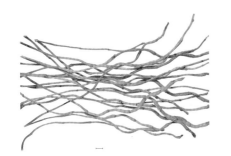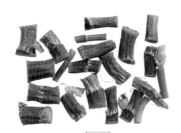

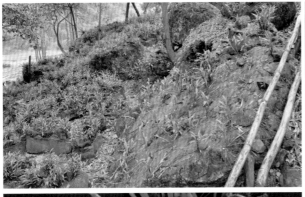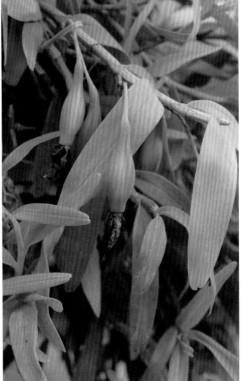

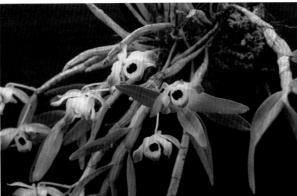

2. 霍山石斛 *Dendrobium huoshanense* C.Z.Tang et S.J.Cheng，本种的主要特征为茎下部较粗，长
3 ~ 9cm；花白色或黄绿色；唇瓣中裂片半圆状三角形，基部密生长白毛并且具 1 个黄色横椭圆形的斑块。

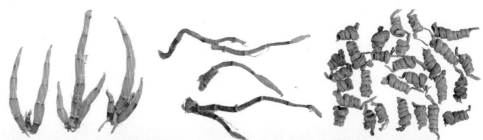

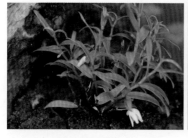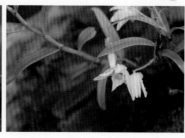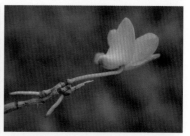

3. 鼓槌石斛 *Dendrobium chrysotoxum* Lindl.，本种的主要特征是茎为纺锤形；叶基部收狭，但不下延为抱茎鞘；花序疏生多花，花黄色；唇瓣有时具"U"形栗色斑块。

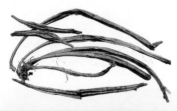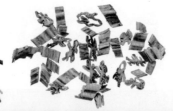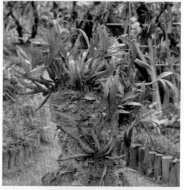

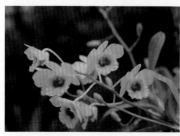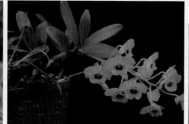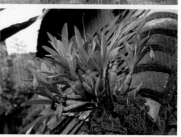

4. 流苏石斛 *Dendrobium fimbriatum* Hook.，本种的主要特征是茎为上下等粗的圆柱形；花序梗基部被套叠小鞘；苞片长约 5mm；唇瓣具深紫色斑块，边缘具复式短流苏。

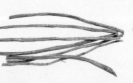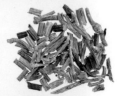

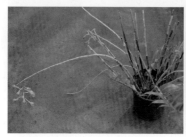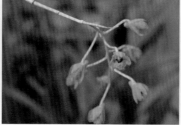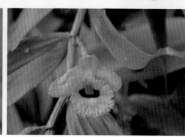

124 石榴皮　Granati Pericarpium

　　本品为石榴科植物石榴 *Punica granatum* L. 的干燥果皮。秋季果实成熟后收集果皮，晒干。具有涩肠止泻、止血、驱虫的功能。

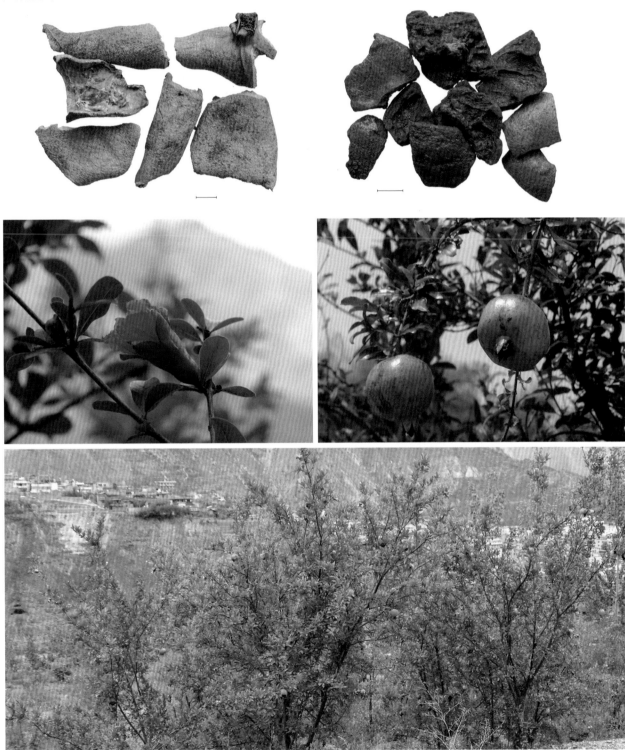

125 布渣叶 Microctis Folium

本品为椴树科植物破布叶 *Microcos paniculata* L. 的干燥叶。夏、秋二季采收，除去枝梗和杂质，阴干或晒干。具有消食化滞、清热利湿的功能。

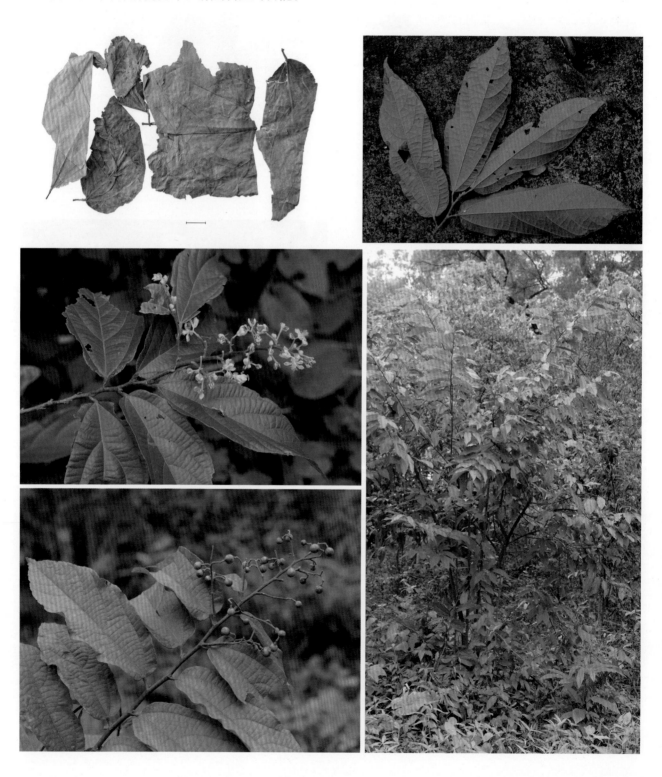

126 龙胆　Gentianae Radix et Rhizoma

　　本品为龙胆科植物条叶龙胆 *Gentiana manshurica* Kitag.、龙胆 *Gentiana scabra* Bge.、三花龙胆 *Gentiana triflora* Pall. 或坚龙胆 *Gentiana rigescens* Franch. 的干燥根和根茎。前三种习称"龙胆"，后一种习称"坚龙胆"。春、秋二季采挖，洗净，干燥。具有清热燥湿、泻肝胆火的功能。

　　1. 条叶龙胆 *Gentiana manshurica* Kitag.，本种的主要特征为叶不密集，呈莲座状，上部叶线形或披针形，边缘平滑；花1～2朵；花萼裂片线状披针形，长于或等长于萼筒，直立；花冠裂片先端渐尖。

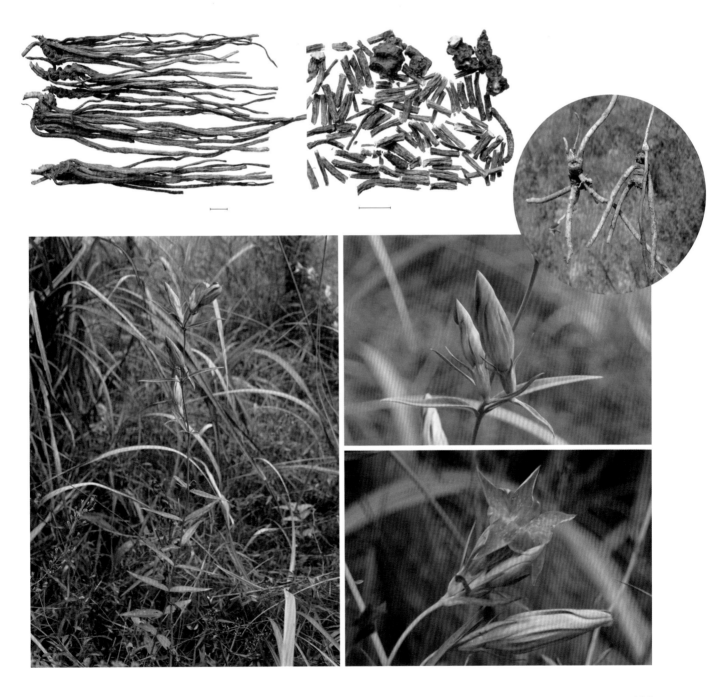

2. 龙胆 *Gentiana scabra* Bge.，本种的主要特征为叶不密集，呈莲座状，上部叶卵形或卵状披针形、披针形或线状披针形，边缘粗糙，密生细乳突；花萼裂片常外翻或开展。

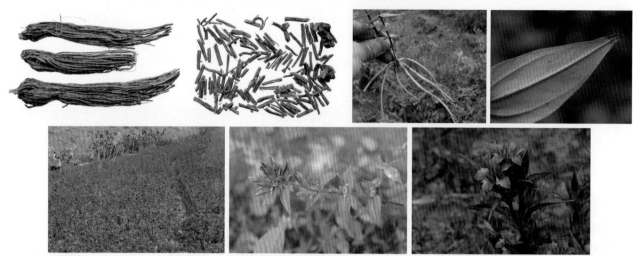

3. 三花龙胆 *Gentiana triflora* Pall.，本种的主要特征为叶不密集，呈莲座状，上部叶线形或披针形，边缘平滑；花常多数，稀 3 朵；花萼裂片狭三角形，短于萼筒，直立；花冠裂片先端钝圆。

4. 坚龙胆 *Gentiana rigescens* Franch.，本种的主要特征为叶密集，呈莲座状，包被茎顶；花冠蓝紫色，冠檐具多数深蓝色斑点。

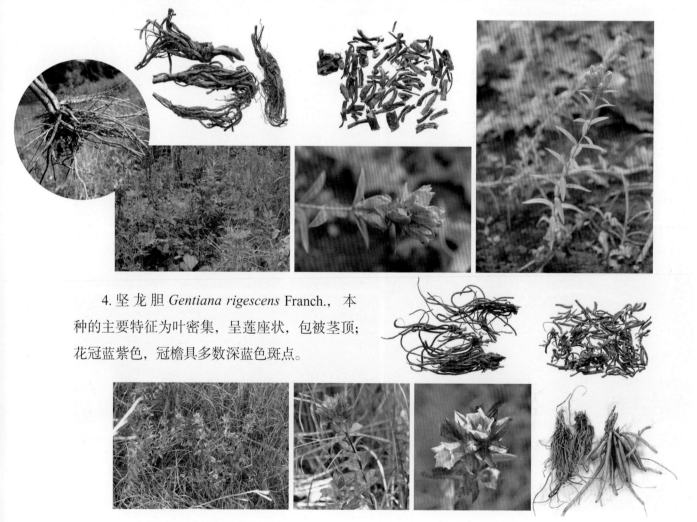

127 龙眼肉　Longan Arillus

　　本品为无患子科植物龙眼 *Dimocarpus longan* Lour. 的假种皮。夏、秋二季采收成熟果实，干燥，除去壳、核，晒至干爽不黏。具有补益心脾、养血安神的功能。

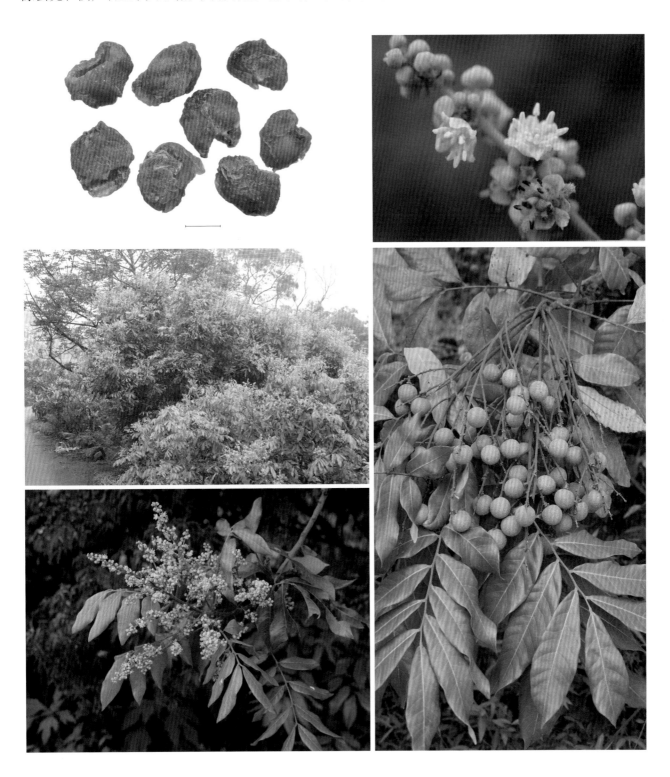

128 龙脷叶 Sauropi Folium

本品为大戟科植物龙脷叶 *Sauropus spatulifolius* Beille 的干燥叶。夏、秋二季采收，晒干。具有润肺止咳、通便的功能。

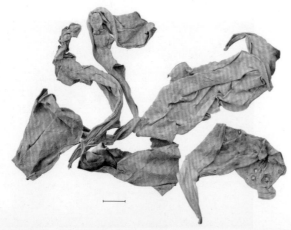

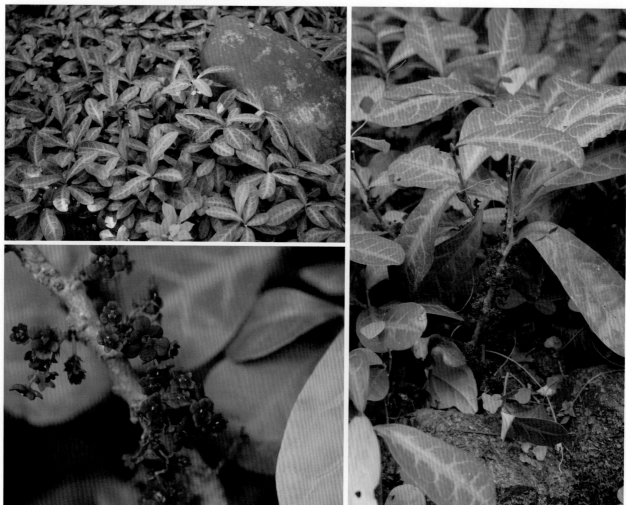

129 平贝母 **Fritillariae Ussuriensis Bulbus**

本品为百合科植物平贝母 *Fritillaria ussuriensis* Maxim. 的干燥鳞茎。春季采挖，除去外皮、须根及泥沙，晒干或低温干燥。具有清热润肺、化痰止咳的功能。

130 北刘寄奴 Siphonostegiae Herba

　　本品为玄参科植物阴行草 *Siphonostegia chinensis* Benth. 的干燥全草。秋季采收，除去杂质，晒干。具有活血祛瘀、通经止痛、凉血、止血、清热利湿的功能。

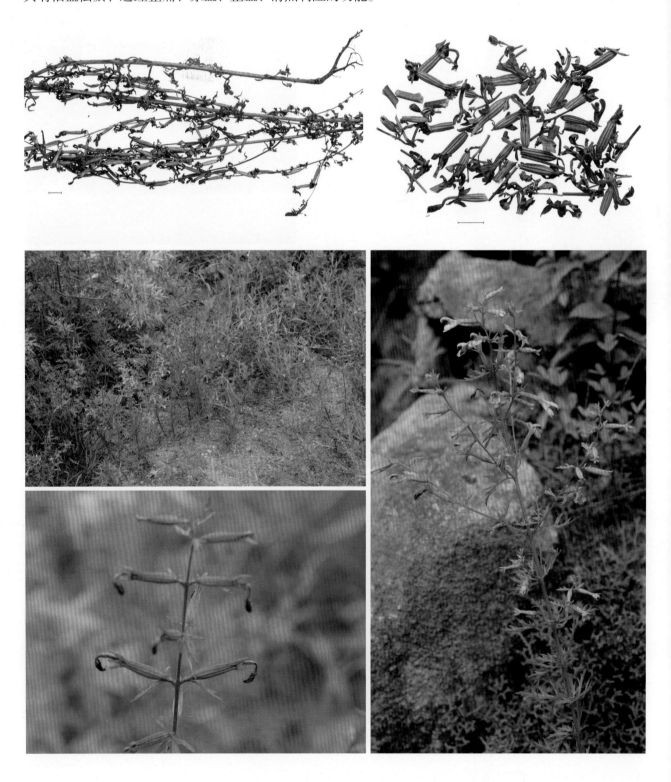

131 北豆根 Menispermi Rhizoma

本品为防己科植物蝙蝠葛 *Menispermum dauricum* DC. 的干燥根茎。春、秋二季采挖，除去须根及泥沙，干燥。具有清热解毒、祛风止痛的功能。

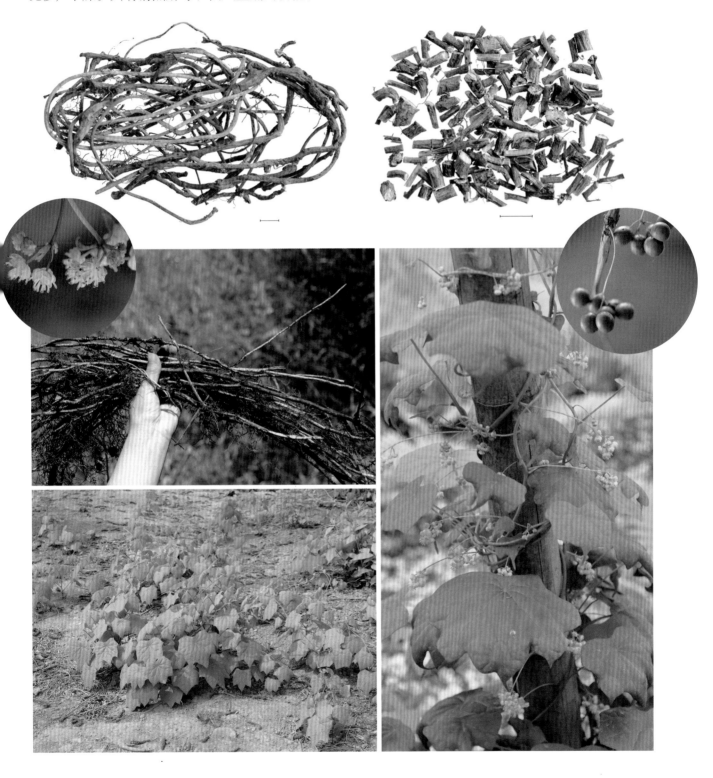

132 北沙参 Glehniae Radix

本品为伞形科植物珊瑚菜 *Glehnia littoralis* Fr. Schmidt ex Miq. 的干燥根。夏、秋二季采挖，除去须根，洗净，稍晾，置沸水中烫后，除去外皮，干燥；或洗净直接干燥。具有养阴清肺、益胃生津的功能。

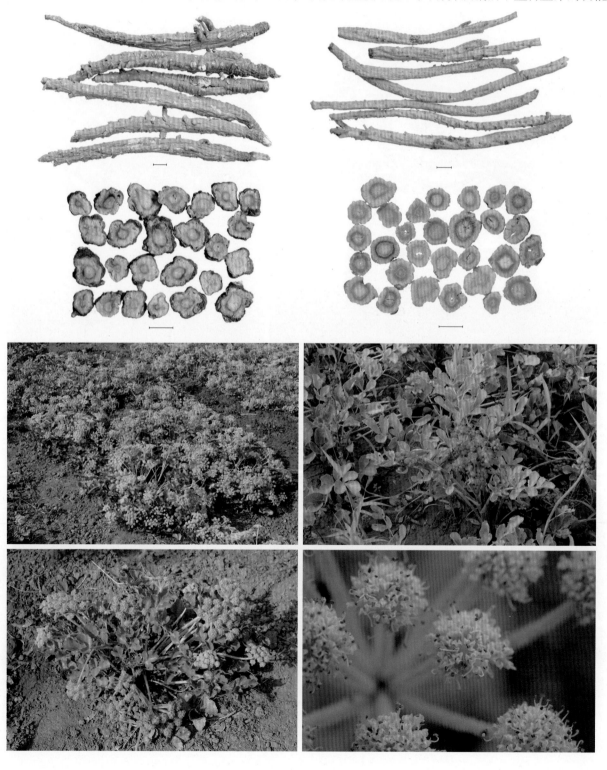

133 四季青 Ilicis Chinensis Folium

本品为冬青科植物冬青 *Ilex chinensis* Sims 的干燥叶。秋、冬二季采收，晒干。具有清热解毒、消肿祛瘀的功能。

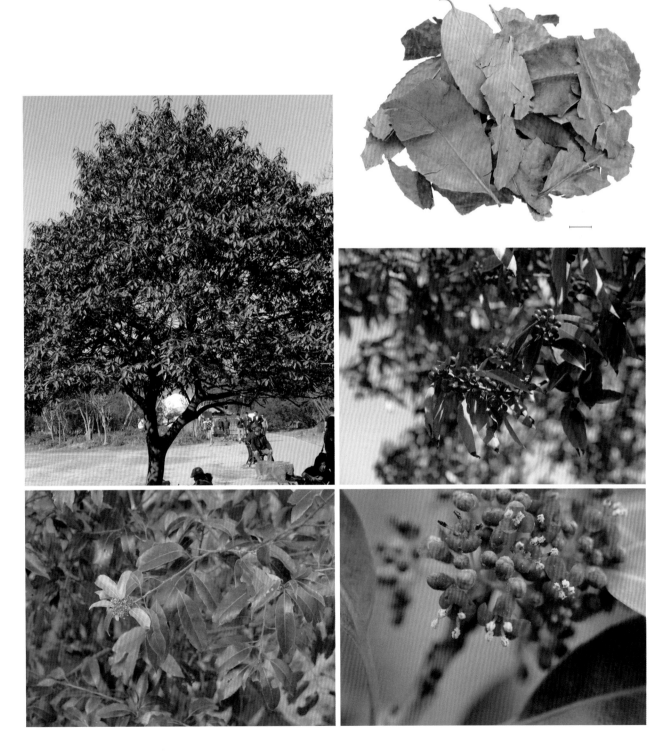

134 生姜 Zingiberis Rhizoma Recens

本品为姜科植物姜 *Zingiber officinale* Rosc. 的新鲜根茎。秋、冬二季采挖，除去须根及泥沙。具有解表散寒、温中止呕、化痰止咳、解鱼蟹毒的功能。

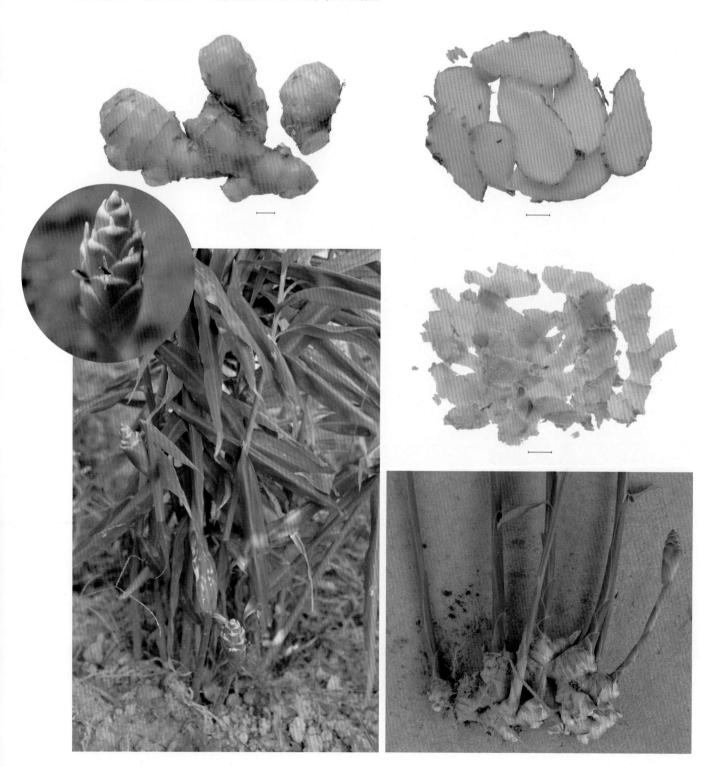

135 仙茅 **Curculiginis Rhizoma**

本品为石蒜科（龙舌兰科）植物仙茅 *Curculigo orchioides* Gaertn. 的干燥根茎。秋、冬二季采挖，除去根头和须根，洗净，干燥。具有补肾阳、强筋骨、祛寒湿的功能。

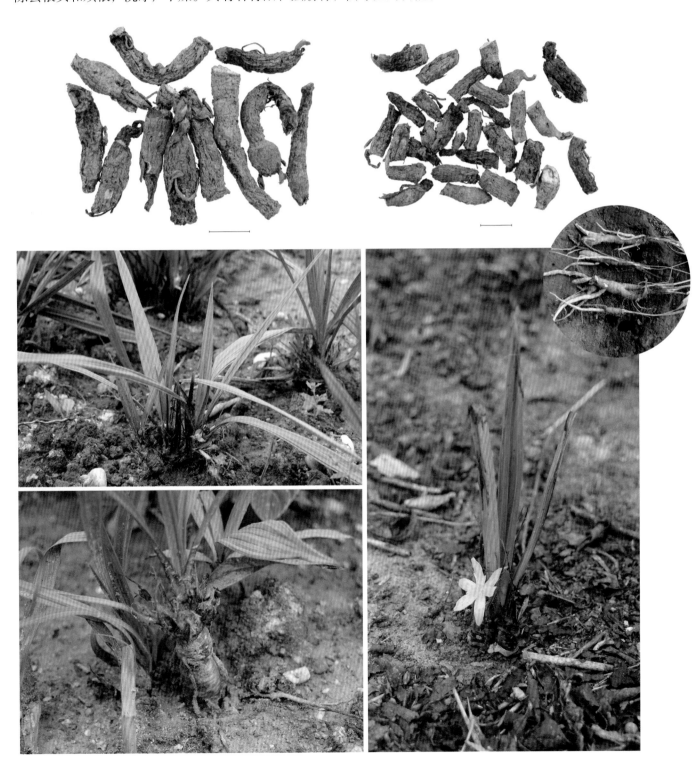

136 仙鹤草　Agrimoniae Herba

本品为蔷薇科植物龙芽草 *Agrimonia pilosa* Ledeb. 的干燥地上部分。夏、秋二季茎叶茂盛时采割，除去杂质，干燥。具有收敛止血、截疟、止痢、解毒、补虚的功能。

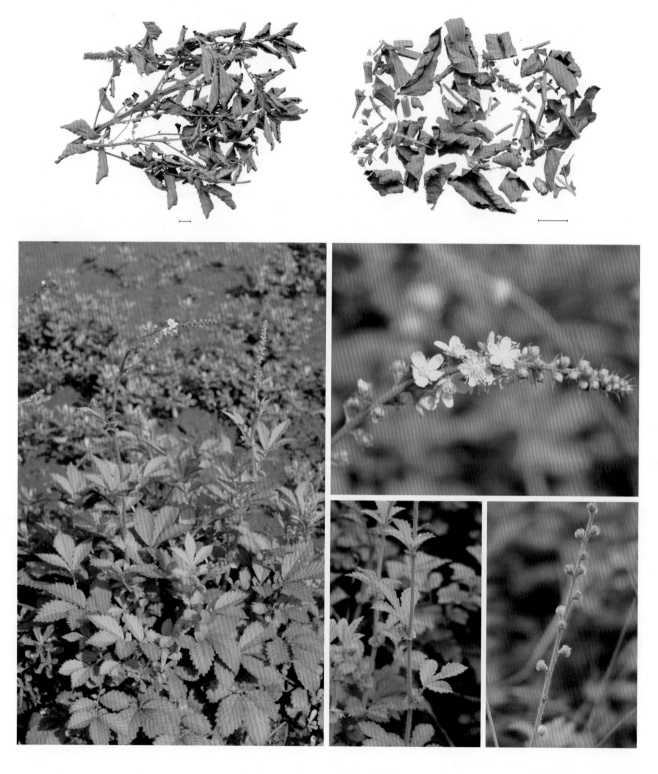

137 白及　**Bletillae Rhizoma**

本品为兰科植物白及 *Bletilla striata* (Thunb.) Reichb. f. 的干燥块茎。夏、秋二季采挖，除去须根，洗净，置沸水中煮或蒸至无白心，晒至半干，除去外皮，晒干。具有收敛止血、消肿生肌的功能。

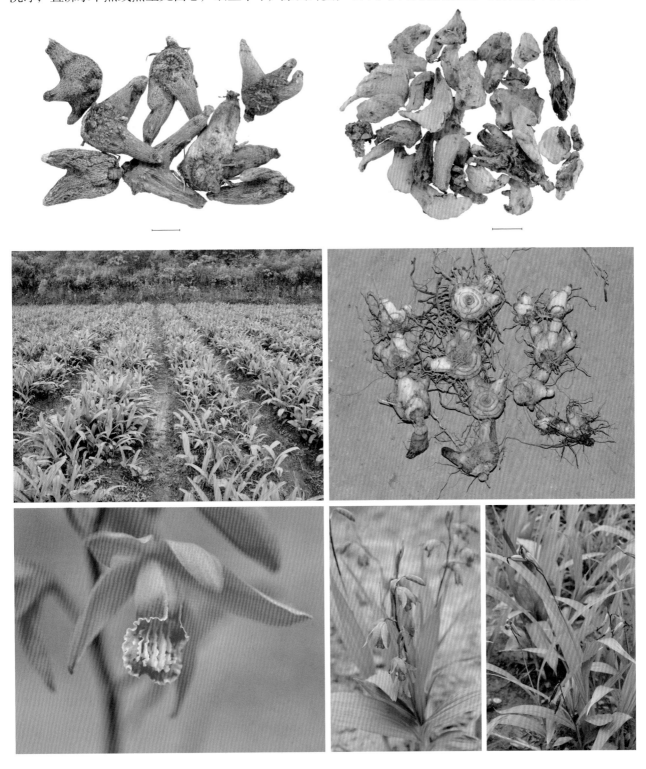

138　白术　**Atractylodis Macrocephalae Rhizoma**

本品为菊科植物白术 *Atractylodes macrocephala* Koidz. 的干燥根茎。冬季下部叶枯黄、上部叶变脆时采挖，除去泥沙，烘干或晒干，再除去须根。具有健脾益气、燥湿利水、止汗、安胎的功能。

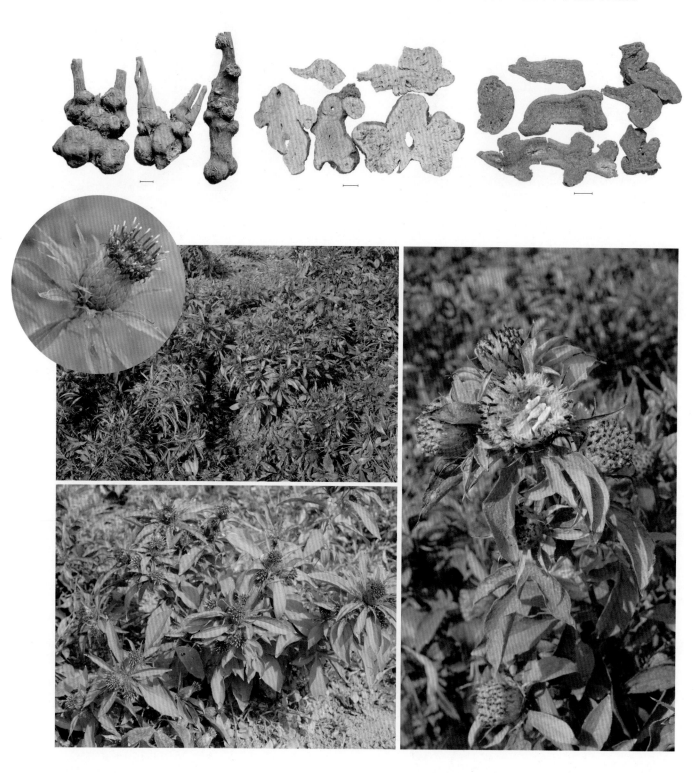

139 白头翁 Pulsatillae Radix

本品为毛茛科植物白头翁 *Pulsatilla chinensis* (Bge.) Regel 的干燥根。春、秋二季采挖，除去泥沙，干燥。具有清热解毒、凉血止痢的功能。

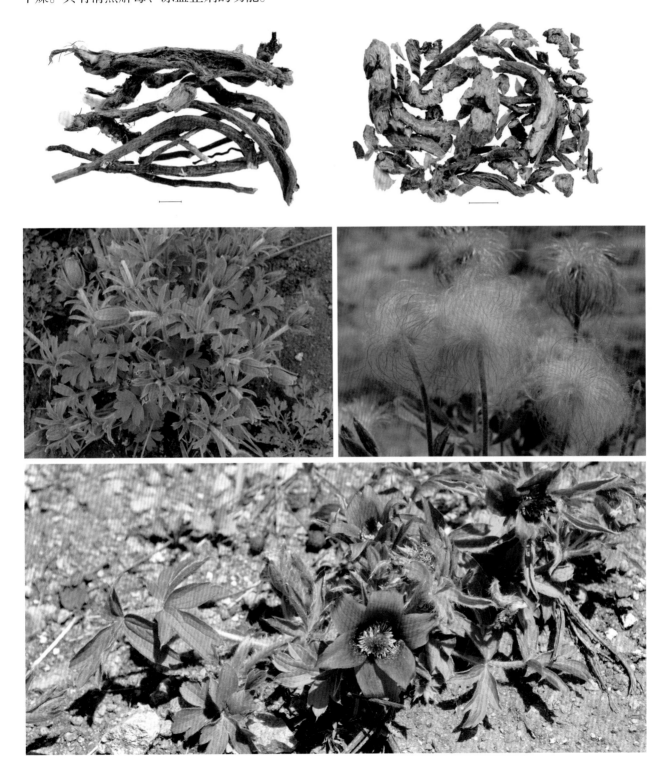

140 白芍 Paeoniae Radix Alba

本品为毛茛科（芍药科）植物芍药 *Paeonia lactiflora* Pall. 的干燥根。夏、秋二季采挖，洗净，除去头尾及细根，置沸水中煮后除去外皮或去皮后再煮，晒干。具有养血调经、敛阴止汗、柔肝止痛、平抑肝阳的功能。

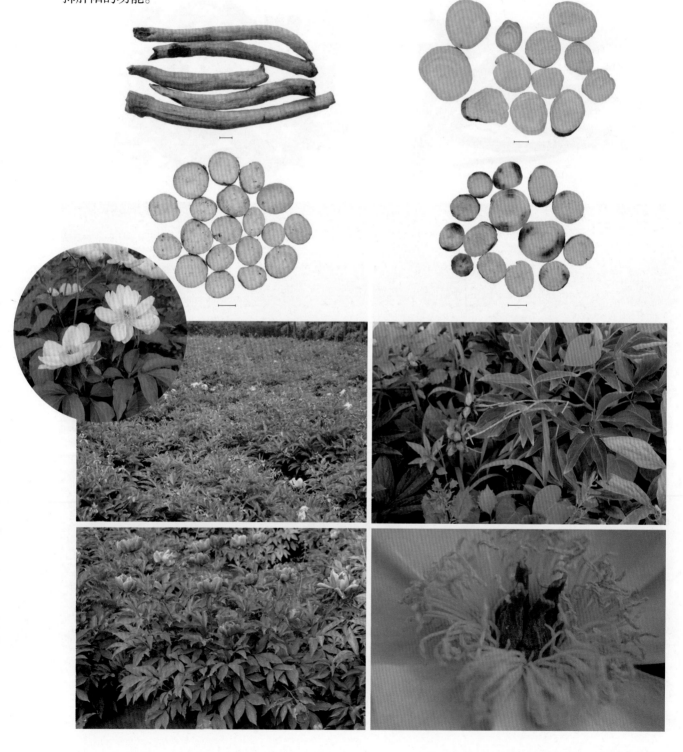

141 白芷 **Angelicae Dahuricae Radix**

本品为伞形科植物白芷 *Angelica dahurica* (Fiseh. ex Hoffm.) Benth. et Hook. f. 或杭白芷 *Angelica dahurica* (Fisch. ex Hoffm.) Benth. et Hook. f. var. *formosana* (Boiss.) Shan et Yuan 的干燥根。夏、秋间叶黄时采挖，除去须根及泥沙，晒干或低温干燥。具有解表散寒、祛风止痛、宣通鼻窍、燥湿止带、消肿排脓的功能。种的根在东北各省有些地区称"大活"或"独活"入药；药材白芷为下面 2 变种。

1. 杭白芷 *Angelica dahurica* (Fisch. ex Hoffm.) Benth. et Hook. f. var. *formosana* (Boiss.) Shan et Yuan，本种的根长圆锥形，上部近方形，表面灰棕色，有多数较大的皮孔样横向突起，略排列成数纵行，质硬较重，断面白色，粉性大。

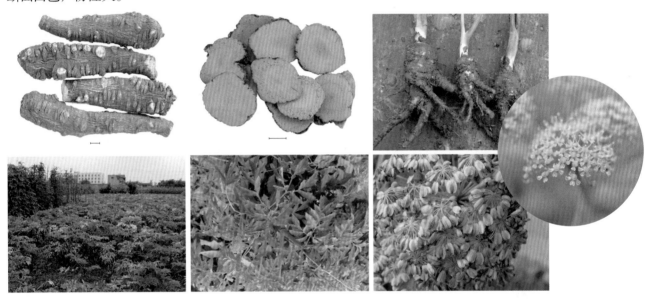

2. 祁白芷 *Angelica dahurica* (Fisch. ex Hoffm.) Benth. et Hook. f. cv. 'Qibaizhi'，与杭白芷区别为本种的根圆锥形，表面灰黄色至黄棕色，皮孔样的横向突起散生，断面灰白色，粉性略差，油性较大。

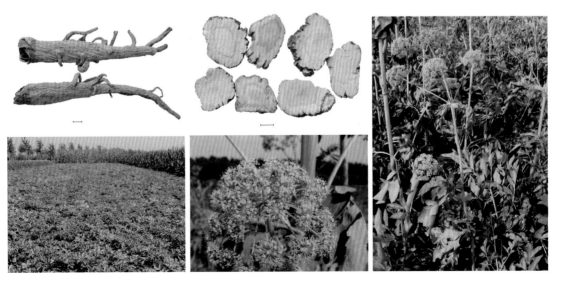

142 白附子 Typhonii Rhizoma

本品为天南星科植物独角莲 *Typhonium giganteum* Engl. 的干燥块茎。秋季采挖，除去须根及外皮，晒干。具有祛风痰、定惊搐、解毒散结、止痛的功能。

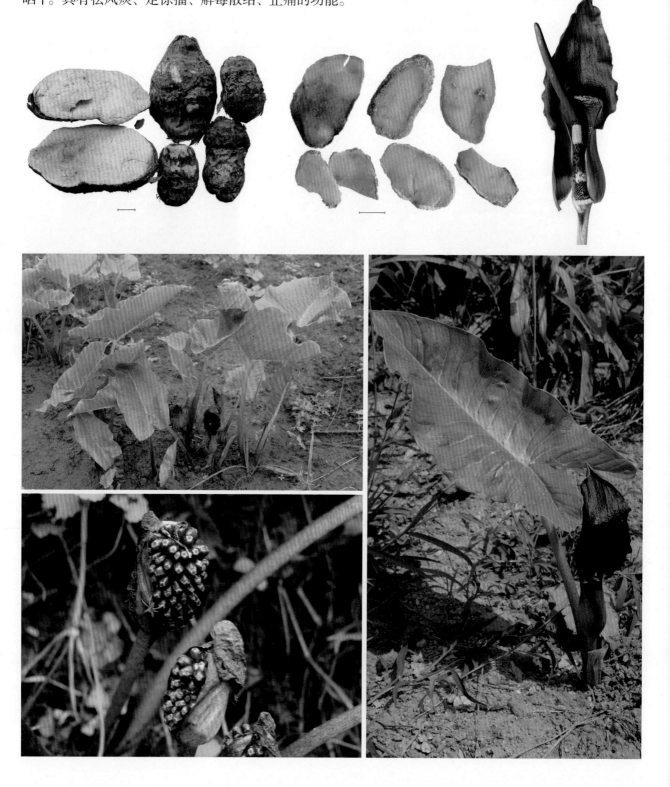

143 白茅根　Imperatae Rhizoma

本品为禾本科植物白茅 *Imperata cylindrica* Beauv. var. *major* (Nees) C. E. Hubb. 的干燥根茎。春、秋二季采挖，洗净，晒干，除去须根及膜质叶鞘，捆成小把。具有凉血止血、清热利尿的功能。

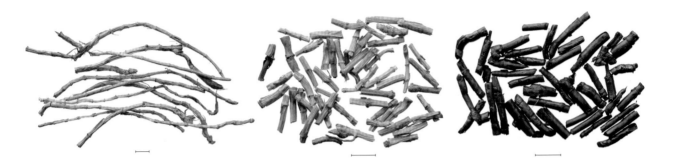

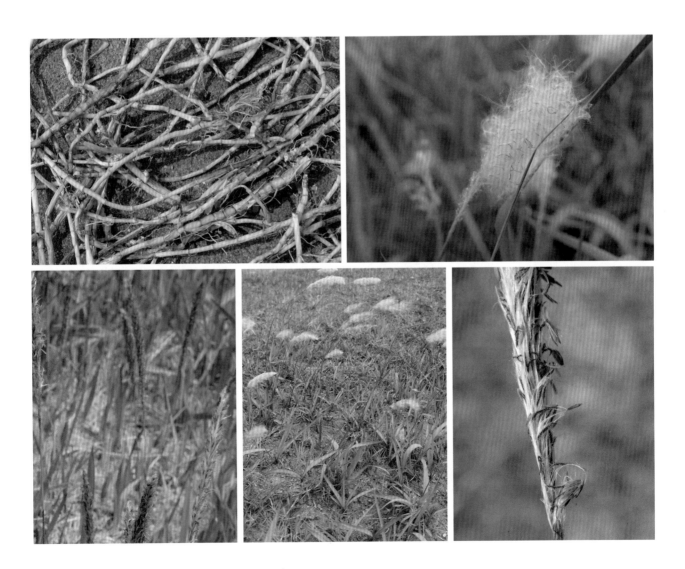

144 白果 **Ginkgo Semen**

　　本品为银杏科植物银杏 *Ginkgo biloba* L. 的干燥成熟种子。秋季种子成熟时采收，除去肉质外种皮，洗净，稍蒸或略煮后，烘干。具有敛肺定喘、止带缩尿的功能。

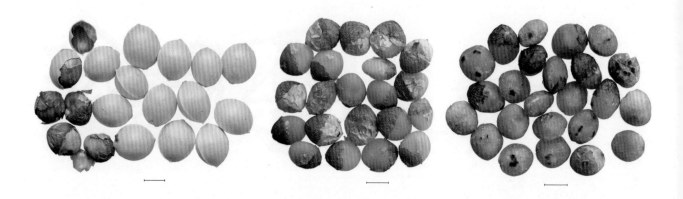

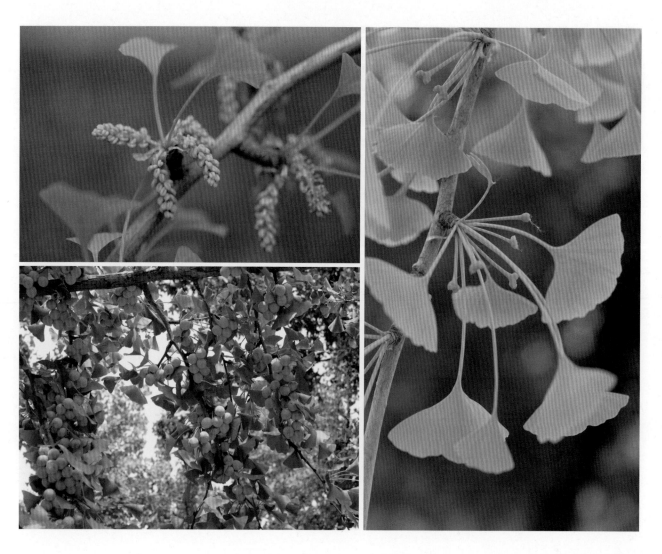

145 白屈菜 Chelidonii Herba

本品为罂粟科植物白屈菜 *Chelidonium majus* L. 的干燥全草。夏、秋二季采挖，除去泥沙，阴干或晒干。具有解痉止痛、止咳平喘的功能。

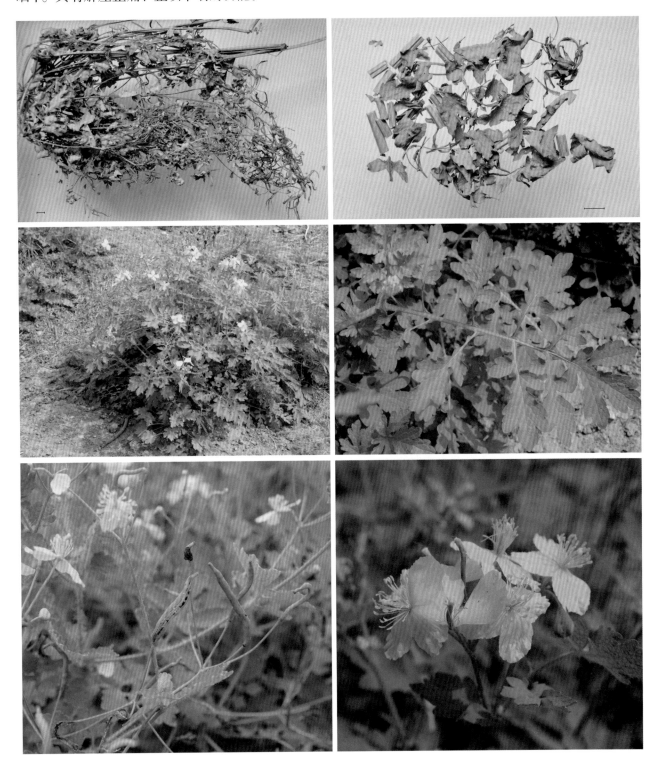

146 白前　Cynanchi Stauntonii Rhizoma et Radix

本品为萝藦科植物柳叶白前 *Cynanchum stauntonii* (Decne.) Schhr. ex Levl. 或芫花叶白前 *Cynanchum glaucescens* (Decne.) Hand. -Mazz. 的干燥根茎和根。秋季采挖，洗净，晒干。具有降气、消痰、止咳的功能。

1. 柳叶白前 *Cynanchum stauntonii* (Decne.) Schhr. ex Levl.，本种的叶片稍革质，披针形或线状披针形；花冠紫红色。

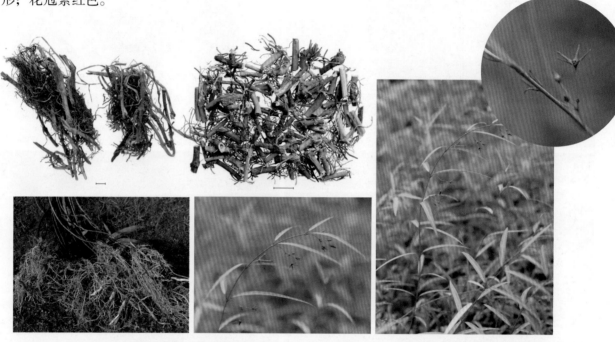

2. 芫花叶白前 *Cynanchum glaucescens* (Decne.) Hand. -Mazz.，与柳叶白前区别为本种的叶片革质，椭圆形或长圆状披针形；花冠黄色或白色。

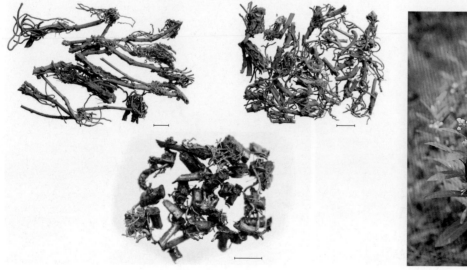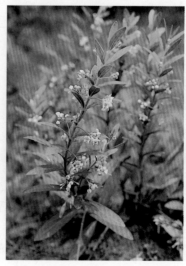

147 白扁豆　**Lablab Semen Album**

　　本品为豆科（蝶形花科）植物扁豆 *Dolichos lablab* L. 的干燥成熟种子。秋、冬二季采收成熟果实，晒干，取出种子，再晒干。具有健脾化湿、和中消暑的功能。

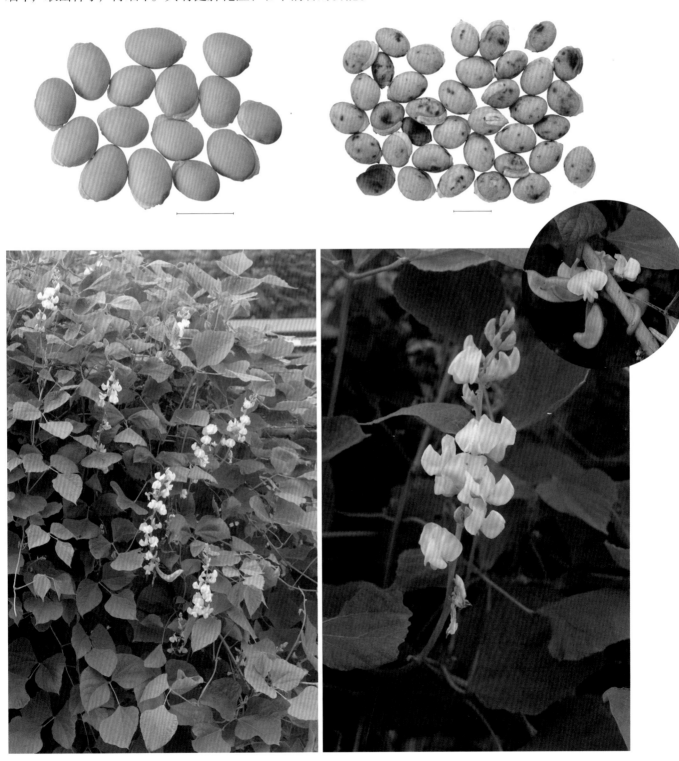

148 白蔹 Ampelopsis Radix

本品为葡萄科植物白蔹 *Ampelopsis japonica* (Thunb.) Makino 的干燥块根。春、秋二季采挖，除去泥沙及细根，切成纵瓣或斜片，晒干。具有清热解毒、消痈散结、敛疮生肌的功能。

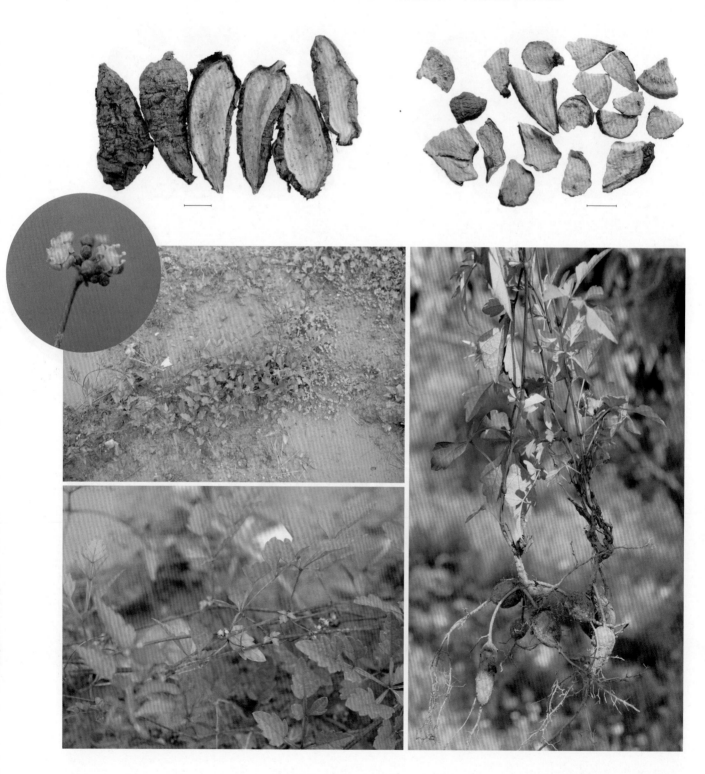

149 白鲜皮 Dictamni Cortex

本品为芸香科植物白鲜 *Dictamnus dasycarpus* Turcz. 的干燥根皮。春、秋二季采挖根部，除去泥沙及粗皮，剥取根皮，干燥。具有清热燥湿、祛风解毒的功能。

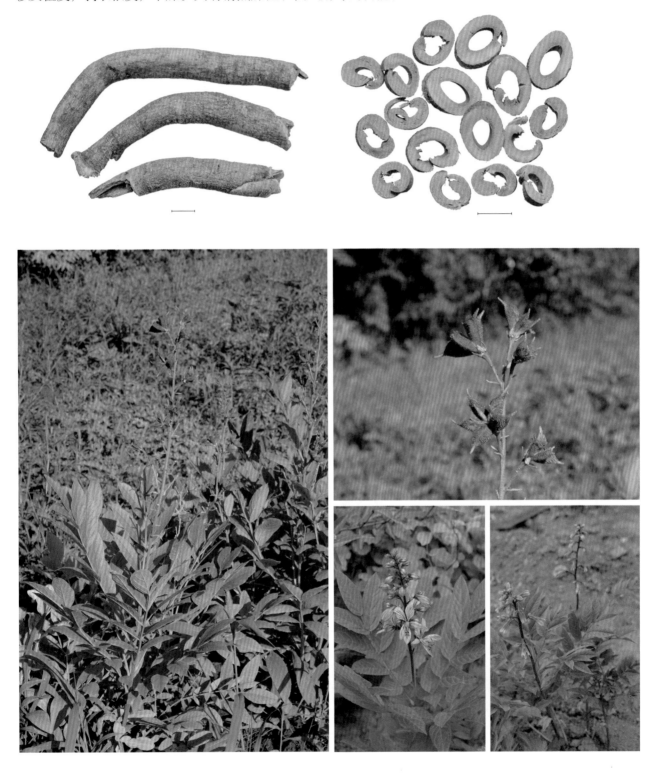

150 白薇 Cynanchi Atrati Radix et Rhizoma

本品为萝藦科植物白薇 *Cynanchum atratum* Bge. 或蔓生白薇 *Cynanchum versicolor* Bge. 的干燥根和根茎。春、秋二季采挖，洗净，干燥。具有清热凉血、利尿通淋、解毒疗疮的功能。

1. 白薇 *Cynanchum atratum* Bge.，本种的茎直立。

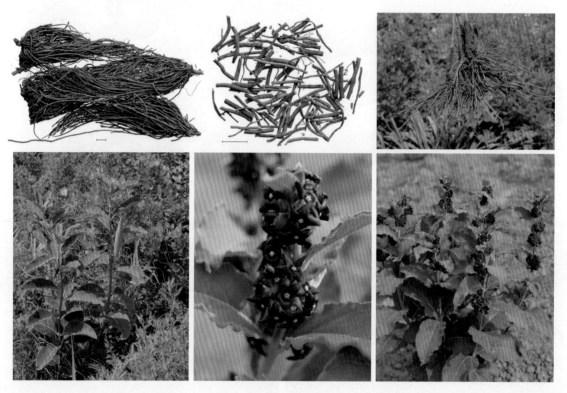

2. 蔓生白薇 *Cynanchum versicolor* Bge.，与白薇区别为本种的茎基下部直立，叶片大而宽，上部缠绕，叶片小而狭。

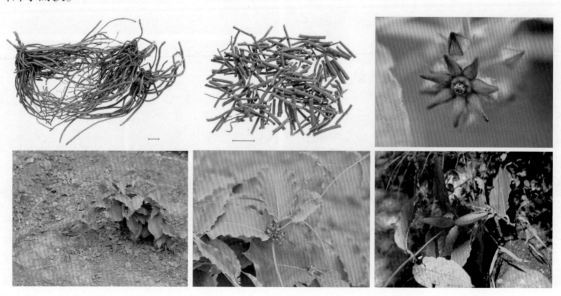

151 瓜子金 Polygalae Japonicae Herba

本品为远志科植物瓜子金 *Polygala japonica* Houtt. 的干燥全草。春末花开时采挖，除去泥沙，晒干。具有祛痰止咳、活血消肿、解毒止痛的功能。

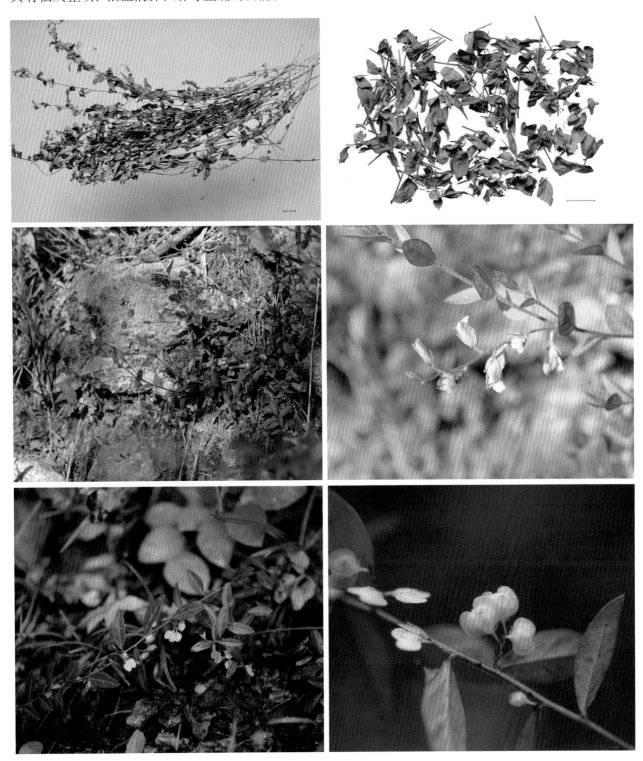

152 瓜蒌 Trichosanthis Fructus

本品为葫芦科植物栝楼 *Trichosanthes kirilowii* Maxim. 或双边栝楼 *Trichosanthes rosthornii* Harms 的干燥成熟果实。秋季果实成熟时，连果梗剪下，置通风处阴干。具有清热涤痰、宽胸散结、润燥滑肠的功能。

1. 栝楼 *Trichosanthes kirilowii* Maxim.，本种的叶片通常 3 ~ 5 (~ 7) 浅裂至中裂，裂片常再分裂；种子棱线近边缘。

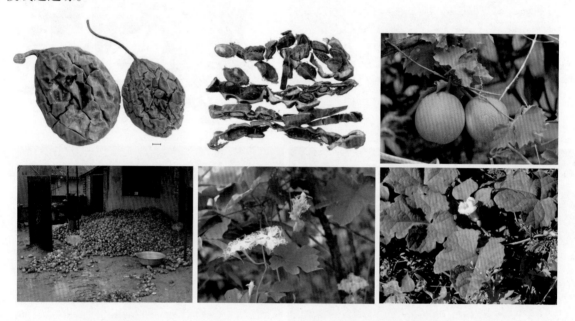

2. 双边栝楼 *Trichosanthes rosthornii* Harms，与栝楼区别为本种的叶片 3 ~ 7 深裂，裂片披针形或倒披针形；种子棱线距边缘较远。

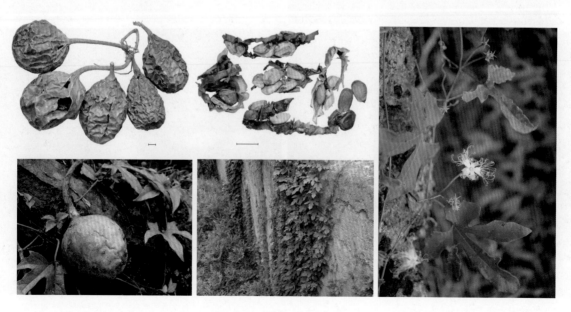

153 瓜蒌子　Trichosanthis Semen

本品为葫芦科植物栝楼 *Trichosanthes kirilowii* Maxim. 或双边栝楼 *Trichosanthes rosthornii* Harms 的干燥成熟种子。秋季采摘成熟果实，剖开，取出种子，洗净，晒干。具有润肺化痰、滑肠通便的功能。

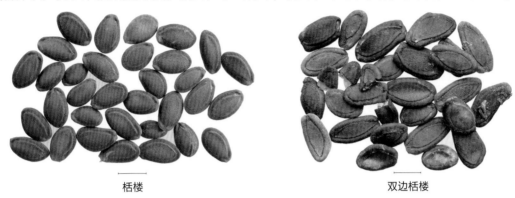

栝楼　　　　　　　　　　　　　　　　双边栝楼

154 炒瓜蒌子　Trichosanthis Semen Tostum

本品为瓜蒌子的炮制加工品。具有润肺化痰、滑肠通便的功能。

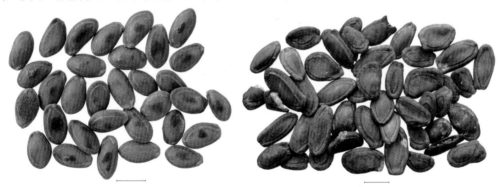

155 瓜蒌皮　Trichosanthis Pericarpium

本品为葫芦科植物栝楼 *Trichosanthes kirilowii* Maxim. 或双边栝楼 *Trichosanthes rosthornii* Harms 的干燥成熟果皮。秋季采摘成熟果实，剖开，除去果瓤及种子，阴干。具有清热化痰、利气宽胸的功能。

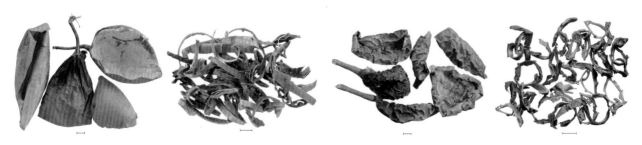

156 冬瓜皮 Benincasae Exocarpium

本品为葫芦科植物冬瓜 *Benincasa hispida* (Thunb.) Cogn. 的干燥外层果皮。食用冬瓜时，洗净，削取外层果皮，晒干。具有利尿消肿的功能。

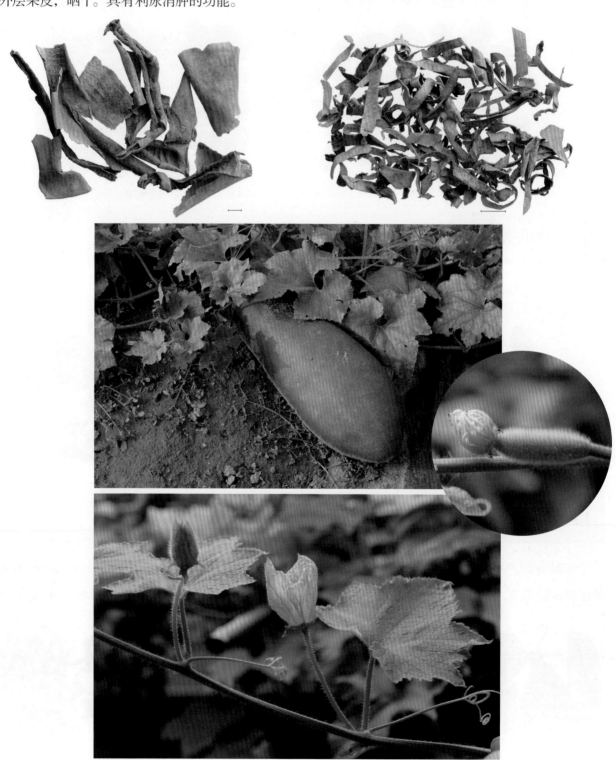

157 冬虫夏草 Cordyceps

本品为麦角菌科真菌冬虫夏草菌 *Cordyceps sinensis* (BerK.) Sacc. 寄生在蝙蝠蛾科昆虫幼虫上的子座及幼虫尸体的复合体。夏初子座出土、孢子未发散时挖取，晒至六七成干，除去似纤维状的附着物及杂质，晒干或低温干燥。具有补肾益肺、止血化痰的功能。

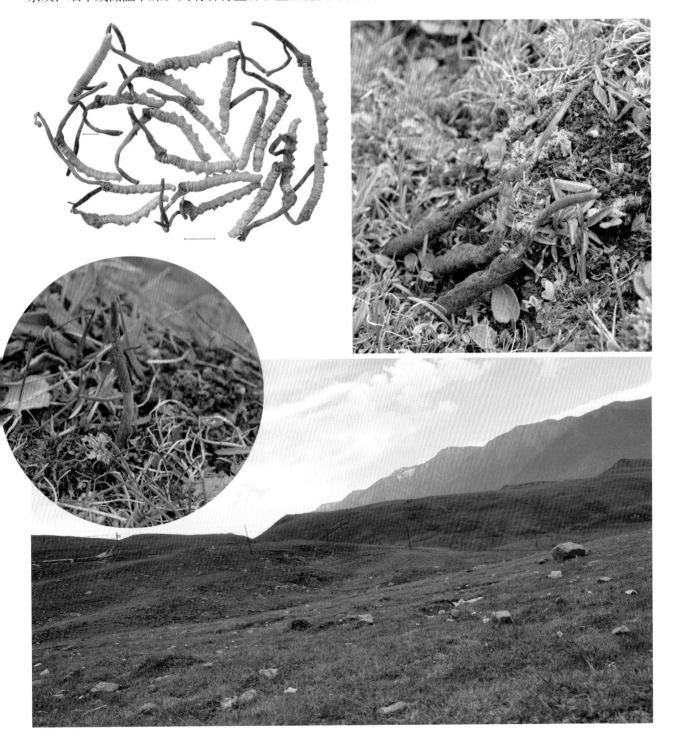

158 冬凌草　Rabdosiae Rubescentis Herba

　　本品为唇形科植物碎米桠 *Rabdosia rubescens* (Hemsl.) Hara 的干燥全草。夏、秋二季茂盛时采割，晒干。具有清热解毒、活血止痛的功能。

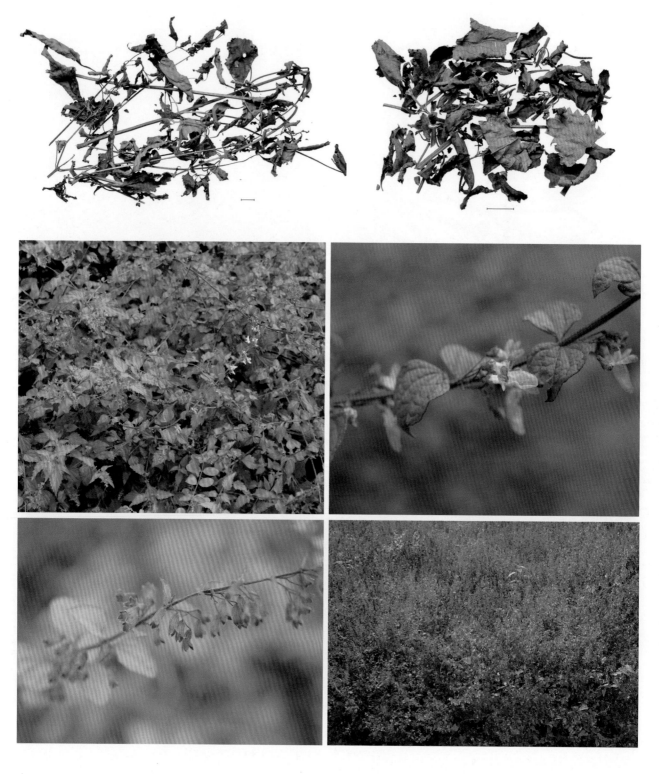

159 冬葵果 Malvae Fructus

本品系蒙古族习用药材。为锦葵科植物冬葵 *Malva verticillata* L. 的干燥成熟果实。夏、秋二季茎叶果实成熟时采收，除去杂质，阴干。具有清热利尿、消肿的功能。

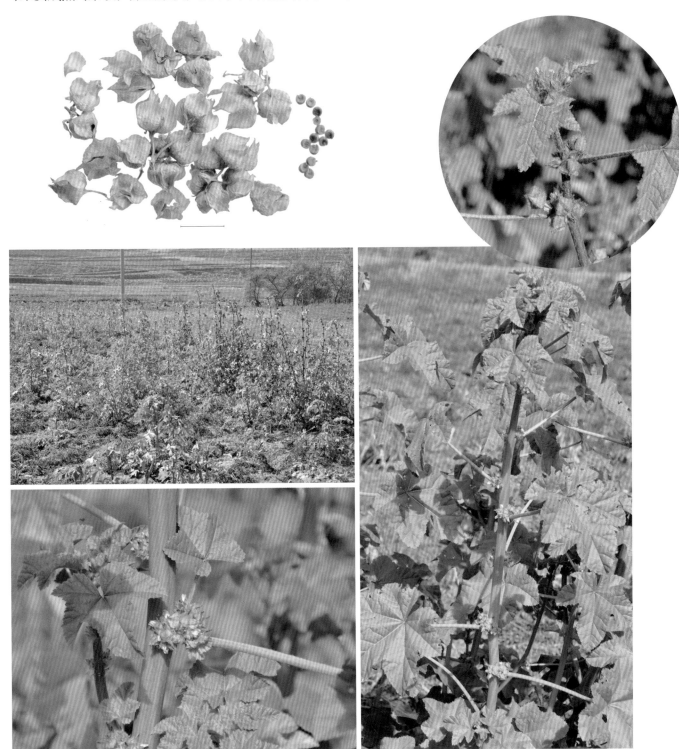

160 玄参 Scrophulariae Radix

本品为玄参科植物玄参 *Scrophularia ningpoensis* Hemsl. 的干燥根。冬季茎叶枯萎时采挖，除去根茎、幼芽、须根及泥沙，晒或烘至半干，堆放 3 ~ 6 天，反复数次至干燥。具有清热凉血、滋阴降火、解毒散结的功能。

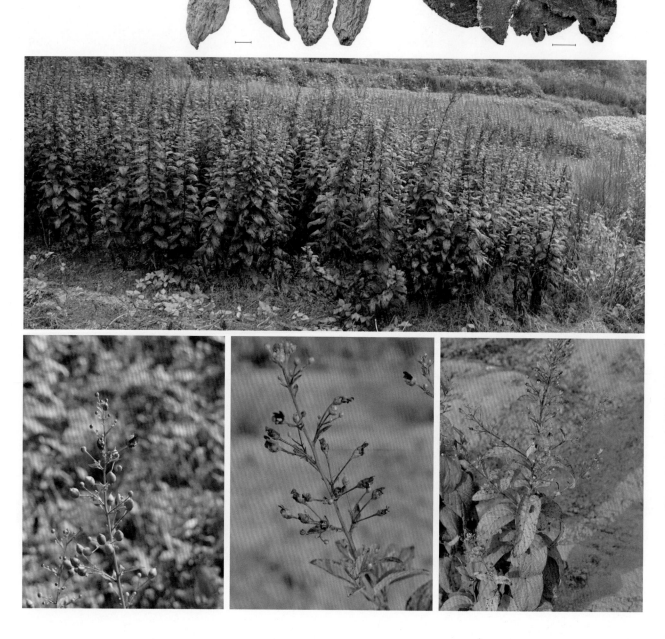

161 半边莲 **Lobeliae Chinensis Herba**

本品为桔梗科植物半边莲 *Lobelia chinensis* Lour. 的干燥全草。夏季采收，除去泥沙，洗净，晒干。具有清热解毒、利尿消肿的功能。

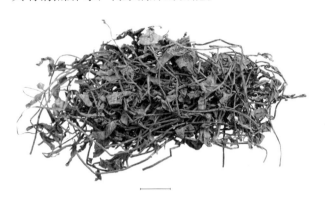
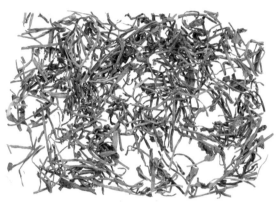

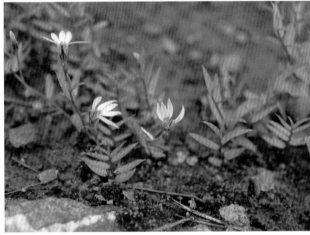
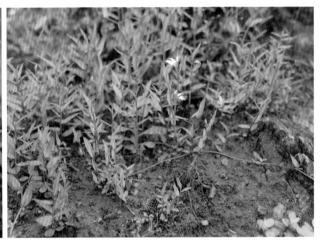

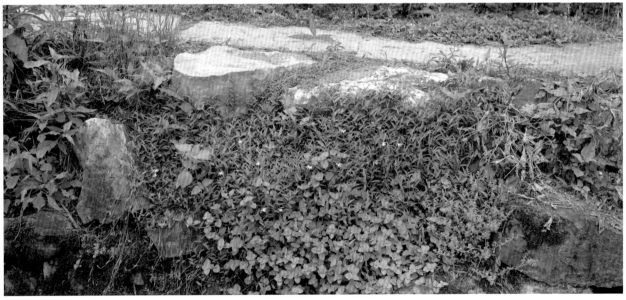

162 半枝莲 *Scutellariae Barbatae Herba*

本品为唇形科植物半枝莲 *Scutellaria barbata* D.Don 的干燥全草。夏、秋二季茎叶茂盛时采挖，洗净，晒干。具有清热解毒、化瘀利尿的功能。

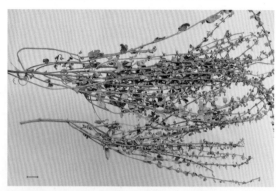
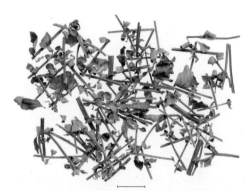

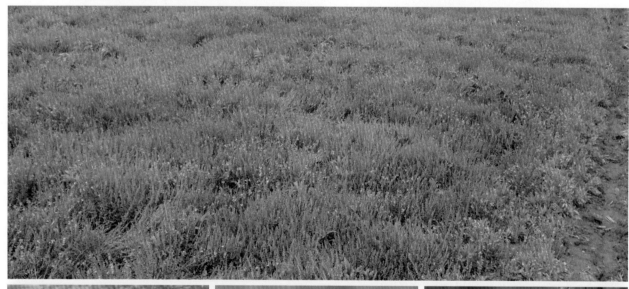

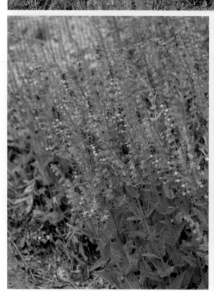
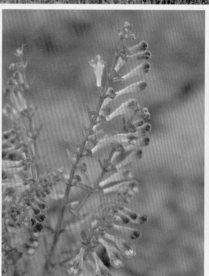
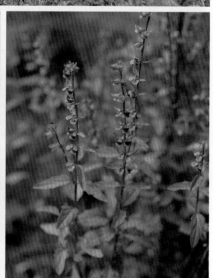

163 半夏 Pinelliae Rhizoma

　　本品为天南星科植物半夏 *Pinellia ternate* (Thunb.) Breit. 的干燥块茎。夏、秋二季采挖，洗净，除去外皮及须根，晒干。具有燥湿化痰、降逆止呕、消痞散结的功能。

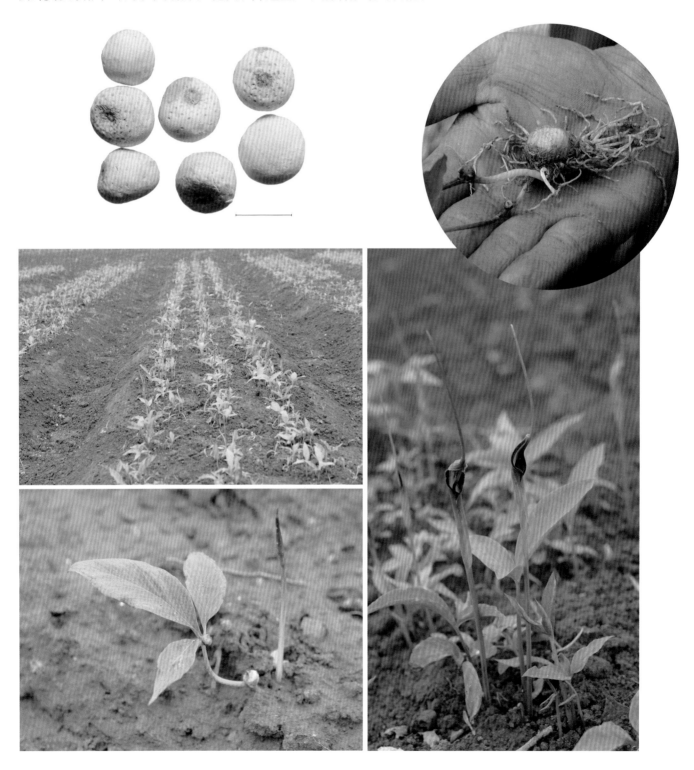

164 法半夏 *Pinelliae Rhizoma Praeparatum*

本品为半夏的炮制加工品。具有燥湿化痰的功能。

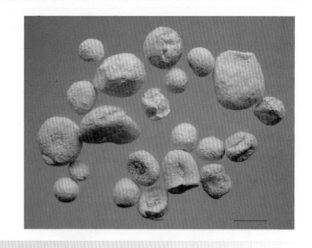

165 姜半夏 *Pinelliae Rhizoma Praeparatum Cum Zingibere et Alumine*

本品为半夏的炮制加工品。具有温中化痰、降逆止呕的功能。

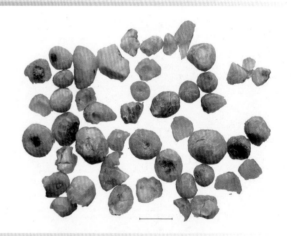

166 清半夏 *Pinelliae Rhizoma Praeparatum Cum Alumine*

本品为半夏的炮制加工品。具有燥湿化痰的功能。

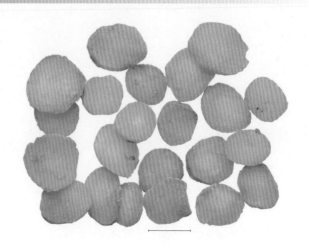

167 母丁香　Caryophylli Fructus

本品为桃金娘科植物丁香 *Eugenia caryophyllata* Thunb. 的干燥近成熟果实。果将熟时采摘，晒干。具有温中降逆、补肾助阳的功能。

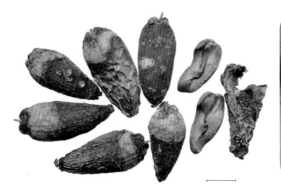
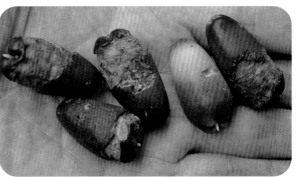

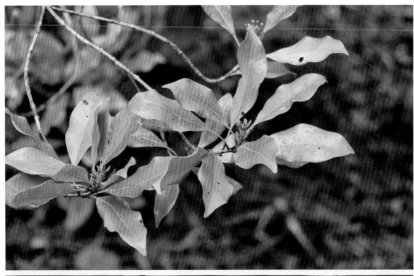

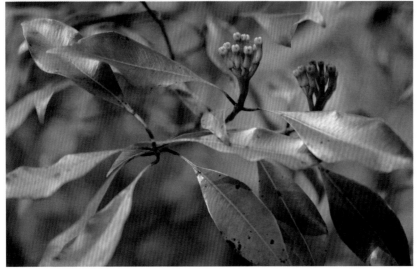

168 丝瓜络 Luffae Fructus Retinervus

　　本品为葫芦科植物丝瓜 *Luffa cylindrical* (L.) Roem. 的干燥成熟果实的维管束。夏、秋二季果实成熟、果皮变黄、内部干枯时采摘，除去外皮及果肉，洗净，晒干，除去种子。具有祛风、通络、活血、下乳的功能。

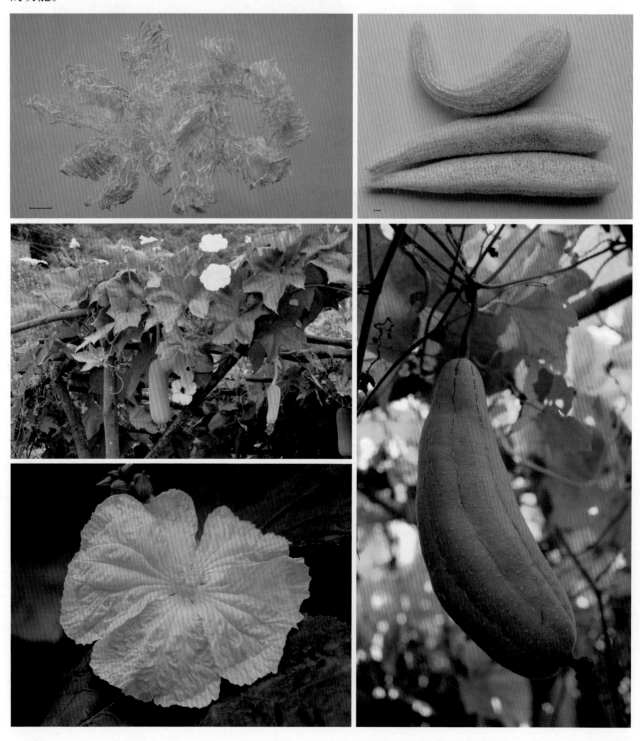

169 老鹳草 Erodii Herba Geranii Herba

本品为牻牛儿苗科植物牻牛儿苗 *Erodium stephanianum* Willd.、老鹳草 *Geranium wilfordii* Maxim. 或野老鹳草 *Geranium carolinianum* L. 的干燥地上部分，前者习称"长嘴老鹳草"，后两者习称"短嘴老鹳草"。夏、秋二季果实近成熟时采割，捆成把，晒干。具有祛风湿、通经络、止泻痢的功能。

1. 牻牛儿苗 *Erodium stephanianum* Willd.，本种的主要特征为叶片二回羽状深裂；羽片 2～7 对。

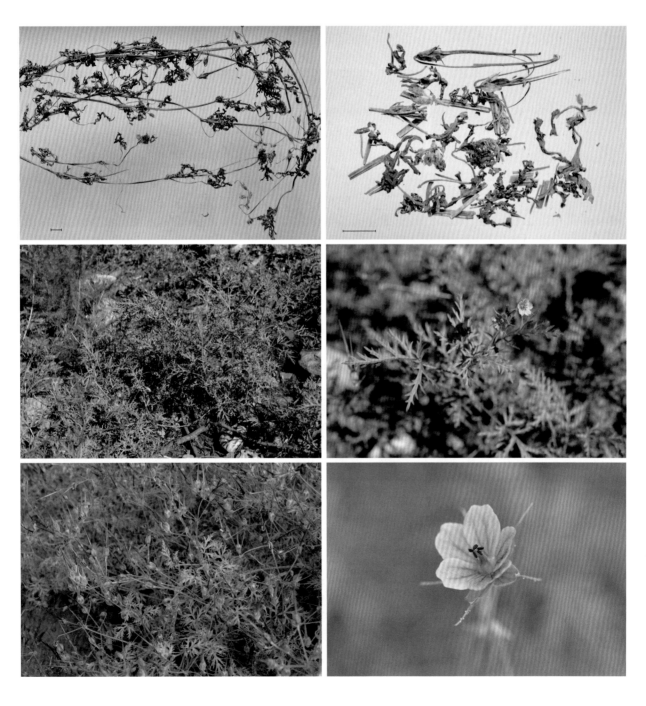

2. 老鹳草 *Geranium wilfordii* Maxim.，本种的主要特征为多年生草本；叶片掌状分裂；总花梗单生叶腋。

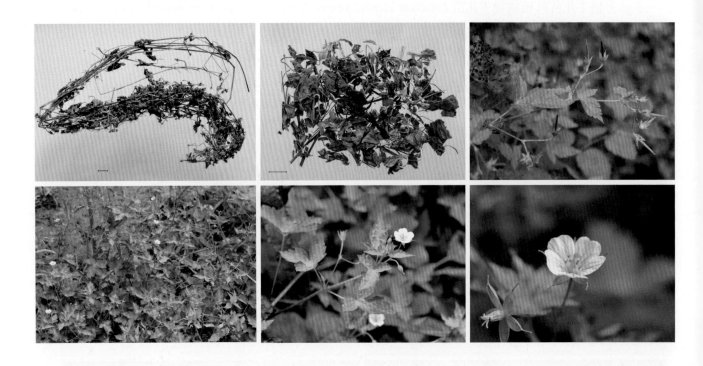

3. 野老鹳草 *Geranium carolinianum* L.，本种的主要特征为一年生草本；叶片掌状分裂；总花梗通常数个集生茎端，呈伞形状花序。

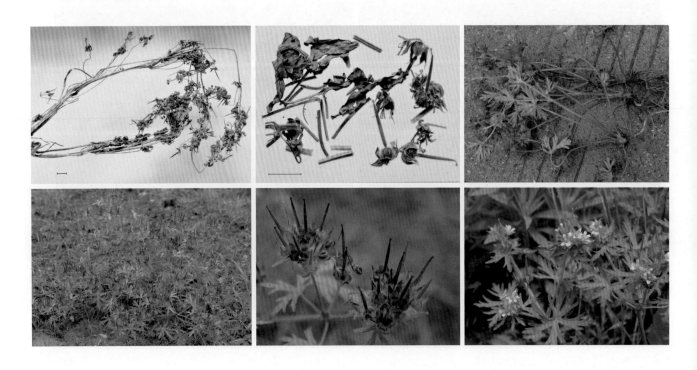

170 地枫皮　Illicii Cortex

　　本品为木兰科（八角科）植物地枫皮 *Illicium difengpi* K.I.B. et K.I.M. 的干燥树皮。春、秋二季剥取，晒干或低温干燥。具有祛风除湿、行气止痛的功能。

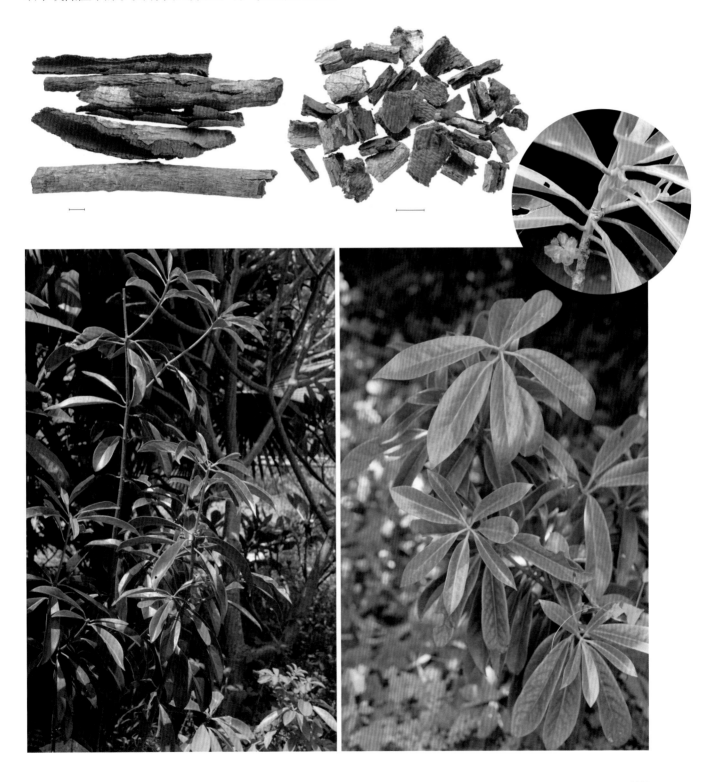

171 地肤子　Kochiae Fructus

本品为藜科植物地肤 *Kochia scoparia* (L.) Schrad. 的干燥成熟果实。秋季果实成熟时采收植株，晒干，打下果实，除去杂质。具有清热利湿、祛风止痒的功能。

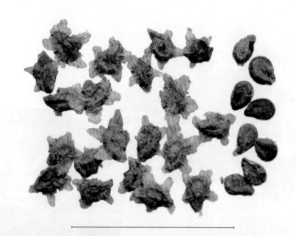

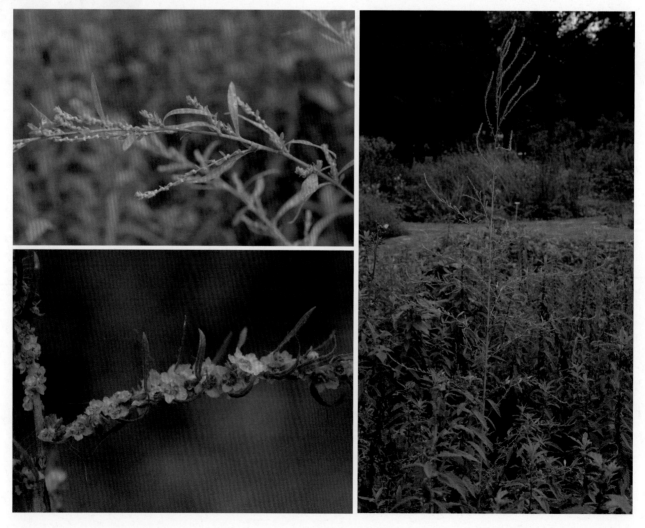

172 地骨皮　Lycii Cortex

本品为茄科植物枸杞 *Lycium chinense* Mill. 或宁夏枸杞 *Lycium barbarum* L. 的干燥根皮。春初或秋后采挖根部，洗净，剥取根皮，晒干。具有凉血除蒸、清肺降火的功能。

1. 枸杞 *Lycium chinense* Mill.，本种的叶片卵形，卵状菱形或卵状披针形；花萼通常 3 中裂或 4 ~ 5 齿裂。

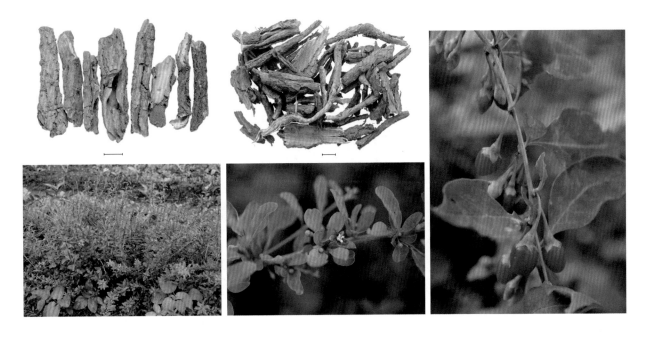

2. 宁夏枸杞 *Lycium barbarum* L.，与枸杞区别为本种的叶片长椭圆状披针形或卵状矩圆形。花萼通常 2 中裂。

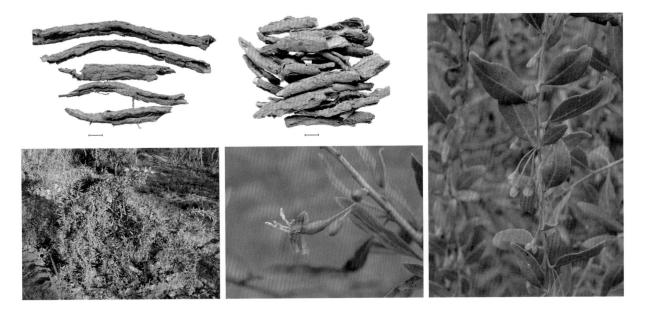

173 地黄　Rehmanniae Radix

本品为玄参科植物地黄 *Rehmannia glutinosa* Libosch. 的新鲜或干燥块根。秋季采挖，除去芦头、须根及泥沙，鲜用；或将地黄缓缓烘焙至约八成干。前者习称"鲜地黄"，后者习称"生地黄"。鲜地黄具有清热生津、凉血、止血的功能；生地黄具有清热凉血、养阴生津的功能。

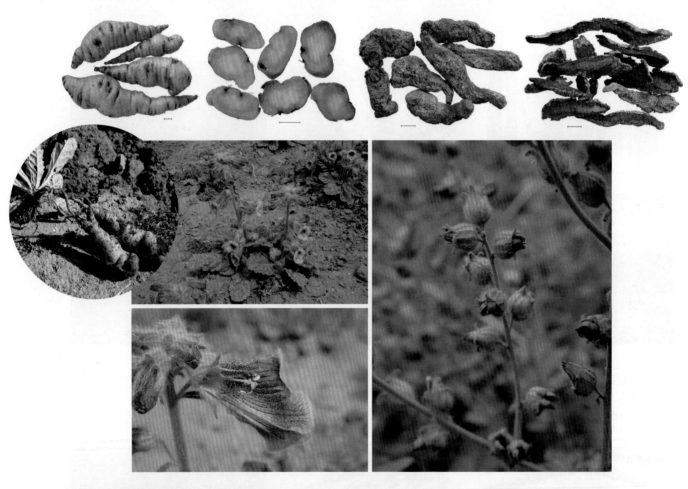

174 熟地黄　Rehmanniae Radix Praeparata

本品为地黄的炮制加工品。具有补血滋阴、益精填髓的功能。

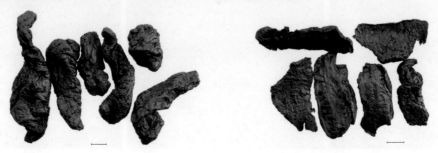

175 地榆　**Sanguisorbae Radix**

　　本品为蔷薇科植物地榆 *Sanguisorba officinalis* L. 或长叶地榆 *Sanguisorba officinalis* L. var. *longifolia* (Bert.) Yü et Li 的干燥根。后者习称"绵地榆"。春季将发芽时或秋季植株枯萎后采挖，除去须根，洗净，干燥；或趁鲜切片，干燥。具有凉血止血、解毒敛疮的功能。

　　1. 地榆 *Sanguisorba officinalis* L.，本种的基生小叶卵形至长圆状卵形。

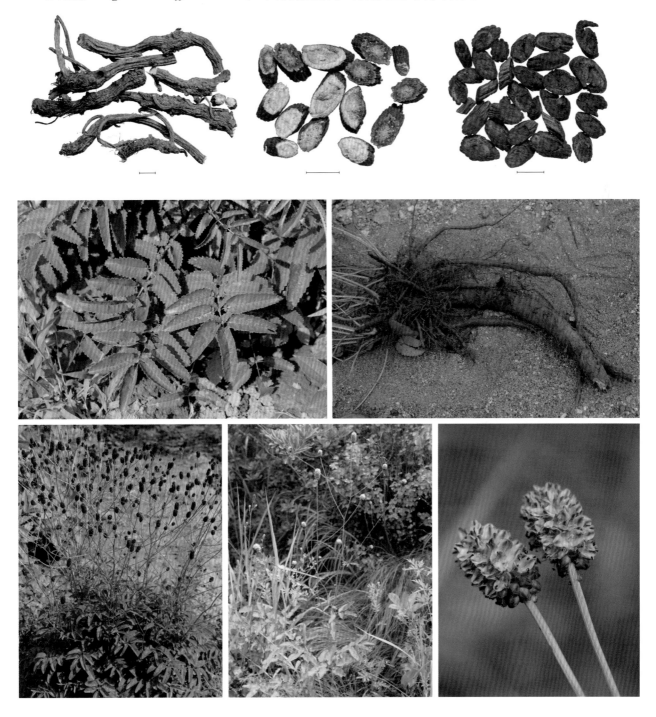

2.长叶地榆 *Sanguisorba officinalis* L. var. *longifolia* (Bert.) Yü et Li，与地榆区别为本种的基生小叶带状长圆形至带状披针形。

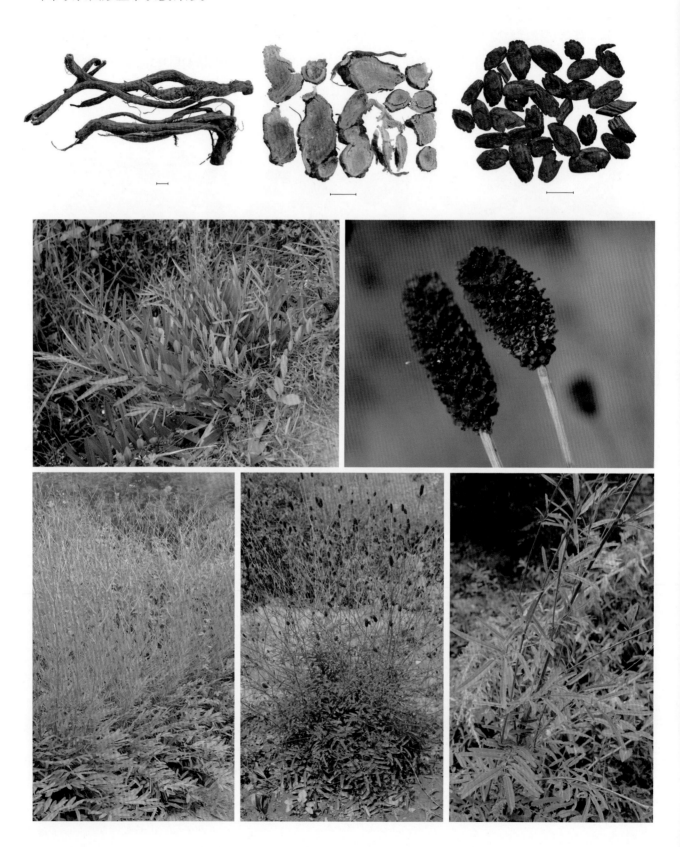

176 地骨皮 *Lycii Cortex*

本品为大戟科植物地锦 *Euphorbia humifusa* Willd.或斑地锦 *Euphorbia maculata* L.的干燥全草。夏、秋二季采收，除去杂质，晒干。具有清热解毒、凉血止血、利湿退黄的功能。

1. 地锦 *Euphorbia humifusa* Willd.，本种的叶上表面中央无椭圆形紫红色斑。

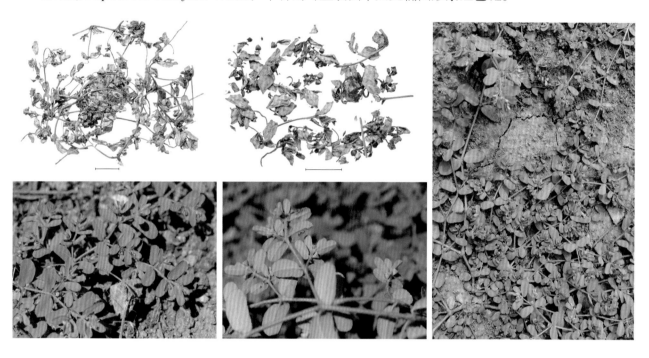

2. 斑地锦 *Euphorbia maculata* L.，与地锦区别为本种的叶上表面绿色，中央常有椭圆形紫红色斑。

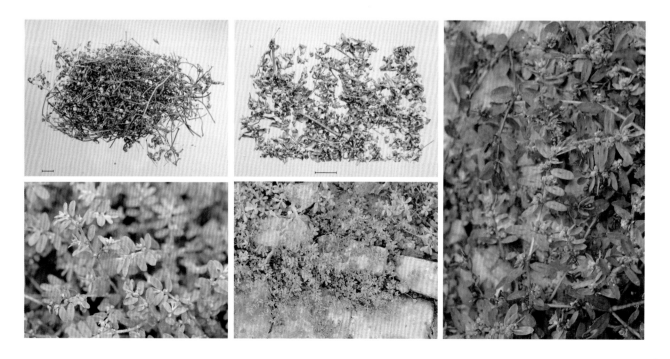

177 亚乎奴（锡生藤） Cissampelotis Herba

本品系傣族习用药材。为防己科植物锡生藤 *Cissampelos pareira* L. var. *hirsute* (Buch. ex DC.) Forman 的干燥全株。春、夏二季采挖，除去泥沙，晒干。具有消肿止痛、止血、生肌的功能。

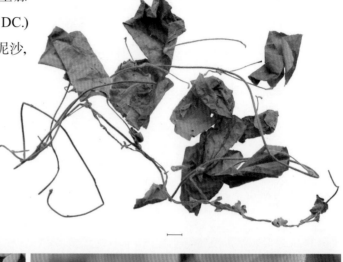

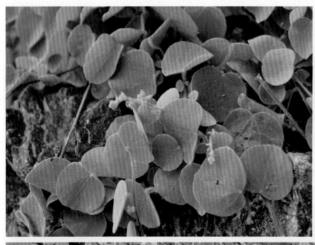

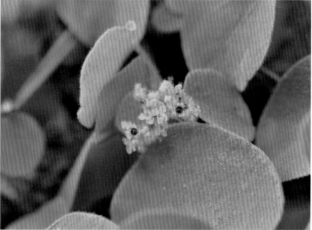

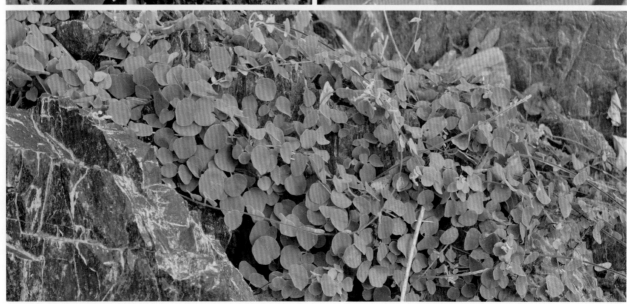

178 亚麻子 Lini Semen

　　本品为亚麻科植物亚麻 *Linum usitatissimum* L. 的干燥成熟种子。秋季果实成熟时采收植株，晒干，打下种子，除去杂质，再晒干。具有润燥通便、养血祛风的功能。

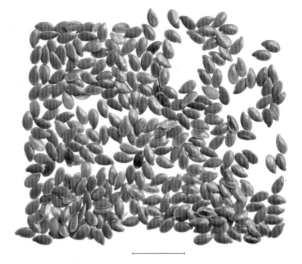

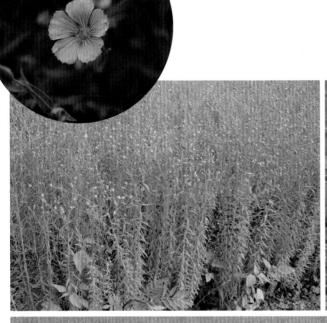

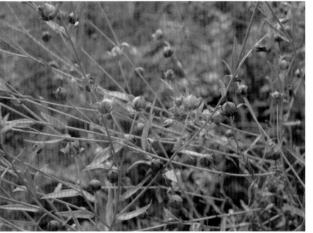

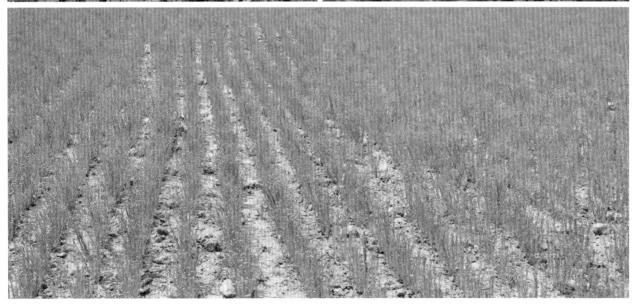

179 西瓜霜 Mirabilitum Praeparatum

本品为葫芦科植物西瓜 *Citrullus lanatus*（Thunb.）Mat-sumu.et Nakai 的成熟新鲜果实与皮硝经加工制成。具有清热泻火、消肿止痛的功能。

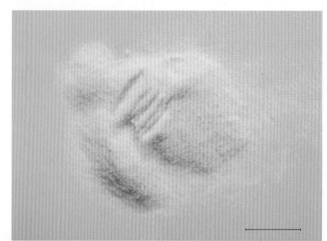

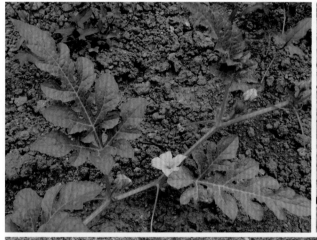

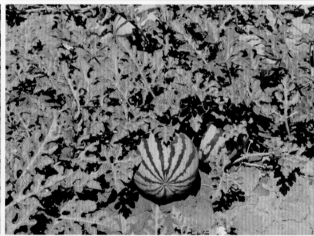

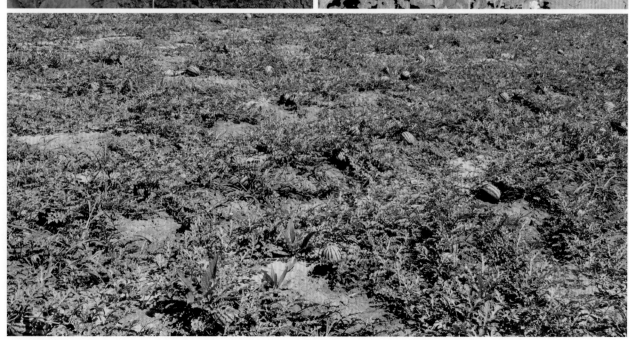

180 西红花 **Croci Stigma**

本品为鸢尾科植物番红花 *Crocus sativus* L. 的干燥柱头。10月至11月下旬，晴天早晨刚出太阳时采花，然后摘取柱头，随即晒干，或 55～60℃烘干。具有活血化瘀、凉血解毒、解郁安神的功能。

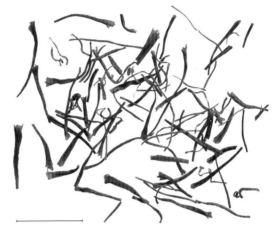

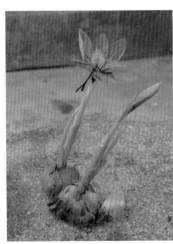
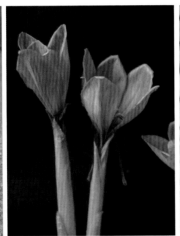
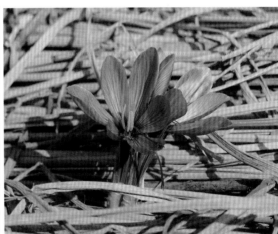

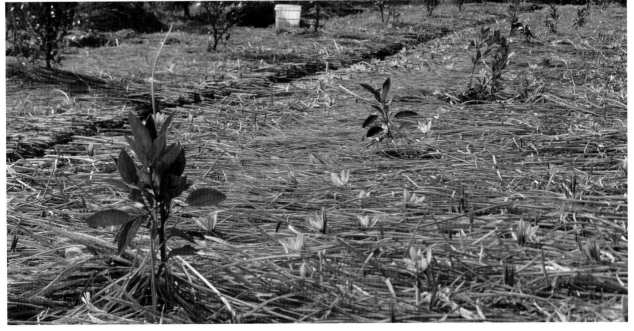

181 西青果 Chebulae Fructus Immaturus

本品为使君子科植物诃子 *Terminalia chebula* Retz. 的干燥幼果。收集幼果，除去杂质，晒干或低温干燥。具有清热生津、解毒的功能。

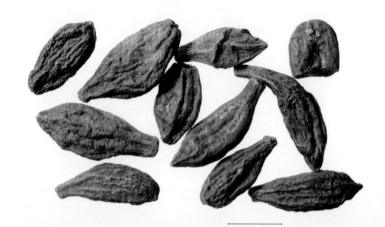

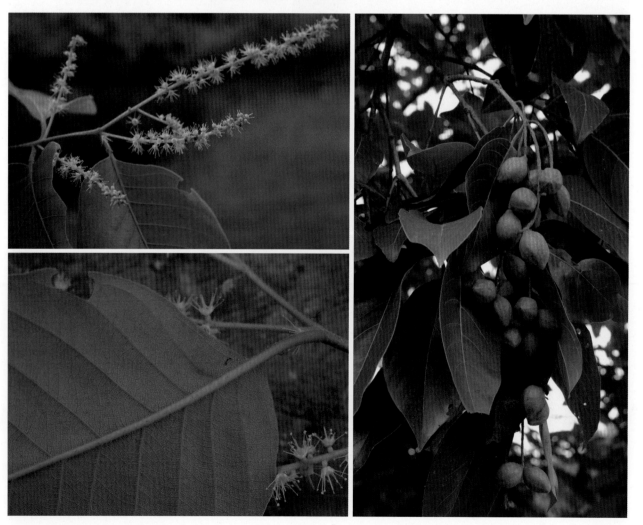

182 西河柳 **Tamaricis Cacumen**

本品为柽柳科植物柽柳 *Tamarix chinensis* Lour. 的干燥细嫩枝叶。夏季花未开时采收，阴干。具有发表透疹、祛风除湿的功能。

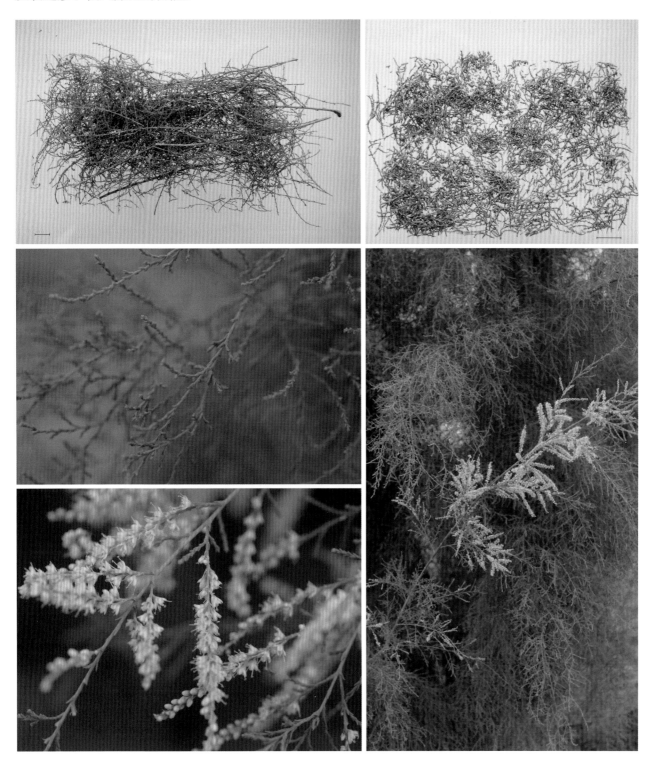

183 西洋参 Panacis Quinquefolii Radix

本品为五加科植物西洋参 *Panax quinquefolium* L.的干燥根。秋季采挖，洗净，晒干或低温干燥。具有补气养阴、清热生津的功能。

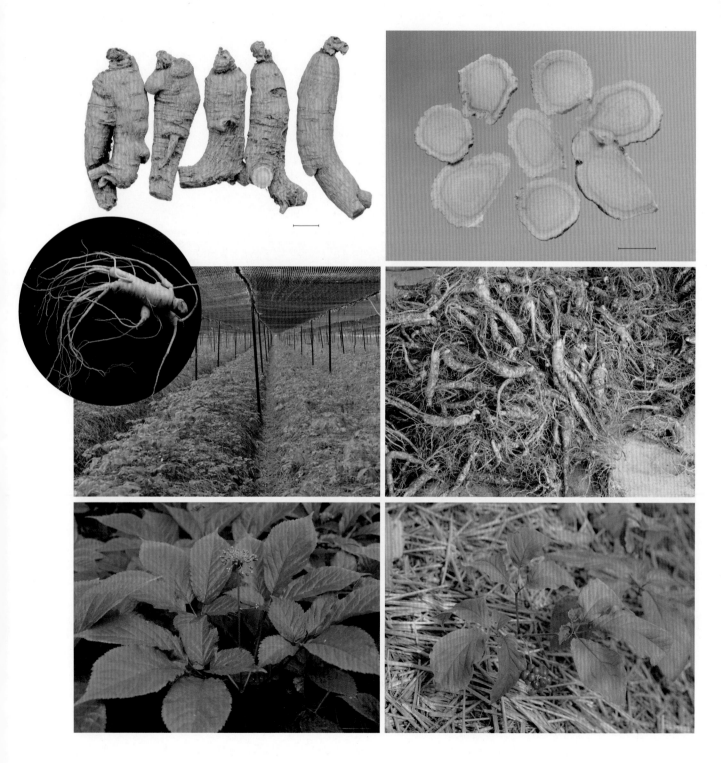

184 百合 Lilii Bulbus

　　本品为百合科植物卷丹 *Lilium lancifolium* Thunb.、百合 *Lilium brownii* F. E. Brown var. *viridulum* Baker 或细叶百合 *Lilium pumilum* DC.的干燥肉质鳞叶。秋季采挖，洗净，剥取鳞叶，置沸水中略烫，干燥。具有养阴润肺、清心安神的功能。

　　1. 卷丹 *Lilium lancifolium* Thunb.，本种的主要特征为茎具白色绵毛。叶长圆状披针形或披针形，上部叶腋具珠芽。花 3 ~ 6 朵或更多，花被片橙红色，具紫黑色斑点，蜜腺两边具乳头状突起。

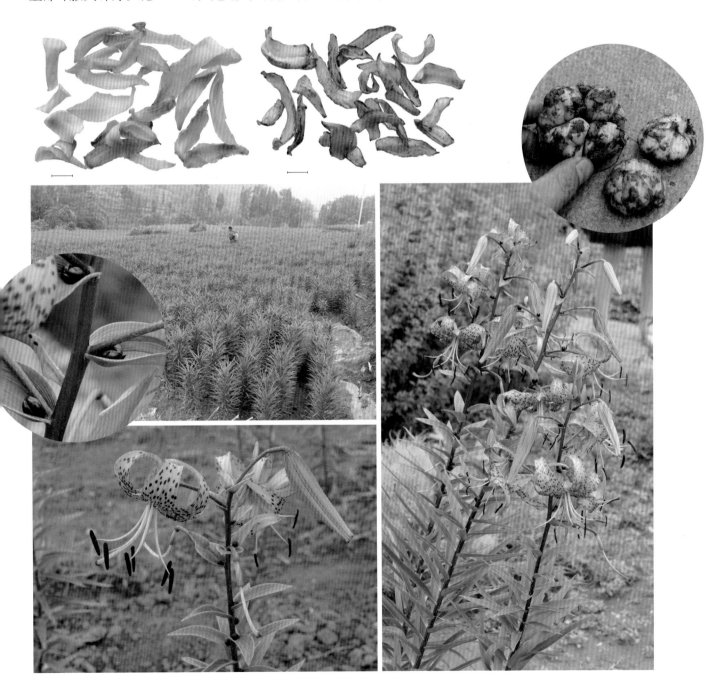

2. 百合 *Lilium brownii* F. E. Brown var. *viridulum* Baker，本种的主要特征为叶倒披针形至倒卵形；花单生或几朵排成近伞形；花被片乳白色，外面稍带紫色，无斑点。

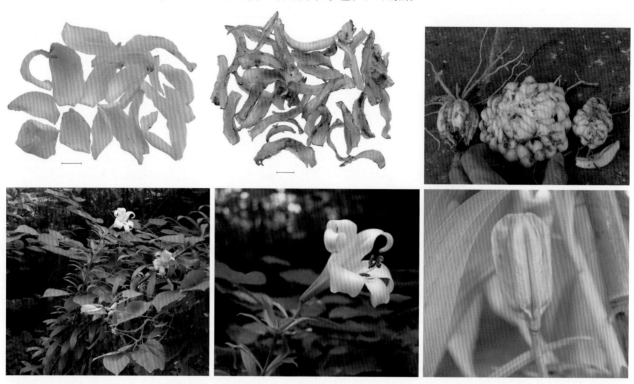

3. 细叶百合 *Lilium pumilum* DC.，本种的主要特征为叶线形；花 1～3 朵，下垂，鲜红色或紫红色，花被片反卷，无斑点或有少数斑点。

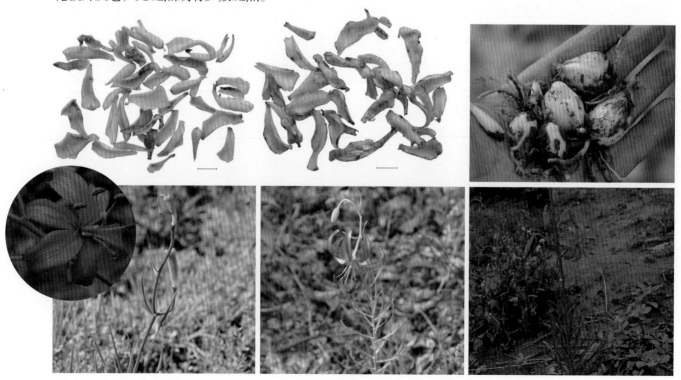

185 百部 Stemonae Radix

本品为百部科植物直立百部 *Stemona sessilifolia* (Miq.) Miq.、蔓生百部 *Stemona japonica* (Bl.) Miq. 或对叶百部 *Stemona tuberosa* Lour. 的干燥块根。春、秋二季采挖，除去须根，洗净，置沸水中略烫或蒸至无白心，取出，晒干。具有润肺下气止咳、杀虫灭虱的功能。

1. 直立百部 *Stemona sessilifolia* (Miq.) Miq.，本种的主要特征为茎不分枝；花柄通常出自茎下部鳞片腋内。

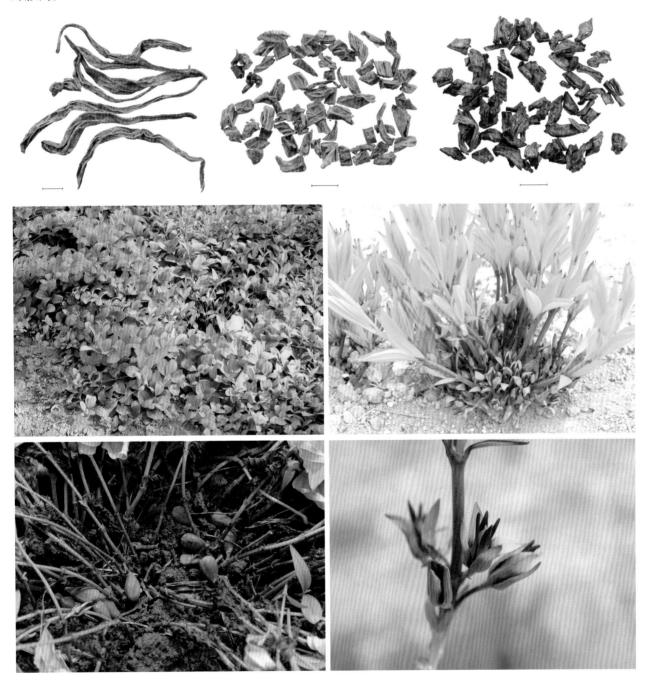

2. 蔓生百部 *Stemona japonica* (Bl.) Miq.，本种的主要特征为茎通常分枝；花序柄完全贴生于叶片中脉上。

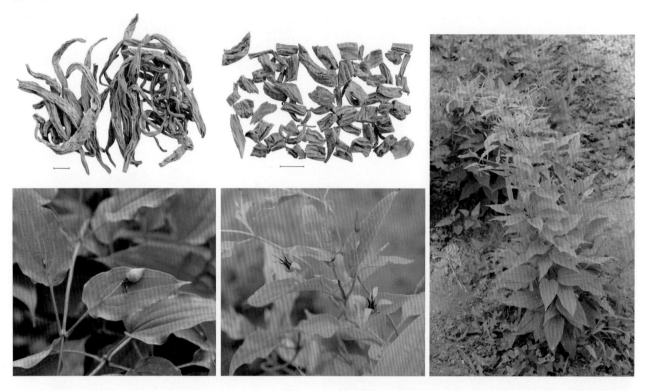

3. 对叶百部 *Stemona tuberosa* Lour.，本种的主要特征为茎通常分枝；花序柄腋生，与叶柄分离或偶尔贴生于叶柄基部。

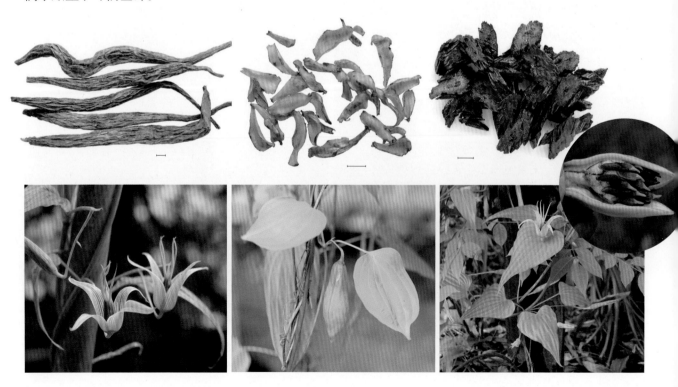

186 当归　Angelicae Sinensis Radix

本品为伞形科植物当归 *Angelica sinensis* (Oliv.) Diels 的干燥根。秋末采挖，除去须根及泥沙，待水分稍蒸发后，捆成小把，上棚，用烟火慢慢熏干。具有补血活血、调经止痛、润肠通便的功能。

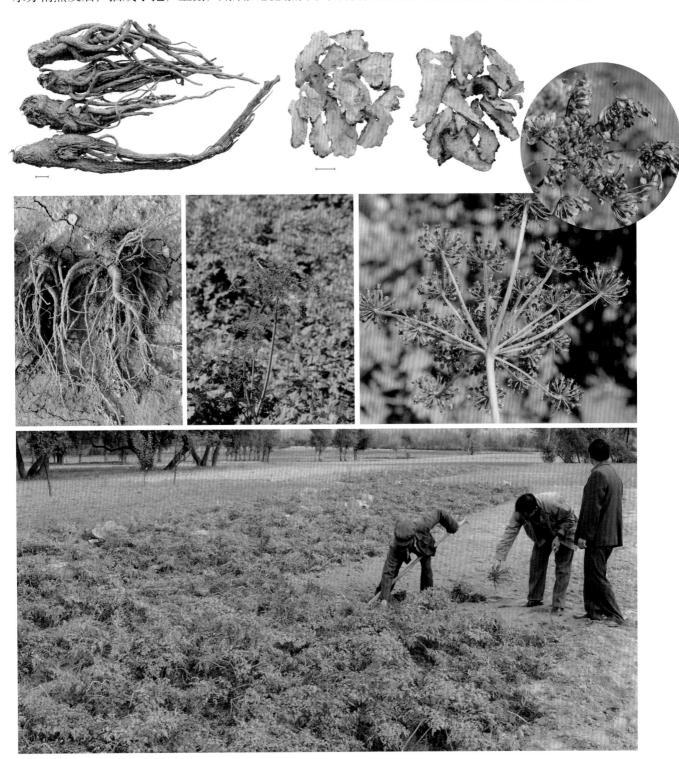

187 当药　Swertiae Herba

　　本品为龙胆科植物瘤毛獐牙菜 *Swertia pseudochinensis* Hara 的干燥全草。夏、秋二季采收，除去杂质，晒干。具有清湿热、健胃的功能。

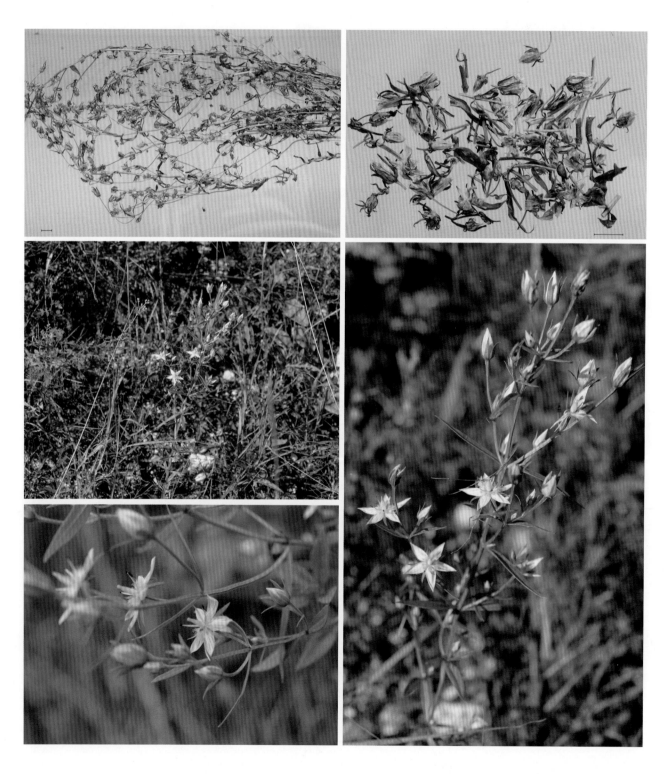

188 肉苁蓉　Cistanches Herba

本品为列当科植物肉苁蓉 *Cistanche deserticola* Y. C. Ma 或管花肉苁蓉 *Cistanche tubulosa* (Schrenk) Wight 的干燥带鳞叶的肉质茎。春季苗刚出土时或秋季冻土之前采挖，除去茎尖。切段，晒干。具有补肾阳、益精血、润肠通便的功能。

1. 肉苁蓉 *Cistanche deserticola* Y.C.Ma，本种的花药基部具小尖头；寄生在藜科植物梭梭 *Haloxylon ammodendron*（C. A. Mey.）Bunge. 的根上。

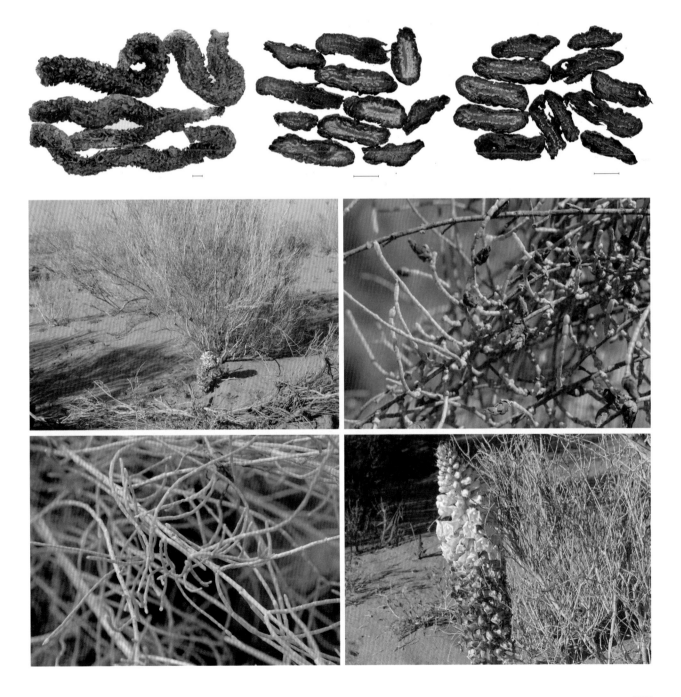

2.管花肉苁蓉 Cistanche tubulosa (Schrenk) Wight，与肉苁蓉区别为本种的花药基部钝圆，不具小尖头；寄生在柽柳属（Tamarix spp.）植物根上。

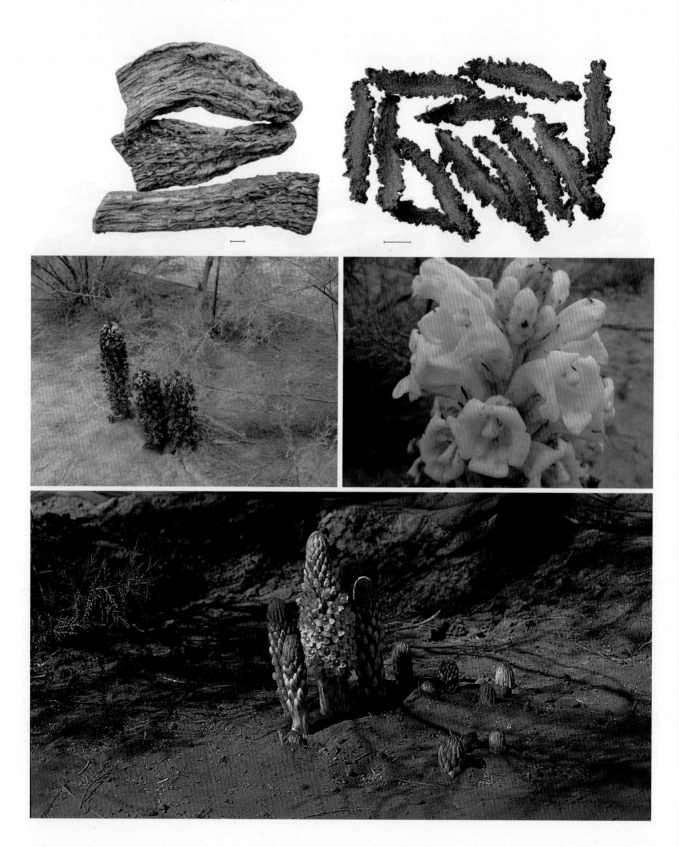

189 肉豆蔻　Myristicae Semen

本品为肉豆蔻科植物肉豆蔻 *Myristica fragrans* Houtt. 的干燥种仁。每年 4 ~ 6 月及 11 ~ 12 月两次采收成熟果实，剥下假种皮，再击破壳状种皮，将种仁放入石灰乳中浸一天，然后低温烘干，或不浸石灰乳中而直接烘干。具有温中行气、涩肠止泻的功能。

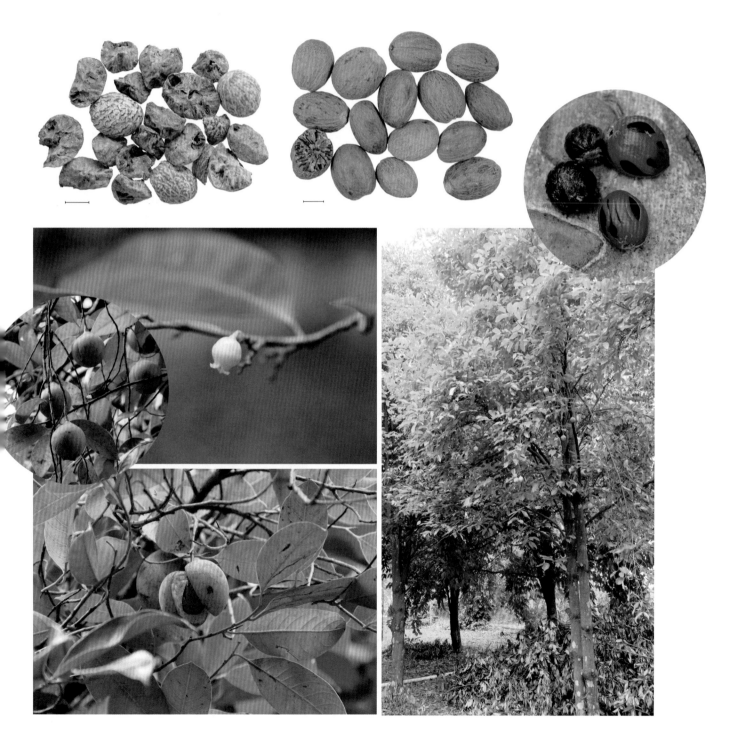

190 肉桂 Cinnamomi Cortex

本品为樟科植物肉桂 *Cinnamomum cassia* Presl 的干燥树皮。多于秋季剥取，阴干。具有补火助阳、引火归元、散寒止痛、温通经脉的功能。

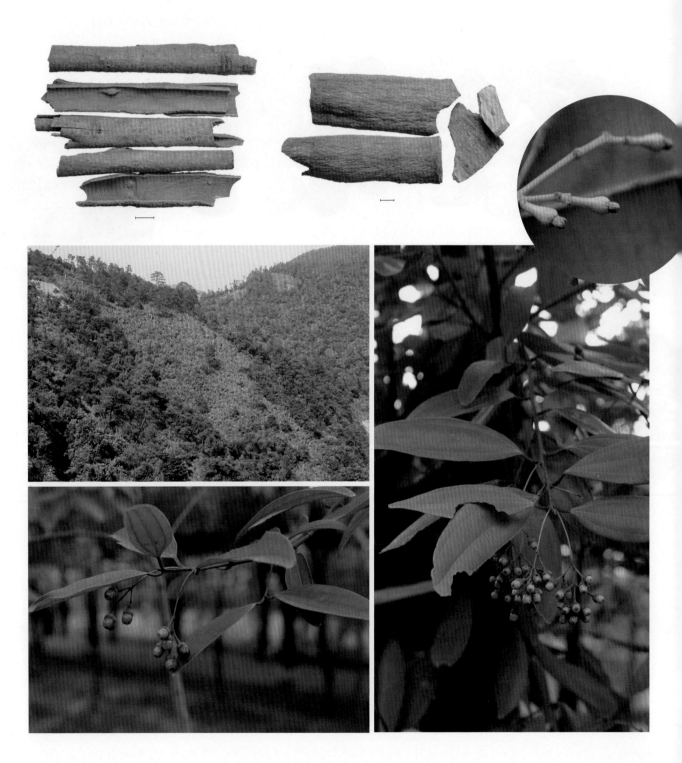

191 朱砂根 Ardisiae Crenatae Radix

　　本品为紫金牛科植物朱砂根 *Ardisia crenata* Sims 的干燥根。秋、冬二季采挖，洗净，晒干。具有解毒消肿、活血止痛、祛风除湿的功能。

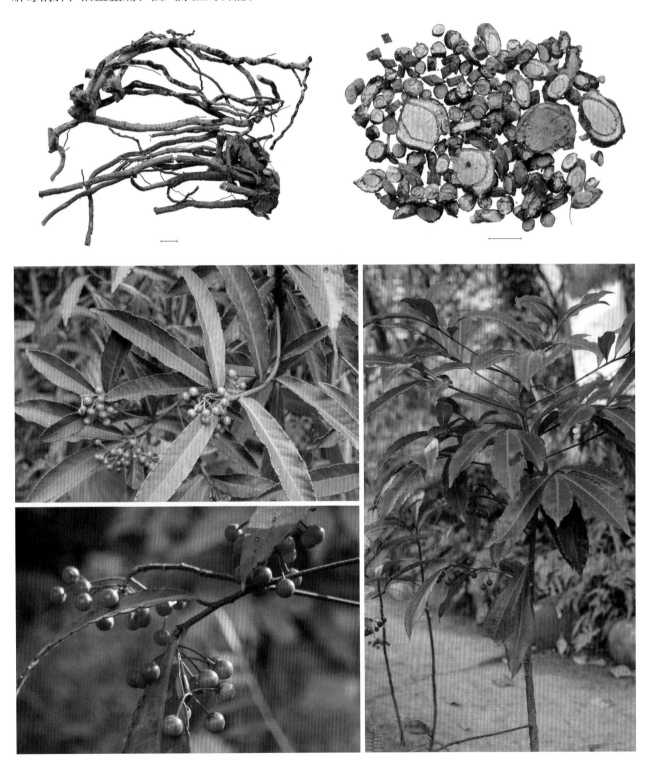

192 竹节参 Panacis Japonici Rhizoma

本品为五加科植物竹节参 *Panax japonicus* C. A. Mey. 的干燥根茎。秋季采挖，除去主根及外皮，干燥。具有散瘀止血、消肿止痛、祛痰止咳、补虚强壮的功能。

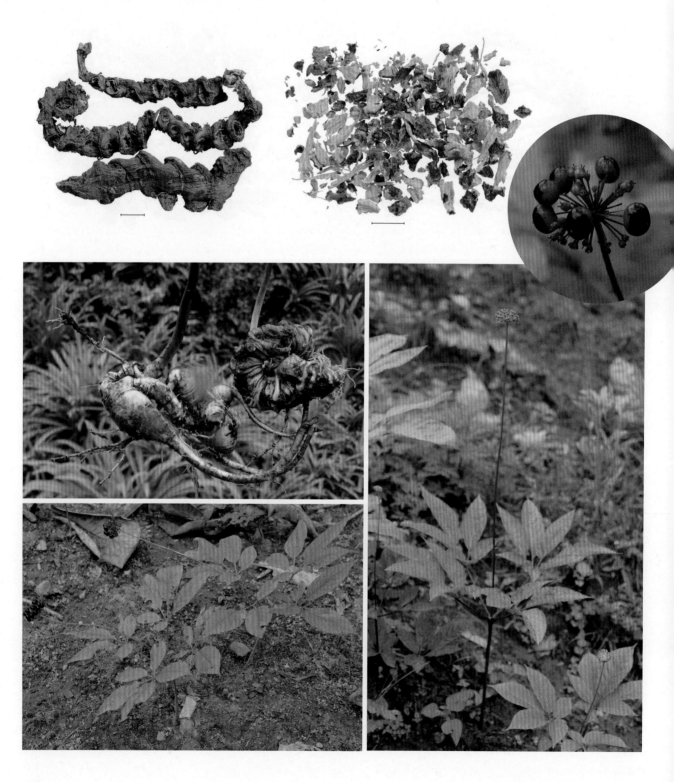

193 竹茹 Bambusae Caulis In Taenias

本品为禾本科植物青秆竹 *Bambusa tuldoides* Munro、大头典竹 *Sinocalamus beecheyanus* (Munro) McClure var. *pubescens* P. F. Li 或淡竹 *Phyllostachys nigra* (Lodd.) Munro var. *henonis* (Mitf.) Stapf ex Rendle 的茎秆的干燥中间层。全年均可采制，取新鲜茎，除去外皮，将稍带绿色的中间层刮成丝条，或削成薄片，捆扎成束，阴干。前者称"散竹茹"，后者称"齐竹茹"。具有清热化痰、除烦、止呕的功能。

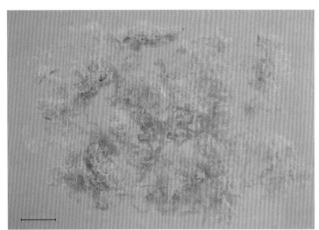

1. 青秆竹 *Bambusa tuldoides* Munro，本种的主要特征为秆的分枝每节通常为多数；假小穗近圆柱形而微压扁，浅绿色。

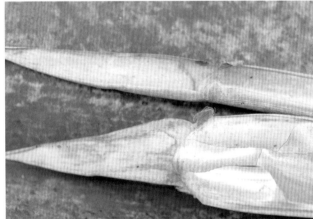
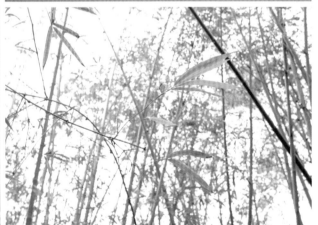

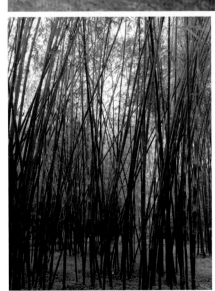
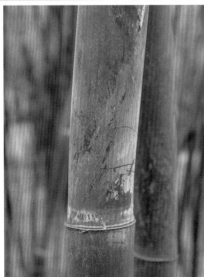
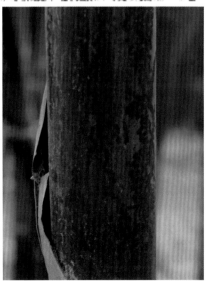

2.大头典竹 *Sinocalamus beecheyanus* (Munro) McClure var. *pubescens* P. F. Li，本种的主要特征为秆的分枝每节通常为多数；假小穗花覆瓦状排列，呈矩形兼披针形，极扁，枯草色或黄绿色，边缘及顶端枣红色。

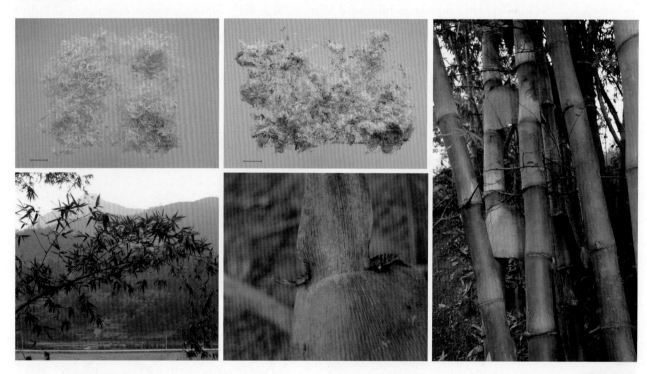

3.淡竹 *Phyllostachys nigra* (Lodd.) Munro var. *henonis* (Mitf.) Stapf ex Rendle，本种的主要特征为秆的分枝每节通常 2 条；箨耳长圆形至镰刀形，紫黑色，边缘生有紫黑色繸毛。

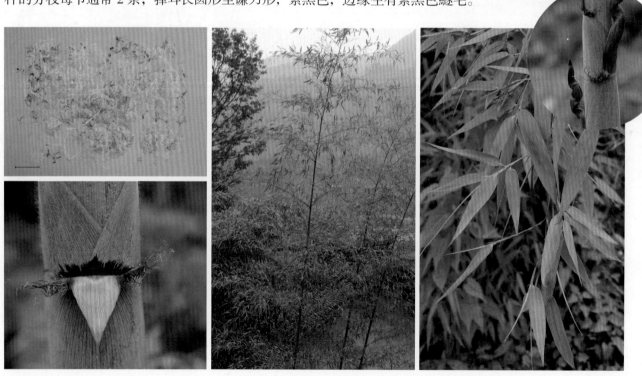

194 延胡索（元胡） Corydalis Rhizoma

　　本品为罂粟科植物延胡索 *Corydalis yanhusuo* W. T. Wang 的干燥块茎。夏初茎叶枯萎时采挖，除去须根，洗净，置沸水中煮至恰无白心时，取出，晒干。具有活血、行气、止痛的功能。

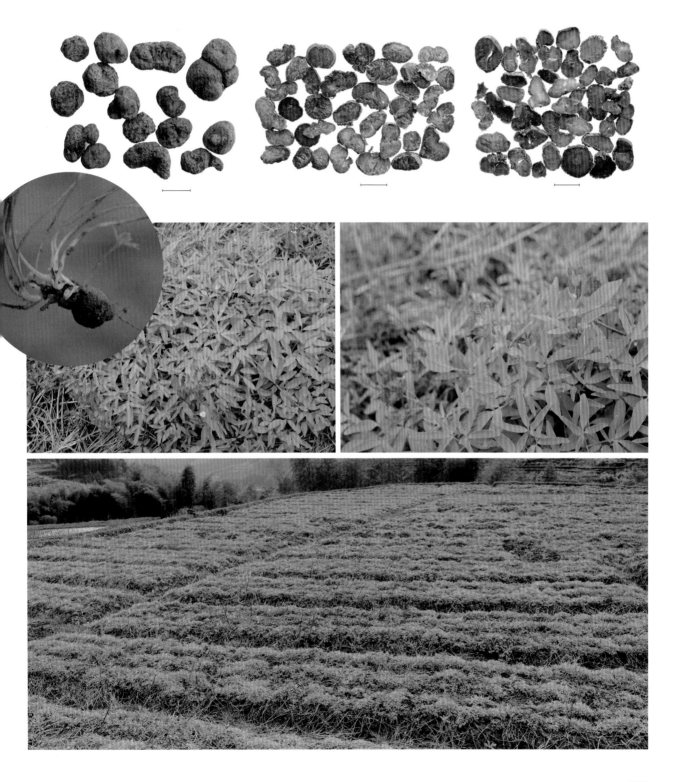

195 华山参 Physochlainae Radix

　　本品为茄科植物漏斗泡囊草 *Physochlaina infundibularis* Kuang 的干燥根。春季采挖，除去须根，洗净，晒干。具有温肺祛痰、平喘止咳、安神镇惊的功能。

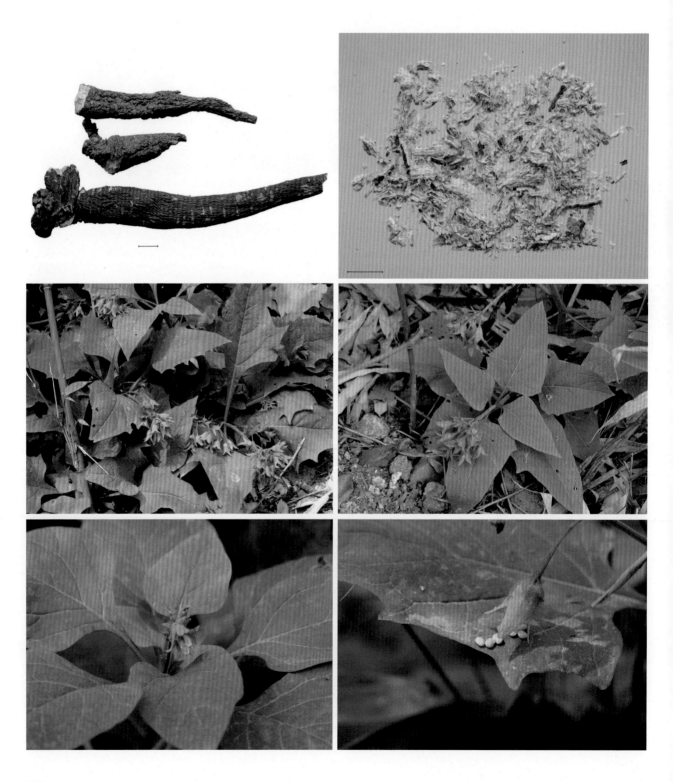

196 伊贝母 Fritillariae Pallidiflorae Bulbus

本品为百合科植物新疆贝母 *Fritillaria walujewii* Regel 或伊犁贝母 *Fritillaria pallidiflora* Schrenk 的干燥鳞茎。5 ~ 7 月间采挖，除去泥沙，晒干，再去须根及外皮。具有清热润肺、化痰止咳的功能。

1. 新疆贝母 *Fritillaria walujewii* Regel，本种的叶披针形至线形，先端稍卷曲。花单一（粗壮植株有时 2 朵或多朵），顶生，深紫色，有时白绿色，有浅色小方格状；苞片先端强烈卷曲。

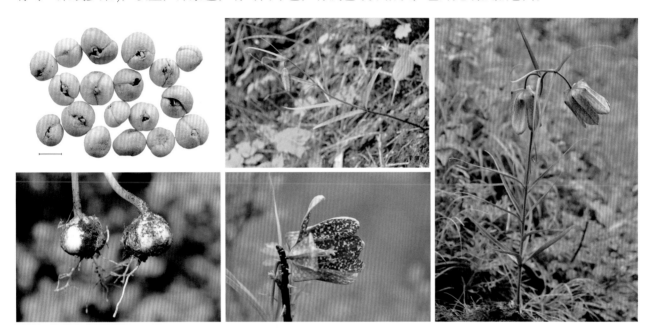

2. 伊犁贝母 *Fritillaria pallidiflora* Schrenk，与新疆贝母区别为本种的叶卵状长圆形至长方披针形，先端不卷曲；花 1 朵单生于茎顶或数朵成束状，淡黄色，上面有暗红色斑点；苞片先端不卷曲。

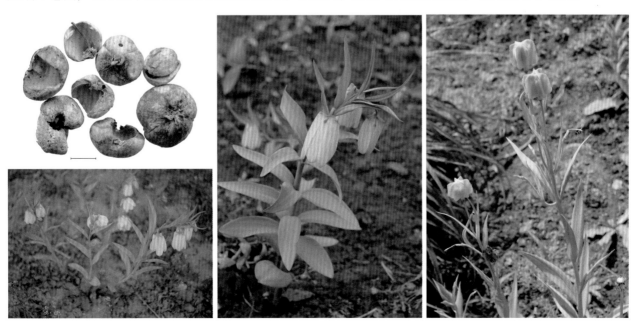

207

197 血竭 Draconis Sanguis

本品为棕榈科植物麒麟竭 *Daemonorops draco* Bl. 果实渗出的树脂经加工制成。采收成熟果实，充分晒干，加贝壳同入笼中振摇，松脆的红色树脂即脱落，筛去果实的鳞片等杂质，用布将树脂包起，入热水中使软化成团，取出放凉即得。加工血竭经掺入辅料加工而成。具有活血定痛、化瘀止血、生肌敛疮的功能。

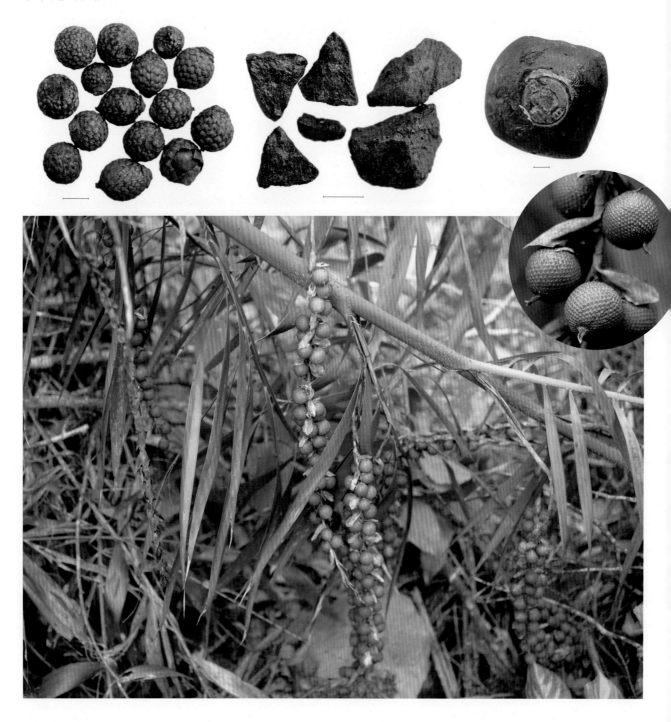

198 合欢皮　Albiziae Cortex

　　本品为豆科（含羞草科）植物合欢 *Albizia julibrissin* Durazz. 的干燥树皮。夏、秋二季剥取，晒干。具有解郁安神、活血消肿的功能。

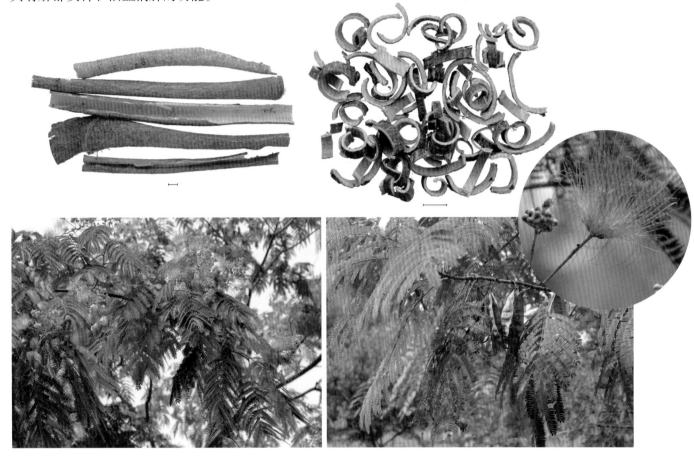

199 合欢花　Albiziae Flos

　　本品为豆科（含羞草科）植物合欢 *Albizia julibrissin* Durazz. 的干燥花序或花蕾。前者习称"合欢花"，后者习称"合欢米"。夏季花开放时择晴天采收或花蕾形成时采收，及时晒干。具有解郁安神的功能。

200 决明子　Cassiae Semen

本品为豆科（云实科）植物钝叶决明 *Cassia obtusifolia* L. 或小决明 *Cassia tora* L. 的干燥成熟种子。秋季采收成熟果实，晒干，打下种子，除去杂质。具有清热明目、润肠通便的功能。

1. 钝叶决明 *Cassia obtusifolia* L.，本种的叶柄顶端 1 对小叶之间的叶轴上有 1 钻形腺体。

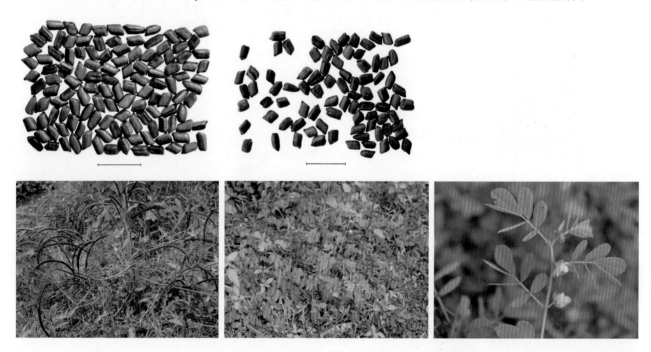

2. 小决明 *Cassia tora* L.，与钝叶决明区别为本种的叶轴在每对小叶间有 1 棍棒状腺体。

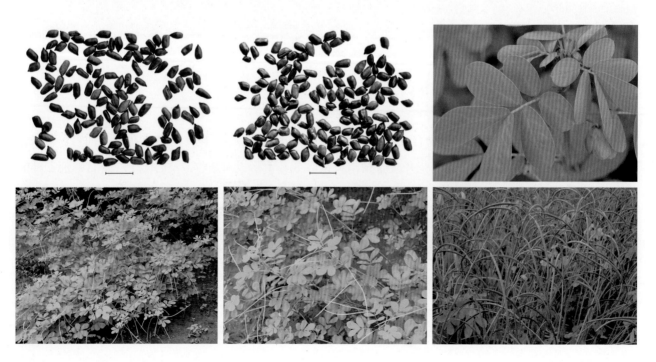

201 关黄柏　Phellodendri Amurensis Cortex

本品为芸香科植物黄檗 *Phellodendron amurense* Rupr. 的干燥树皮。剥取树皮，除去粗皮，晒干。具有清热燥湿、泻火除蒸、解毒疗疮的功能。

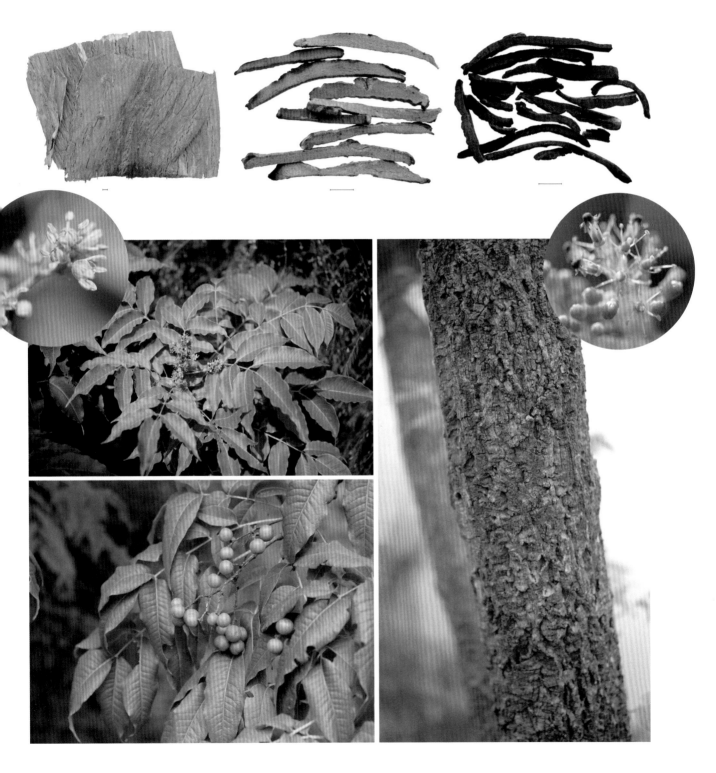

202 灯心草 Junci Medulla

本品为灯心草科植物灯心草 *Juncus effusus* L. 的干燥茎髓。夏末至秋季割取茎，晒干，取出茎髓，理直，扎成小把。具有清心火、利小便的功能。

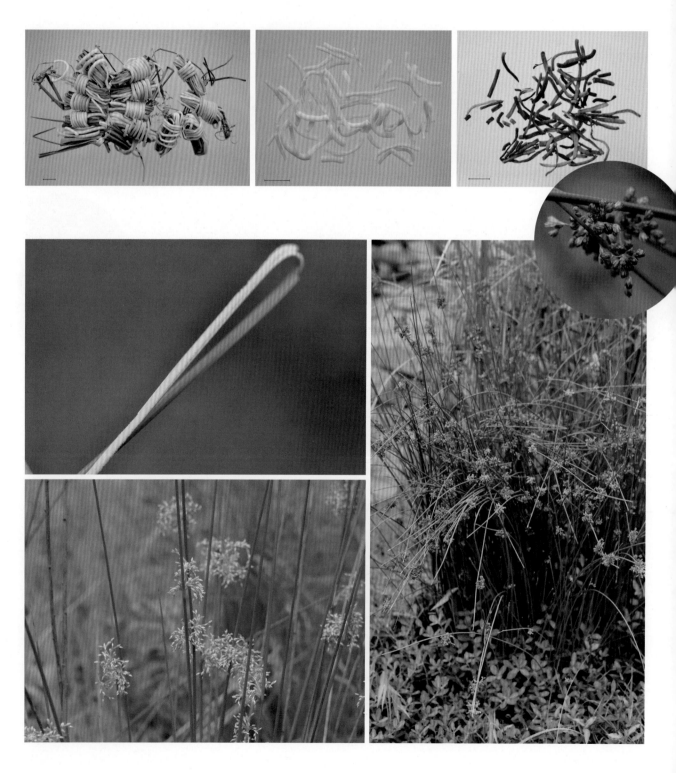

203 灯盏细辛（灯盏花） Erigerontis Herba

本品为菊科植物短葶飞蓬 *Erigeron breviscapus* (Vant.) Hand.-Mazz. 的干燥全草。夏、秋二季采挖，除去杂质，晒干。具有活血通络、止痛、祛风散寒的功能。

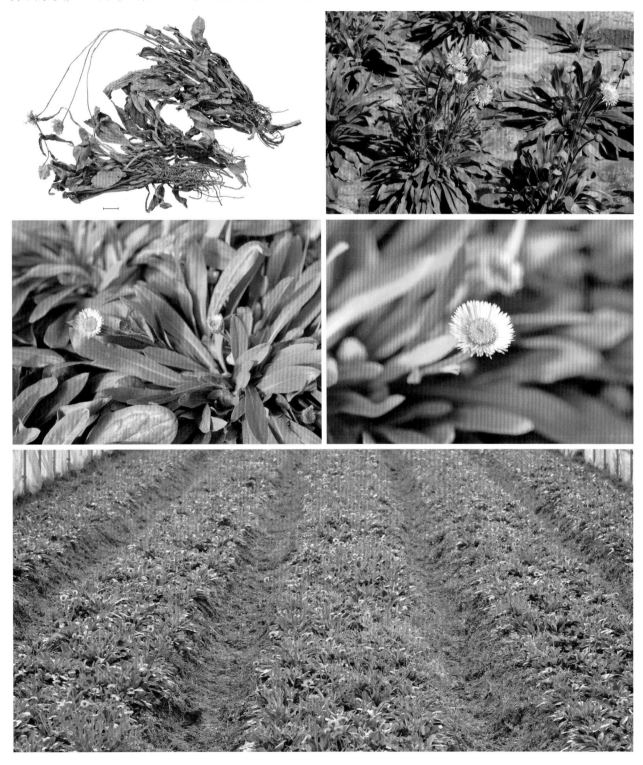

204 安息香 Benzoinum

　　本品为安息香科植物白花树 *Styrax tonkinensis* (Pierre) Craib ex Hart. 的树脂。树干经自然损伤或于夏、秋二季割裂树干，收集流出的树脂，阴干。具有开窍醒神、行气活血、止痛的功能。

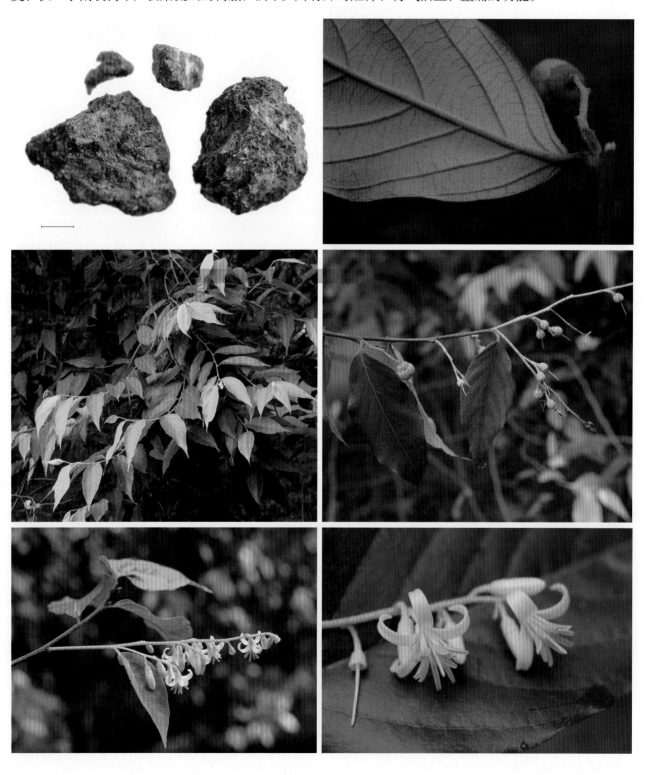

205 防己　Stephaniae Tetrandrae Radix

本品为防己科植物粉防己 *Stephania tetrandra* S. Moore 的干燥根。秋季采挖，洗净，除去粗皮，晒至半干，切段，个大者再纵切，干燥。具有祛风止痛、利水消肿的功能。

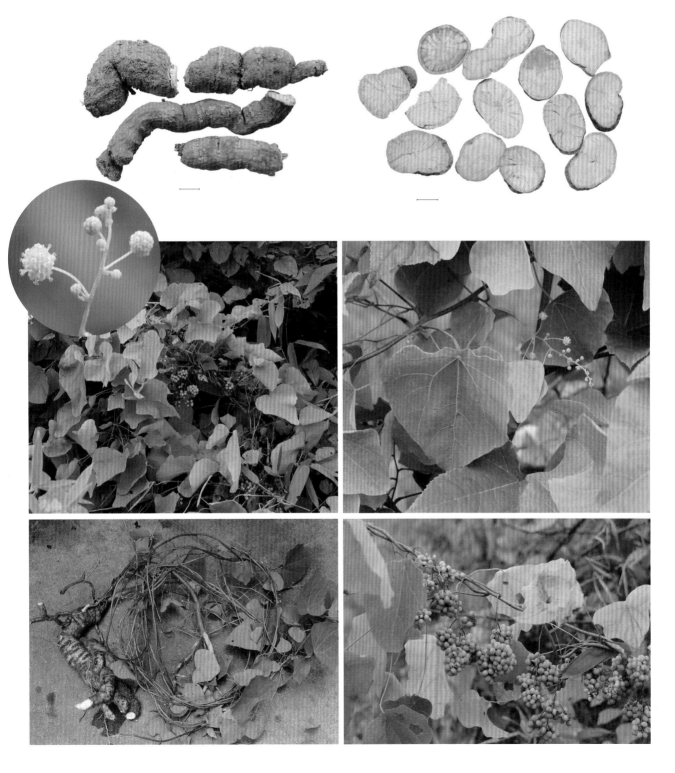

206 防风　Saposhnikoviae Radix

本品为伞形科植物防风 *Saposhnikovia divaricata* (Turcz.) Schischk. 的干燥根。春、秋二季采挖未抽花茎植株的根，除去须根及泥沙，晒干。具有祛风解表、胜湿止痛、止痉的功能。

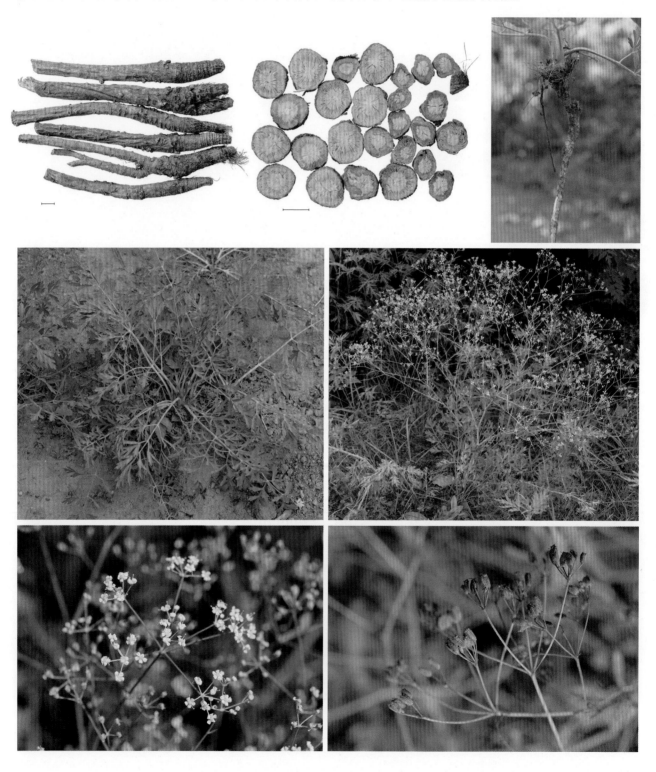

207 红大戟 Knoxiae Radix

本品为茜草科植物红大戟 *Knoxia valerianoides* Thorel et Pitard 的干燥块根。秋、冬二季采挖，除去须根，洗净，置沸水中略烫，干燥。具有泻水逐饮、消肿散结的功能。

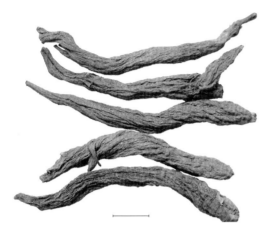
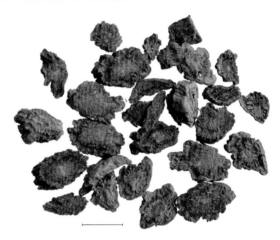

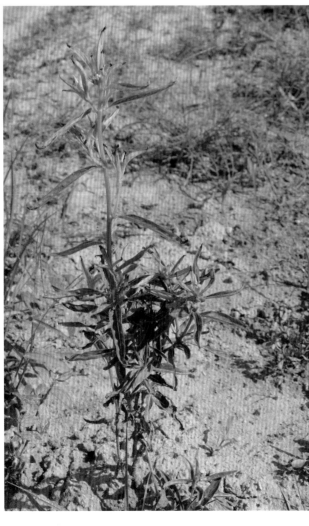
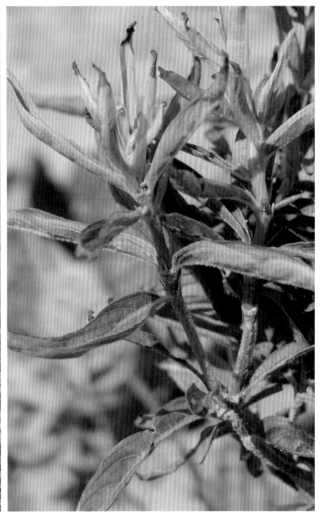

208 红花 Carthami Flos

本品为菊科植物红花 *Carthamus tinctorius* L. 的干燥花。夏季花由黄色变红色时采摘，阴干或晒干。具有活血通经、散瘀止痛的功能。

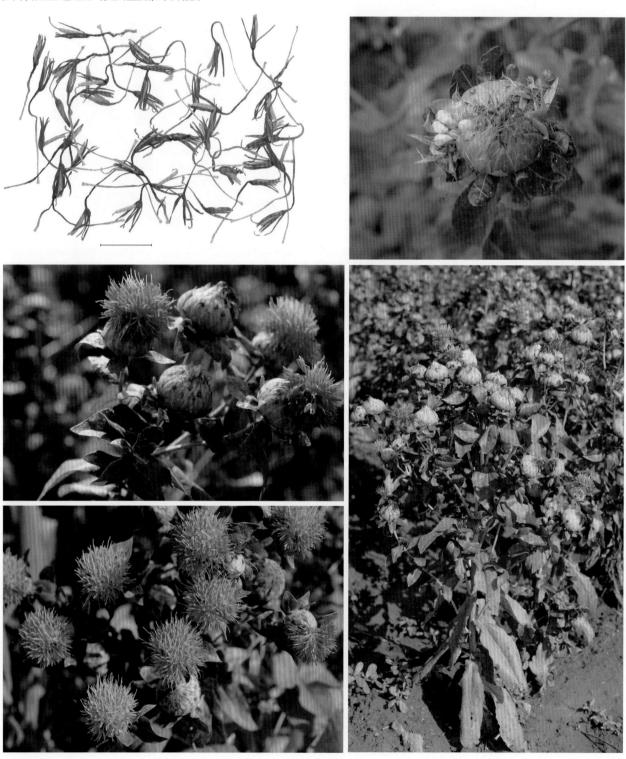

209 红花龙胆 Gentianae Rhodanthae Herb

本品为龙胆科植物红花龙胆 *Gentiana rhodantha* Franch. 的干燥全草。秋、冬二季采挖，除去泥沙，晒干。具有清热除湿、解毒、止咳的功能。

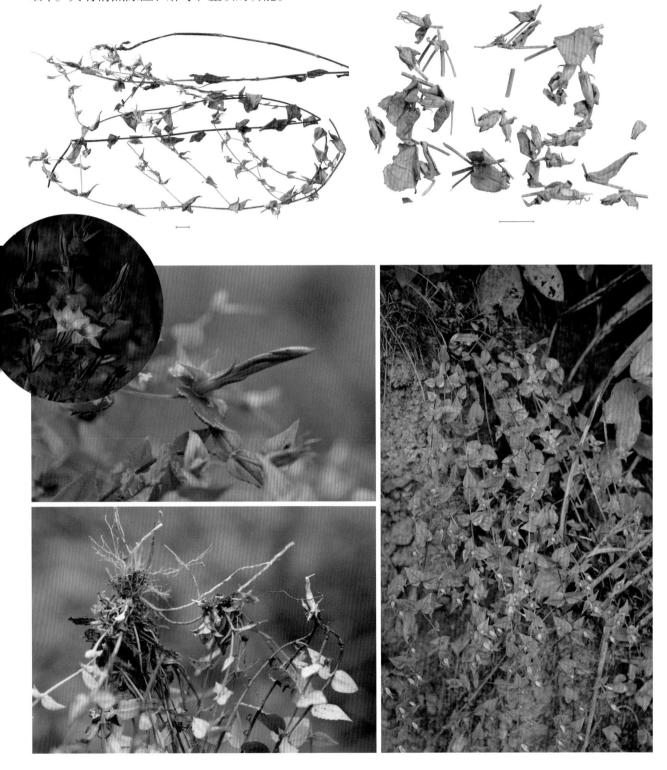

210 红芪 Hedysari Radix

本品为豆科植物多序岩黄芪 *Hedysarum polybotrys* Hand.-Mazz. 的干燥根。春、秋二季采挖，除去须根和根头，晒干。具有补气升阳、固表止汗、利水消肿、生津养血、行滞通痹、托毒排脓、敛疮生肌的功能。

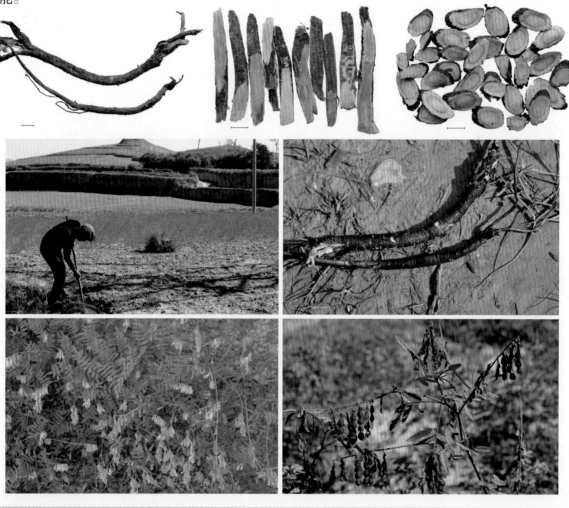

211 炙红芪 Hedysari Radix Praeparata Cum Melle

本品为红芪的炮制加工品。具有补气升阳的功能。

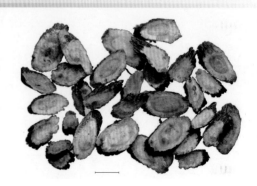

212 红豆蔻 **Galangae Fructus**

本品为姜科植物大高良姜*Alpinia galanga* Willd. 的干燥成熟果实。秋季果实变红时采收, 除去杂质, 阴干。具有散寒燥湿、醒脾消食的功能。

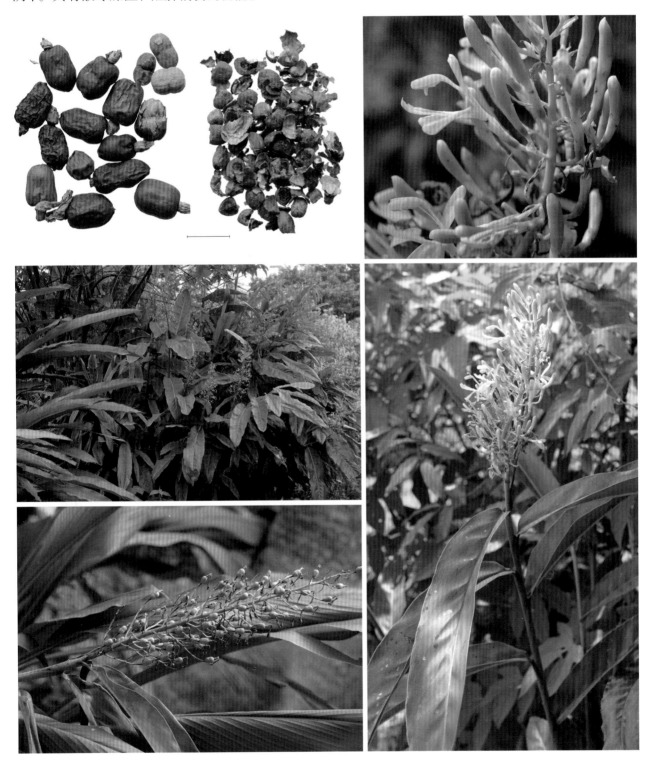

213 红参 Ginseng Radix et Rhizoma Rubra

本品为五加科植物人参 *Panax ginseng* C. A. Mey. 的栽培品经蒸制后的干燥根及根茎。秋季采挖，洗净，蒸制后，干燥。具有大补元气、复脉固脱、益气摄血的功能。

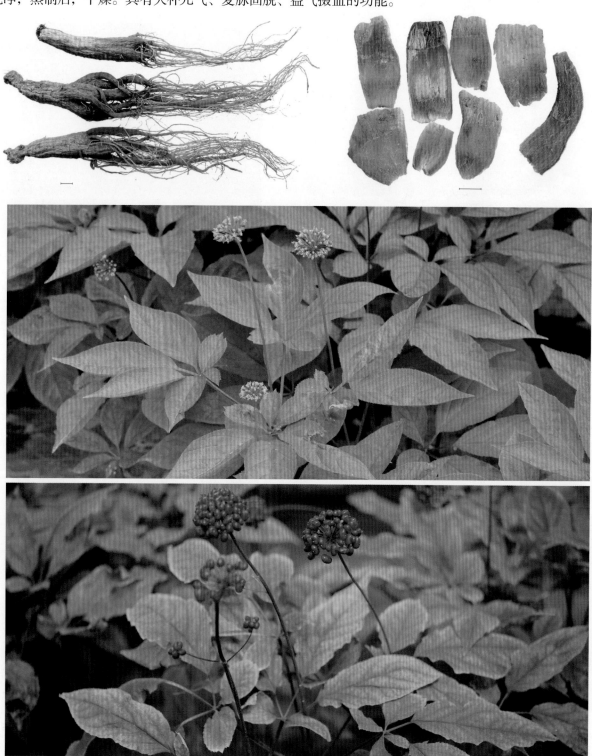

214 红景天　Rhodiolae Crenulatae Radix et Rhizoma

　　本品为景天科植物大花红景天 *Rhodiola crenulata* (Hook. f. et Thoms.) H. Ohba 的干燥根及根茎。秋季花茎凋枯后采挖，除去粗皮，洗净，晒干。具有益气活血、通脉平喘的功能。

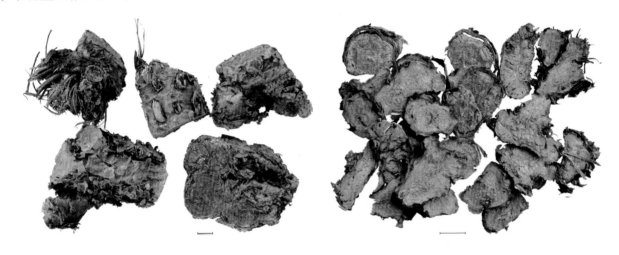

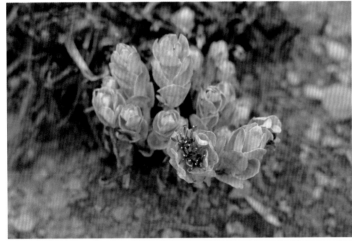

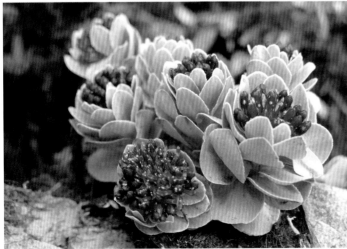

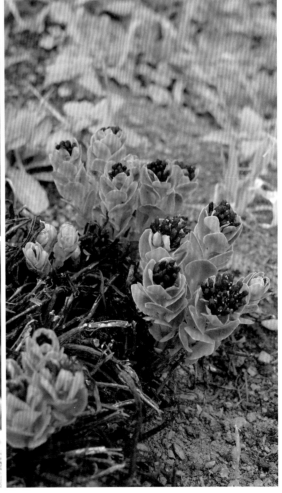

215 麦冬 **Ophiopogonis Radix**

本品为百合科植物麦冬 *Ophiopogon japonicus* (L.f.) Ker-Gawl. 的干燥块根。夏季采挖，洗净，反复暴晒、堆置，至七八成干，除去须根，干燥。具有养阴生津、润肺清心的功能。

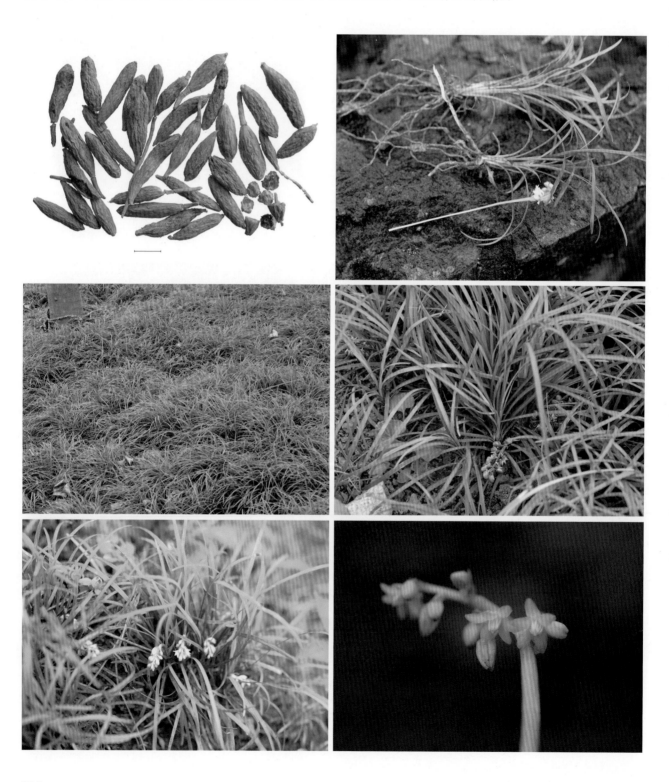

216 麦芽 Hordei Fructus Germinatus

　　本品为禾本科植物大麦 *Hordeum vulgare* L. 的成熟果实经发芽干燥的炮制规范加工品。将麦粒用水浸泡后，保持适宜温度、湿度，待幼芽长至约5mm时，晒干或低温干燥。麦芽具有行气消食、健脾开胃、回乳消胀的功能；炒麦芽具有行气消食、回乳的功能；焦麦芽具有消食化滞的功能。

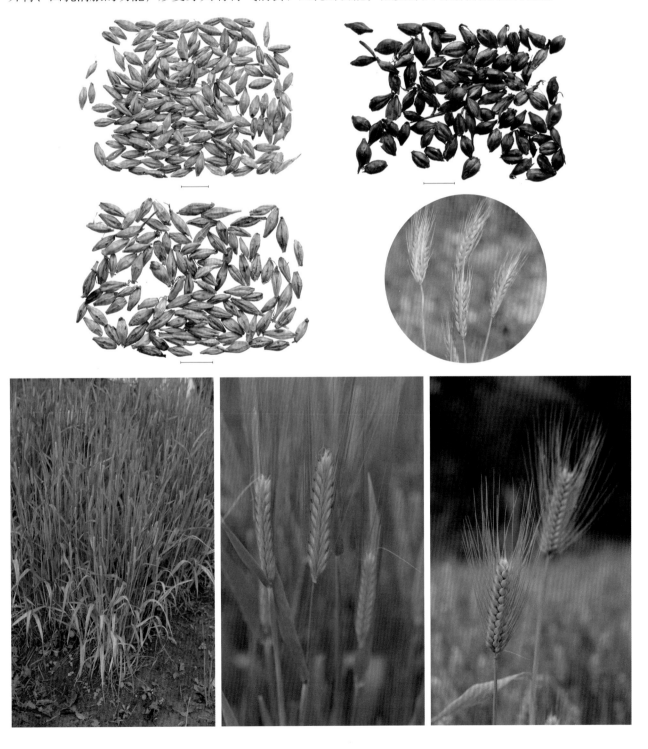

217 远志　Polygalae Radix

本品为远志科植物远志 *Polygala tenuifolia* Willd. 或卵叶远志 *Polygala sibirica* L. 的干燥根。春、秋二季采挖，除去须根和泥沙，晒干或抽取木心晒干。具有安神益智、交通心肾、祛痰、消肿的功能。

1. 远志 *Polygala tenuifolia* Willd.，本种的叶片线形或线状披针形。

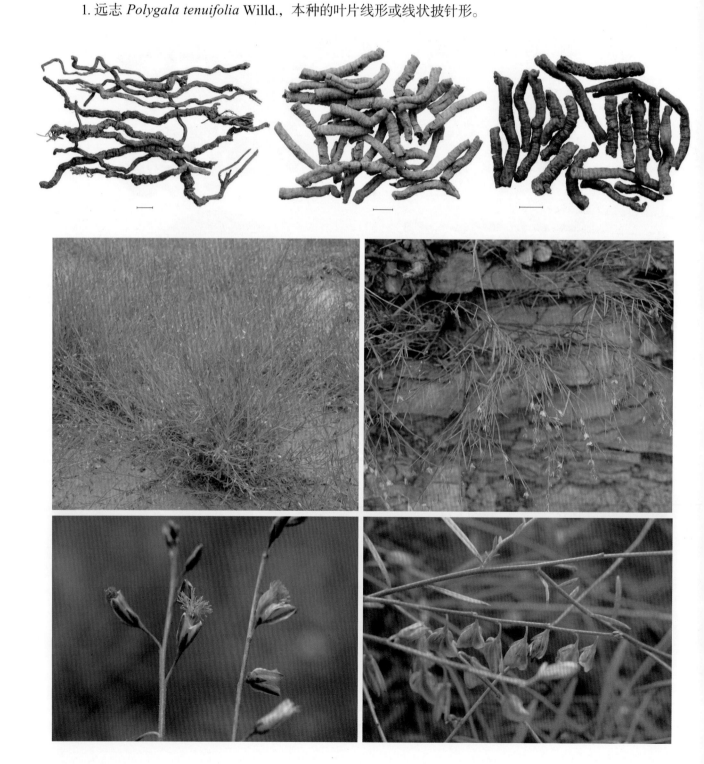

2. 卵叶远志 *Polygala sibirica* L.，与远志区别为本种的叶片披针状卵圆形、椭圆形或线状披针形。

218 赤小豆 Vignae Semen

本品为豆科（蝶形花科）植物赤小豆 *Vigna umbellata* Ohwi et Ohashi 或赤豆 *Vigna angularis* Ohwi et Ohashi 的干燥成熟种子。秋季果实成熟而未开裂时拔取全株，晒干，打下种子，除去杂质，再晒干。具有利水消肿、解毒排脓的功能。

1. 赤小豆 *Vigna umbellata* Ohwi et Ohashi，本种的茎直立或上部为缠绕状；种子长椭圆形，种脐凹陷。

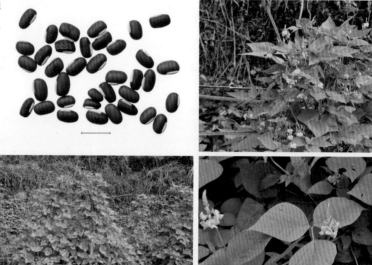

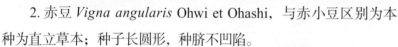

2. 赤豆 *Vigna angularis* Ohwi et Ohashi，与赤小豆区别为本种为直立草本；种子长圆形，种脐不凹陷。

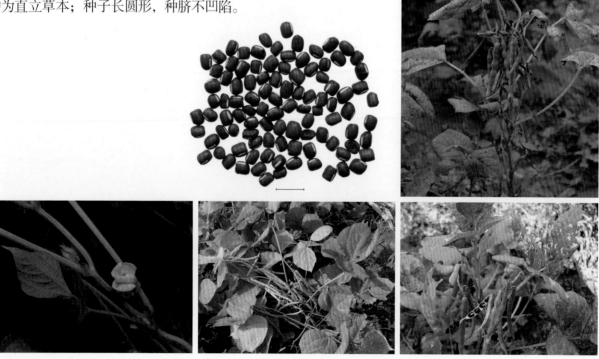

219 赤芍 Paeoniae Radix Rubra

本品为毛茛科（芍药科）植物芍药 *Paeonia lactiflora* Pall. 或川赤芍 *Paeonia veitchii* Lynch 的干燥根。春、秋二季采挖，除去根茎、须根及泥沙，晒干。具有清热凉血、散瘀止痛的功能。

1. 芍药 *Paeonia lactiflora* Pall.，本种的小叶不分裂。

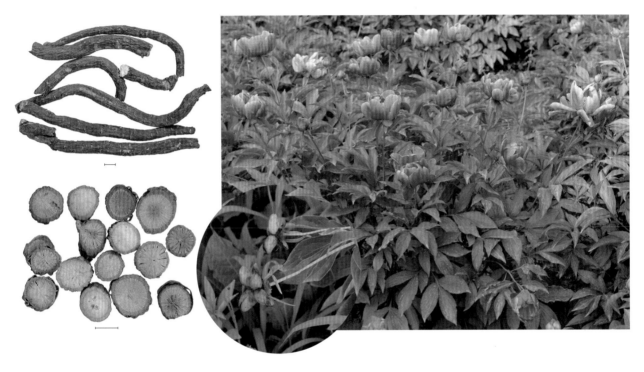

2. 川赤芍 *Paeonia veitchii* Lynch，与芍药区别为本种的小叶分裂。

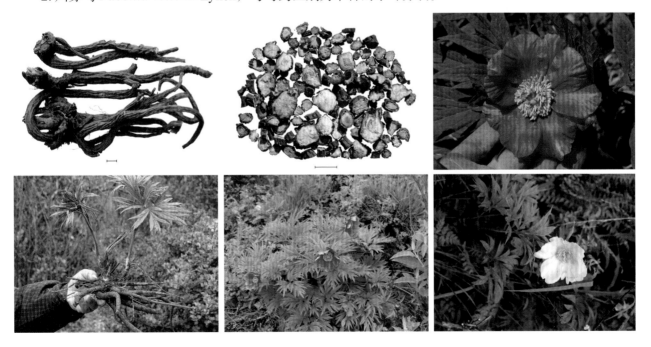

220 芫花　Genkwa Flos

　　本品为瑞香科植物芫花 *Daphne genkwa* Sieb. et Zucc. 的干燥花蕾。春季花未开放时采收,除去杂质,干燥。具有泻水逐饮、外用杀虫疗疮的功能。

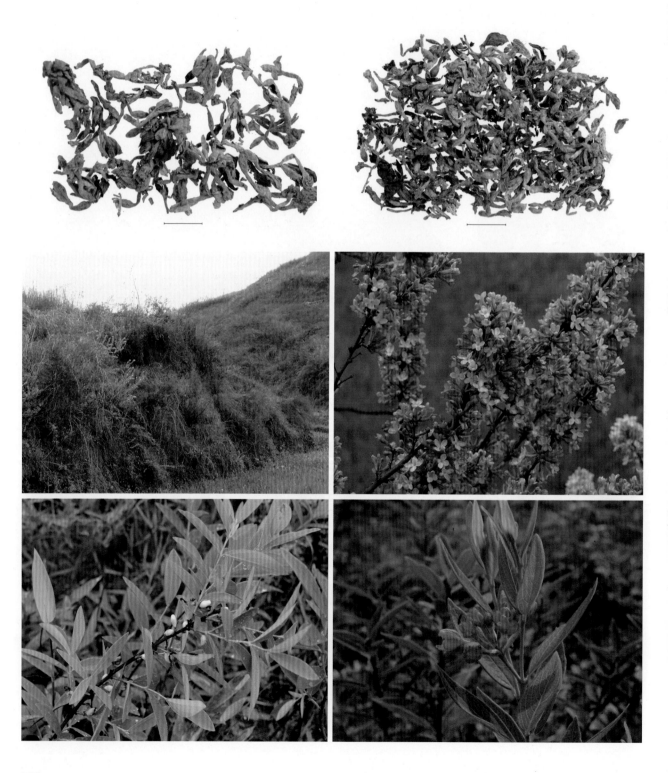

221 花椒 Zanthoxyli Pericarpium

　　本品为芸香科植物青椒 *Zanthoxylum schinifolium* Sieb. et Zucc. 或花椒 *Zanthoxylum bungeanum* Maxim. 的干燥成熟果皮。秋季采收成熟果实，晒干，除去种子及杂质。具有温中止痛、杀虫止痒的功能。

　　1.青椒 *Zanthoxylum schinifolium* Sieb. et Zucc.，本种的小叶 15 ~ 21 枚；花被片 2 轮；蓇葖果红棕色，干后变草绿色至暗绿色，腺点小。

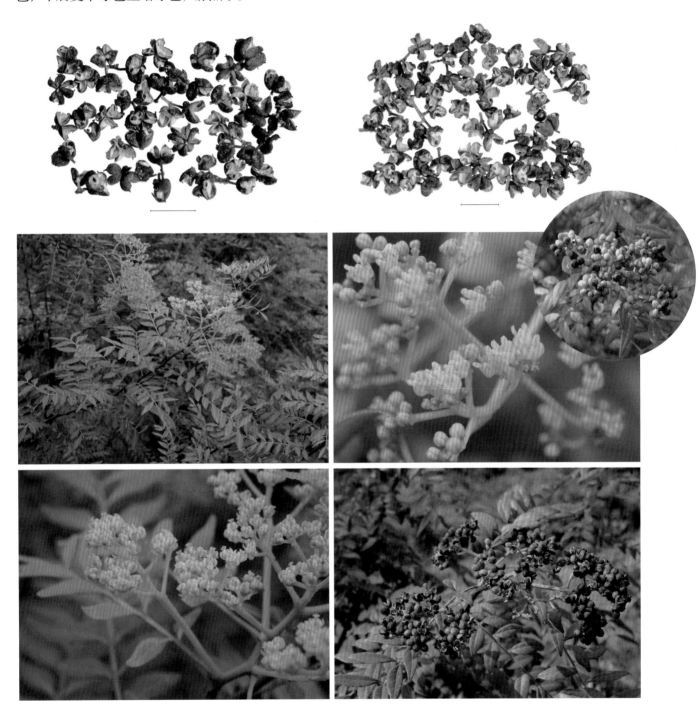

2. 花椒 *Zanthoxylum bungeanum* Maxim.，与青椒区别为本种的小叶 5 ~ 9 枚；花被片 4 ~ 8 枚，1 轮；蓇葖果，球形，红色或紫红色，有瘤状突起的腺体。

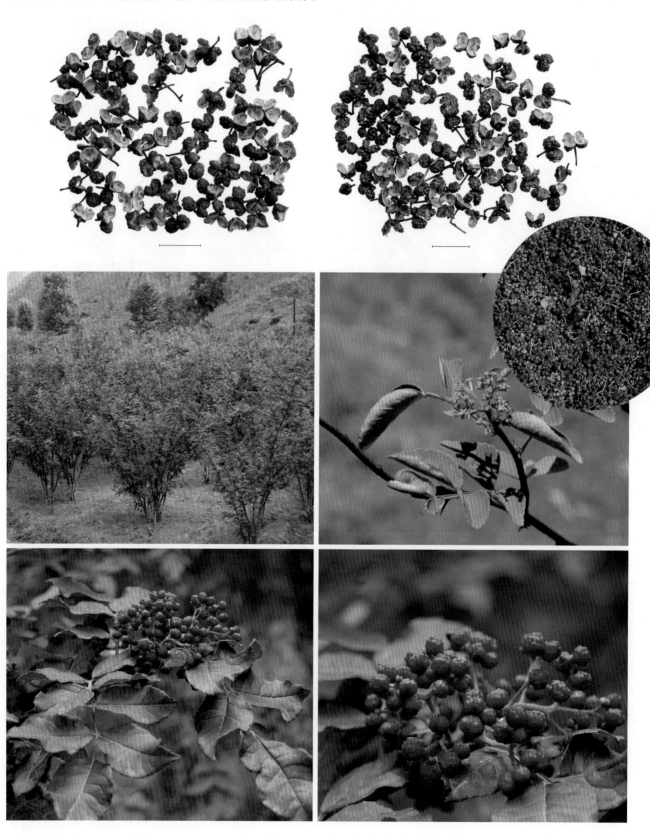

222 芥子 **Sinapis Semen**

本品为十字花科植物白芥 *Sinapis alba* L. 或芥 *Brassica juncea* (L.) Czern. et Coss. 的干燥成熟种子。前者习称"白芥子"，后者习称"黄芥子"。夏末秋初果实成熟时采割植株，晒干，打下种子，除去杂质。具有温肺豁痰利气、散结通络止痛的功能。

1. 白芥 *Sinapis alba* L.，本种的长角果广条形，长2~3 cm，密被粗白毛，先端有喙。

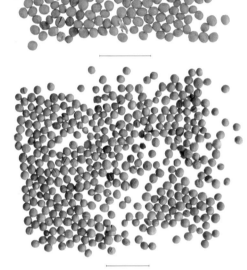

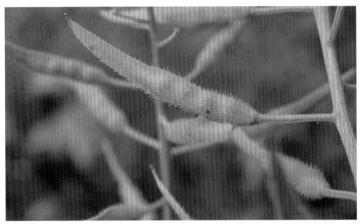

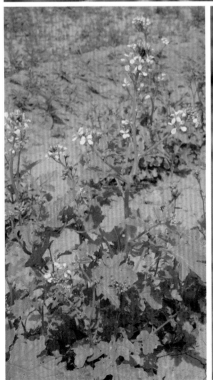

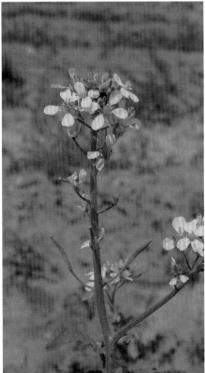

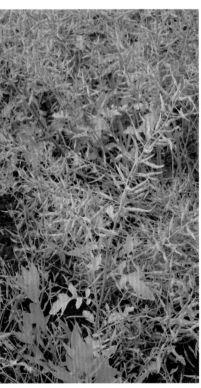

2. 芥 *Brassica juncea* (L.) Czern. et Coss.，与白芥区别为本种的长角果线形，长（2～）3～5（～6）cm，末端锥形，不被粗白毛。

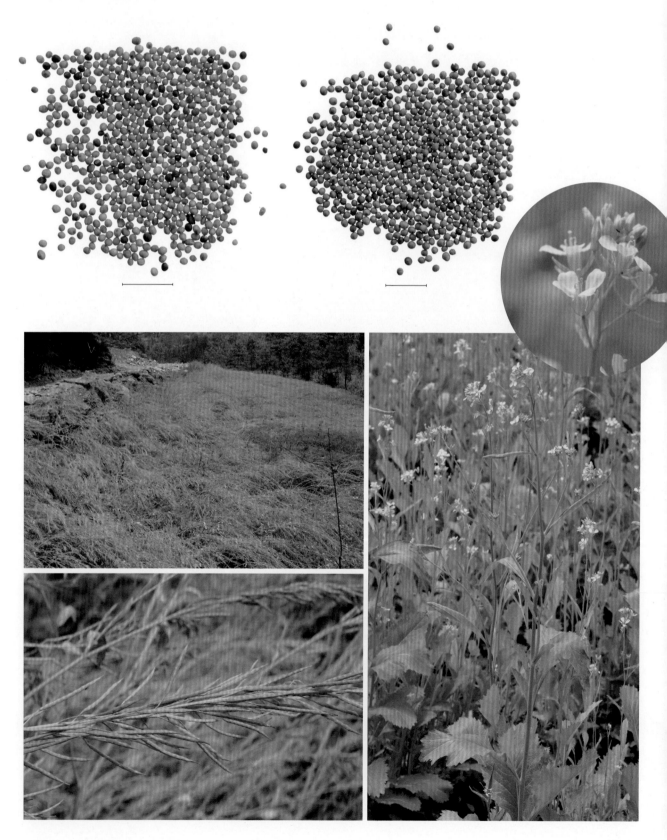

223 苍术 Atractylodis Rhizoma

本品为菊科植物茅苍术 *Atractylodes lancea* (Thunb.) DC. 或北苍术 *Atractylodes chinensis* (DC.) Koidz. 的干燥根茎。春、秋二季采挖, 除去泥沙, 晒干, 撞去须根。具有燥湿健脾、祛风散寒、明目的功能。

1. 茅苍术 *Atractylodes lancea* (Thunb.) DC.

2. 北苍术 *Atractylodes chinensis* (DC.) Koidz.,《中国植物志》及 Flora of China 等记载本种为茅苍术 *Atractylodes lancea* (Thunb.) DC. 的异名。

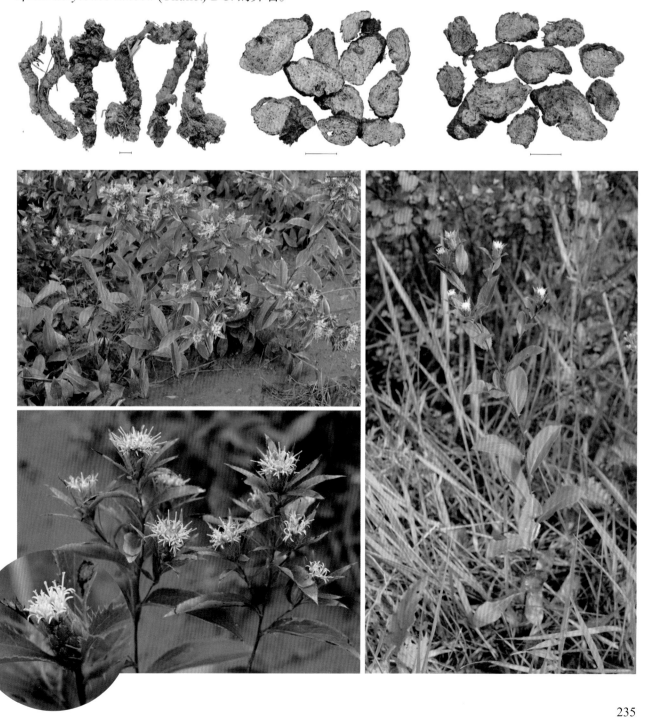

224 苍耳子　Xanthii Fructus

　　本品为菊科植物苍耳 *Xanthium sibiricum* Patr. 的干燥成熟带总苞的果实。秋季果实成熟时采收，干燥，除去梗、叶等杂质。具有散风寒、通鼻窍、祛风湿的功能。

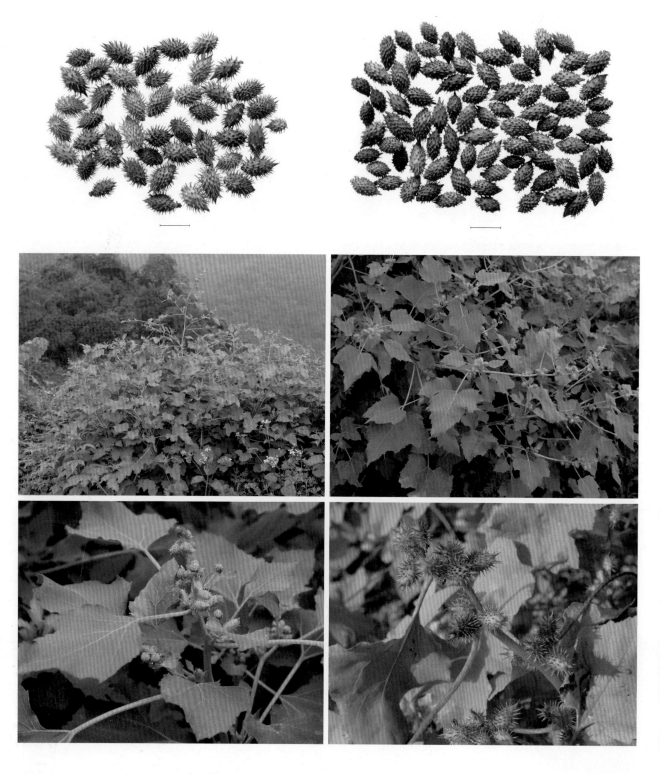

225 芡实 Euryales Semen

本品为睡莲科植物芡 *Euryale ferox* Salisb. 的干燥成熟种仁。秋末冬初采收成熟果实，除去果皮，取出种子，洗净，再除去硬壳 (外种皮)，晒干。具有益肾固精、补脾止泻、除湿止带的功能。

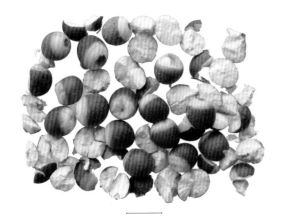
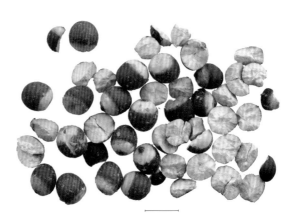

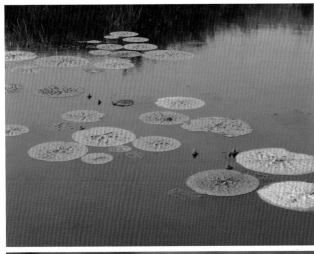
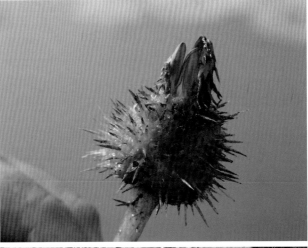

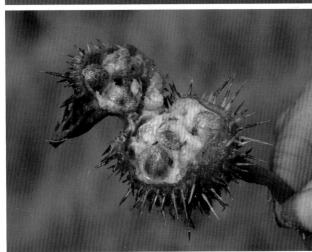
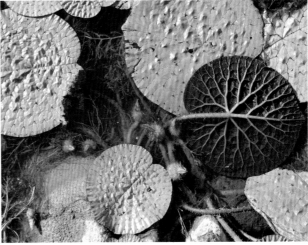

226 芦荟 Aloe

本品为百合科植物库拉索芦荟 *Aloe barbadensis* Miller、好望角芦荟 *Aloe ferox* Miller 或其他同属近缘植物叶的汁液浓缩干燥物。前者习称"老芦荟"，后者习称"新芦荟"。全年可采。自基部割取叶片，收集流出的液汁于容器中，蒸发浓缩至适当的浓度，任其逐渐冷却凝固。具有泻下通便、清肝泻火、杀虫疗疳的功能。

1. 库拉索芦荟 *Aloe barbadensis* Miller，本种的叶两面无刺，边缘疏生齿状刺。

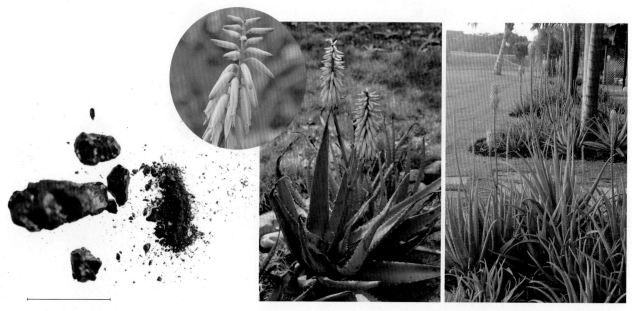

2. 好望角芦荟 *Aloe ferox* Miller，与库拉索芦荟区别为本种的植株高大，叶两面具刺。

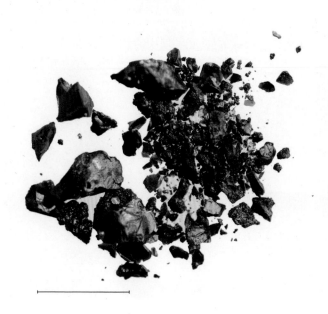

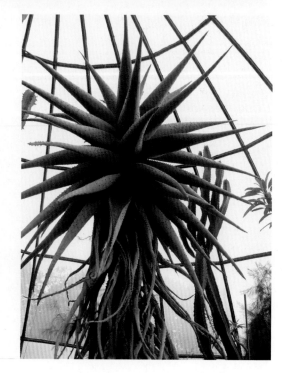

227 芦根　Phragmitis Rhizoma

本品为禾本科植物芦苇 *Phragmites communis* Trin. 的新鲜或干燥根茎。全年均可采挖，除去芽、须根及膜状叶，鲜用或晒干。具有清热泻火、生津止渴、除烦、止呕、利尿的功能。

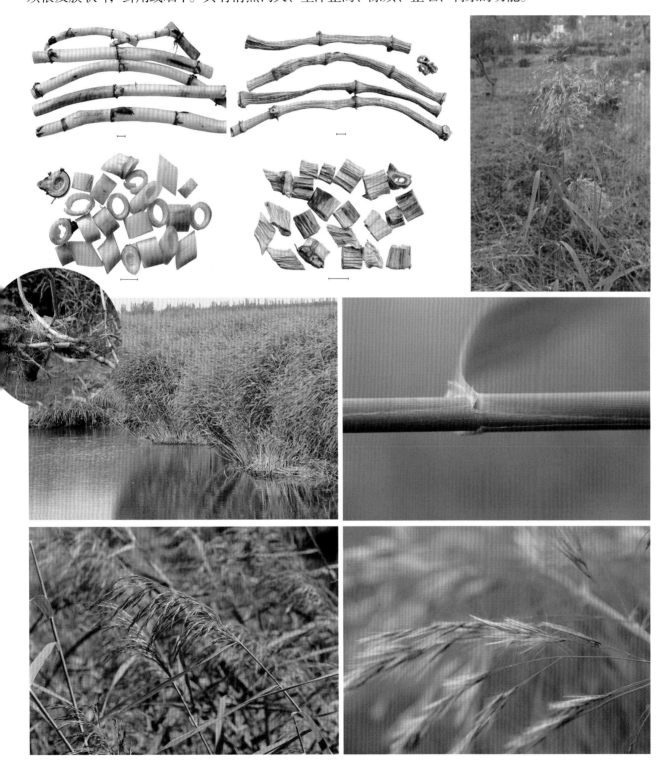

228 苏木 Sappan Lignum

本品为豆科（云实科）植物苏木 *Caesalpinia sappan* L. 的干燥心材。多于秋季采伐，除去白色边材，干燥。具有活血祛瘀、消肿止痛的功能。

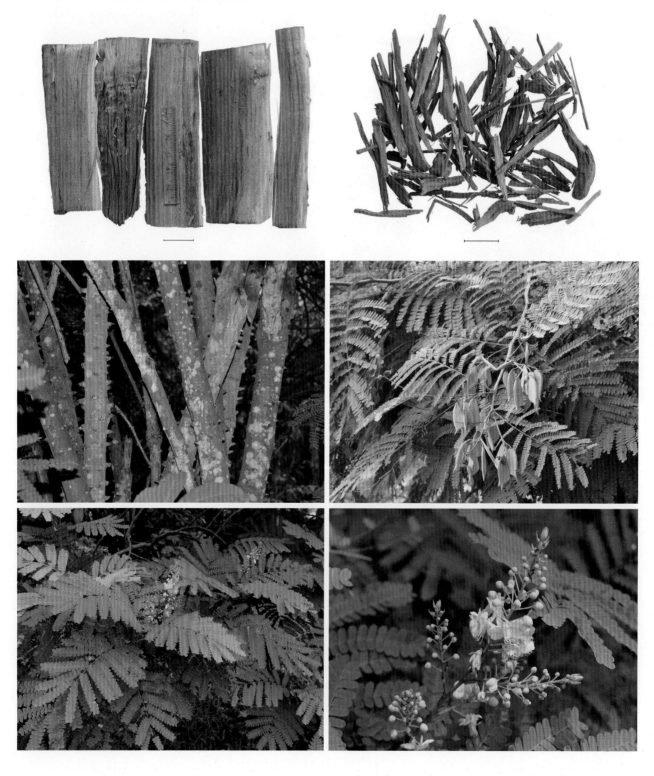

229 苏合香　Styrax

　　本品为金缕梅科植物苏合香树 *Liquidambar orientalis* Mill. 的树干渗出的香树脂经加工精制而成。初夏将树皮割裂，深达木部，使分泌香脂，浸润皮部。至秋季剥下树皮，榨取香脂；残渣加水煮后再榨，除去杂质和水分，即为苏合香的初制品。如再将此种初制品溶解于乙醇中，过滤，蒸去乙醇，则成精制苏合香。宜置明凉处，以防止走失香气。具有开窍、辟秽、止痛的功能。

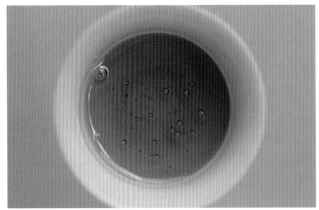
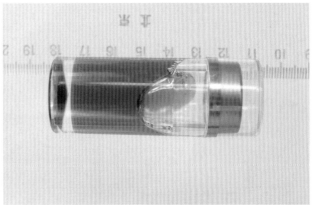
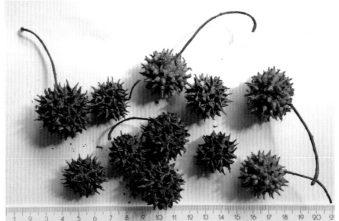
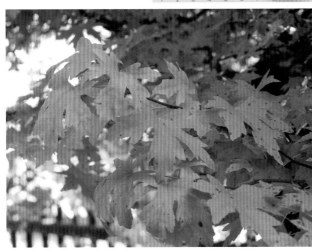
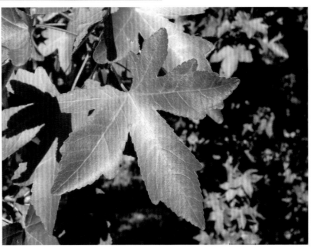

230 杜仲　Eucommiae Cortex

本品为杜仲科植物杜仲 *Eucommia ulmoides* Oliv. 的干燥树皮。4～6月剥取，刮去粗皮，堆置"发汗"至内皮呈紫褐色，晒干。具有补肝肾、强筋骨、安胎的功能。

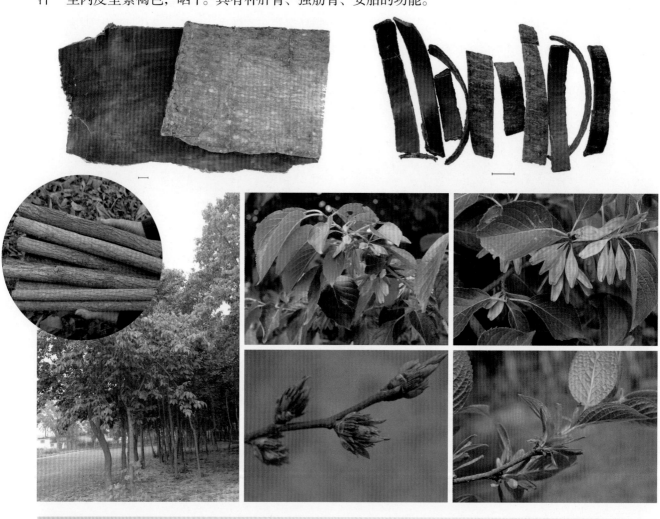

231 杜仲叶　Eucommiae Folium

本品为杜仲科植物杜仲 *Eucommia ulmoides* Oliv. 的干燥叶。夏、秋二季枝叶茂盛时采收，晒干或低温烘干。具有补肝肾、强筋骨的功能。

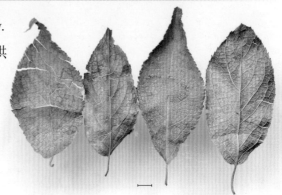

232 杠板归　Polygoni Perfoliati Herba

　　本品为蓼科植物杠板归 *Polygonum perfoliatum* Linn. 的干燥地上部分。夏季开花时采割，晒干。具有清热解毒、利水消肿、止咳的功能。

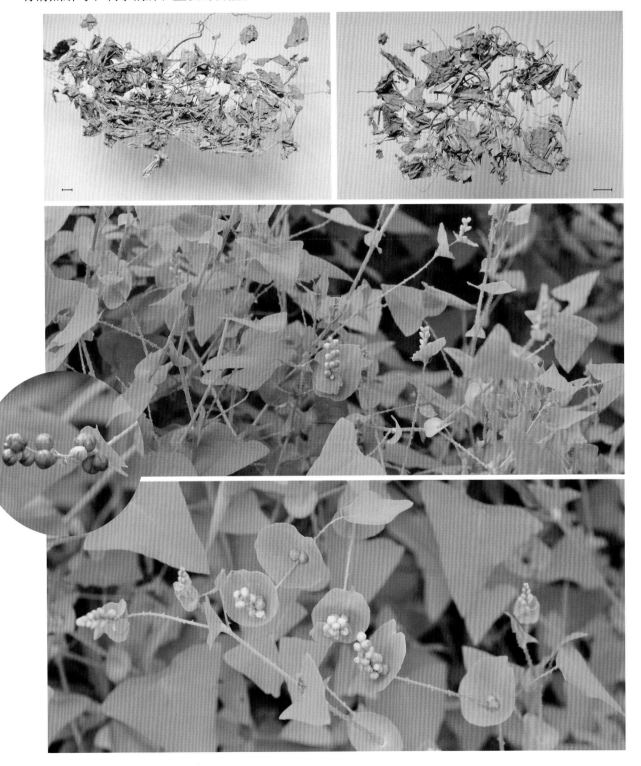

233 巫山淫羊藿　Epimedii Wushanensis Folium

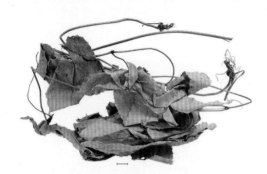

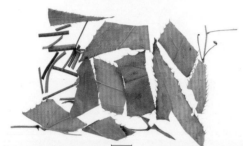

本品为小檗科植物巫山淫羊藿 *Epimedium wushanense* T. S. Ying 的干燥叶。夏、秋二季茎叶茂盛时采收，除去杂质，晒干或阴干。具有补肾阳、强筋骨、祛风湿的功能。

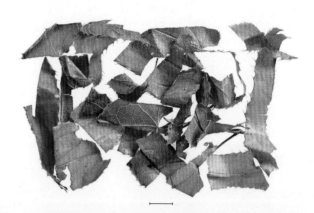

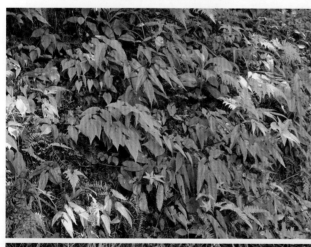

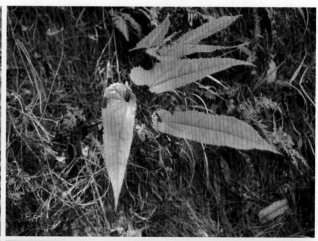

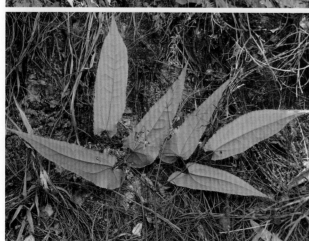

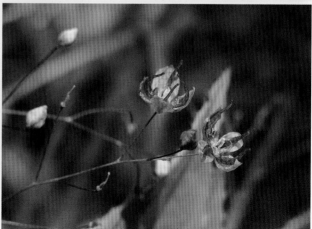

234 豆蔻 Amomi Fructus Rotundus

本品为姜科植物白豆蔻 *Amomum kravanh* Pierre ex Gagnep. 或爪哇白豆蔻 *Amomum compactum* Soland ex Maton 的干燥成熟果实。按产地不同分为"原豆蔻"和"印尼白蔻"。多于 7～8 月间果实即将黄熟但未开裂时采集果穗，去净残留的花被和果柄后晒干。具有化湿行气、温中止呕、开胃消食的功能。

1. 白豆蔻 *Amomum kravanh* Pierre ex Gagnep.，本种的花序长 7～14cm，茎长 3～4.5 cm；苞片长 2～3 cm，宽 1～1.8 cm。

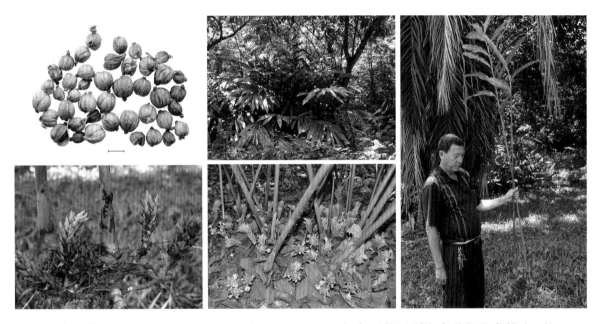

2. 爪哇白豆蔻 *Amomum compactum* Soland ex Maton，与白豆蔻区别为本种的花序较小，长 3～7 cm，茎长 2.5～4.5 cm；苞片较小，长 1.8～2.5 cm，宽 0.8～1.6 cm。

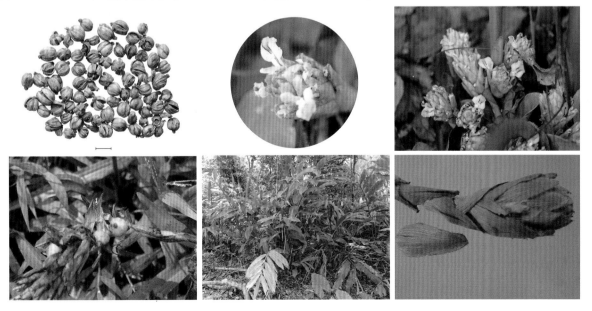

235 两头尖 Anemones Raddeanae Rhizoma

本品为毛茛科植物多被银莲花 *Anemone raddeana* Regel 的干燥根茎。夏季采挖，除去须根，洗净，干燥。具有祛风湿、消痈肿的功能。

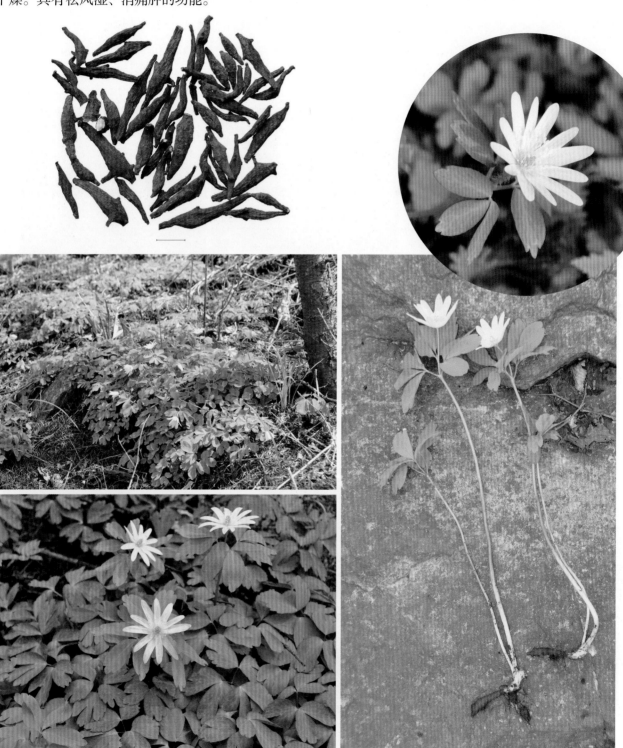

236 两面针 Zanthoxyli Radix

本品为芸香科植物两面针 *Zanthoxylum nitidum* (Roxb.) DC. 的干燥根。全年均可采挖，洗净，切片或段，晒干。具有活血化瘀、行气止痛、祛风通络、解毒消肿的功能。

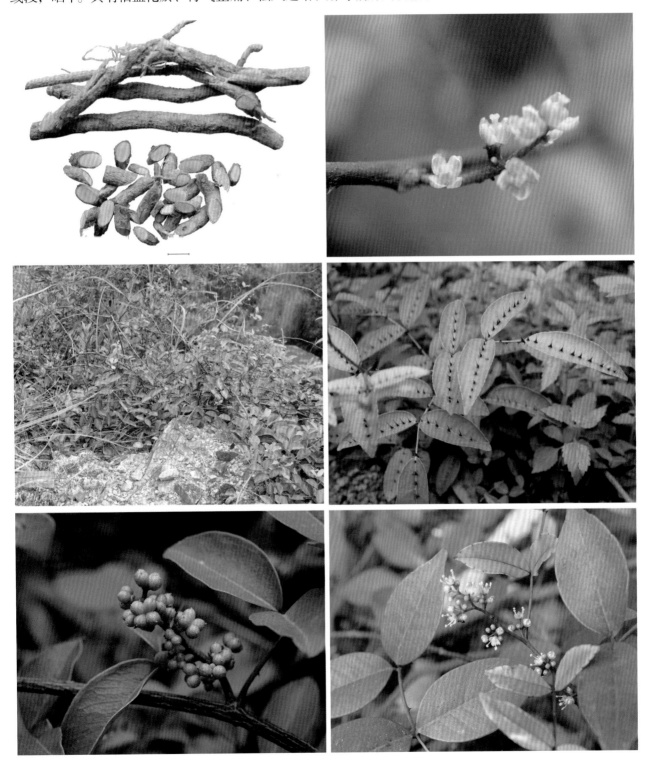

237 连钱草 Glechomae Herba

本品为唇形科植物活血丹 *Glechoma longituba* (Nakai) Kupr. 的干燥地上部分。春季至秋季采收，除去杂质，晒干。具有利湿通淋、清热解毒、散瘀消肿的功能。

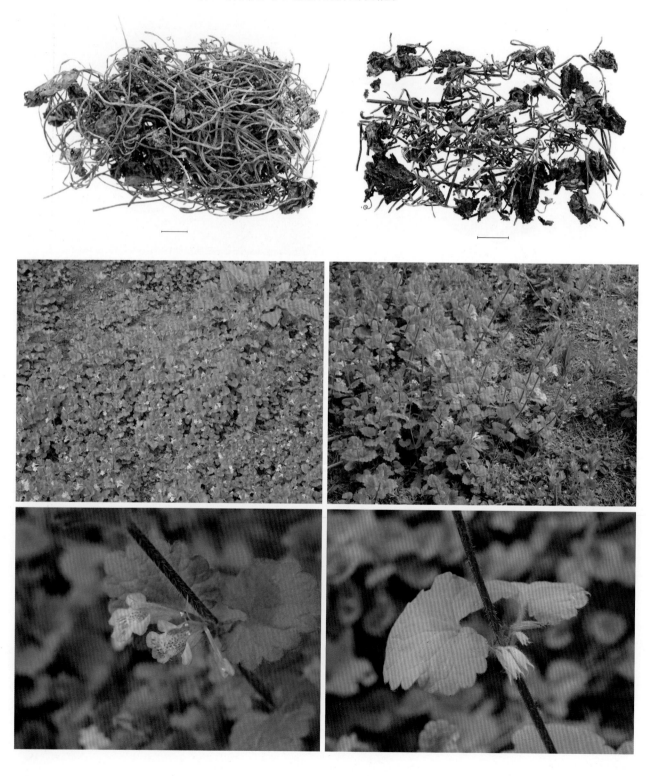

238 连翘 Forsythiae Fructus

本品为木犀科植物连翘 *Forsythia suspense* (Thunb.) Vahl 的干燥果实。秋季果实初熟尚带绿色时采收，除去杂质，蒸熟，晒干，习称"青翘"；果实熟透时采收，除去杂质，晒干，习称"老翘"。具有清热解毒、消肿散结、疏散风热的功能。

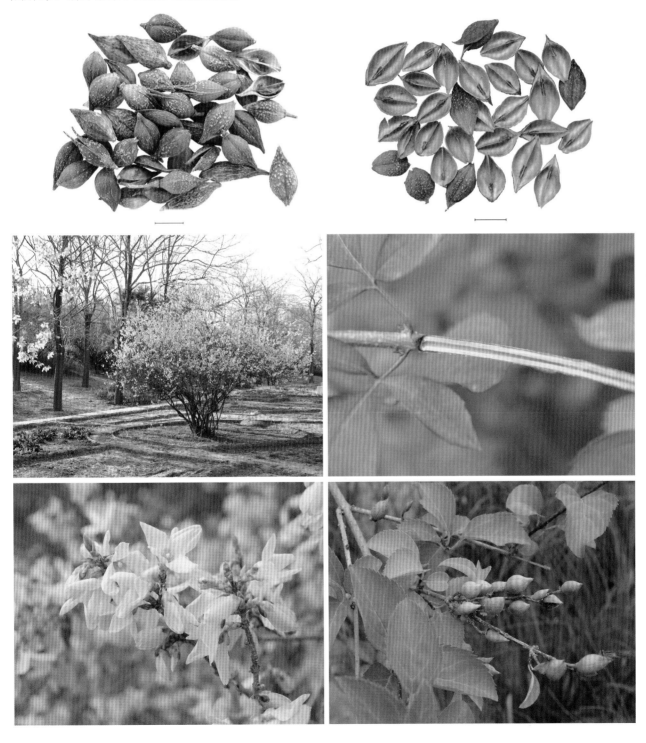

239 吴茱萸　Euodiae Fructus

本品为芸香科植物吴茱萸 *Euodia rutaecarpa* (Juss.) Benth.、石虎 *Euodia rutaecarpa* (Juss.) Benth. var. *officinalis* (Dode) Huang 或疏毛吴茱萸 *Euodia rutaecarpa* (Juss.) Benth. var. *bodinieri* (Dode) Huang 的干燥近成熟果实。8～11月果实尚未开裂时，剪下果枝，晒干或低温干燥，除去枝、叶、果梗等杂质。具有散寒止痛、降逆止呕、助阳止泻的功能。

1. 吴茱萸 *Euodia rutaecarpa* (Juss.) Benth.

Flora of China 记载的学名为 *Tetradium ruticarpum* (A. Jussieu) T. G. Hartley.

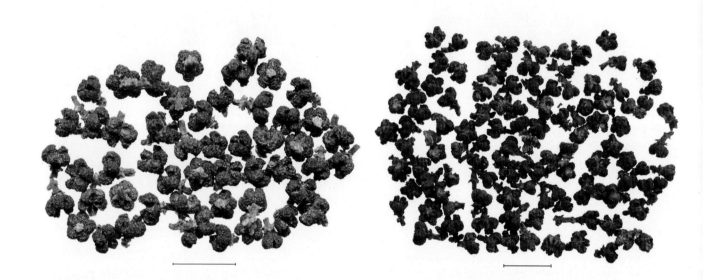

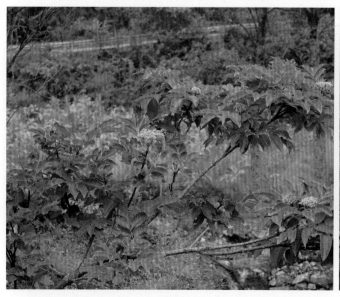
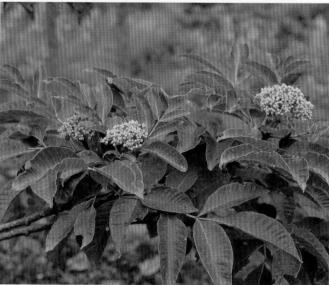

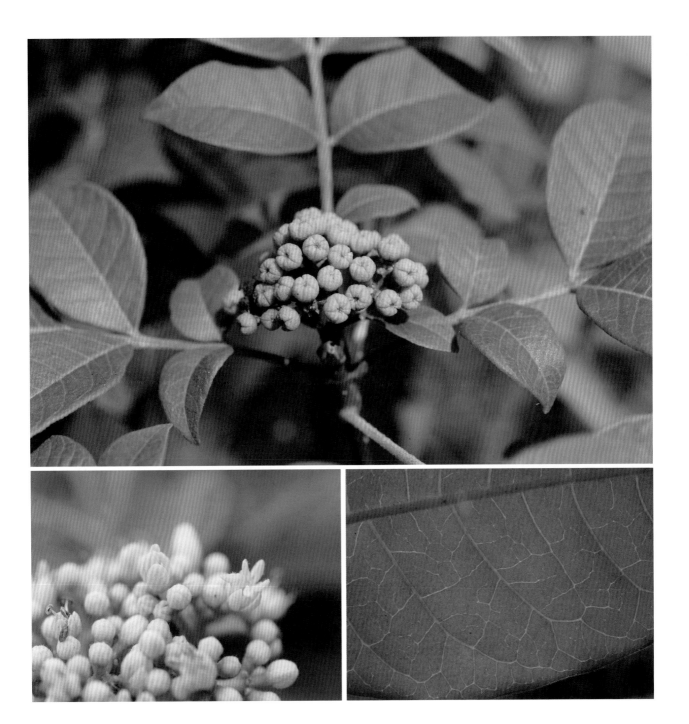

2. 石虎 *Euodia rutaecarpa* (Juss.) Benth. var. *officinalis* (Dode) Huang

Flora of China 记载的学名为 *Tetradium ruticarpum* (A. Jussieu) T. G. Hartley., 即本种与吴茱萸 *Euodia rutaecarpa* (Juss.) Benth. 为同一物种。

3. 疏毛吴茱萸 *Euodia rutaecarpa* (Juss.) Benth. var. *bodinieri* (Dode) Huang

Flora of China 记载的学名为 *Tetradium ruticarpum* (A. Jussieu) T. G. Hartley., 即本种与吴茱萸 *Euodia rutaecarpa* (Juss.) Benth. 为同一物种。

240 牡丹皮　Moutan Cortex

　　本品为毛茛科（芍药科）植物牡丹 *Paeonia suffruticosa* Andr. 的干燥根皮。秋季采挖根部，除去细根和泥沙，剥取根皮，晒干或刮去粗皮，除去木心，晒干。前者习称"连丹皮"，后者习称"刮丹皮"。具有清热凉血、活血化瘀的功能。

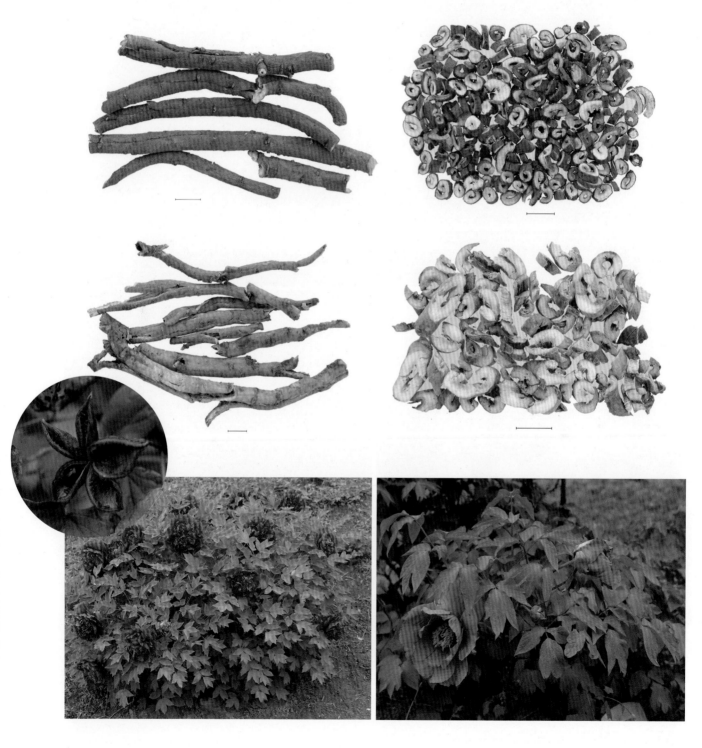

241 牡荆叶　Viticis Negundo Folium

本品为马鞭草科植物牡荆 *Vitex negundo* L.var. *cannabifolia* (Sieb.et Zucc.) Hand.-Mazz. 的新鲜叶。夏、秋二季叶茂盛时采收，除去茎枝。具有祛痰、止咳、平喘的功能。

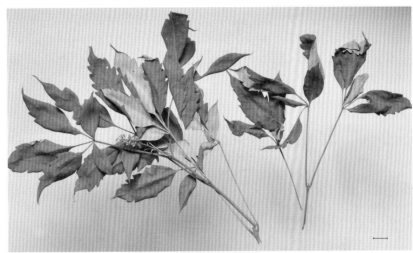

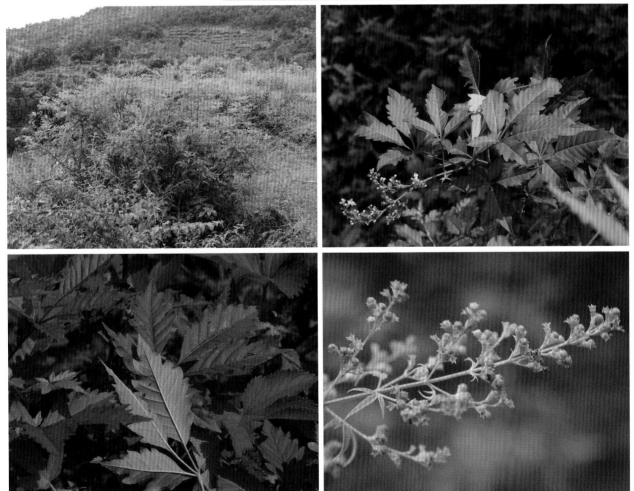

242 何首乌　Polygoni Multiflori Radix

　　本品为蓼科植物何首乌 *Polygonum multiflorum* Thunb. 的干燥块根。秋、冬二季叶枯萎时采挖，削去两端，洗净，个大的切成块，干燥。具有解毒、消痈及截疟、润肠通便的功能。

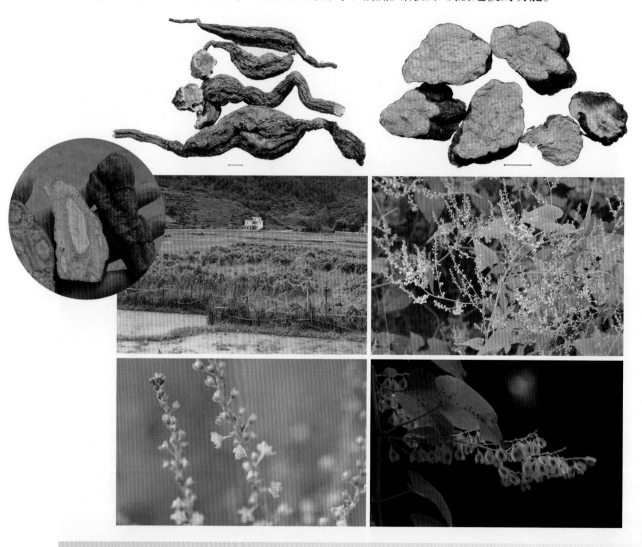

243 制何首乌　Polygoni Multiflori Radix Praeparata

　　本品为何首乌的炮制加工品。具有补肝肾、益精血、乌须发、强筋骨、化浊降脂的功能。

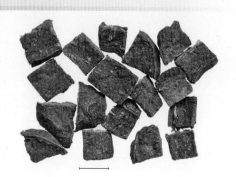

244 伸筋草 Lycopodii Herba

本品为石松科植物石松 *Lycopodium japonicum* Thunb. 的干燥全草。夏、秋二季茎叶茂盛时采收，除去杂质，晒干。具有祛风除湿、舒筋活络的功能。

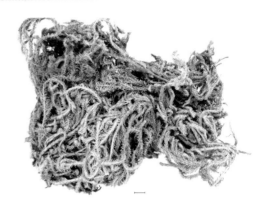

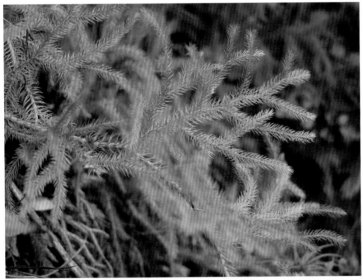

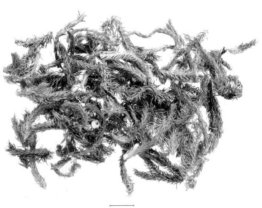

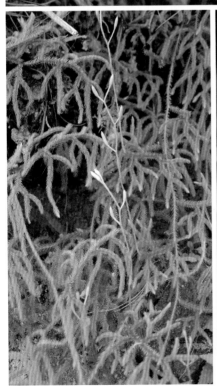

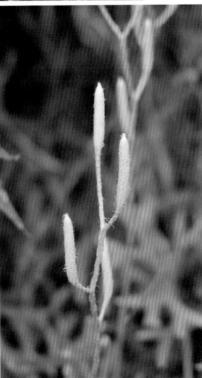

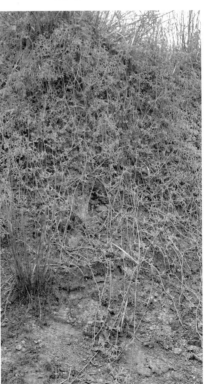

245 皂角刺 Gleditsiae Spina

本品为豆科（云实科）植物皂荚 *Gleditsia sinensis* Lam. 的干燥棘刺。全年均可采收，干燥；或趁鲜切片，干燥。具有消肿托毒、排脓、杀虫的功能。

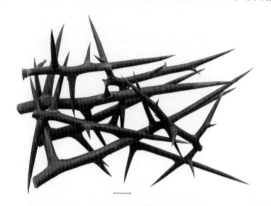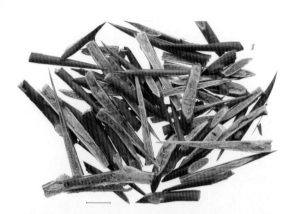

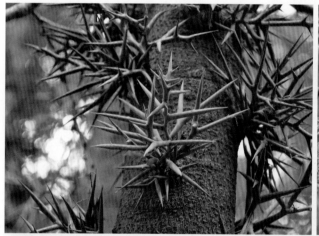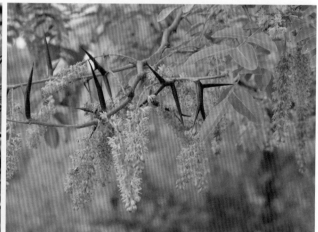

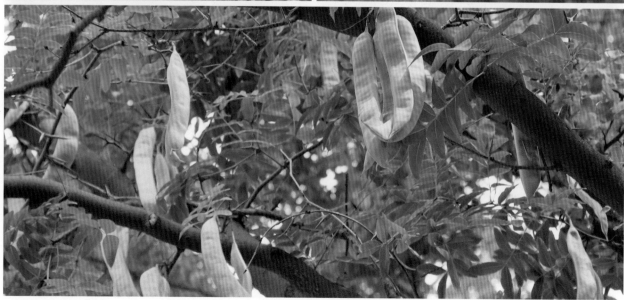

246 佛手　Citri Sarcodactylis Fructus

本品为芸香科植物佛手 *Citrus medica* L. var. *sarcodactylis* Swingle 的干燥果实。秋季果实尚未变黄或变黄时采收，纵切成薄片，晒干或低温干燥。具有疏肝理气、和胃止痛、燥湿化痰的功能。

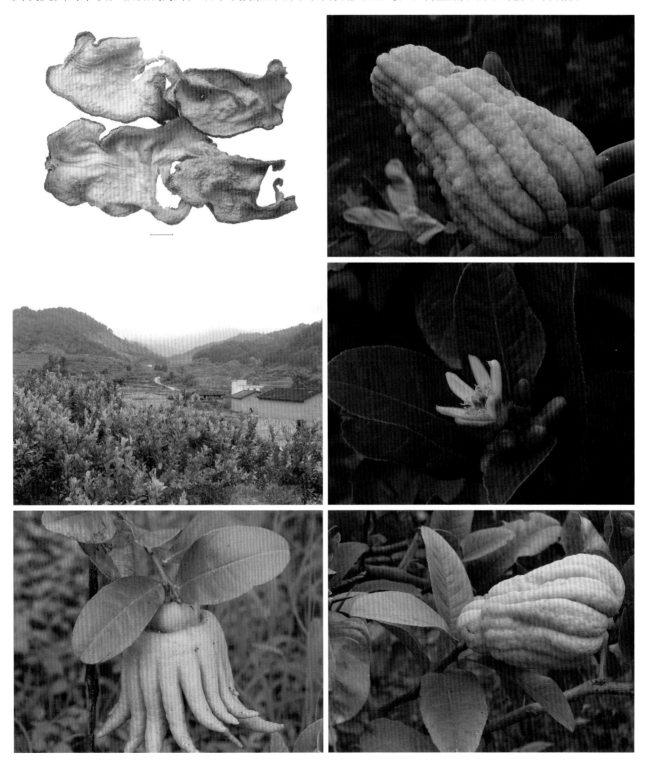

247 余甘子 Phyllanthi Fructus

　　本品系藏族习用药材。为大戟科植物余甘子 *Phyllanthus emblica* L. 的干燥成熟果实。冬季至翌年春季果实成熟时采收，除去杂质，干燥。具有清热凉血、消食健胃、生津止咳的功能。

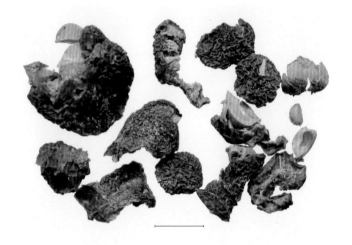

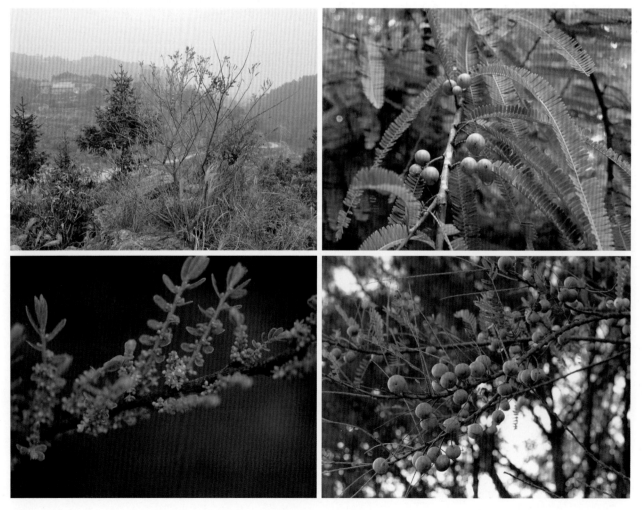

248 谷芽　Setariae Fructus Germinatus

本品为禾本科植物粟 *Setaria italica* (L.) Beauv. 的成熟果实经发芽干燥的规范炮制加工品。将粟谷用水浸泡后，保持适宜的温度、湿度，待须根长至约 6mm 时，晒干或低温干燥。具有消食和中、健脾开胃的功能。焦谷芽具有善化积滞的功能。

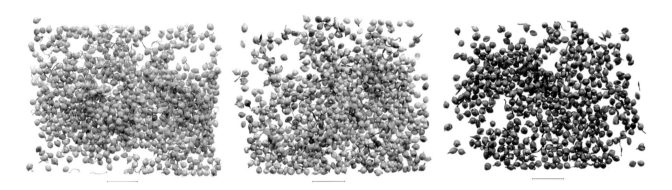

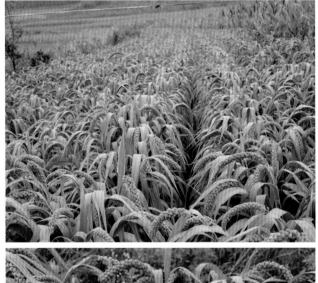

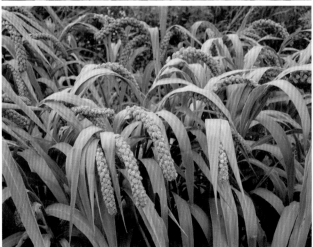

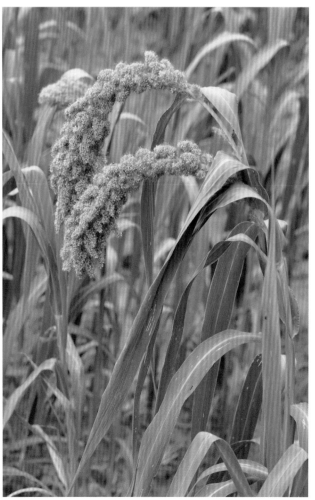

249　谷精草　Eriocauli Flos

本品为谷精草科植物谷精草 *Eriocaulon buergerianum* Koern. 的干燥带花茎的头状花序。秋季采收，将花序连同花茎拔出，晒干。具有疏散风热、明目退翳的功能。

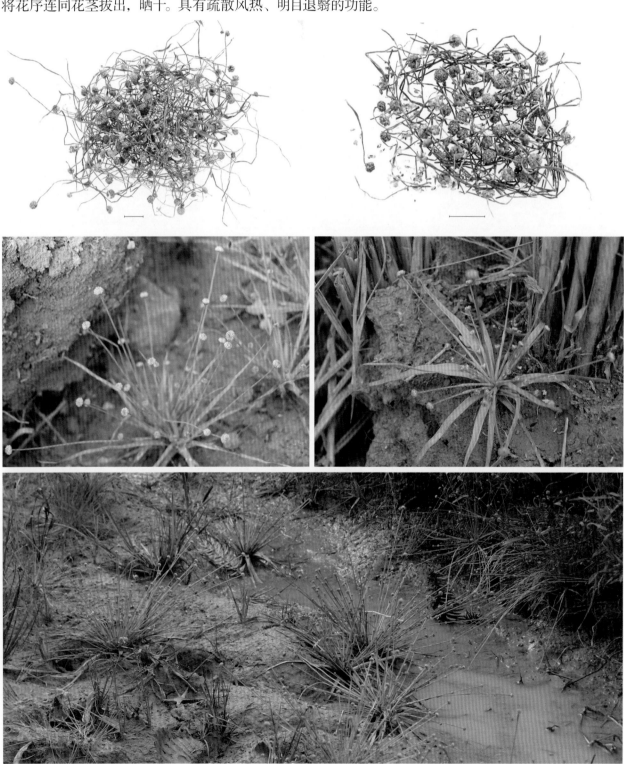

250 辛夷 Magnoliae Flos

本品为木兰科植物望春花 *Magnolia biondii* Pamp.、玉兰 *Magnolia denudata* Desr. 或武当玉兰 *Magnolia sprengeri* Pamp. 的干燥花蕾。冬末春初花未开放时采收，除去枝梗，阴干。具有散风寒、通鼻窍的功能。

1. 望春花 *Magnolia biondii* Pamp.，本种的主要特征为花被片 9～12 枚，外轮 3 枚紫红色，近狭倒卵状条形，长约 1cm，中内两轮近匙形，白色，外面基部常紫红色，长4～5cm。

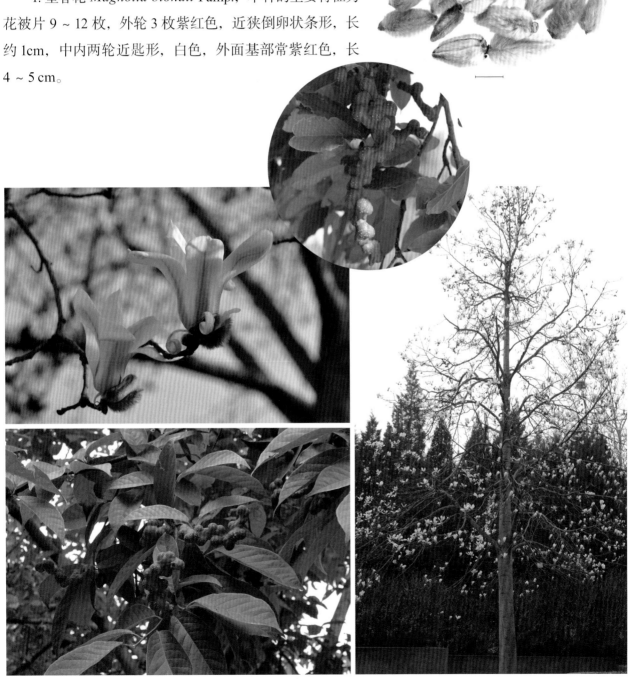

2. 玉兰 *Magnolia denudata* Desr.，本种的主要特征为花被片 9 ~ 12 枚，外轮与内轮近等长，白色。

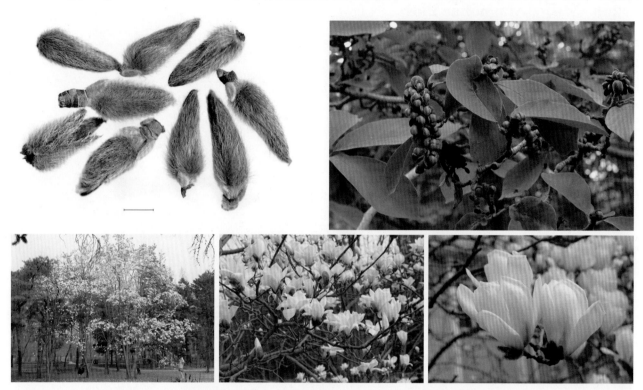

3. 武当玉兰 *Magnolia sprengeri* Pamp.，本种的主要特征为花被片 12 ~ 14 枚，外面玫瑰红色，内面较淡，有深紫色条纹。

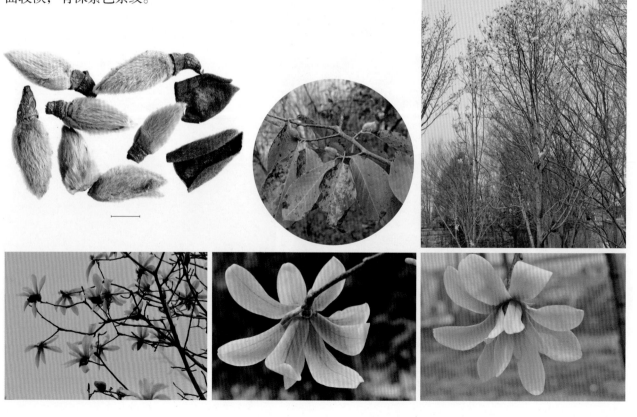

251 羌活 Notopterygii Rhizoma et Radix

本品为伞形科植物羌活 *Notopterygium incisum* Ting ex H. T. Chang 或宽叶羌活 *Notopterygium franchetii* H.de Boiss. 的干燥根茎及根。春、秋二季采挖，除去须根及泥沙，晒干。具有解表散寒、祛风除湿、止痛的功能。

1. 羌活 *Notopterygium incisum* Ting ex H. T. Chang，本种的叶片为三出三回羽状复叶，小叶 3 ~ 4 对，末回裂片边缘缺刻状浅裂至羽状深裂。

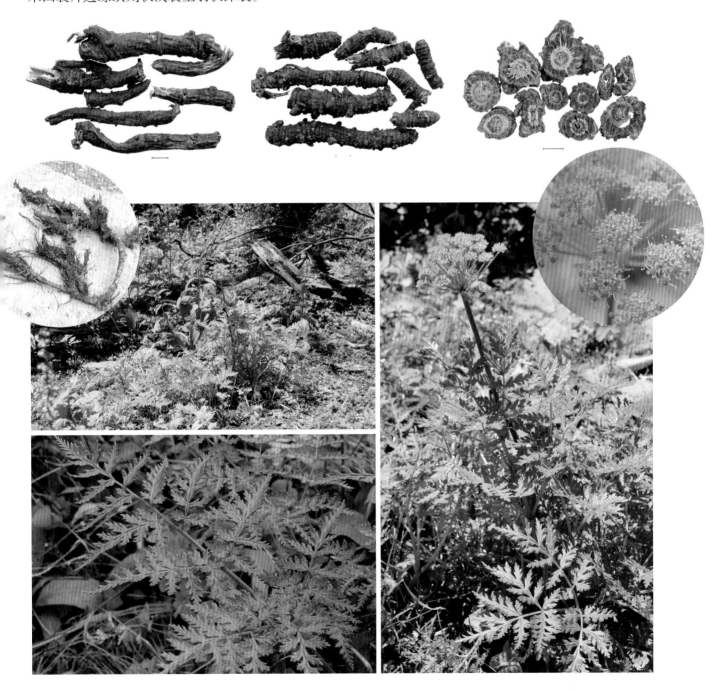

2.宽叶羌活 *Notopterygium franchetii* H.de Boiss.，与羌活区别为本种的叶片为三出二至三回羽状复叶，小裂片长圆状卵形或卵状披针形，具粗锯齿。

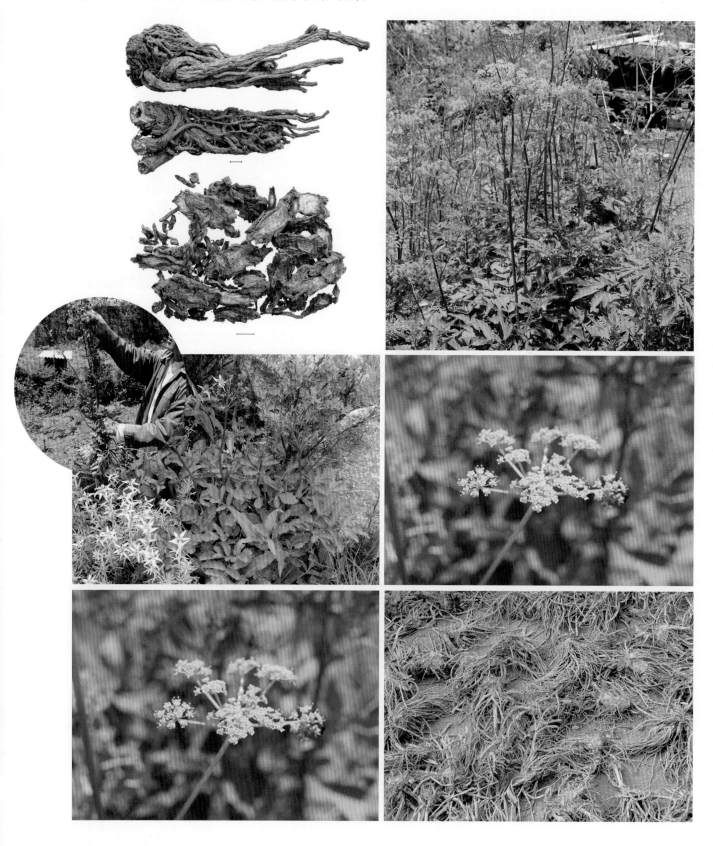

252 沙苑子　Astragali Complanati Semen

本品为豆科（蝶形花科）植物扁茎黄芪 *Astragalus complanatus* R. Br. 的干燥成熟种子。秋末冬初果实成熟尚未开裂时采割植株，晒干，打下种子，除去杂质，晒干。具有补肾助阳、固精缩尿、养肝明目的功能。

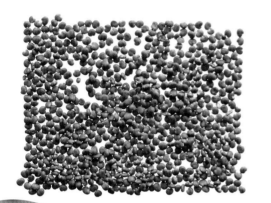
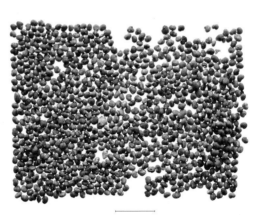
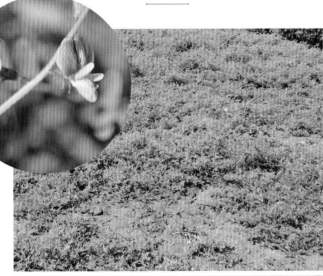
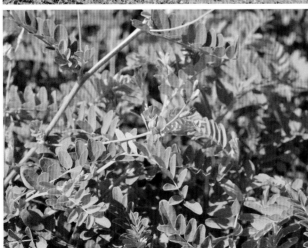
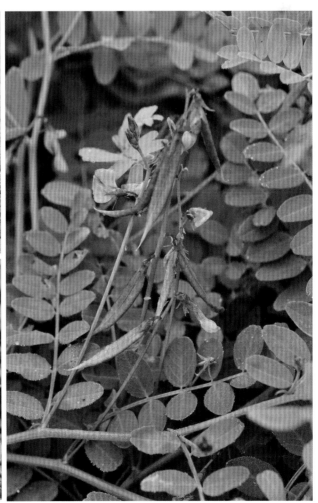

253 沙棘　Hippophae Fructus

本品系蒙古族、藏族习用药材。为胡颓子科植物沙棘 *Hippophae rhamnoides* L. 的干燥成熟果实。秋、冬二季果实成熟或冻硬时采收，除去杂质，干燥或蒸后干燥。具有健脾消食、止咳祛痰、活血散瘀的功能。

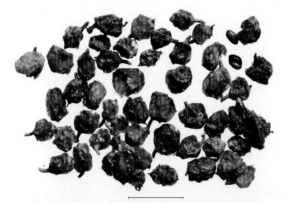

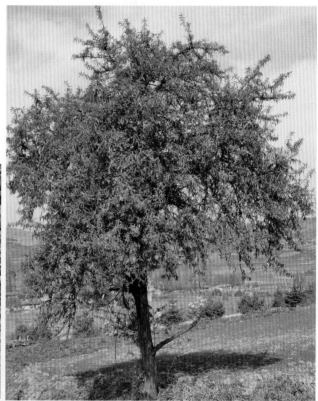

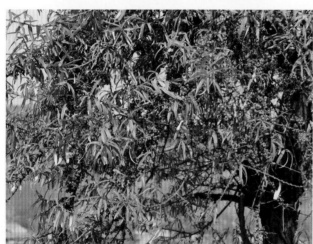

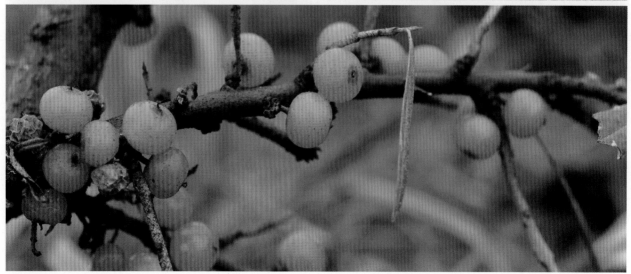

254 沉香　Aquilariae Lignum Resinatum

本品为瑞香科植物白木香 *Aquilaria sinensis* (Lout.) Gilg 含有树脂的木材。全年均可采收，割取含树脂的木材，除去不含树脂的部分，阴干。具有行气止痛、温中止呕、纳气平喘的功能。

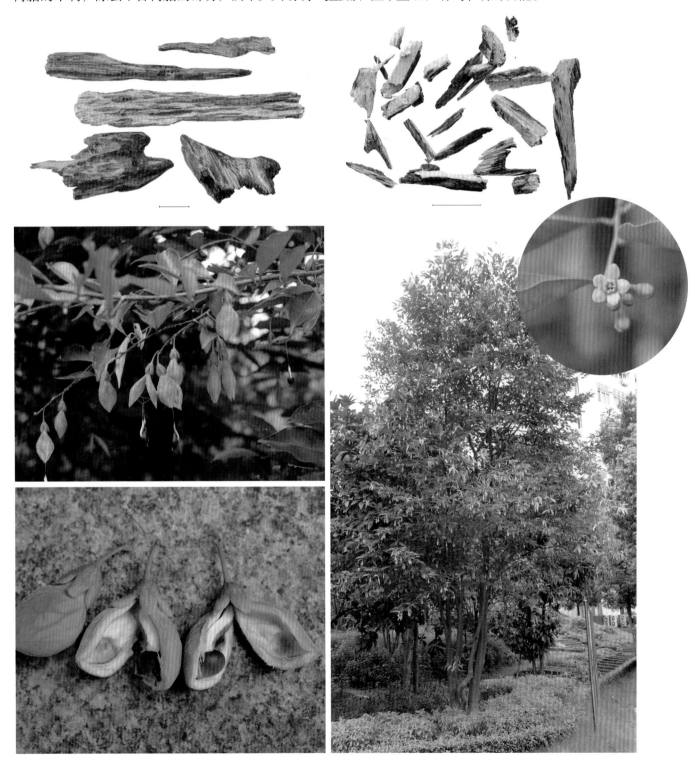

255 诃子　Chebulae Fructus

本品为使君子科植物诃子 *Terminalia chebula* Retz. 或绒毛诃子 *Terminalia chebula* Retz. var. *tomentella* Kurt. 的干燥成熟果实。秋、冬二季果实成熟时采收，除去杂质，晒干。具有涩肠止泻、敛肺止咳、降火利咽的功能。

1. 诃子 *Terminalia chebula* Retz.，本种的叶片两面近无毛或幼时下面有微毛。

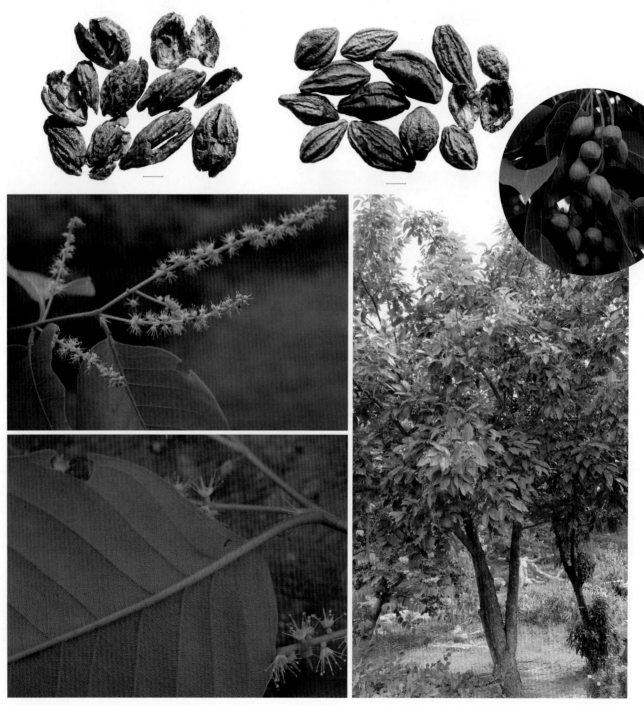

2. 绒毛诃子 *Terminalia chebula* Retz. var. *tomentella* Kurt.，与诃子区别为本种的叶片两面密被铜色平伏长柔毛或银色伏毛。

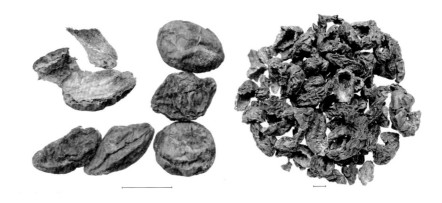

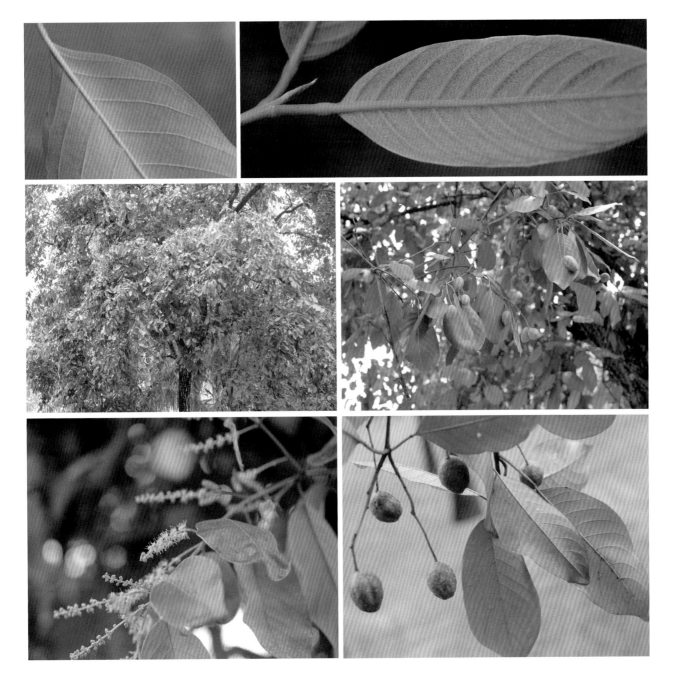

256 补骨脂 Psoraleae Fructus

　　本品为豆科（蝶形花科）植物补骨脂 *Psoralea corylifolia* L. 的干燥成熟果实。秋季果实成熟时采收果序，晒干，搓出果实，除去杂质。具有温肾助阳、纳气平喘、温脾止泻，外用消风祛斑的功能。

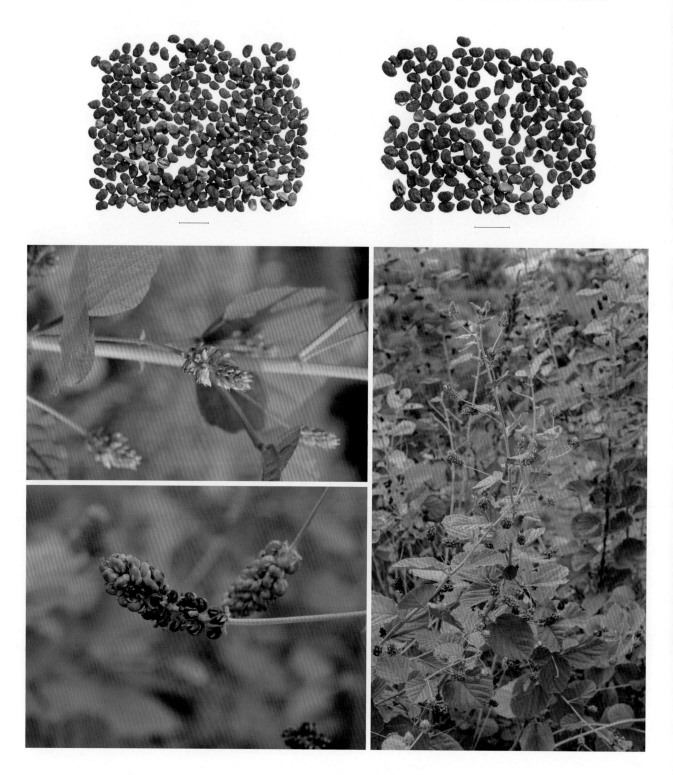

257 灵芝 Ganoderma

本品为多孔菌科真菌赤芝 *Ganoderma lucidum* (Leyss. ex Fr.) Karst. 或紫芝 *Ganoderma sinense* Zhao, Xu et Zhang 的干燥子实体。全年采收，除去杂质，剪除附有朽木、泥沙或培养基质的下端菌柄，阴干或在 40 ~ 50℃烘干。具有补气安神、止咳平喘的功能。

1. 赤芝 *Ganoderma lucidum* (Leyss. ex Fr.) Karst.，本种的菌盖（菌帽）皮壳黄色，渐变为红褐色。

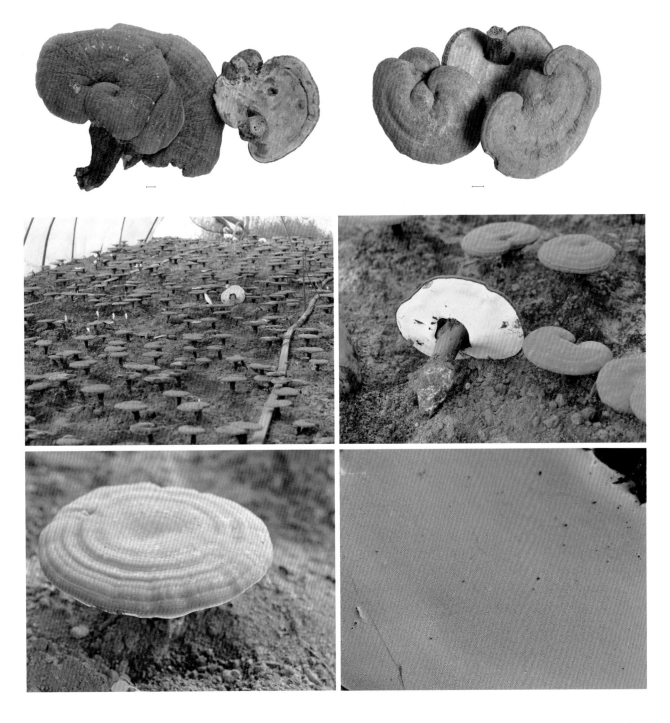

2. 紫芝 *Ganoderma sinense* Zhao, Xu et Zhang，与赤芝区别为本种的菌盖（菌帽）皮壳紫黑色至近黑色，或呈紫褐色。

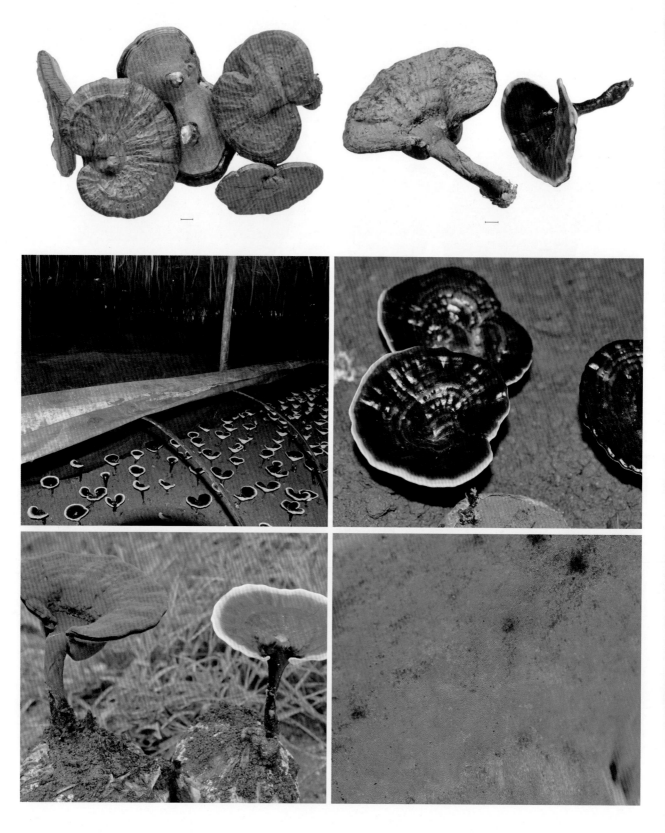

258 阿魏　Ferulae Resina

本品为伞形科植物新疆阿魏 *Ferula sinkiangensis* K. M. Shen 或阜康阿魏 *Ferula fukanensis* K. M. Shen 的树脂。春末夏初盛花期至初果期，分次由茎上部往下斜割，收集渗出的乳状树脂，阴干。具有消积、化癥、散痞、杀虫的功能。

1. 新疆阿魏 *Ferula sinkiangensis* K. M. Shen，本种的分生果长 10 ~ 12 mm，宽 5 ~ 6 mm。

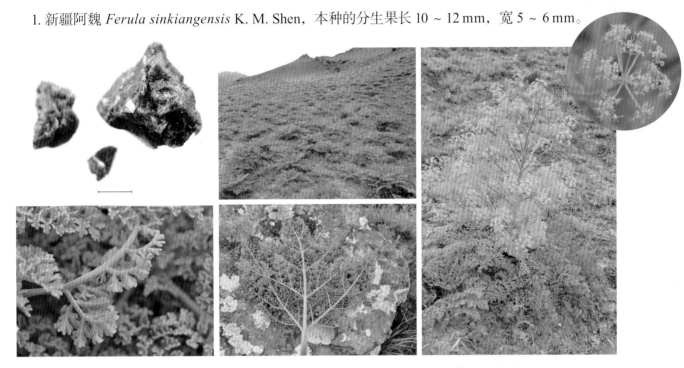

2. 阜康阿魏 *Ferula fukanensis* K. M. Shen，与新疆阿魏区别为本种的分生果较大，长 12 ~ 16 mm，宽 6 ~ 8 mm。

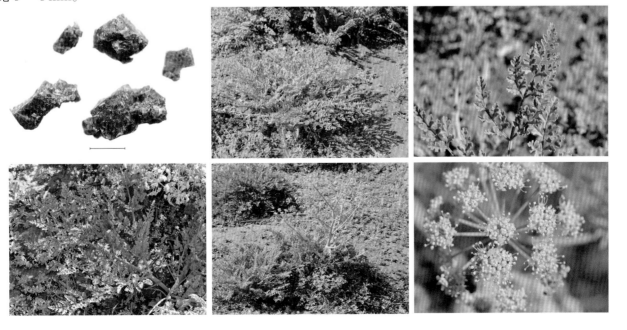

259 陈皮 Citri Reticulatae Pericarpium

本品为芸香科植物橘 *Citrus reticulata* Blanco 及其栽培变种的干燥成熟果皮。栽培变种主要有茶枝柑 *Citrus reticulate* 'Chachi'（广陈皮）、大红袍 *Citrus reticulate* 'Dahongpao'、温州蜜柑 *Citrus reticulate* 'Unshiu'、福橘 *Citrus reticulate* 'Tangerina'。药材分为"陈皮"和"广陈皮"。 采摘成熟果实，剥取果皮，晒干或低温干燥。具有理气健脾、燥湿化痰的功能。

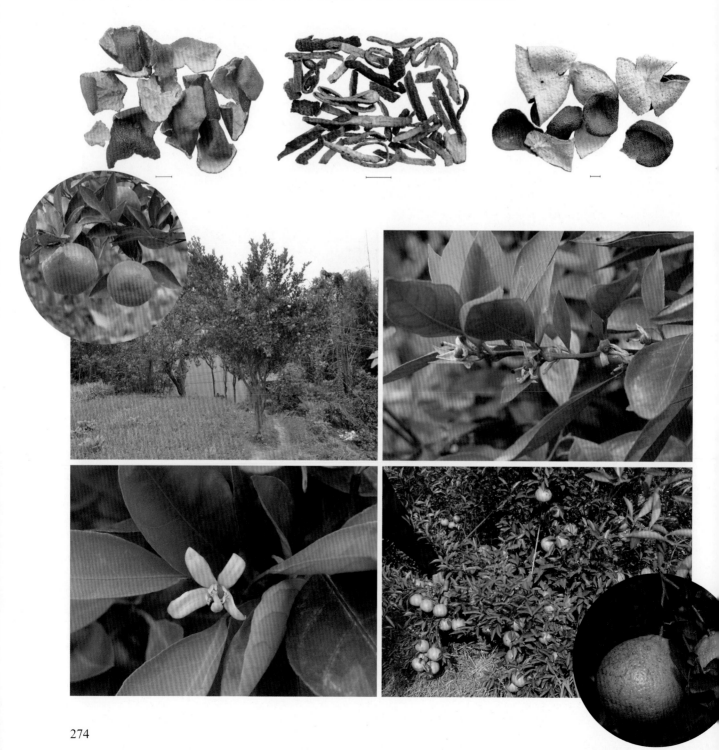

260 附子 *Aconiti Lateralis Radix Praeparata*

本品为毛茛科植物乌头 *Aconitum carmichaelii* Debx. 的子根的加工品。具有回阳救逆、补火助阳、散寒止痛的功能。6月下旬至8月上旬采挖，除去母根、须根及泥沙，习称"泥附子"，加工成下列规格。

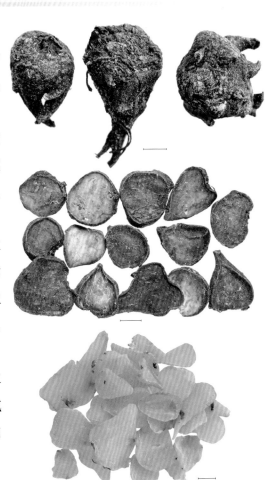

（1）选择个大、均匀的泥附子，洗净，浸入食用胆巴的水溶液中过夜，再加食盐，继续浸泡，每日取出晒晾，并逐渐延长晒晾时间，直至附子表面出现大量结晶盐粒（盐霜）、体质变硬为止，习称"盐附子"。

（2）取泥附子，按大小分别洗净，浸入食用胆巴的水溶液中数日，连同浸液煮至透心，捞出，水漂，纵切成厚约0.5 cm的片，再用水浸漂，用调色液将附片染成浓茶色，取出，蒸至出现油面、光泽后，烘至半干，再晒干或继续烘干，习称"黑顺片"。

（3）选择大小均匀的泥附子，洗净，浸入食用胆巴的水溶液中数日，连同浸液煮至透心，捞出，剥去外皮，纵切成厚约0.3 cm的片，用水浸漂，取出，蒸透，晒干，习称"白附片"。

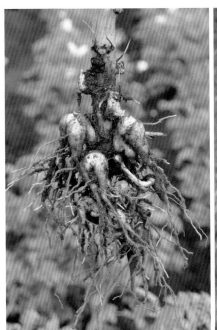
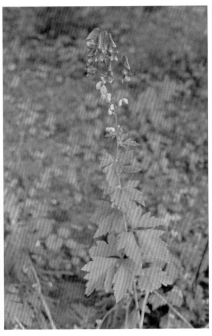
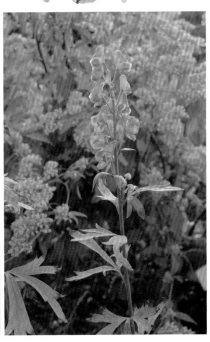

261 忍冬藤 Lonicerae Japonicae Caulis

本品为忍冬科植物忍冬 *Lonicera japonica* Thunb. 的干燥茎枝。秋、冬二季采割，晒干。具有清热解毒、疏风通络的功能。

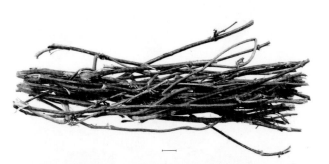
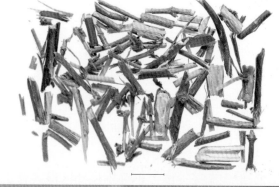

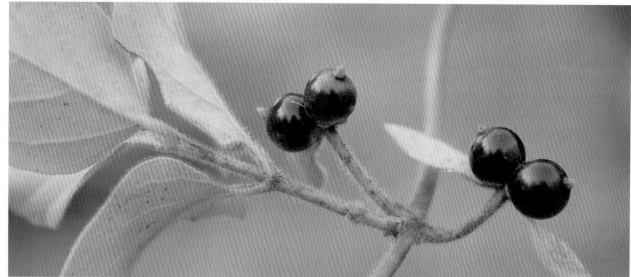

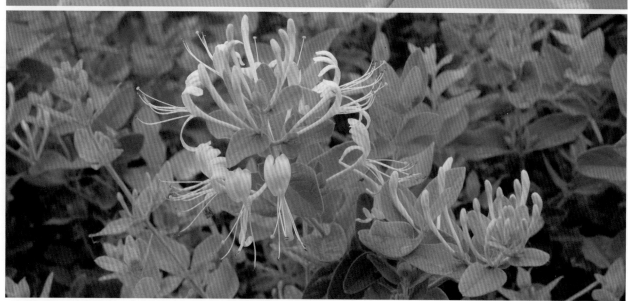

262 鸡血藤　Spatholobi Caulis

本品为豆科（蝶形花科）植物密花豆 *Spatholobus suberectus* Dunn 的干燥藤茎。秋、冬二季采收，除去枝叶，切片，晒干。具有活血补血、调经止痛、舒筋活络的功能。

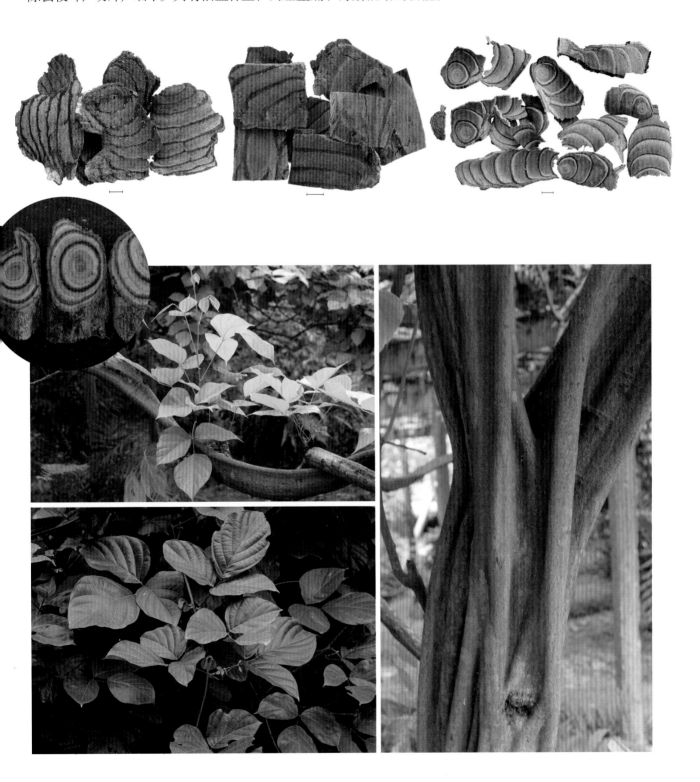

263 鸡骨草 Abri Herba

本品为豆科（蝶形花科）植物广州相思子*Abrus cantoniensis* Hance 的干燥全株。全年均可采挖，除去泥沙，干燥。具有利湿退黄、清热解毒、疏肝止痛的功能。

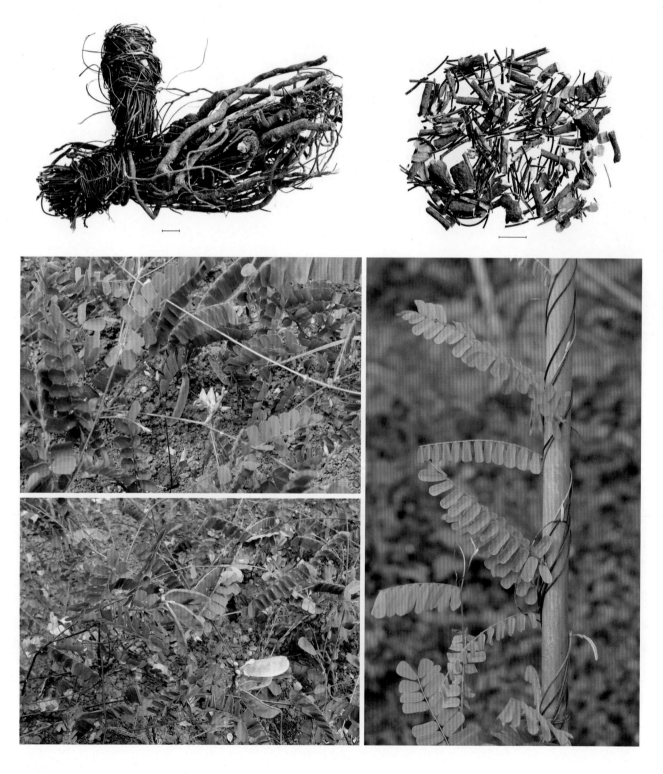

264 鸡冠花　Celosiae Cristatae Flos

本品为苋科植物鸡冠花 *Celosia cristata* L. 的干燥花序。秋季花盛开时采收，晒干。具有收敛止血、止带、止痢的功能。

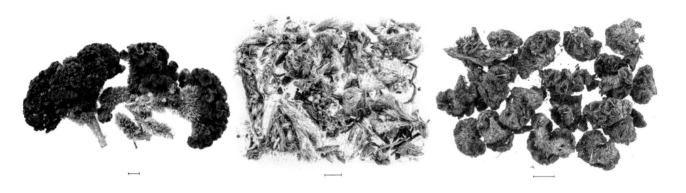

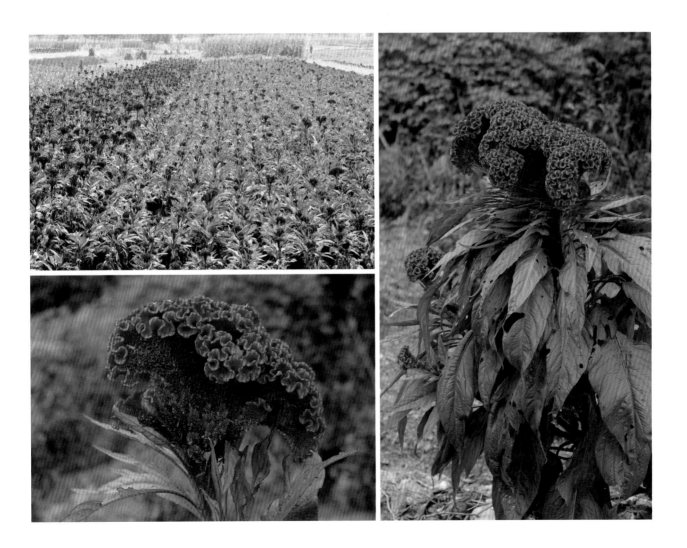

265 青风藤　Sinomenii Caulis

本品为防己科植物青藤 *Sinomenium acutum* (Thunb.) Rehd. et Wils. 和毛青藤 *Sinomenium acutum* (Thunb.) Rehd. et Wils. var. *cinereum* Rehd. et Wils. 的干燥藤茎。秋末冬初采割，扎把或切长段，晒干。具有祛风湿、通经络、利小便的功能。

1. 青藤 *Sinomenium acutum* (Thunb.) Rehd. et Wils.，本种为木质大藤本，长达 20m 或更长；叶片心状卵圆形至阔卵形，全缘，有角至 5 ~ 9 裂。

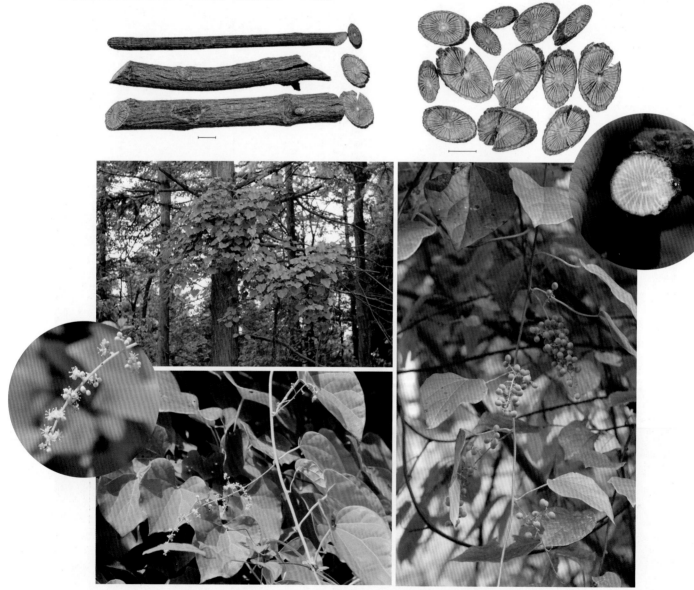

2. 毛青藤 *Sinomenium acutum* (Thunb.) Rehd. et Wils. var. *cinereum* Rehd. et Wils.，根据 Flora of China、《中国植物志》及《中国高等植物》的记载，本种为青藤 *Sinomenium acutum* (Thunb.) Rehd. et Wils. 的异名。

266 青叶胆 Swertiae Mileensis Herba

　　本品为龙胆科植物青叶胆 *Swertia mileensis* T. N. Ho et W. L. Shih 的干燥全草。秋季花果期采收，除去泥沙，晒干。具有清肝利胆、清热利湿的功能。

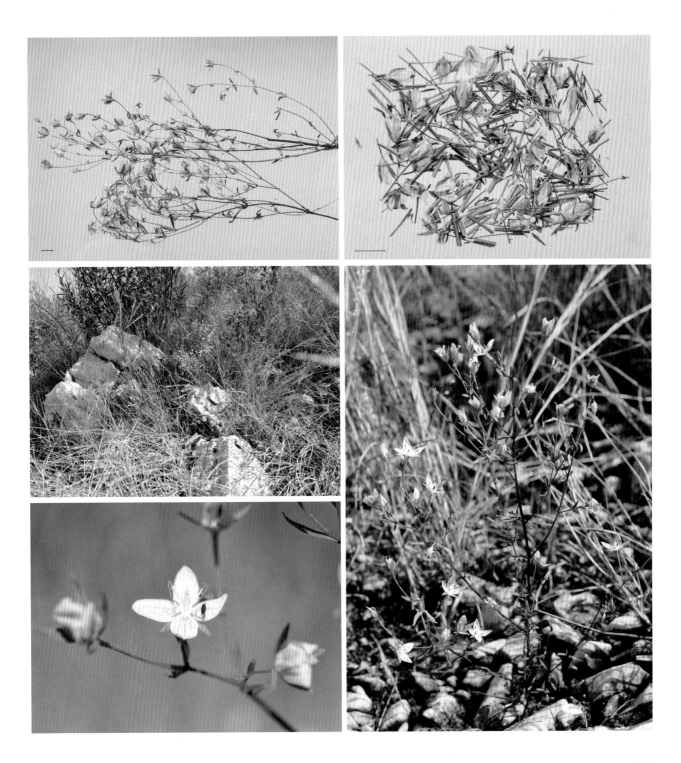

267 青皮 Citri Reticulatae Pericarpium Viride

　　本品为芸香科植物橘 *Citrus reticulata* Blanco 及其栽培变种的干燥幼果或未成熟果实的果皮。5～6 月收集自落的幼果，晒干，习称"个青皮"；7～8 月采收未成熟的果实，在果皮上纵剖成四瓣至基部，除尽瓤瓣，晒干，习称"四花青皮"。具有疏肝破气、消积化滞的功能。

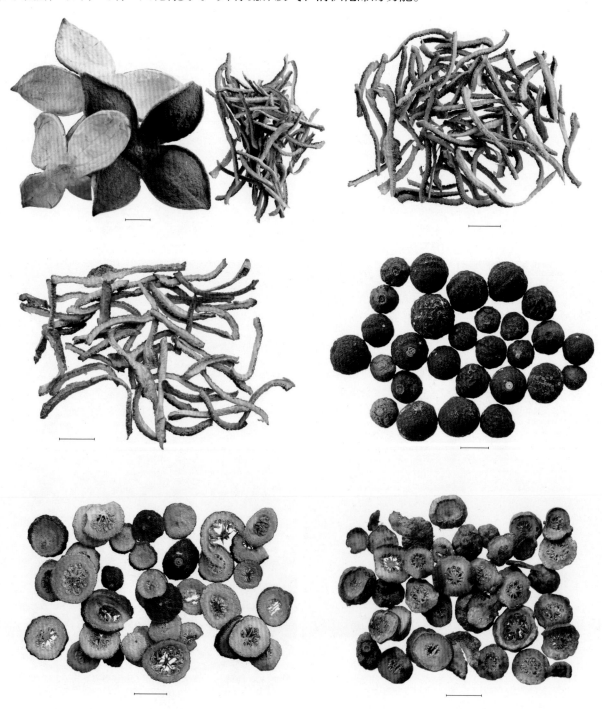

268 青果 Canarii Fructus

本品为橄榄科植物橄榄 *Canarium album* Raeusch. 的干燥成熟果实。秋季果实成熟时采收，干燥。具有清热解毒、利咽、生津的功能。

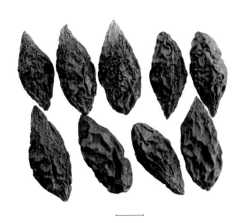
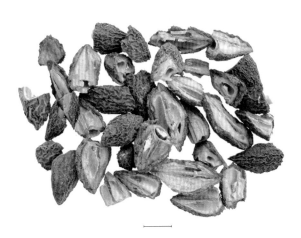

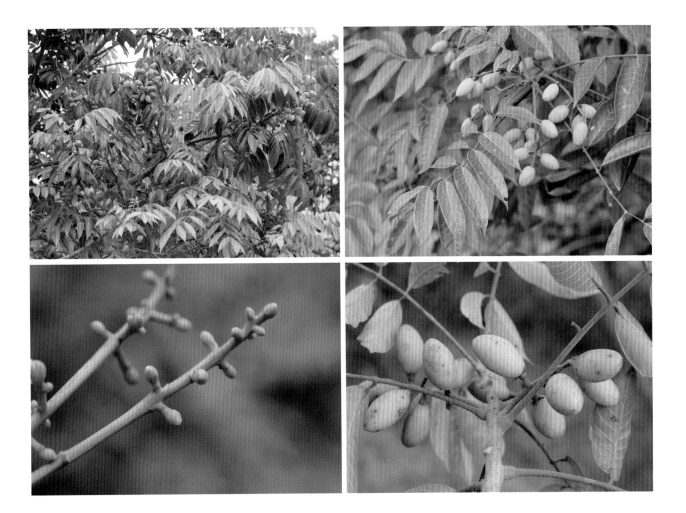

269 青葙子 Celosiae Semen

本品为苋科植物青葙 *Celosia argentea* L. 的干燥成熟种子。秋季果实成熟时采割植株或摘取果穗，晒干，收集种子，除去杂质。具有清肝泻火、明目退翳的功能。

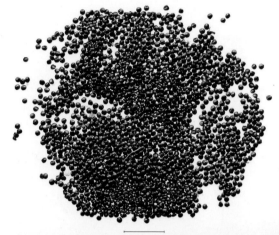

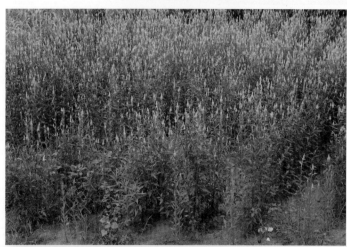

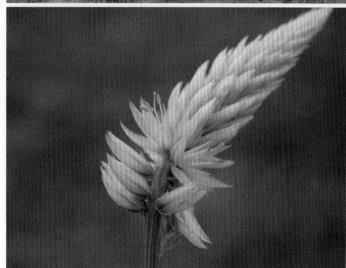

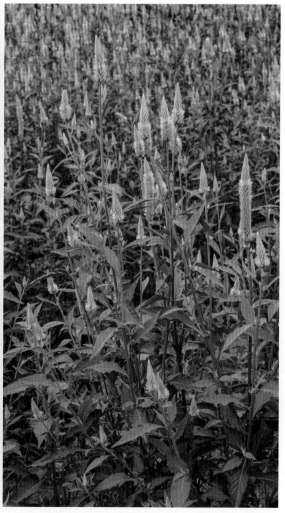

270 青蒿 Artemisiae Annuae Herba

本品为菊科植物黄花蒿 *Artemisia annua* L. 的干燥地上部分。秋季花盛开时采割, 除去老茎, 阴干。具有清虚热、除骨蒸、解暑热、截疟、退黄的功能。

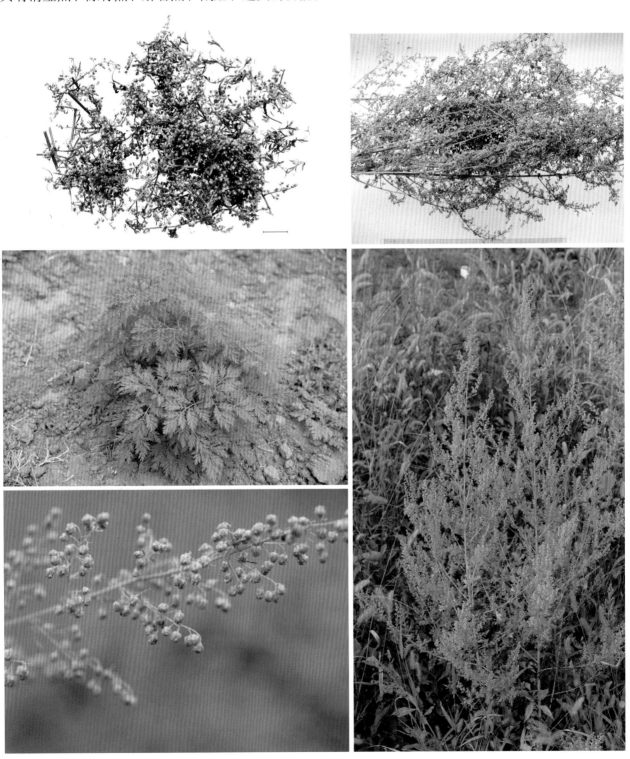

271 青黛 Indigo Naturalis

本品为爵床科植物马蓝 *Baphicacanthus cusia* (Nees) Bremek.、蓼科植物蓼蓝 *Polygonum tinctorium* Ait. 或十字花科植物菘蓝 *Isatis indigotica* Fort. 的叶或茎叶经加工制得的干燥粉末、团块或颗粒。夏、秋采收茎叶，置缸内，加清水浸泡 2~3d，使叶片能从枝条上脱落，捞出枝条，每 5kg 叶加入 0.5 kg 石灰，充分搅拌，至浸液由乌绿变成深紫色时，掏出液面蓝色朵状物，晒干即为青黛，质量最好。当泡沫减少时，停止搅拌，使其沉淀 2~3h，放出上清液，将沉淀过筛除去碎渣，此沉淀物为靛蓝。然后再倒入上清液，再搅拌，又会产生泡沫，捞出晒干，仍为青黛，但质量较次。制作时，掌握茎叶浸泡时间及加入石灰量很重要，会影响青黛和靛蓝的产量和质量。具有清热解毒、凉血消斑、泻火定惊的功能。

1. 马蓝 *Baphicacanthus cusia* (Nees) Bremek.，本种的主要特征为茎节明显；叶对生。穗状花序着生小枝顶；花萼 5 裂，4 个裂片小，1 个裂片较大；花冠筒状漏斗形，淡紫色；蒴果棒状。

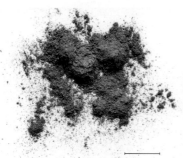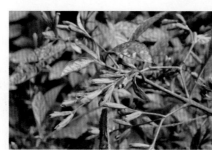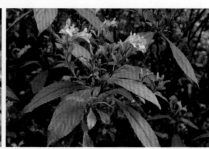

2. 蓼蓝 *Polygonum tinctorium* Ait.，本种的主要特征为叶互生，托叶鞘圆筒状，膜质。花序穗状，顶生或腋生；花被浅紫红色。

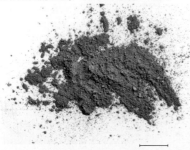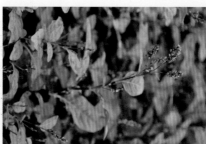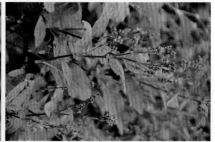

3. 菘蓝 *Isatis indigotica* Fort.，本种的主要特征为基生叶莲座丛状，茎生叶长圆形至长圆状披针形。总状花序呈圆锥状，疏松；花黄色，十字形；短角果，长圆形。

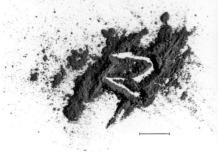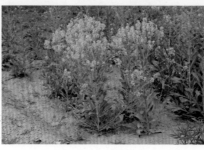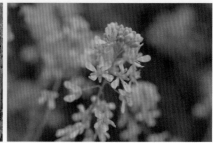

272 玫瑰花　**Rosae Rugosae Flos**

本品为蔷薇科植物玫瑰 *Rosa rugosa* Thunb. 的干燥花蕾。春末夏初花将开放时分批采收，及时低温干燥。具有行气解郁、和血、止痛的功能。

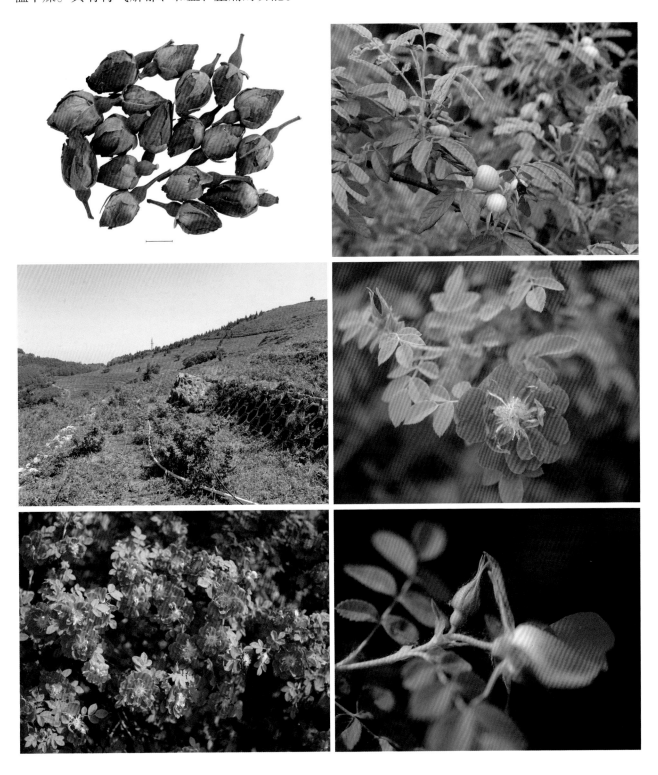

273 苦木　Picrasmae Ramulus et Folium

　　本品为苦木科植物苦木 *Picrasma quassioides* (D. Don) Benn. 的干燥枝和叶。夏、秋二季采收，干燥。具有清热解毒、祛湿的功能。

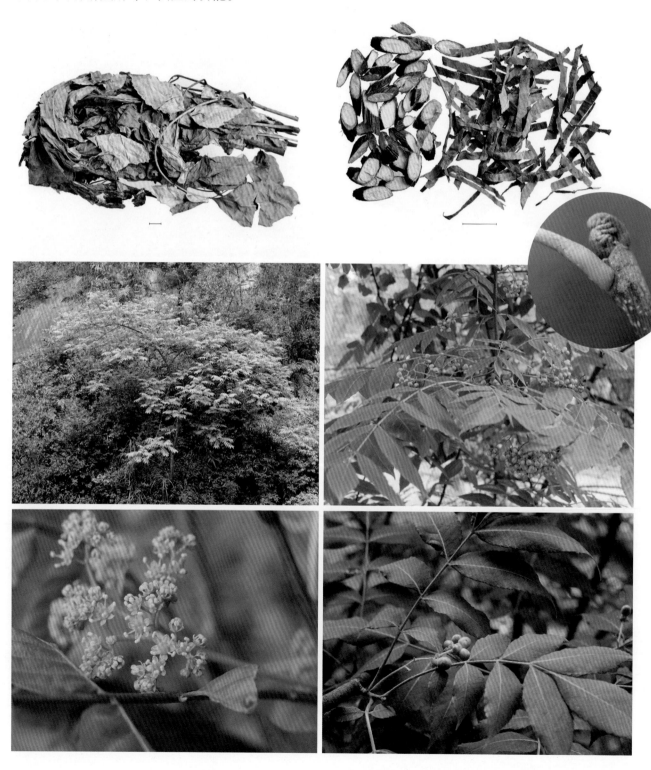

274 苦玄参 Picriae Herba

　　本品为玄参科植物苦玄参 *Picria fel-terrae* Lour. 的干燥全草。秋季采收，除去杂质，晒干。具有清热解毒、消肿止痛的功能。

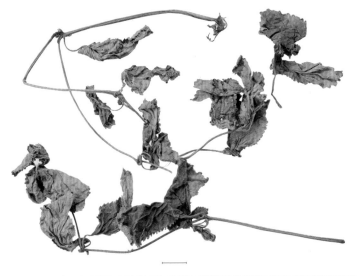

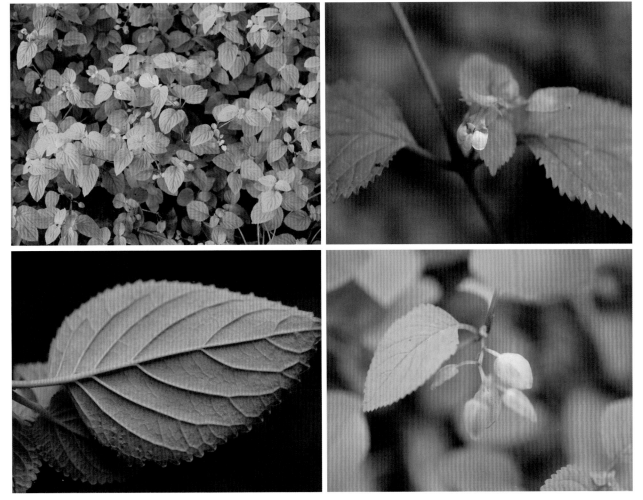

275 苦地丁 Corydalis Bungeanae Herba

本品为罂粟科植物紫堇 *Corydalis bungeana* Turcz. 的干燥全草。夏季花果期采收，除去杂质，晒干。具有清热解毒、散结消肿的功能。

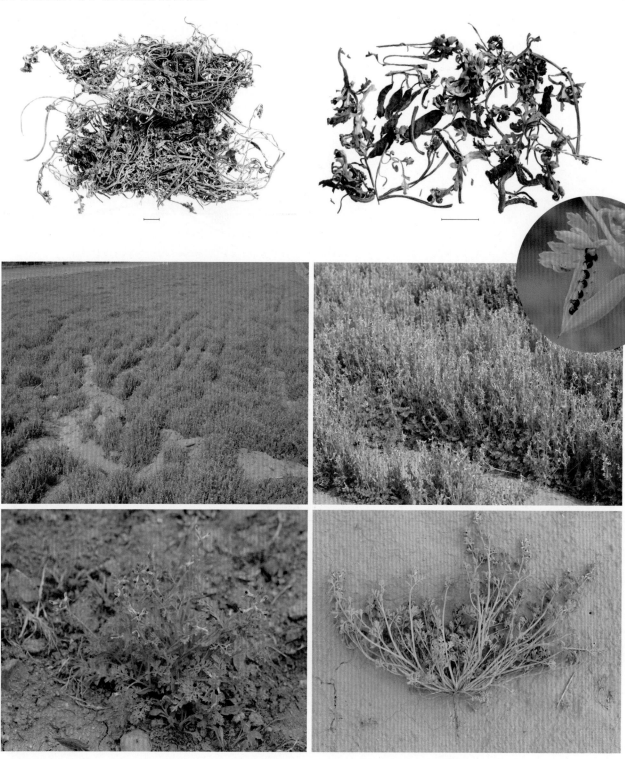

276 苦杏仁 Armeniacae Semen Amarum

本品为蔷薇科植物山杏 *Prunus armeniaca* L. var. *ansu* Maxim.、西伯利亚杏 *Prunus sibirica* L.、东北杏 *Prunus mandshurica* (Maxim.) Koehne 或杏 *Prunus armeniaca* L. 的干燥成熟种子。夏季采收成熟果实，除去果肉及核壳，取出种子，晒干。具有降气止咳平喘、润肠通便的功能。

1. 山杏 *Prunus armeniaca* L. var. *ansu* Maxim.，本种的主要特征为叶片基部楔形或宽楔形，边缘具钝圆或锐单锯齿；果实成熟时不开裂，果核腹棱常锐利。

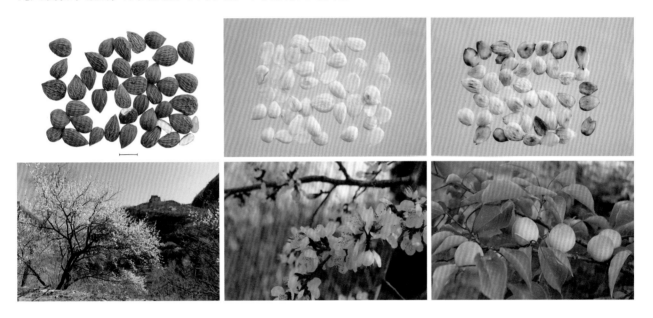

2. 西伯利亚杏 *Prunus sibirica* L.，本种的主要特征为果实成熟时开裂。

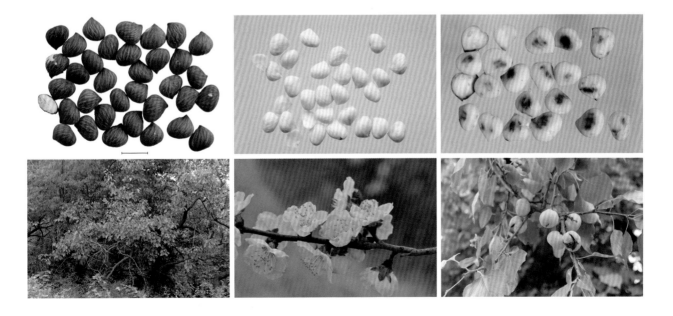

3. 东北杏 *Prunus mandshurica* (Maxim.) Koehne，本种的主要特征为叶边缘具不整齐细长尖锐重锯齿；果实成熟时不开裂。

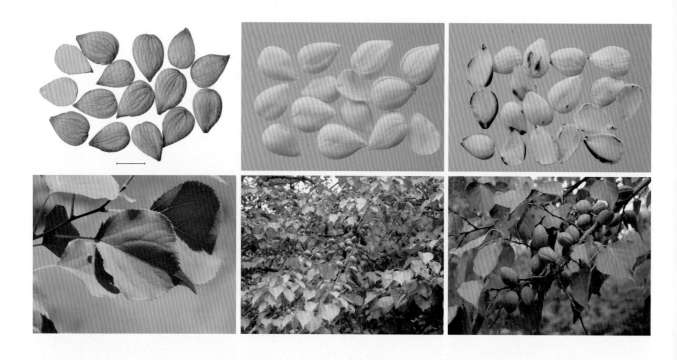

4. 杏 *Prunus armeniaca* L.，本种的主要特征为叶片基部圆形至近心形，边缘具钝圆或锐单锯齿；果实成熟时不开裂，果核腹棱较圆，常稍钝。

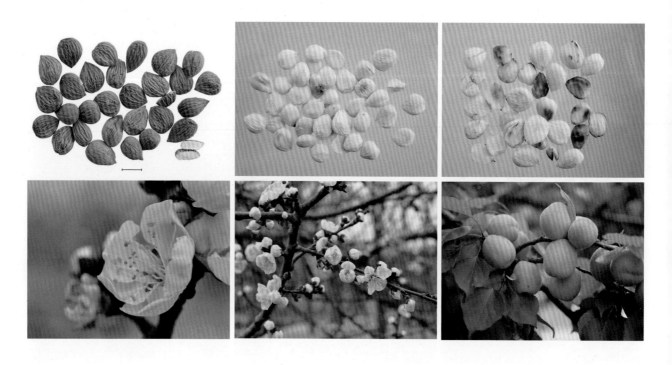

277 苦参　Sophorae Flavescentis Radix

本品为豆科（蝶形花科）植物苦参 *Sophora flavescens* Ait. 的干燥根。春、秋二季采挖，除去根头及小支根，洗净，干燥；或趁鲜切片，干燥。具有清热燥湿、杀虫、利尿的功能。

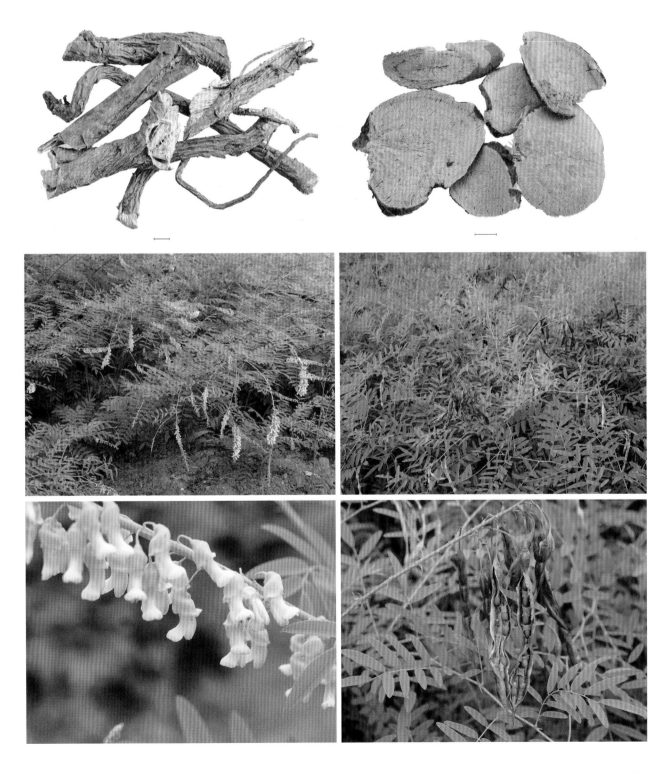

278 苦楝皮　Meliae Cortex

本品为楝科植物川楝 Melia toosendan Sieb. et Zucc.或楝 Melia azedarach L.的干燥树皮和根皮。春、秋二季剥取，晒干；或除去粗皮，晒干。具有杀虫、疗癣的功能。

1.川楝 Melia toosendan Sieb.et Zucc.，本种的子房 6 ~ 8 室；核果较大，长 1.5 ~ 3 cm，直径 1.3 ~ 2.5 cm。

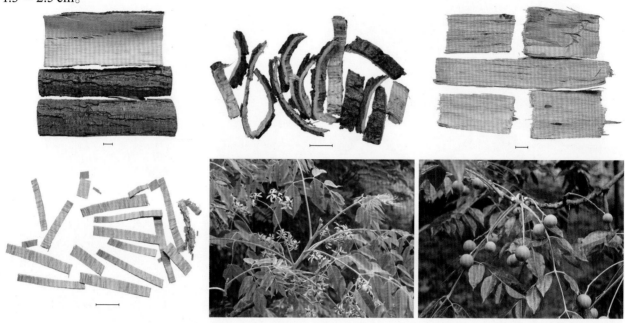

2.楝 Melia azedarach L.，与川楝区别为本种的子房 5 ~ 6 室；核果较小，长 1.2 ~ 2 cm，直径 1 ~ 1.5cm。

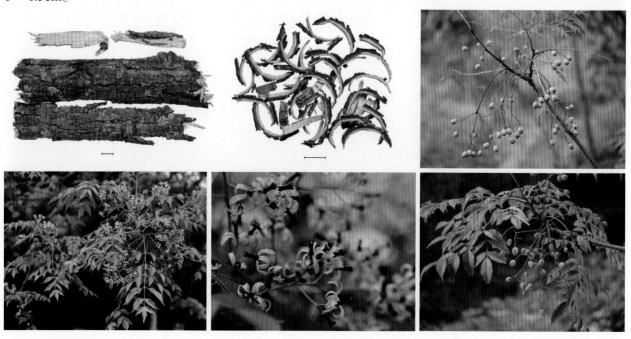

279 苘麻子 Abutili Semen

本品为锦葵科植物苘麻 *Abutilon theophrasti* Medic. 的干燥成熟种子。秋季采收成熟果实，晒干，打下种子，除去杂质。具有清热解毒、利湿、退翳的功能。

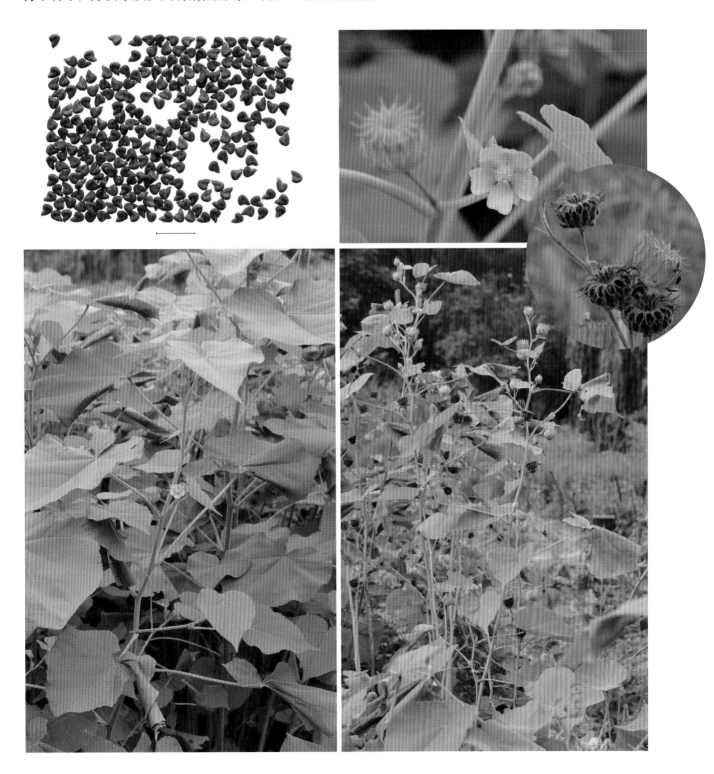

280 枇杷叶 Eriobotryae Folium

本品为蔷薇科植物枇杷 *Eriobotrya japonica* (Thunb.) Lindl. 的干燥叶。全年均可采收，晒至七八成干时，扎成小把，再晒干。具有清肺止咳、降逆止呕的功能。

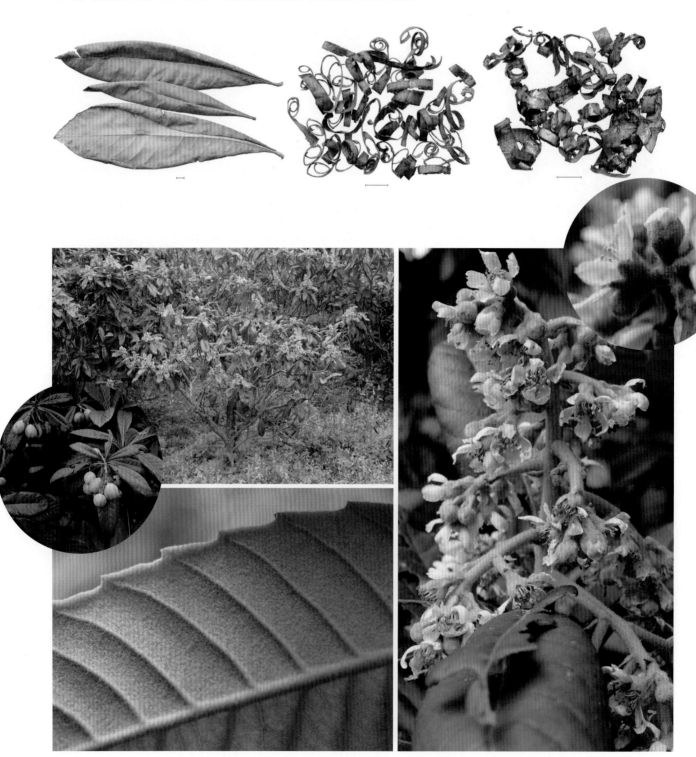

281 板蓝根　Isatidis Radix

本品为十字花科植物菘蓝 *Isatis indigotica* Fort. 的干燥根。秋季采挖，除去泥沙，晒干。具有清热解毒、凉血利咽的功能。

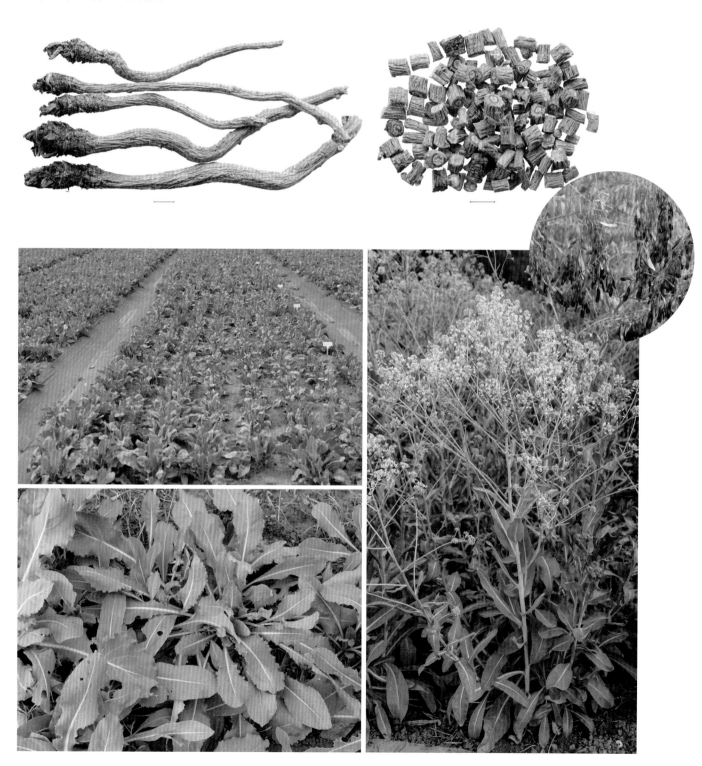

282 松花粉　Pini Pollen

　　本品为松科植物马尾松 *Pinus massoniana* Lamb.、油松 *Pinus tabuliformis* Carr. 或同属数种植物的干燥花粉。春季花刚开时，采摘花穗，晒干，收集花粉，除去杂质。具有收敛止血、燥湿敛疮的功能。

　　1. 马尾松 *Pinus massoniana* Lamb.，本种的松针细柔，长 12 ~ 20 cm。种鳞的鳞盾菱形，微隆起或平，横脊微明显，鳞脐微凹，无刺。

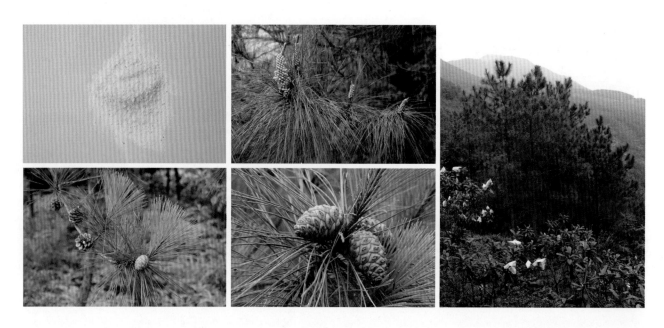

　　2. 油松 *Pinus tabuliformis* Carr.，与马尾松区别为本种的松针粗硬，长 10 ~ 15 cm。种鳞的鳞盾肥厚，呈扁菱形或菱状多角形，横脊明显，鳞脐凸起，有短尖头。

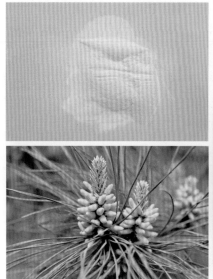

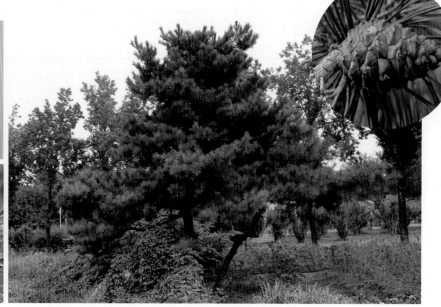

283 枫香脂 Liquidambaris Resina

本品为金缕梅科植物枫香树 *Liquidambar formosana* Hance 的干燥树脂。7 ～ 8 月割裂树干，使树脂流出，10 月至翌年 4 月采收，阴干。具有活血止痛、解毒生肌、凉血止血的功能。

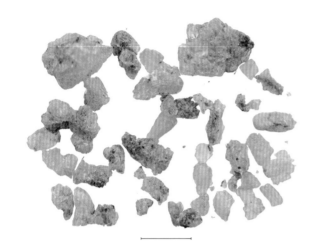

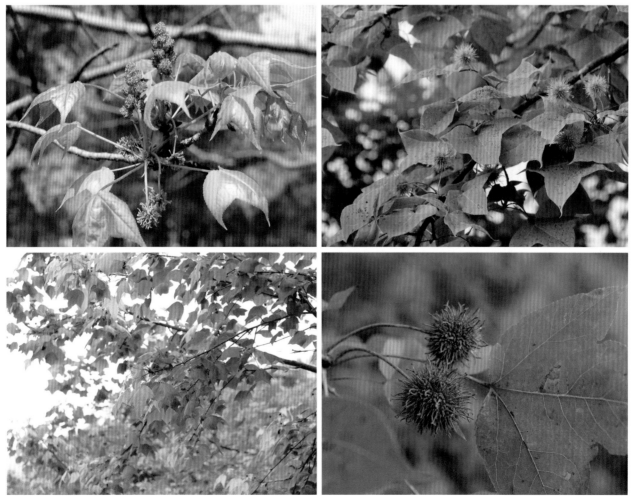

284 刺五加　Acanthopanacis Senticosi Radix et Rhizoma seu Caulis

本品为五加科植物刺五加 *Acanthopanax senticosus* (Rupr. et Maxim.) Harms 的干燥根和根茎或茎。春、秋二季采收，洗净，干燥。具有益气健脾、补肾安神的功能。

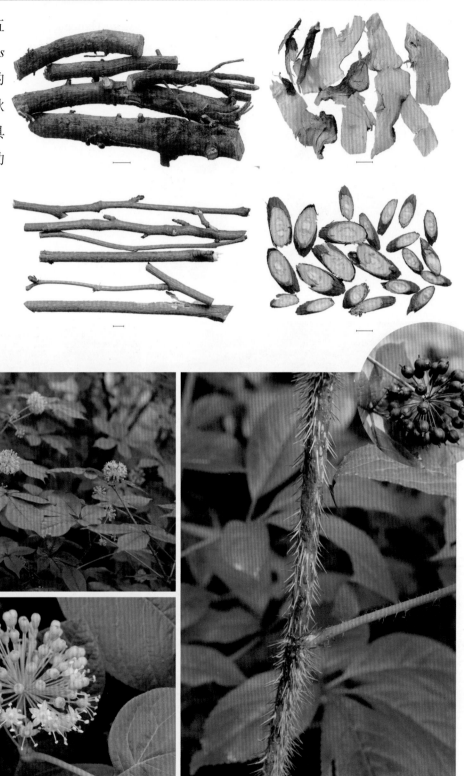

285 郁李仁 Pruni Semen

本品为蔷薇科植物欧李 *Prunus humilis* Bge.、郁李 *Prunus japonica* Thunb. 或长柄扁桃 *Prunus pedunculata* Maxim. 的干燥成熟种子。前二种习称"小李仁"，后一种习称"大李仁"。夏、秋二季采收成熟果实，除去果肉及核壳，取出种子，干燥。具有润肠通便、下气利水的功能。

1. 欧李 *Prunus humilis* Bge.，本种的主要特征为幼叶为对折式，叶片中部以上最宽，倒卵状长圆形或倒卵状披针形，先端急尖或短渐尖；核果无毛。

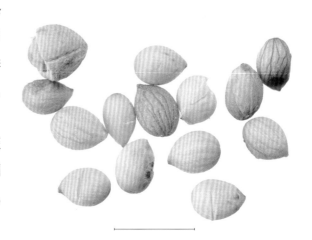

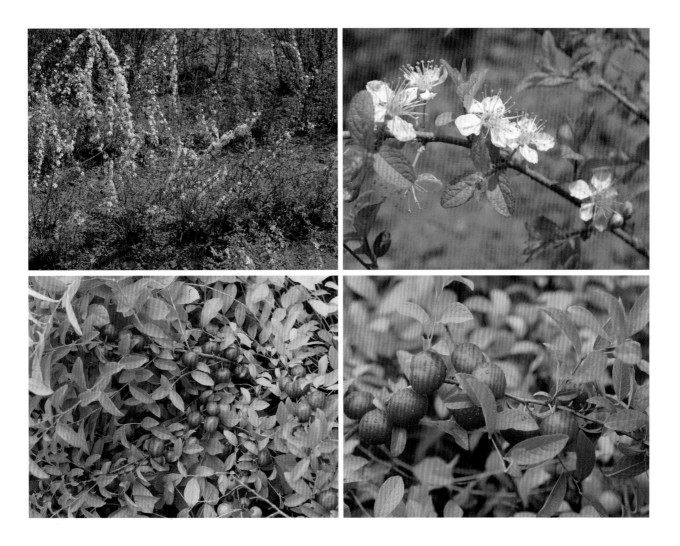

2.郁李 *Prunus japonica* Thunb.，本种的主要特征为幼叶为对折式，叶片中部以下最宽，卵形或卵状披针形，先端渐尖至急尖，基部圆形；核果无毛。

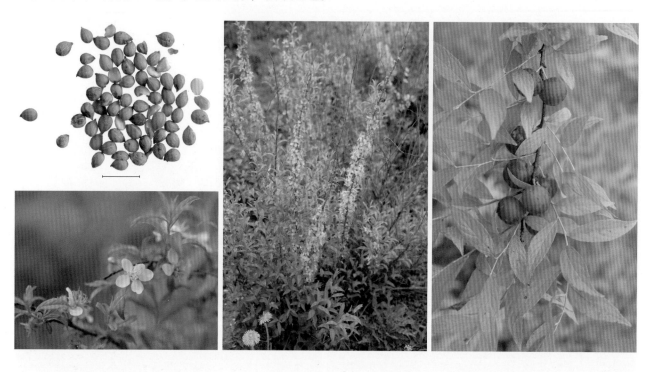

3.长柄扁桃 *Prunus pedunculata* Maxim.，本种的主要特征为幼叶为席卷式，叶片椭圆形、近圆形或倒卵形，叶缘具不整齐粗锯齿。核果密被短柔毛。

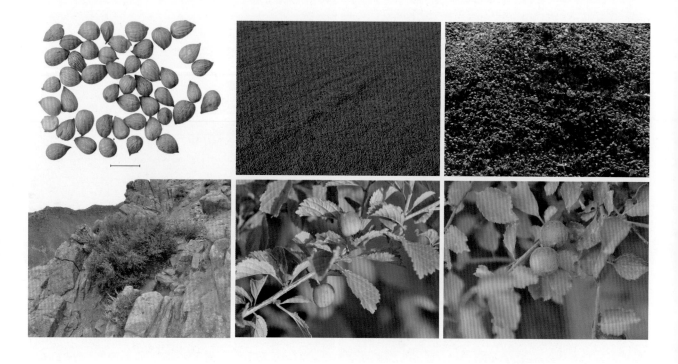

286 郁金 Curcumae Radix

本品为姜科植物温郁金 *Curcuma wenyujin* Y. H. Chen et C. Ling、姜黄 *Curcuma longa* L.、广西莪术 *Curcuma kwangsiensis* S. G. Lee et C. F. Liang 或蓬莪术 *Curcuma phaeocaulis* Val. 的干燥块根。前二种分别习称"温郁金"和"黄丝郁金"，其余按性状不同习称"桂郁金"或"绿丝郁金"。冬季茎叶枯萎后采挖，除去泥沙及细根，蒸或煮至透心，干燥。具有活血止痛、行气解郁、清心凉血、利胆退黄的功能。

1. 温郁金 *Curcuma wenyujin* Y. H. Chen et C. Ling, 本种的主要特征为根茎切面浅黄色，外皮浅白色；叶片两面无毛；穗状花序于根茎处抽出，夏季开花。

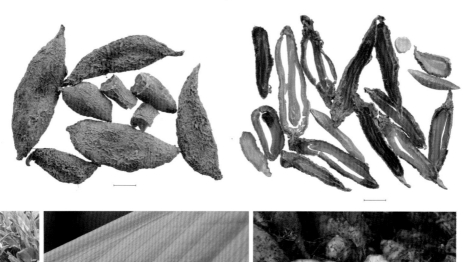

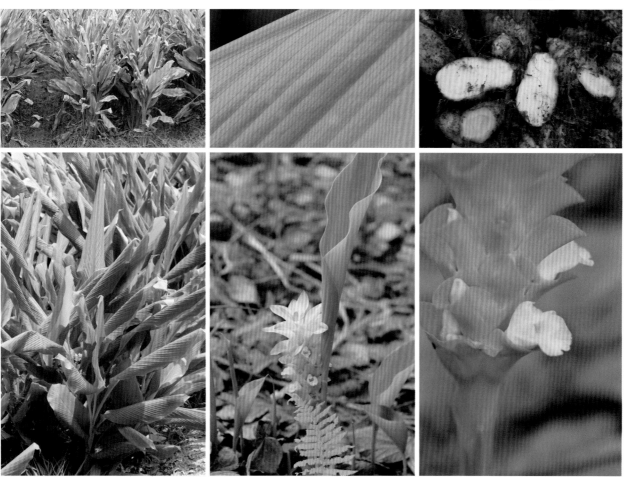

2. 姜黄 *Curcuma longa* L.，本种的主要特征为根茎切面橙黄色至亮黄色；叶片两面无毛；穗状花序于叶鞘中央抽出，秋季开花。

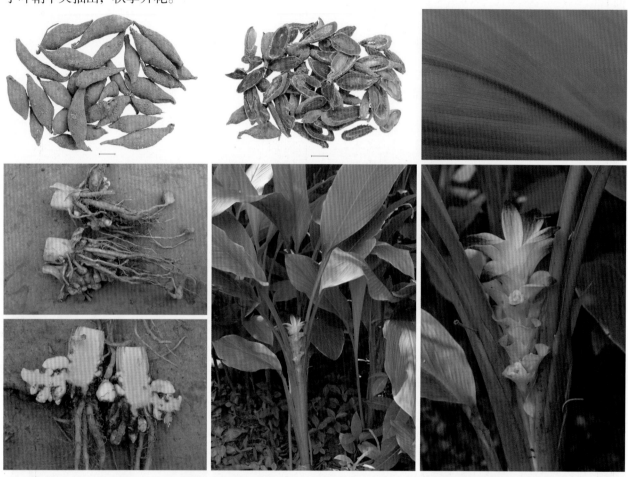

3. 广西莪术 *Curcuma kwangsiensis* S. G. Lee et C. F. Liang，本种的主要特征为根茎切面白色或浅乳白色；叶片两面密生柔毛；穗状花序于叶鞘中央或根茎处抽出，夏季或秋季开花。

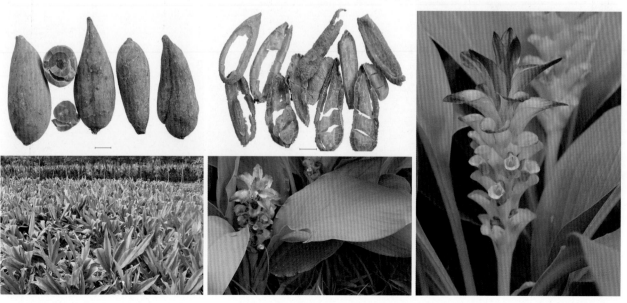

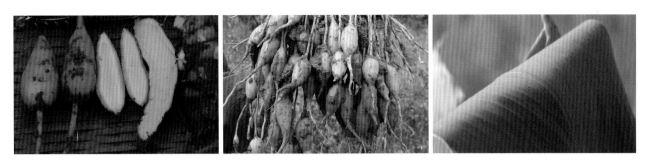

4.蓬莪术 *Curcuma phaeocaulis* Val.，本种的主要特征为根茎切面浅蓝色、浅绿色、浅黄绿色或黄色；叶片上面沿绿色中脉两侧有紫色带；穗状花序于根茎处抽出，夏季开花。

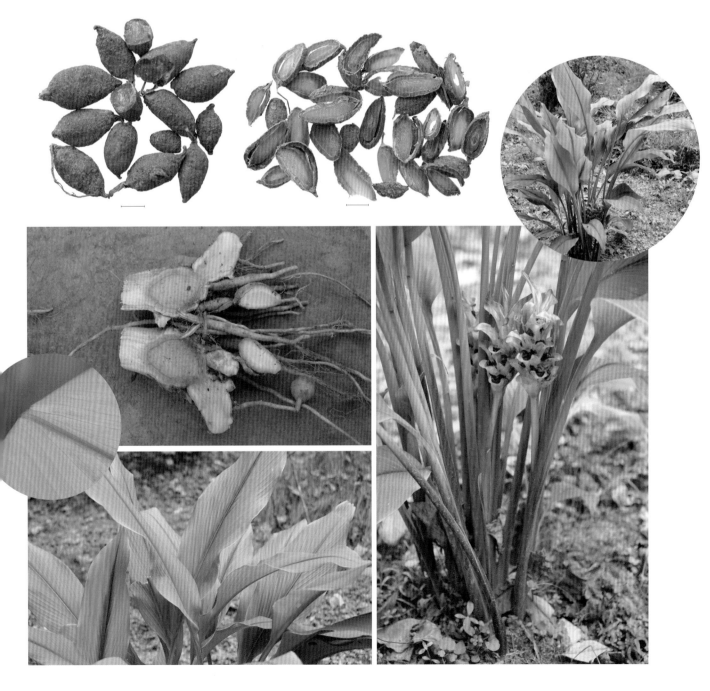

287 虎杖　Polygoni Cuspidati Rhizoma et Radix

本品为蓼科植物虎杖 *Polygonum cuspidatum* Sieb. et Zucc. 的干燥根茎及根。春、秋二季采挖，除去须根，洗净，趁鲜切短段或厚片，晒干。具有利湿退黄、清热解毒、散瘀止痛、止咳化痰的功能。

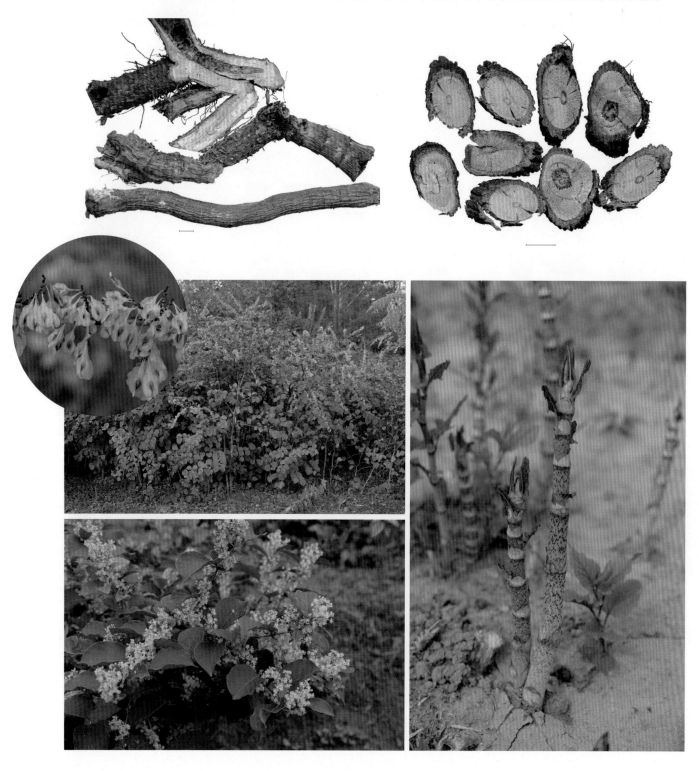

288 昆布 Laminariae Thallus, Eckloniae Thallus

本品为海带科植物海带 *Laminaria japonica* Aresch. 或翅藻科植物昆布 *Ecklonia kurome* Okam. 的干燥叶状体。夏、秋二季采捞，晒干。具有消痰软坚散结、利水消肿的功能。

1. 海带 *Laminaria japonica* Aresch.，本种的叶片呈扁平带状，不分裂。

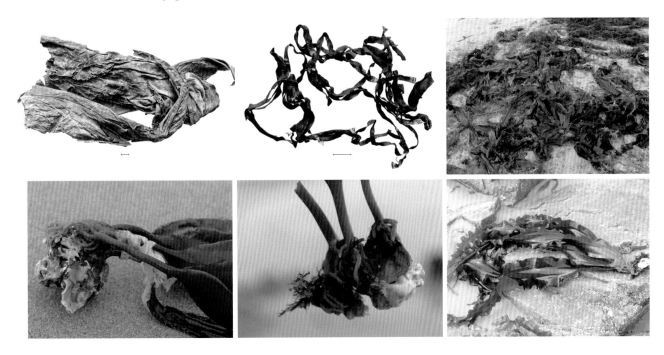

2. 昆布 *Ecklonia kurome* Okam.，与海带区别为本种的叶片羽状分裂，裂片长舌状。

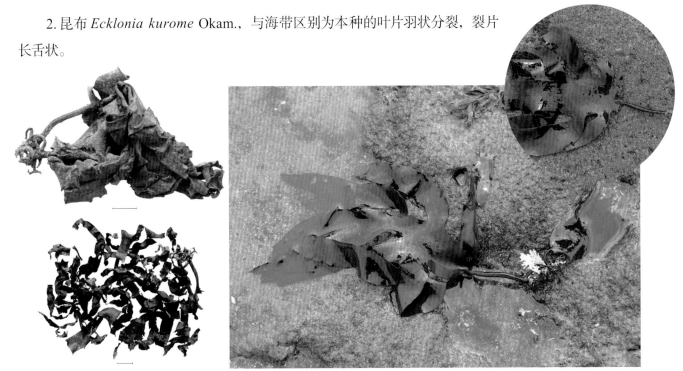

289 明党参　　Changii Radix

本品为伞形科植物明党参 *Changium smyrnioides* Wolff 的干燥根。4～5月采挖，除去须根，洗净，置沸水中煮至无白心，取出，刮去外皮，漂洗，干燥。具有润肺化痰、养阴和胃、平肝、解毒的功能。

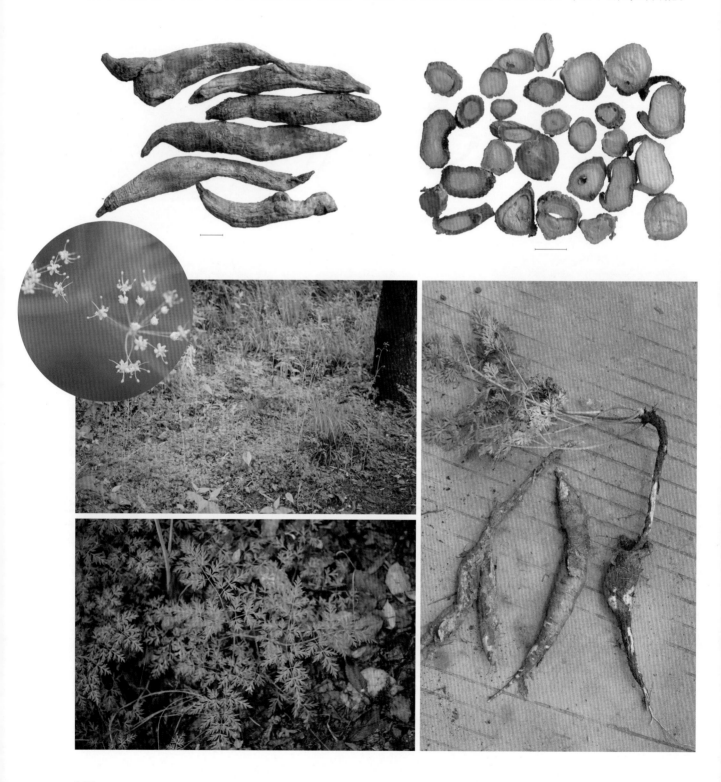

290 岩白菜 Bergeniae Rhizoma

本品为虎耳草科植物岩白菜 *Bergenia purpurascens* (Hook.f. et Thoms.) Engl. 的干燥根茎。秋、冬二季采挖，除去叶鞘和杂质，晒干。具有收敛止泻、止血止咳、舒筋活络的功能。

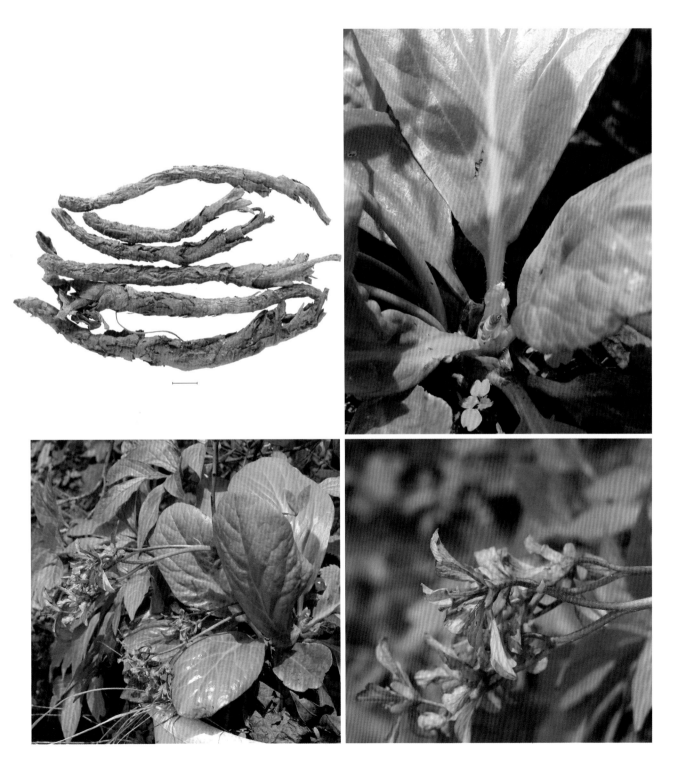

291 罗布麻叶　Apocyni Veneti Folium

本品为夹竹桃科植物罗布麻 *Apocynum venetum* L. 的干燥叶。夏季采收，除去杂质，干燥。具有平肝安神、清热利水的功能。

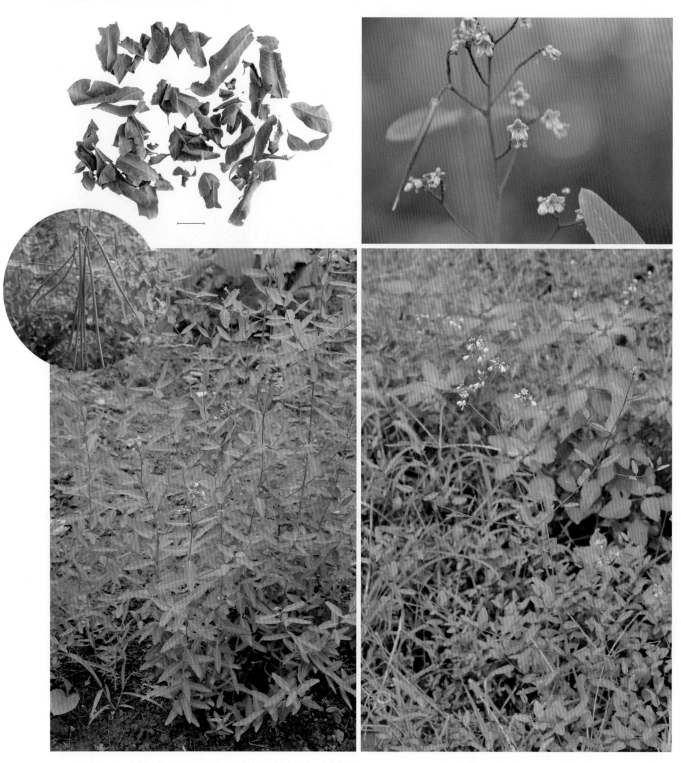

292 罗汉果 Siraitiae Fructus

本品为葫芦科植物罗汉果 *Siraitia grosvenorii* (Swingle) C. Jeffrey ex A. M. Lu et Z. Y. Zhang 的干燥果实。秋季果实由嫩绿变深绿色时采收，晾数天后，低温干燥。具有清热润肺、利咽开音、润肠通便的功能。

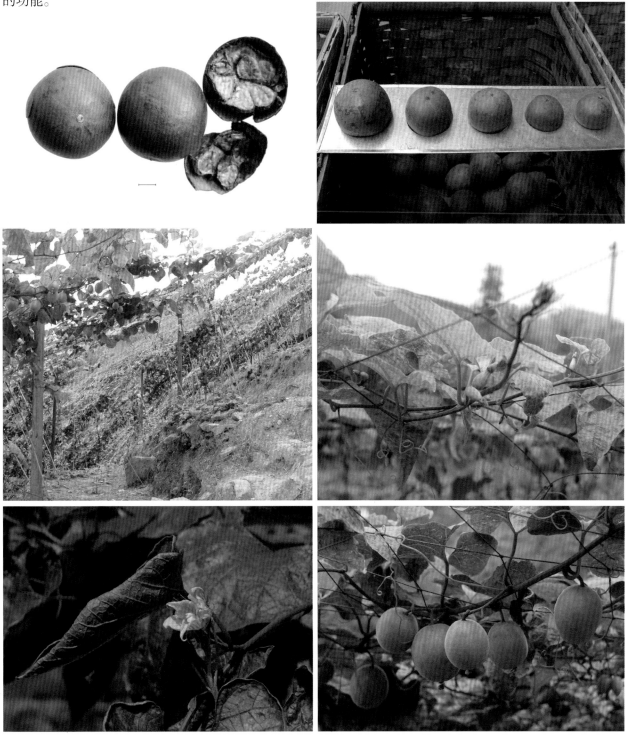

293 知母 Anemarrhenae Rhizoma

本品为百合科植物知母 *Anemarrhena asphodeloides* Bge. 的干燥根茎。春、秋二季采挖，除去须根及泥沙，晒干，习称"毛知母"；或除去外皮，晒干，习称"知母肉"。具有清热泻火、滋阴润燥的功能。

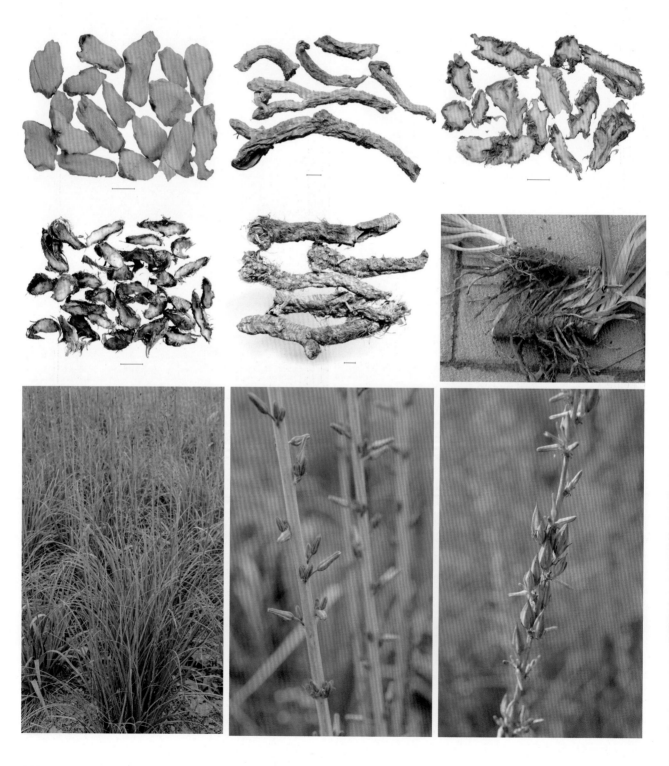

294 垂盆草　Sedi Herba

本品为景天科植物垂盆草 *Sedum sarmentosum* Bunge 的干燥全草。夏、秋二季采收，除去杂质，干燥。具有利湿退黄、清热解毒的功能。

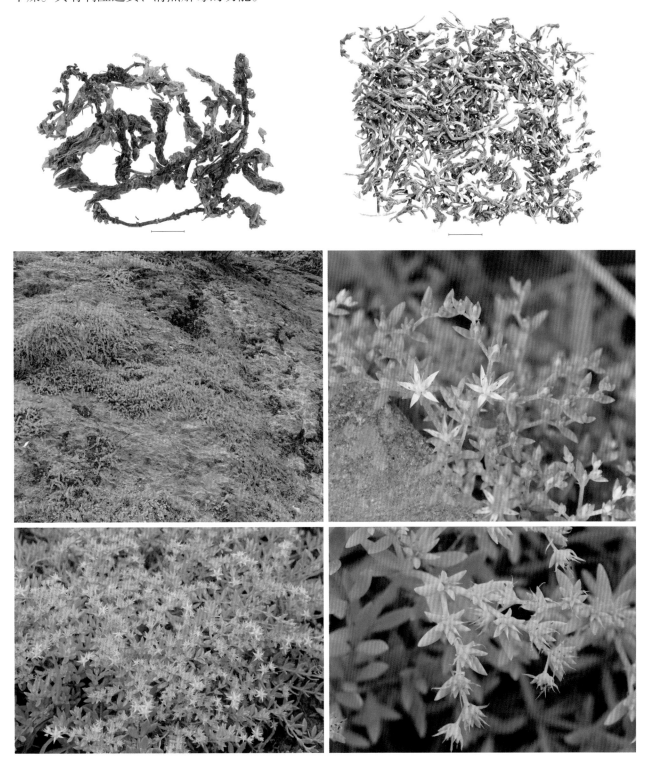

295 委陵菜 Potentillae Chinensis Herba

本品为蔷薇科植物委陵菜 *Potentilla chinensis* Ser. 的干燥全草。春季未抽茎时采挖，除去泥沙，晒干。具有清热解毒、凉血止痢的功能。

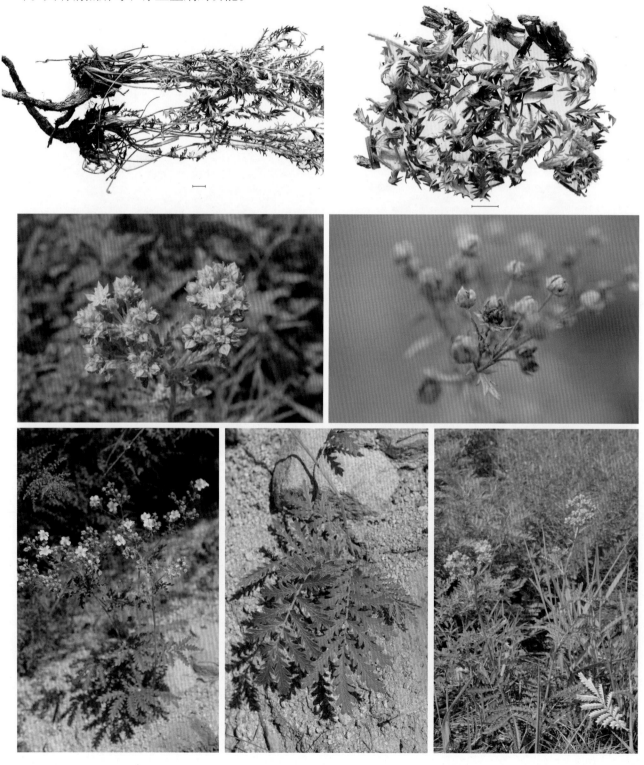

296 使君子 Quisqualis Fructus

本品为使君子科植物使君子 *Quisqualis indica* L. 的干燥成熟果实。秋季果皮变紫黑色时采收，除去杂质，干燥。具有杀虫消积的功能。

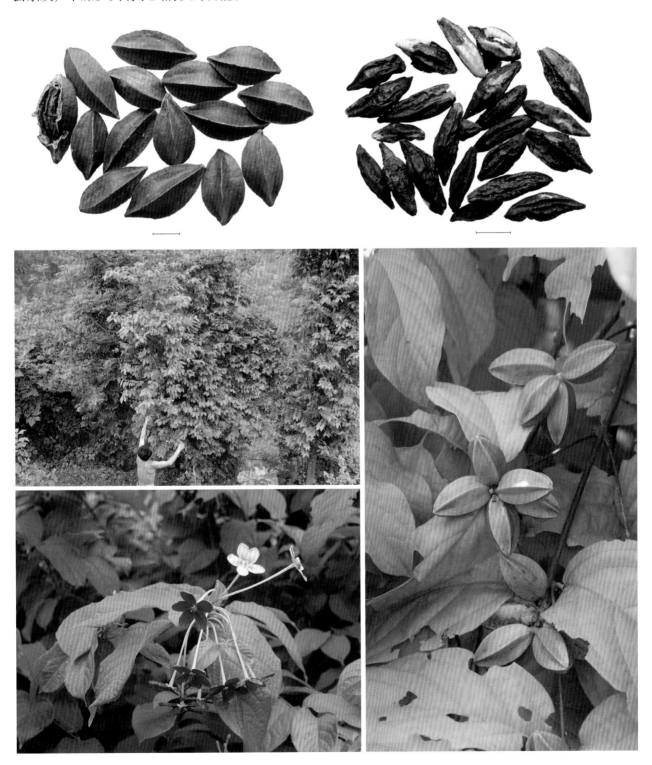

297　侧柏叶　Platycladi Cacumen

本品为柏科植物侧柏 *Platycladus orientalis* (L.) Franco 的干燥枝梢和叶。多在夏、秋二季采收，阴干。具有凉血止血、化痰止咳、生发乌发的功能。

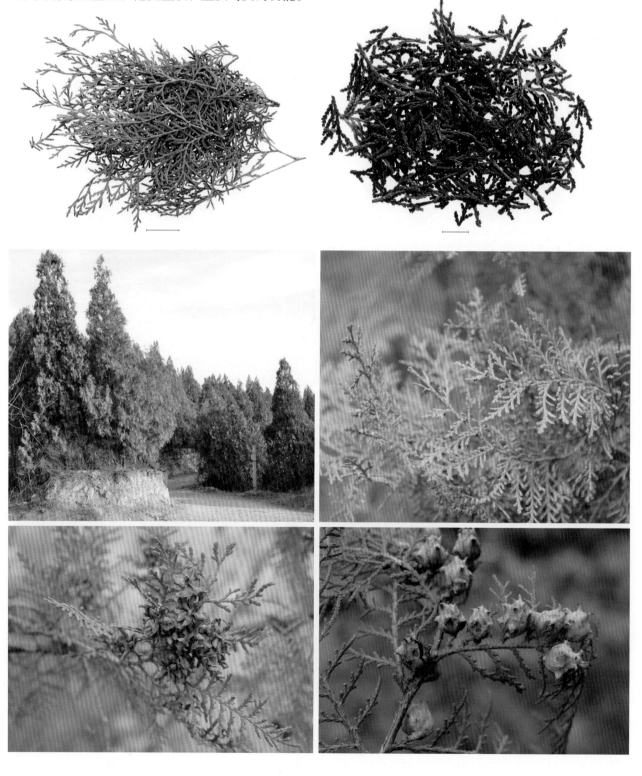

298 佩兰 Eupatorii Herba

本品为菊科植物佩兰 *Eupatorium fortunei* Turcz. 的干燥地上部分。夏、秋二季分两次采割，除去杂质，晒干。具有芳香化湿、醒脾开胃、发表解暑的功能。

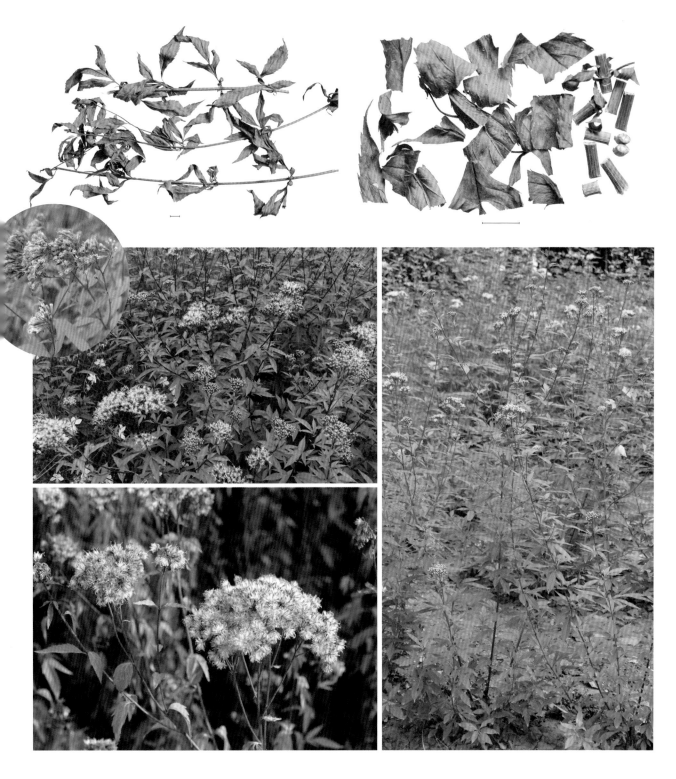

299 金果榄 Tinosporae Radix

本品为防己科植物青牛胆 *Tinospora sagittata* (Oliv.) Gagnep. 或金果榄 *Tinospora capillipes* Gagnep. 的干燥块根。秋、冬二季采挖，除去须根，洗净，晒干。具有清热解毒、利咽、止痛的功能。

1.青牛胆 *Tinospora sagittata* (Oliv.) Gagnep.，本种为草质藤本，具连珠状块根，膨大部分不规则球形，断面黄色；叶片披针状箭形或有时披针状戟形。

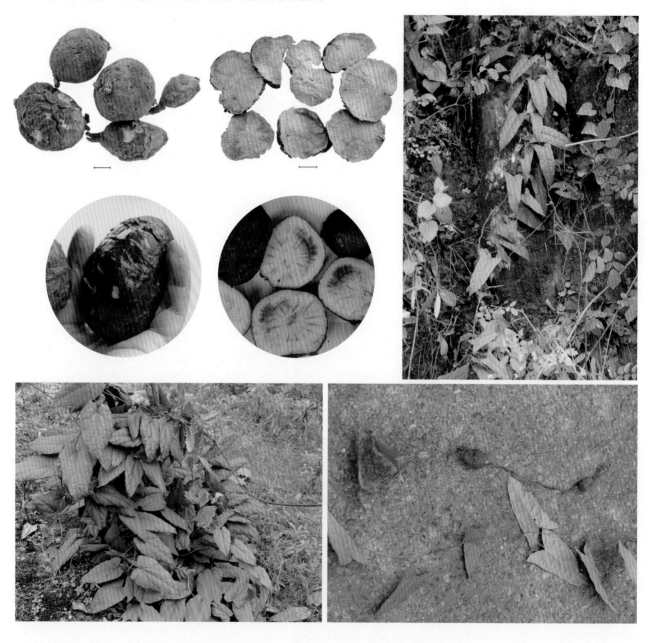

2.金果榄 *Tinospora capillipes* Gagnep.，根据 Flora of China 及《中国植物志》记载，本种为青牛胆 *Tinospora sagittata* (Oliv.) Gagnep. 的异名。

300 金沸草 Inulae Herba

本品为菊科植物条叶旋覆花 *Inula linariifolia* Turcz. 或旋覆花 *Inula japonica* Thunb. 的干燥地上部分。夏、秋二季采割，晒干。具有降气、消痰、行水的功能。

1. 条叶旋覆花 *Inula linariifolia* Turcz.，本种的叶片线状披针形或线形，边缘常反卷。

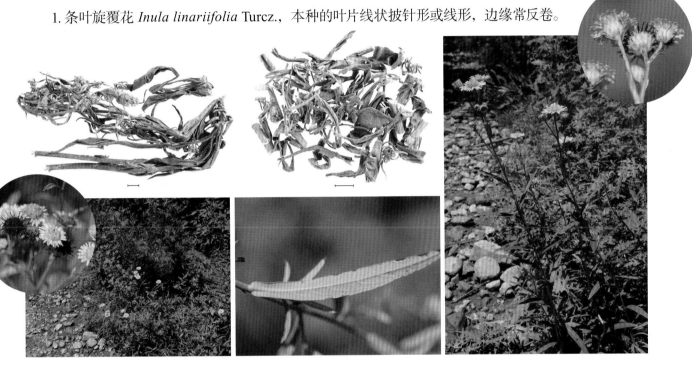

2. 旋覆花 *Inula japonica* Thunb.，与条叶旋覆花区别为本种的叶片长圆形或椭圆状披针形或椭圆形，边缘不反卷。

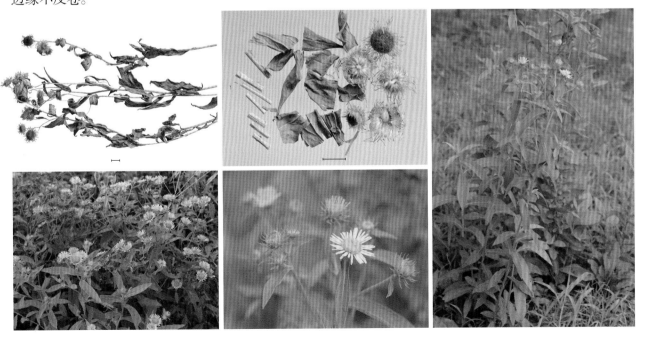

301 金荞麦 Fagopyri Dibotryis Rhizoma

本品为蓼科植物金荞麦 *Fagopyrum dibotrys* (D. Don) Hara 的干燥根茎。冬季采挖，除去茎及须根，洗净，晒干。具有清热解毒、排脓祛瘀的功能。

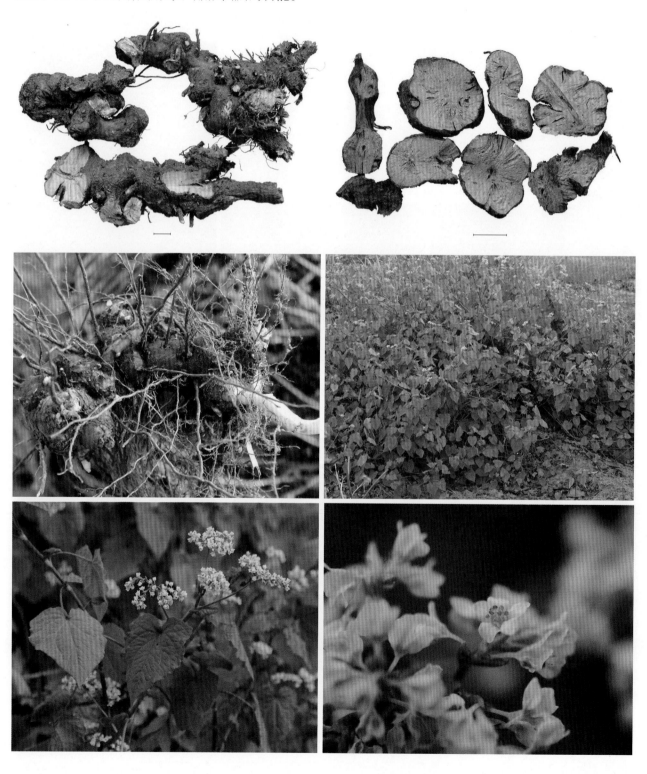

302 金钱草 Lysimachiae Herba

本品为报春花科植物过路黄 *Lysimachia christinae* Hance 的干燥全草。夏、秋二季采收,除去杂质,晒干。具有利湿退黄、利尿通淋、解毒消肿的功能。

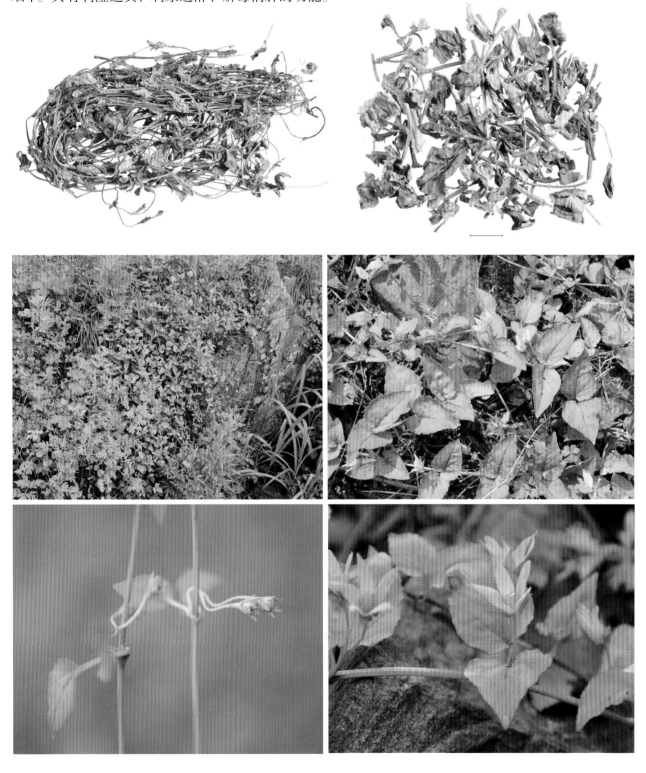

303 金铁锁 **Psammosilenes Radix**

本品为石竹科植物金铁锁 *Psammosilene tunicoides* W. C. Wu et C. Y. Wu 的干燥根。秋季采挖，除去外皮和杂质，晒干。具有祛风除湿、散瘀止痛、解毒消肿的功能。

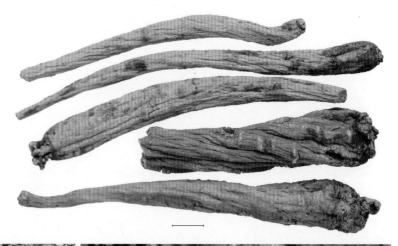

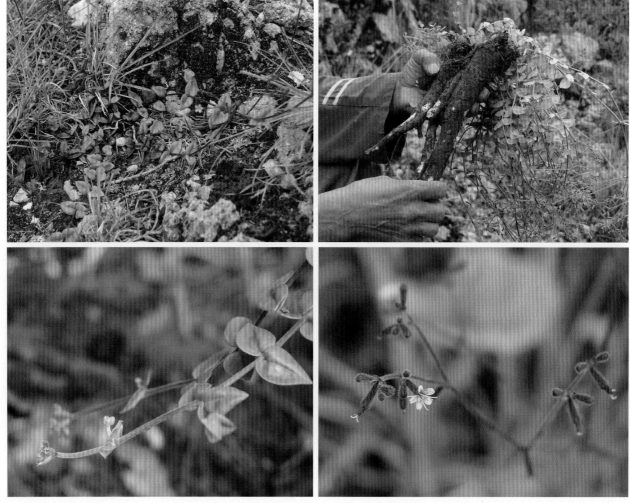

304 金银花 Lonicerae Japonicae Flos

本品为忍冬科植物忍冬 *Lonicera japonica* Thunb. 的干燥花蕾或带初开的花。夏初花开放前采收，干燥。具有清热解毒、疏散风热的功能。

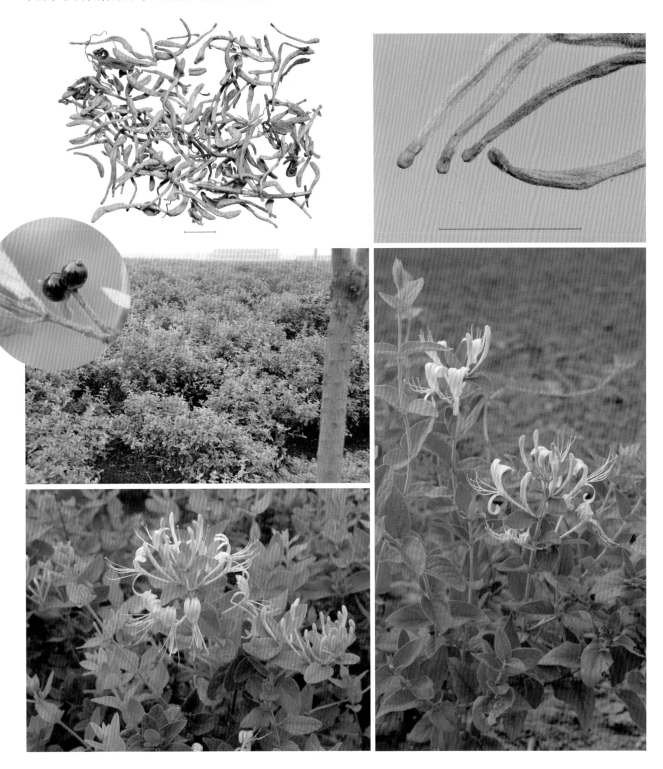

305 金樱子　Rosae Laevigatae Fructus

本品为蔷薇科植物金樱子 *Rosa laevigata* Michx. 的干燥成熟果实。10 ~ 11 月果实成熟变红时采收，干燥，除去毛刺。具有固精缩尿、固崩止带、涩肠止泻的功能。

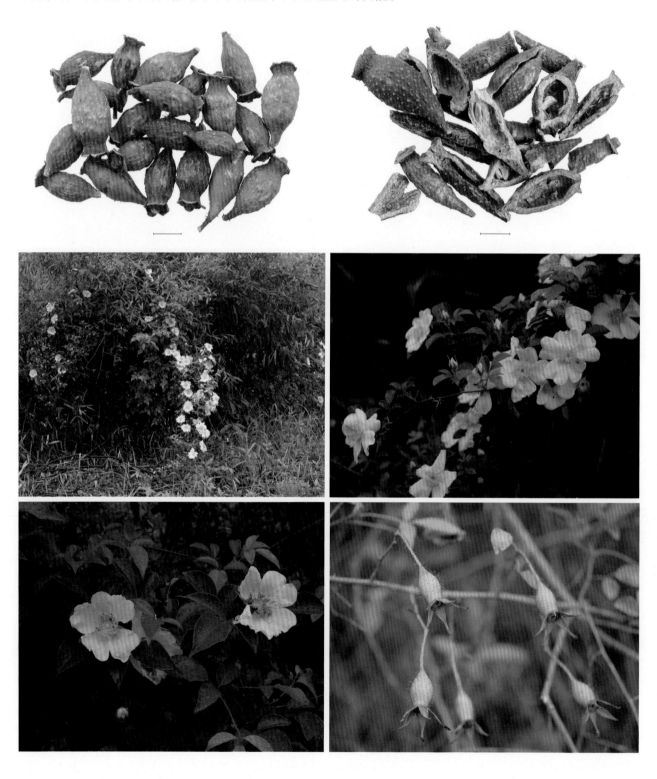

306 肿节风 Sarcandrae Herba

本品为金粟兰科植物草珊瑚 *Sarcandra glabra* (Thunb.) Nakai 的干燥全草。夏、秋二季采收，除去杂质，晒干。具有清热凉血、活血消斑、祛风通络的功能。

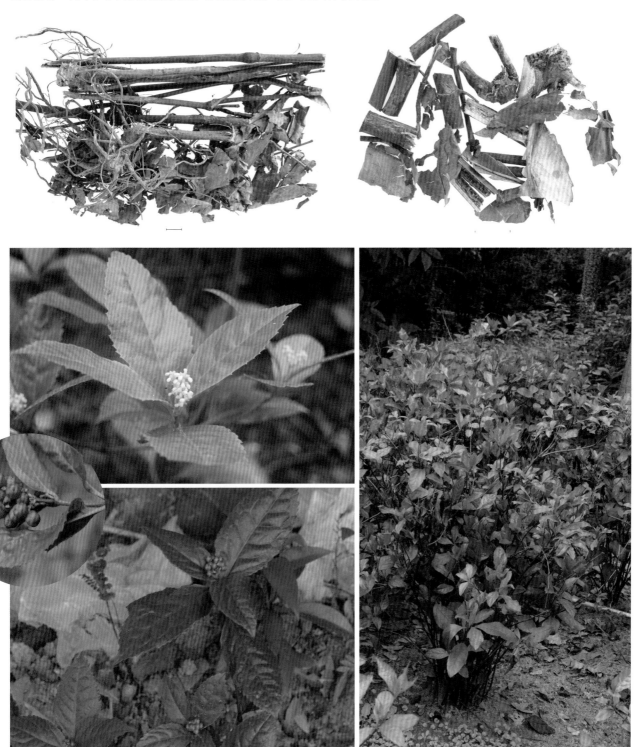

307 鱼腥草　Houttuyniae Herba

本品为三白草科植物蕺菜 *Houttuynia cordata* Thunb. 的新鲜全草或干燥地上部分。鲜品全年均可采割；干品夏季茎叶茂盛花穗多时采割，除去杂质，晒干。具有清热解毒、消痈排脓、利尿通淋的功能。

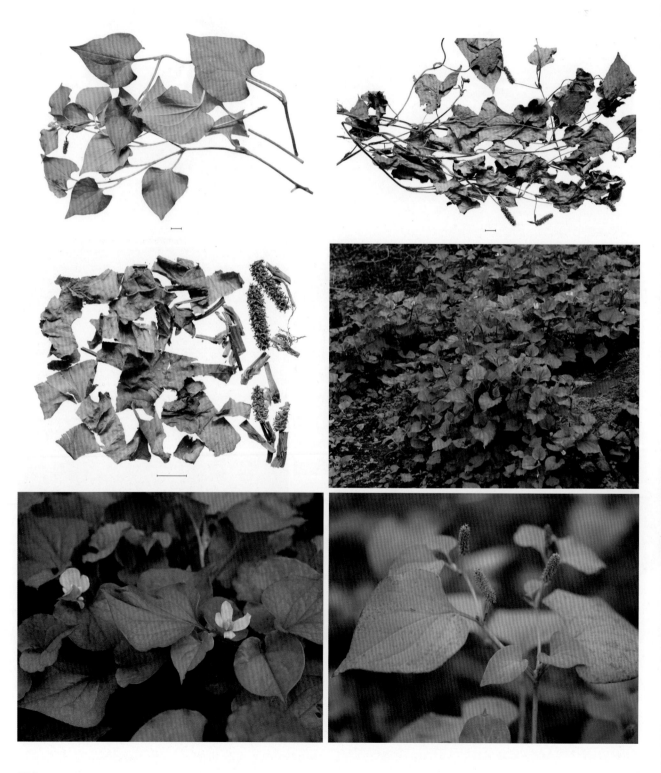

308 狗脊 Cibotii Rhizoma

本品为蚌壳蕨科植物金毛狗脊 *Cibotium barometz* (L.) J. Sm. 的干燥根茎。秋、冬二季采挖，除去泥沙，干燥；或去硬根、叶柄及金黄色绒毛，切厚片，干燥，为"生狗脊片"；蒸后晒至六七成干，切厚片，干燥，为"熟狗脊片"。具有除风湿、补肝肾、强腰膝的功能。

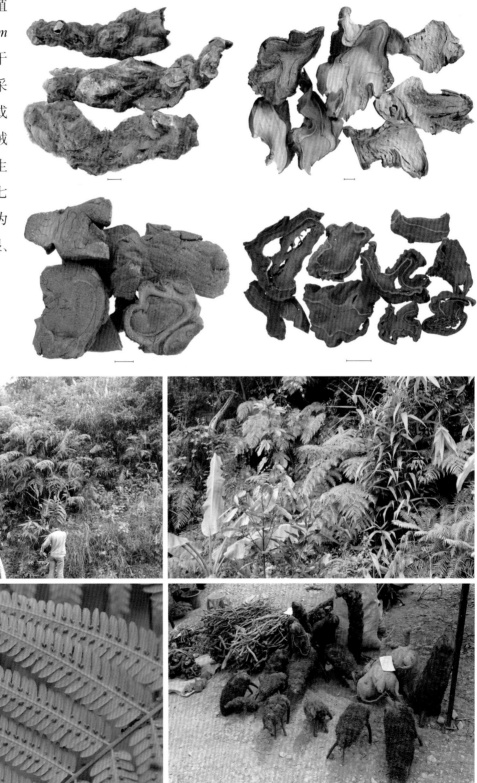

309 京大戟 Euphorbiae Pekinensis Radix

本品为大戟科植物大戟 *Euphorbia pekinensis* Rupr. 的干燥根。秋、冬二季采挖，洗净，晒干。具有泻水逐饮、消肿散结的功能。

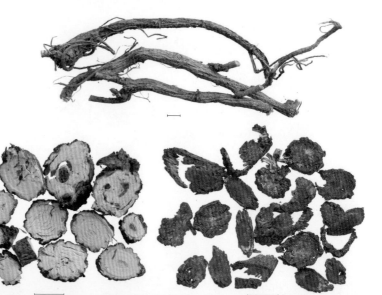

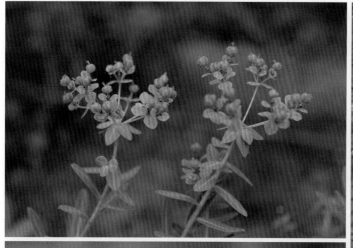

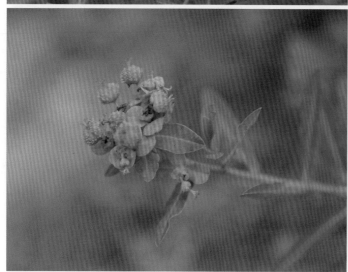

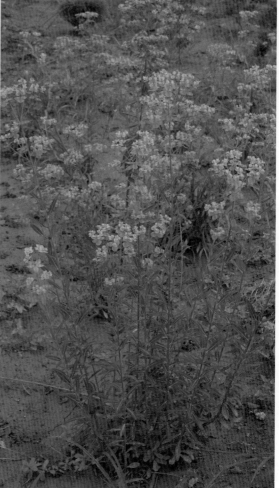

310 闹羊花 Rhododendri Mollis Flos

本品为杜鹃花科植物羊踯躅 *Rhododendron molle* G. Don 的干燥花。4～5月花初开时采收，阴干或晒干。具有祛风除湿、散瘀定痛的功能。

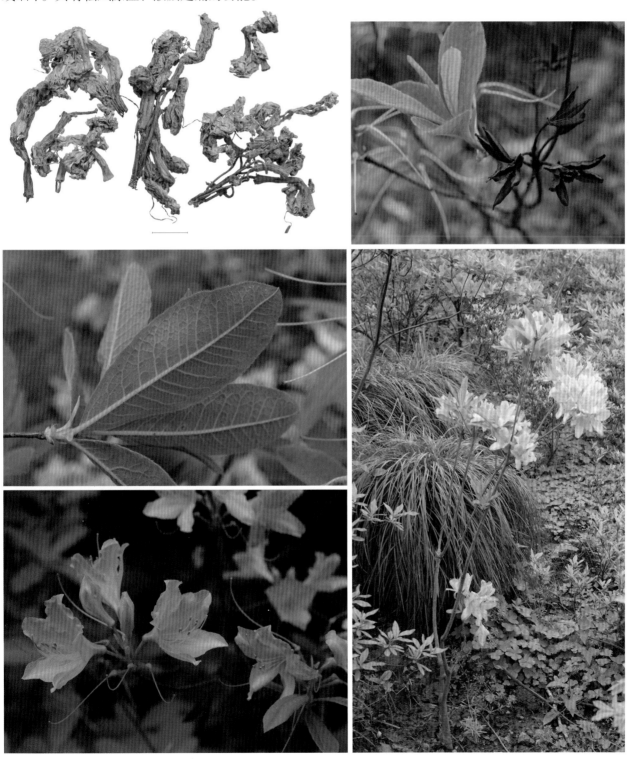

311 卷柏 Selaginellae Herba

本品为卷柏科植物卷柏 *Selaginella tamariscina* (Beauv.) Spring 或垫状卷柏 *Selaginella pulvinata* (Hook. et Grev.) Maxim. 的干燥全草。全年均可采收，除去须根及泥沙，晒干。具有活血通经的功能。

1. 卷柏 *Selaginella tamariscina* (Beauv.) Spring，本种的须根聚生成短干；中叶和侧叶的叶缘具细齿。

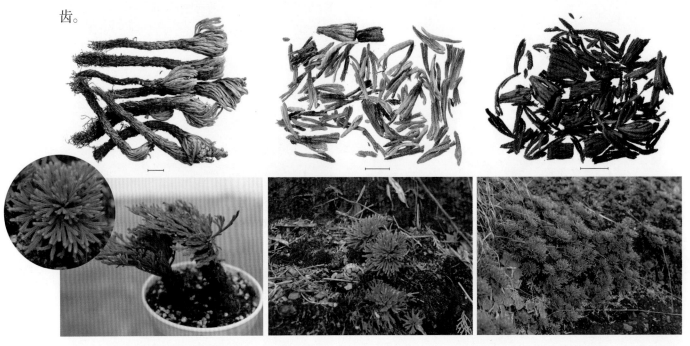

2. 垫状卷柏 *Selaginella pulvinata* (Hook. et Grev.) Maxim.，与卷柏区别为本种的根散生，不聚生成干；中叶和侧叶的叶缘不具细齿，中叶的叶缘向下反卷，侧叶上侧边缘棕褐色，膜质，撕裂状。

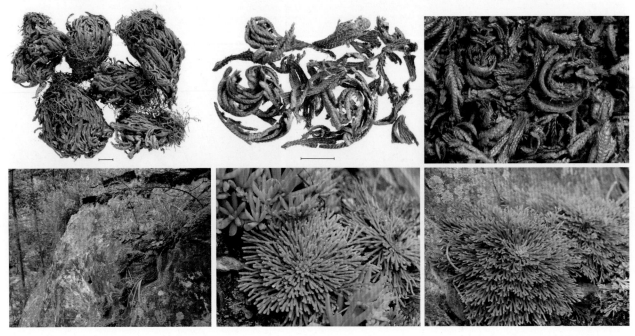

312 油松节 Pini Lignum Nodi

本品为松科植物油松 *Pinus tabulieformis* Carr. 或马尾松 *Pinus massoniana* Lamb. 的干燥瘤状节或分枝节。全年均可采收，锯取后阴干。具有祛风除湿、通络止痛的功能。

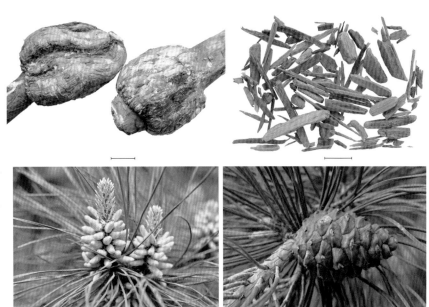

1. 油松 *Pinus tabulieformis* Carr.，本种的松针粗硬，长 10～15 cm。种鳞的鳞盾肥厚，呈扁菱形或菱状多角形，横脊明显，鳞脐凸起，有短尖头。

2. 马尾松 *Pinus massoniana* Lamb.，与油松的区别为本种的松针细柔，长 12～20 cm。种鳞的鳞盾菱形，微隆起或平，横脊微明显，鳞脐微凹，无刺。

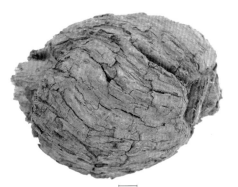

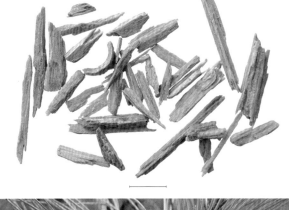

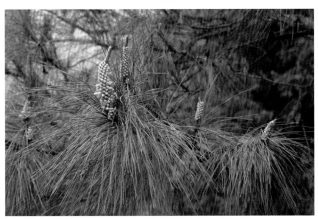

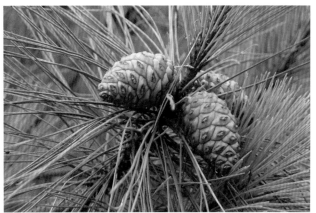

313 泽兰 Lycopi Herba

本品为唇形科植物毛叶地瓜儿苗 *Lycopus lucidus* Turcz. var. *hirtus* Regel 的干燥地上部分。夏、秋二季茎叶茂盛时采割，晒干。具有活血调经、祛瘀消痈、利水消肿的功能。

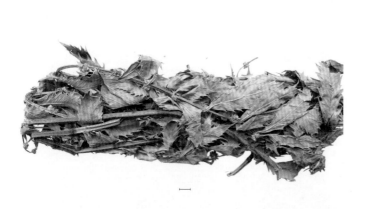

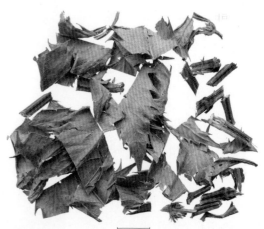

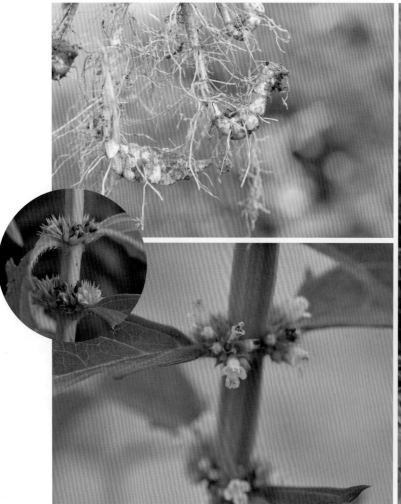

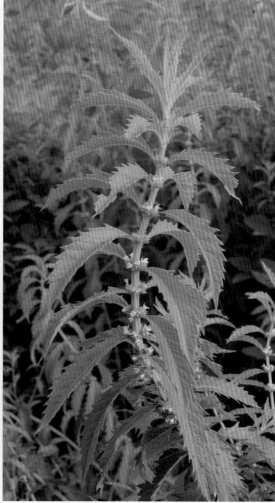

314 泽泻 Alismatis Rhizoma

本品为泽泻科植物东方泽泻 *Alisma orientale*（Sam.）Juzep. 或泽泻 *Alisma plantago-aquatica* Linn. 的干燥块茎。冬季茎叶开始枯萎时采挖，洗净，干燥，除去须根及粗皮。具有利水渗湿、泄热、化浊降脂的功能。

1. 东方泽泻 *Alisma orientale* (Sam.) Juzep.，本种的花柱长 0.5 mm，内轮花被片边缘波状；瘦果排列不整齐，果期花托呈凹形。

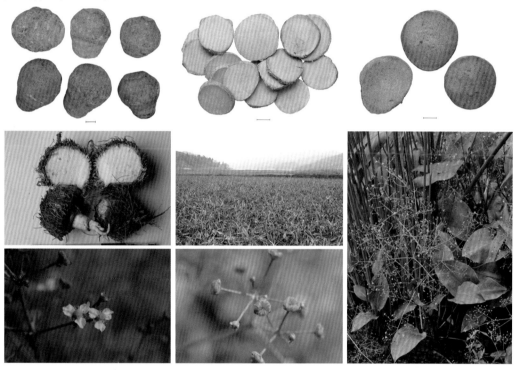

2. 泽泻 *Alisma plantago-aquatica* Linn.，与东方泽泻区别为本种的花柱长 0.7 ~ 1.5mm，内轮花被片边缘具粗齿；瘦果排列整齐，果期花托平凸，不呈凹形。

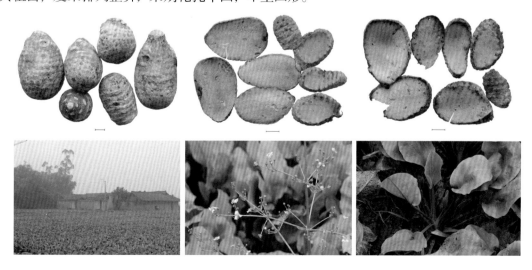

315 降香 **Dalbergiae Odoriferae Lignum**

本品为豆科（蝶形花科）植物降香檀 *Dalbergia odorifera* T. Chen 树干和根的干燥心材。全年均可采收，除去边材，阴干。具有化瘀止血、理气止痛的功能。

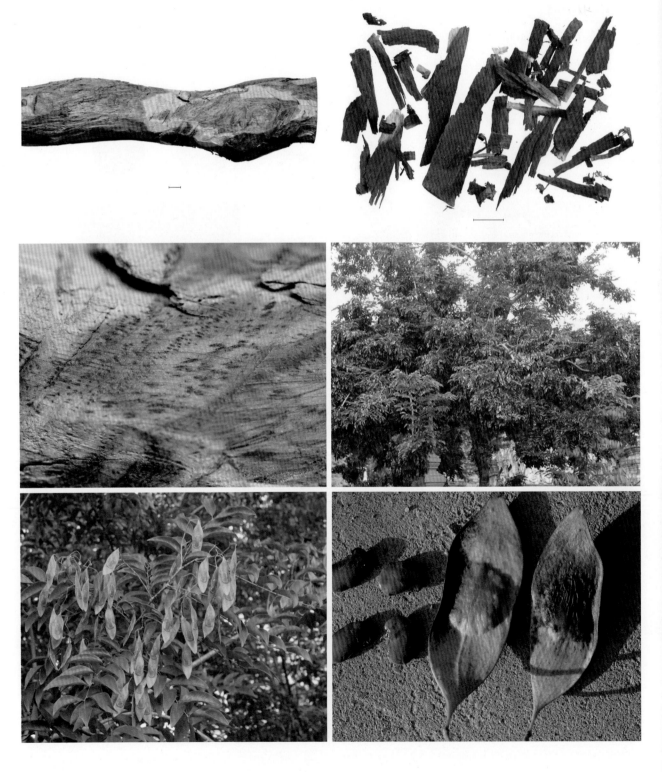

316 细辛 **Asari Radix et Rhizoma**

本品为马兜铃科植物北细辛*Asarum heterotropoides* Fr. Schmidt var. *mandshuricum* (Maxim.) Kitag.、汉城细辛*Asarum sieboldii* Miq. var. *seoulense* Nakai 或华细辛*Asarum sieboldii* Miq. 的干燥根及根茎。前二种习称"辽细辛"。夏季果熟期或初秋采挖，除净地上部分和泥沙，阴干。具有祛风散寒、祛风止痛、通窍、温肺化饮的功能。

1. 北细辛 *Asarum heterotropoides* Fr. Schmidt var. *mandshuricum* (Maxim.) Kitag.，本种的主要特征为叶片先端急尖或钝，叶面仅脉上有短毛，叶背密生短毛；叶柄无毛；花被裂片开花时反折下贴。

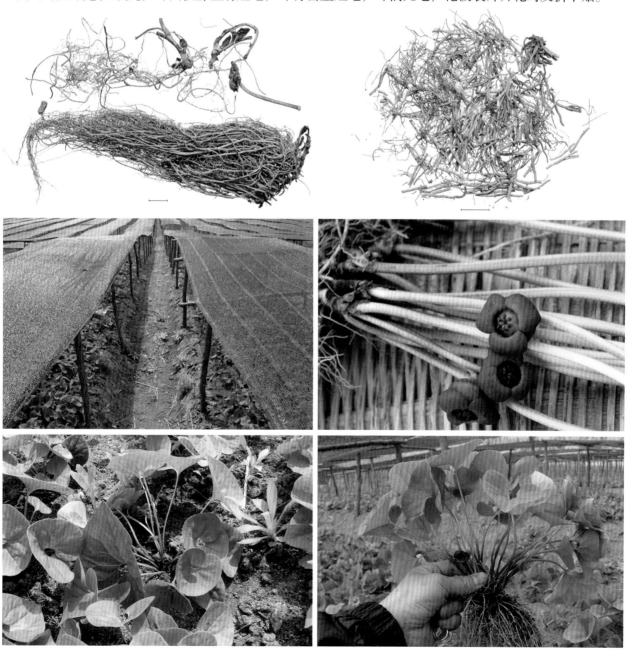

2.汉城细辛 *Asarum sieboldii* Miq. var. *seoulense* Nakai，本种的主要特征为叶片先端短渐尖或急尖，叶面通常散生短毛；叶背通常密生短毛；叶柄有毛；花被裂片直立或平展，开花时不反折。

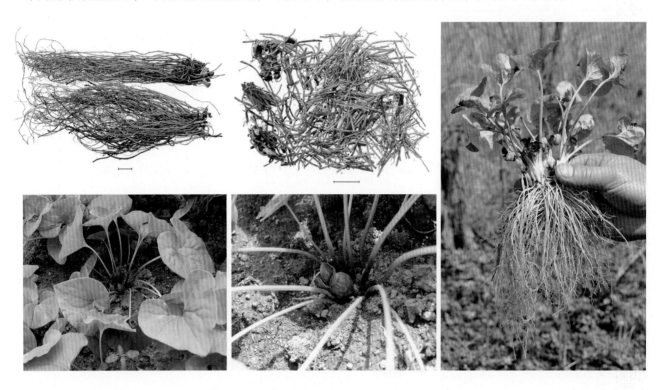

3.华细辛 *Asarum sieboldii* Miq.，本种的主要特征为叶片先端短渐尖或急尖，叶面通常散生短毛；叶背通常仅在叶脉上有毛；叶柄无毛；花被裂片直立或平展，开花时不反折。

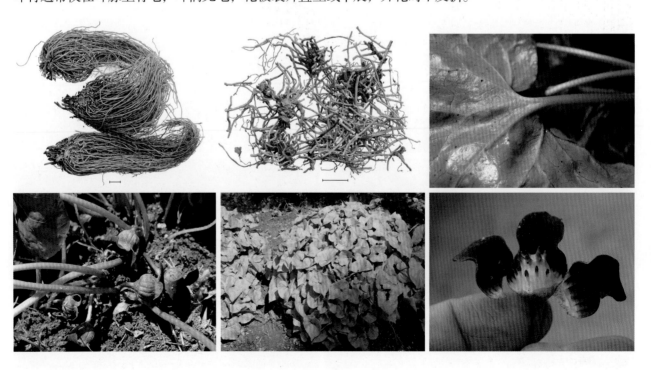

317 贯叶金丝桃　Hyperici Perforati Herba

本品为藤黄科植物贯叶金丝桃 *Hypericum perforatum* L. 的干燥地上部分。夏、秋二季开花时采割，阴干或低温烘干。具有疏肝解郁、清热利湿、消肿通乳的功能。

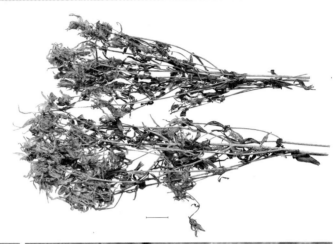

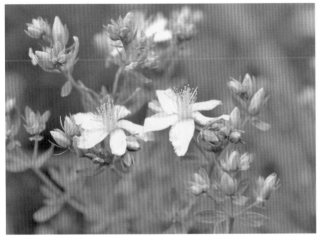

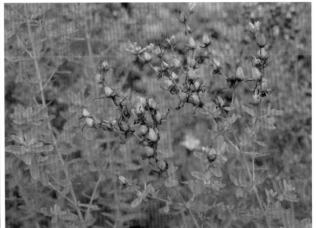

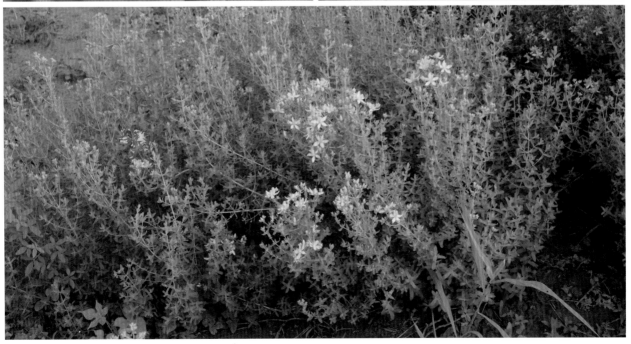

318 荆芥　Schizoneretae Herba

　　本品为唇形科植物荆芥 *Schizonepeta tenuifolia* Briq. 的干燥地上部分。夏、秋二季花开到顶、穗绿时采割，除去杂质，晒干。具有解表散风、透疹、消疮的功能。

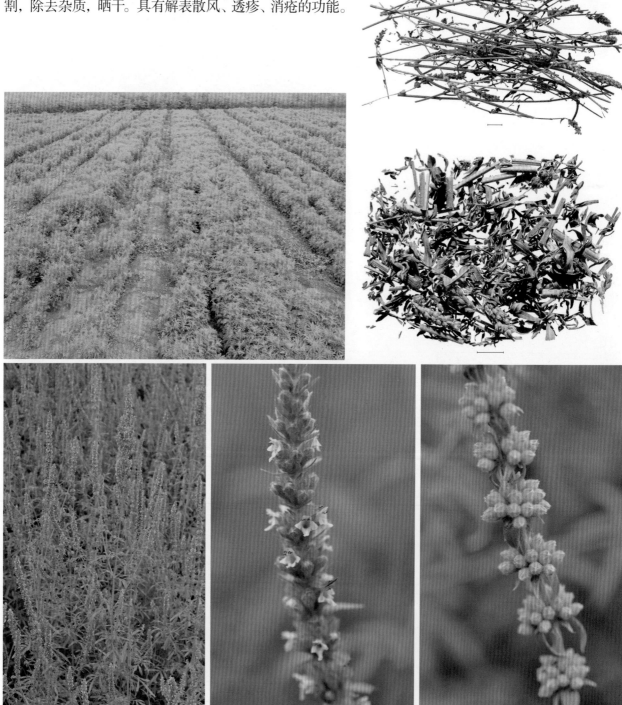

319 荆芥炭 Schizonepetae Herba Carbonisata

本品为荆芥的炮制加工品。具有收敛止血的功能。

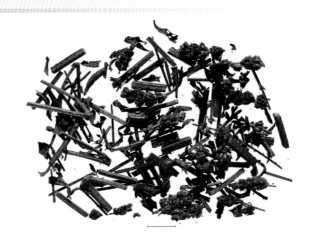

320 荆芥穗 Schizonepetae Spica

本品为唇形科植物荆芥 *Schizonepeta tenuifolia* Briq. 的干燥花穗。夏、秋二季花开到顶、穗绿时采割，除去杂质，晒干。具有解表散风、透疹、消疮的功能。

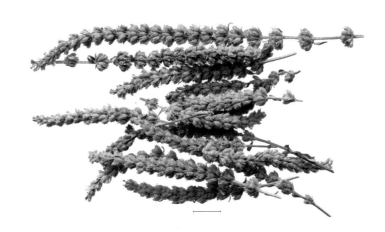

321 荆芥穗炭 Schizonepetae Spica Carbonisata

本品为荆芥穗的炮制加工品。具有收敛止血的功能。

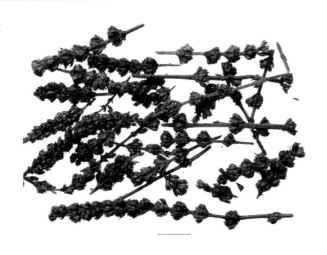

322 茜草 Rubiae Radix et Rhizoma

本品为茜草科植物茜草 *Rubia cordifolia* L. 的干燥根和根茎。春、秋二季采挖,除去泥沙,干燥。具有凉血、祛瘀、止血、通经的功能。

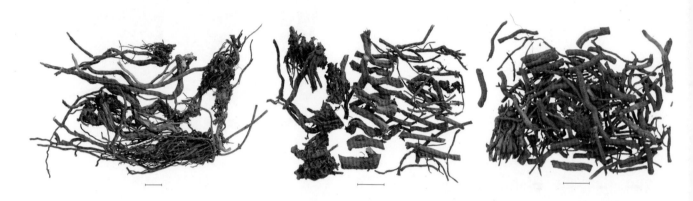

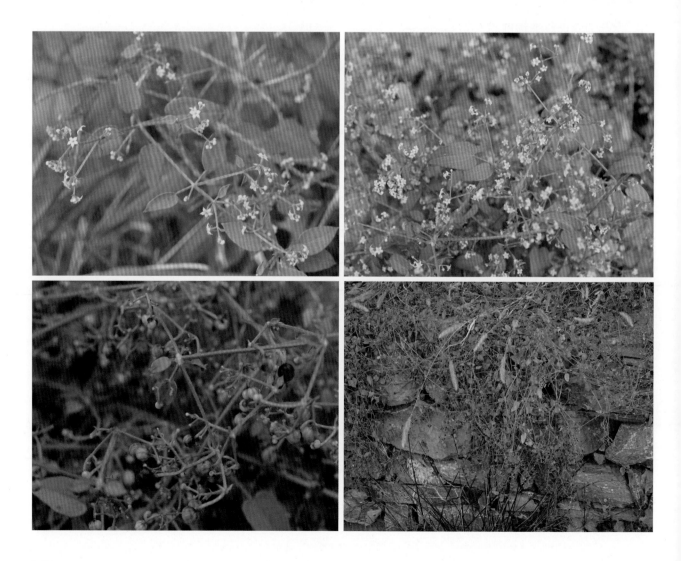

323 荜茇 **Piperis Longi Fructus**

本品为胡椒科植物荜茇 *Piper longum* L.的干燥近成熟或成熟果穗。果穗由绿变黑时采收，除去杂质，晒干。具有温中散寒、下气止痛的功能。

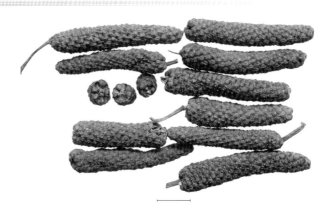

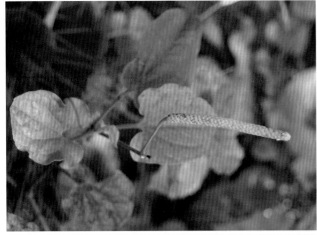

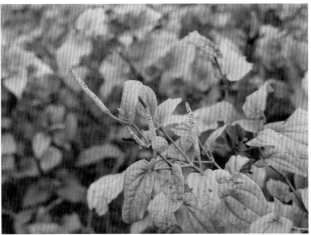

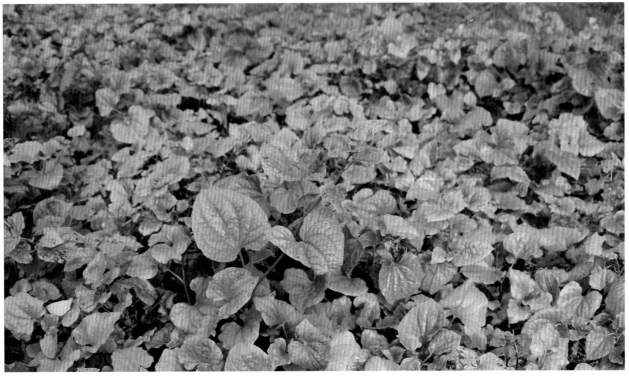

324　荜澄茄　Litseae Fructus

本品为樟科植物山鸡椒 *Litsea cubeba* (Lour.) Pers. 的干燥成熟果实。秋季果实成熟时采收，除去杂质，晒干。具有温中散寒、行气止痛的功能。

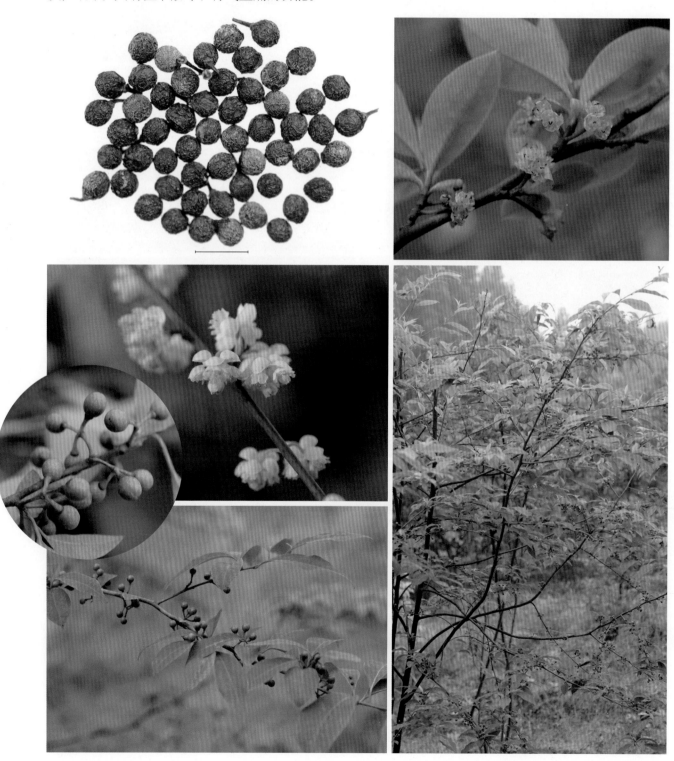

325 草乌　Aconiti Kusnezoffii Radix

本品为毛茛科植物北乌头 *Aconitum kusnezoffii* Reichb. 的干燥块根。秋季茎叶枯萎时采挖，除去须根及泥沙，干燥。具有祛风除湿、温经止痛的功能。

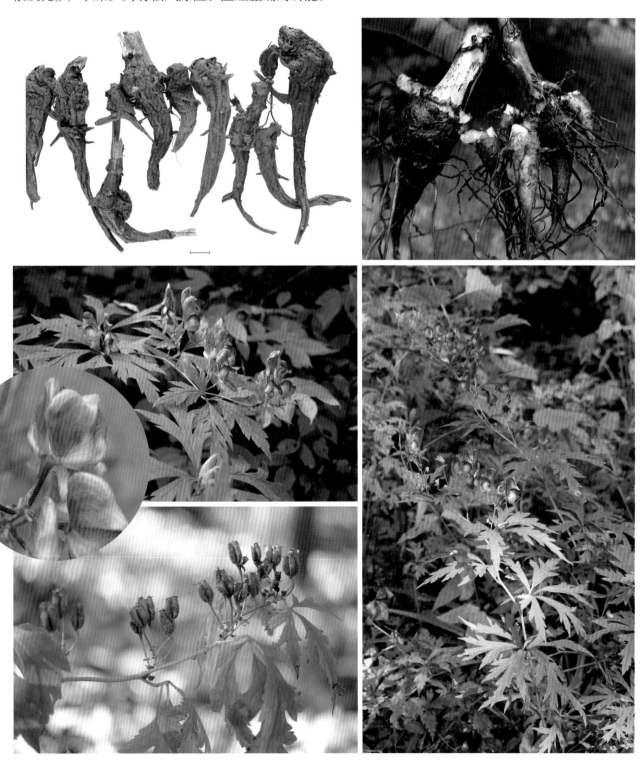

326 制草乌 Aconiti Kusnezoffii Radix Cocta

本品为草乌的炮制加工品。具有祛风除湿、温经止痛的功能。

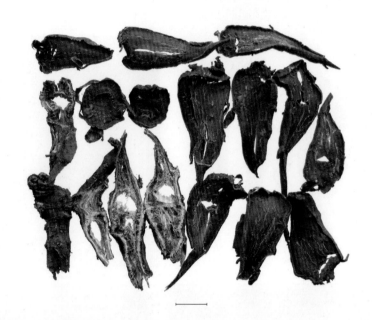

327 草乌叶 Aconiti Kusnezoffii Folium

本品系蒙古族习用药材。为毛茛科植物北乌头 *Aconitum kusnezoffii* Reichb. 的干燥叶。夏季叶茂盛花未开时采收，除去杂质，及时干燥。具有清热、解毒、止痛的功能。

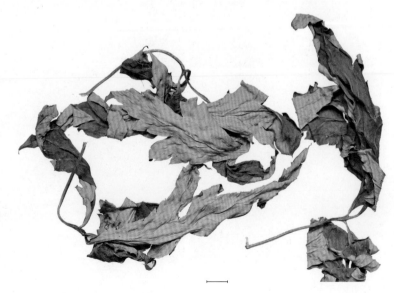

328 草豆蔻 Alpiniae Katsumadai Semen

本品为姜科植物草豆蔻 *Alpinia katsumadai* Hayata 的干燥近成熟种子。夏、秋二季采收，晒至九成干，或用水略烫，晒至半干，除去果皮，取出种子团，晒干。具有燥湿行气、温中止呕的功能。

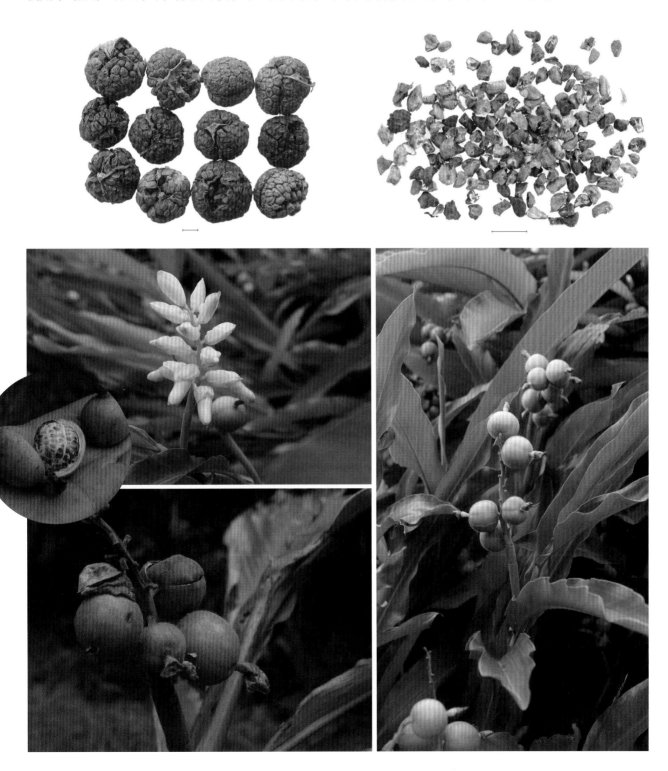

329 草果　Tsaoko Fructus

　　本品为姜科植物草果 *Amomum tsaoko* Crevost et Lemaire 的干燥成熟果实。秋季果实成熟时采收，除去杂质，晒干或低温干燥。具有燥湿温中、除痰截疟的功能。

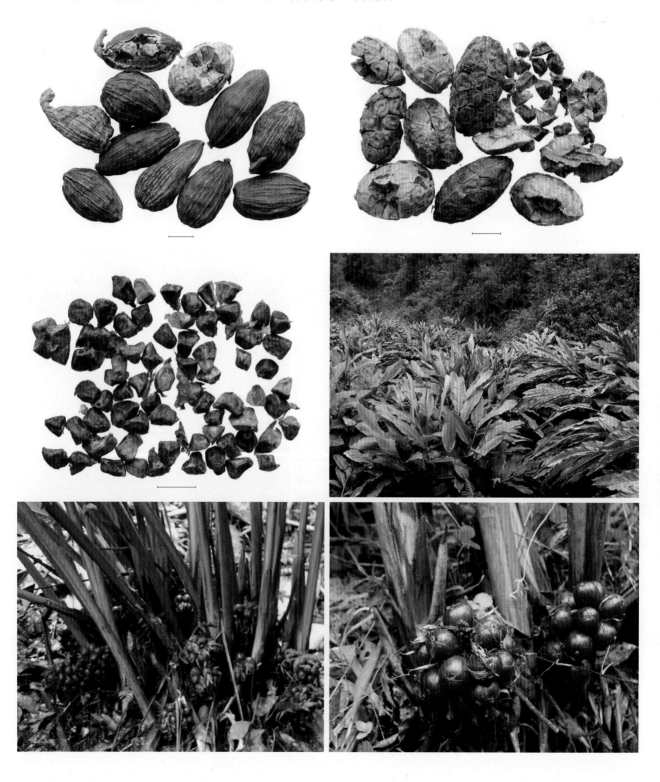

330 茵陈　Artemisiae Scopariae Herba

本品为菊科植物滨蒿 *Artemisia scoparia* Waldst. et Kit. 或茵陈蒿 *Artemisia capillaris* Thunb. 的干燥地上部分。春季幼苗高 6～10 cm 时采收或秋季花蕾长成至花初开时采割，除去杂质及老茎，晒干。春季采收的称"绵茵陈"，秋季采割的称"花茵陈"。具有清热利湿、利胆退黄的功能。

1. 滨蒿 *Artemisia scoparia* Waldst. et Kit.，本种为一年或二年生草本；头状花序，直径 1～1.5 mm。

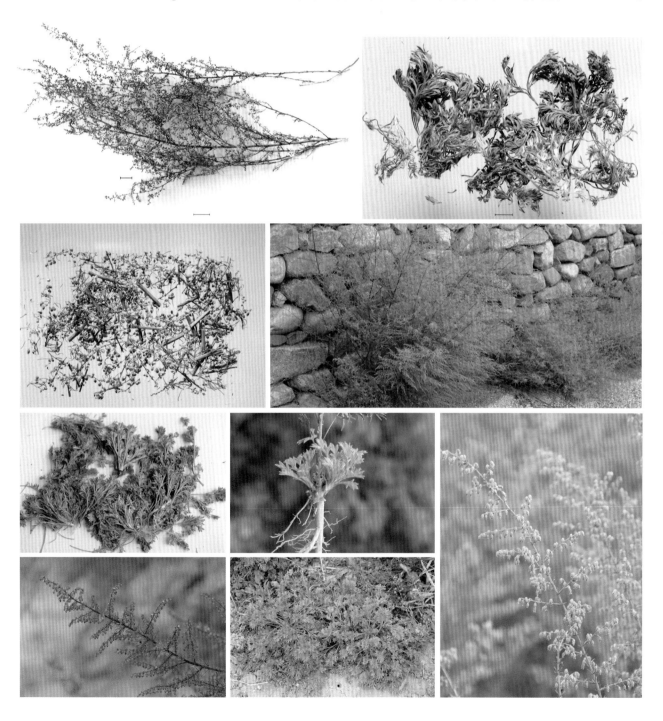

2.茵陈蒿 *Artemisia capillaris* Thunb.，与滨蒿区别为本种为多年生草本，或半灌木状；头状花序，直径 1.5 ~ 2mm。

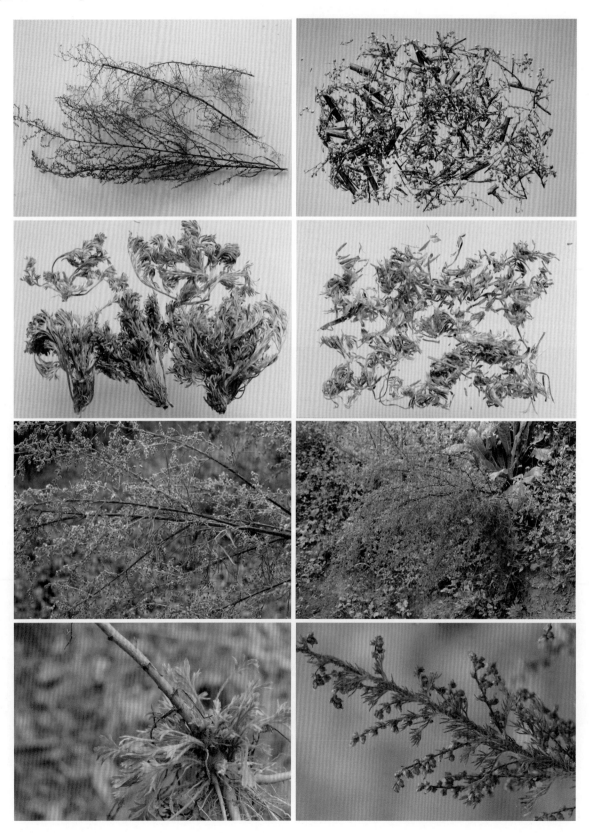

331 茯苓　Poria

　　本品为多孔菌科真菌茯苓 *Poria cocos* (Schw.) Wolf 的干燥菌核。多于 7 ～ 9 月采挖，挖出后除去泥沙，堆置"发汗"后，摊开晾至表面干燥，再"发汗"，反复数次至现皱纹、内部水分大部散失后，阴干，称为"茯苓个"；或将鲜茯苓按不同部位切制，阴干，分别称为"茯苓块"及"茯苓片"。具有利水渗湿、健脾、宁心的功能。

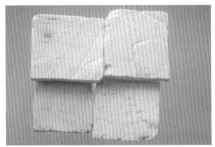
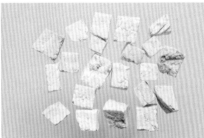
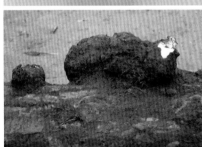
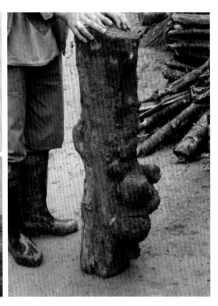

332 茯苓皮　Poriae Cutis

　　本品为多孔菌科真菌茯苓 *Poria cocos* (Schw.) Wolf 菌核的干燥外皮。加工"茯苓片""茯苓块"时，收集削下的外皮，阴干。具有利水消肿的功能。

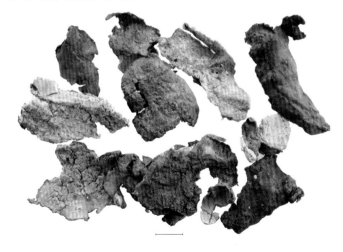

333 茺蔚子　Leonuri Fructus

　　本品为唇形科植物益母草 *Leonurus japonicus* Houtt. 的干燥成熟果实。秋季果实成熟时采割地上部分，晒干，打下果实，除去杂质。具有活血调经、清肝明目的功能。

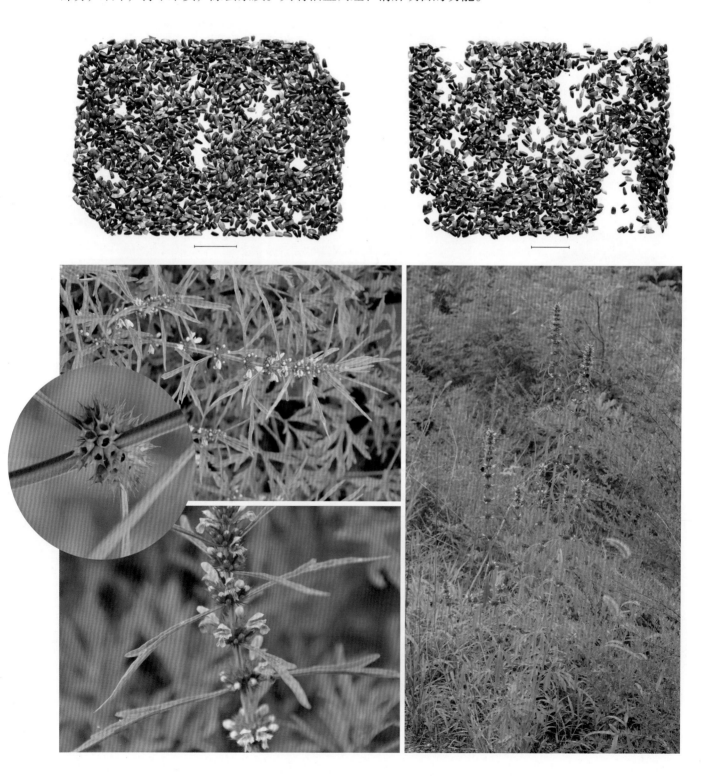

334 胡芦巴 Trigonellae Semen

本品为豆科（蝶形花科）植物胡芦巴 *Trigonella foenum-graecum* L. 的干燥成熟种子。夏季果实成熟时采割植株，晒干，打下种子，除去杂质。具有温肾助阳、祛寒止痛的功能。

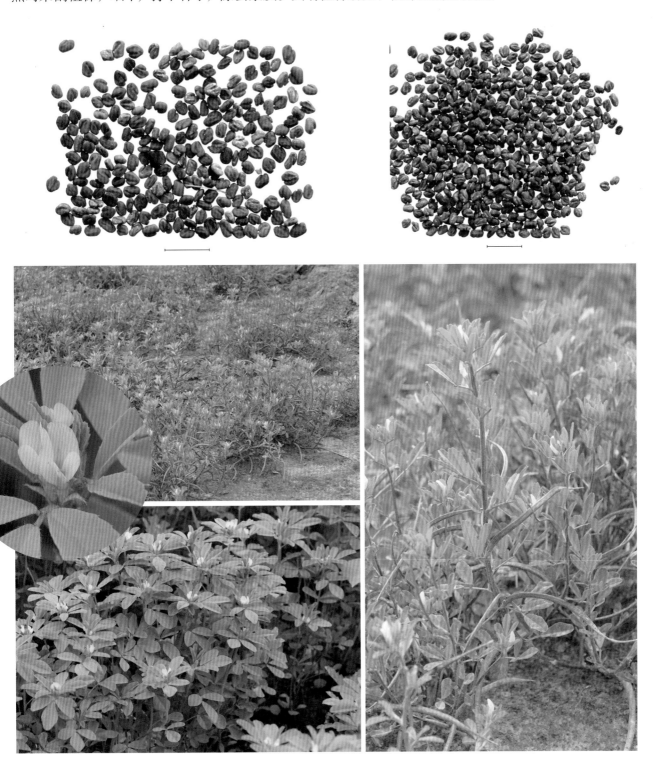

335　胡黄连　Picrorhizae Rhizoma

本品为玄参科植物胡黄连 *Picrorhiza scrophulariiflora* Pennell 的干燥根茎。秋季采挖，除去须根及泥沙，晒干。具有退虚热、除疳热、清湿热的功能。

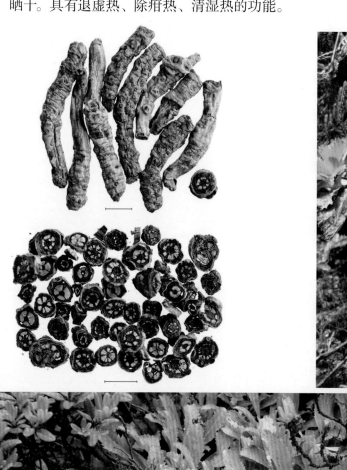

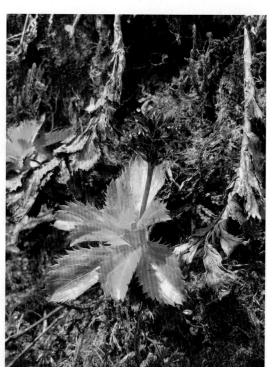

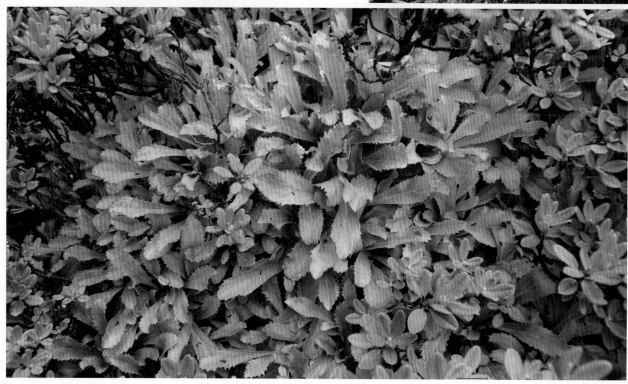

336 胡椒　*Piperis Fructus*

　　本品为胡椒科植物胡椒 *Piper nigrum* L. 的干燥近成熟或成熟果实。秋末至翌年春季果实呈暗绿色时采收，晒干，为"黑胡椒"；果实变红时采收，用水浸渍数日，擦去果肉，晒干，为"白胡椒"。具有温中散寒、下气、消痰的功能。

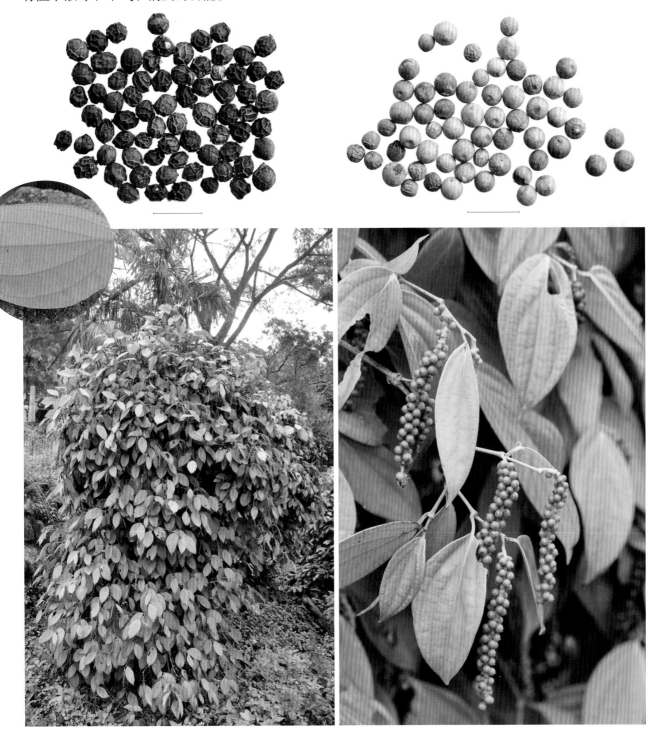

337 荔枝核 Litchi Semen

　　本品为无患子科植物荔枝 *Litchi chinensis* Sonn. 的干燥成熟种子。夏季采摘成熟果实，除去果皮及肉质假种皮，洗净，晒干。具有行气散结、祛寒止痛的功能。

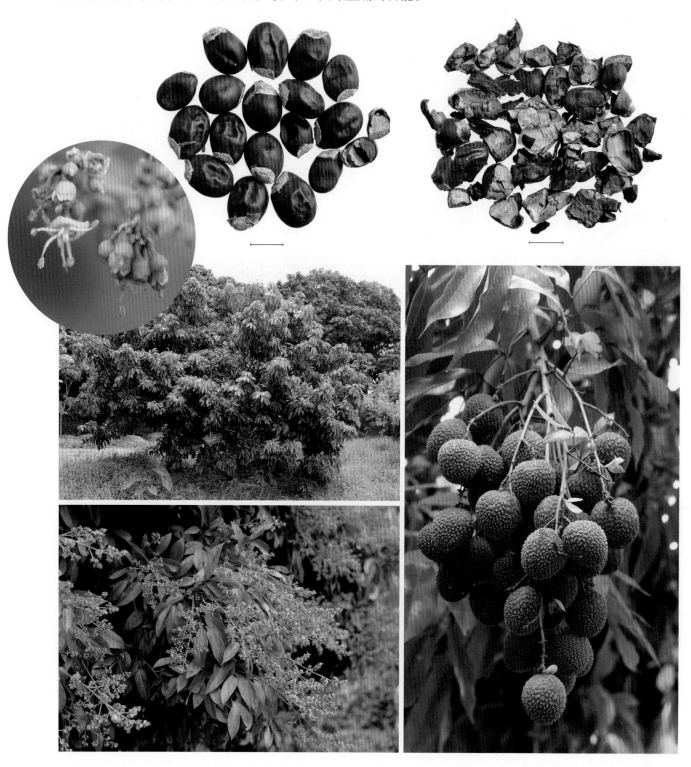

338 南五味子　Schisandrae Sphenantherae Fructus

　　本品为木兰科（五味子科）植物华中五味子 *Schisandra sphenanthera* Rehd. et Wils. 的干燥成熟果实。秋季果实成熟时采摘，晒干，除去果梗和杂质。具有收敛固涩、益气生津、补肾宁心的功能。

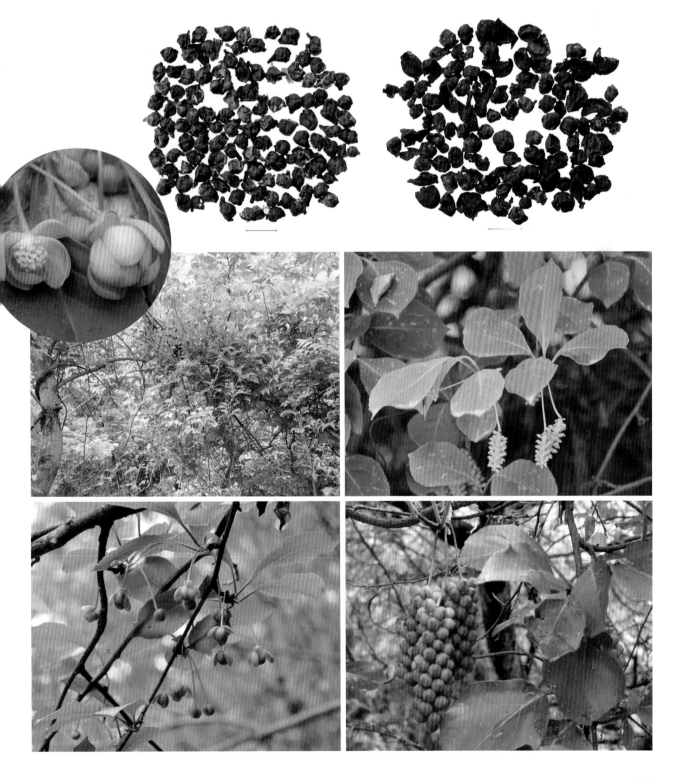

339 南沙参　Adenophorae Radix

本品为桔梗科植物轮叶沙参*Adenophora tetraphylla* (Thunb.) Fisch. 或沙参*Adenophora stricta* Miq. 的干燥根。春、秋二季采挖，除去须根，洗后趁鲜刮去粗皮，洗净，干燥。具有养阴清肺、益胃生津、化痰、益气的功能。

1.轮叶沙参*Adenophora tetraphylla* (Thunb.) Fisch.，本种的茎生叶轮生；下部花枝轮生；花冠细小，口部缢缩成坛状。

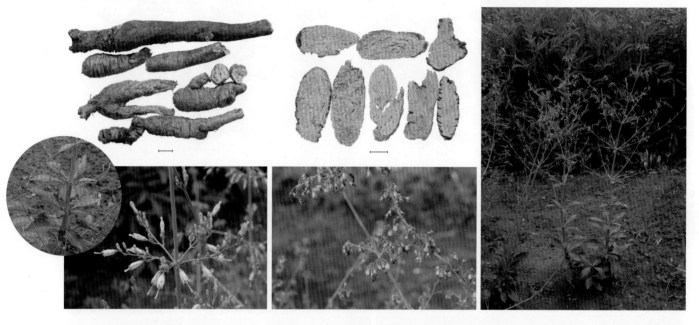

2.沙参*Adenophora stricta* Miq.，与轮叶沙参区别为本种的茎生叶互生；花冠钟状、狭钟状或漏斗状，口部不收缢。

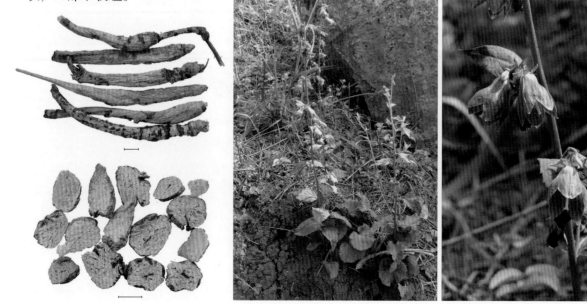

340 南板蓝根 **Baphicacanthis Cusiae Rhizoma et Radix**

本品为爵床科植物马蓝 *Baphicacanthus cusia* (Nees) Bremek. 的干燥根茎和根。夏、秋二季采挖，除去地上茎，洗净，晒干。具有清热解毒、凉血消斑的功能。

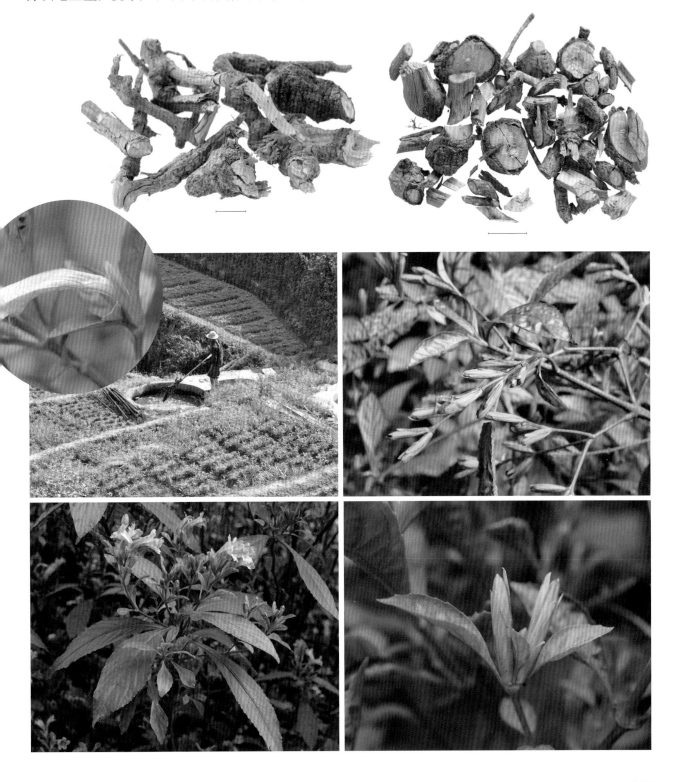

341 南鹤虱 Carotae Fructus

　　本品为伞形科植物野胡萝卜 *Daucus carota* L. 的干燥成熟果实。秋季果实成熟时割取果枝，晒干，打下果实，除去杂质。具有杀虫消积的功能。

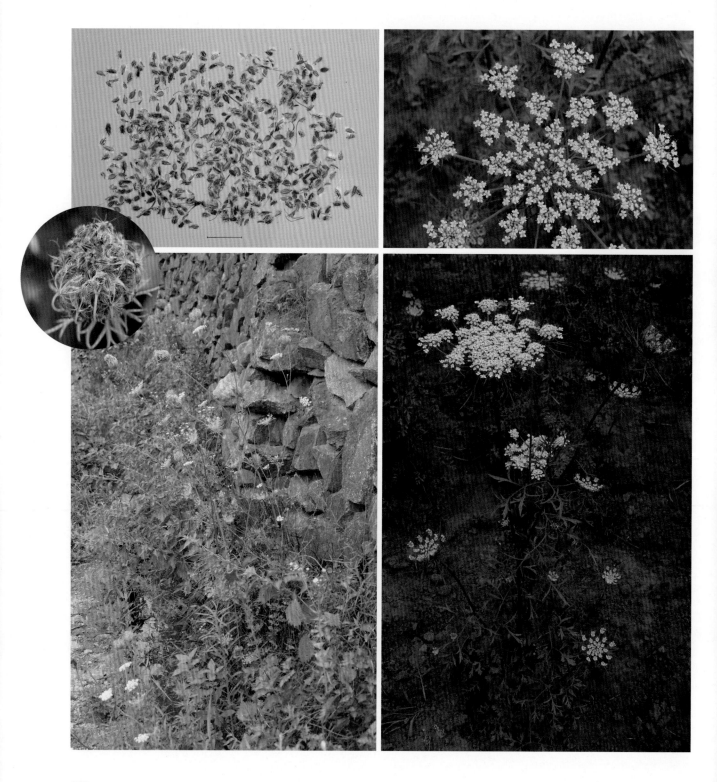

342 枳壳 **Aurantii Fructus**

本品为芸香科植物酸橙 *Citrus aurantium* L. 及其栽培变种的干燥未成熟果实。7月果皮尚绿时采收，自中部横切为两半，晒干或低温干燥。具有理气宽中、行滞消胀的功能。

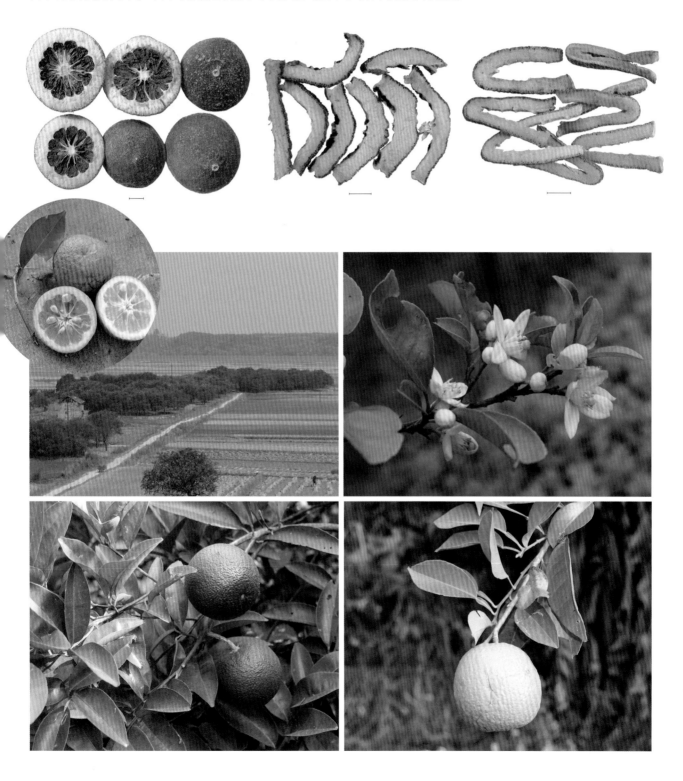

343 枳实 Aurantii Fructus Immaturus

本品为芸香科植物酸橙 *Citrus aurantium* L. 及其栽培变种或甜橙 *Citrus sinensis* Osbeck 的干燥幼果。5 ~ 6 月收集自落的果实，除去杂质，自中部横切为两半，晒干或低温干燥，较小者直接晒干或低温干燥。具有破气消积、化痰散痞的功能。

1. 酸橙 *Citrus aurantium* L.，本种的果肉酸带苦味。

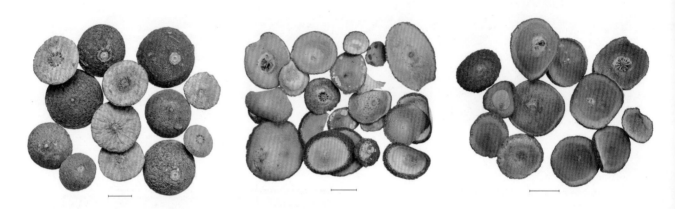

2. 甜橙 *Citrus sinensis* Osbeck，与酸橙区别为本种的果肉味甜或酸甜适中，很少带苦味。

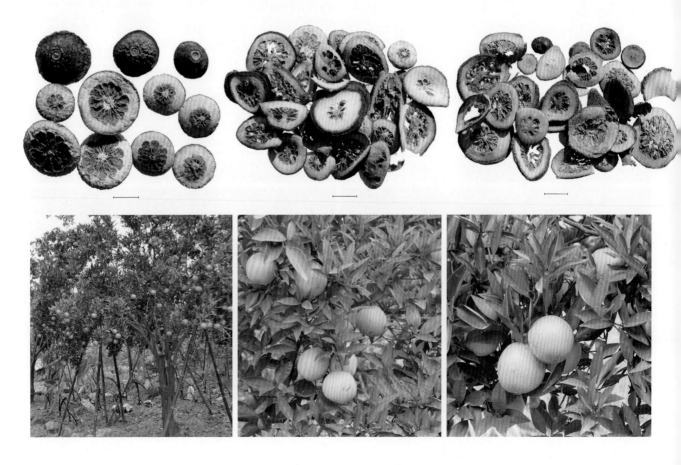

344 柏子仁 Platycladi Semen

本品为柏科植物侧柏*Platycladus orientalis* (L.) Franco 的干燥成熟种仁。秋、冬二季采收成熟种子，晒干，除去种皮，收集种仁。具有养心安神、润肠通便、止汗的功能。

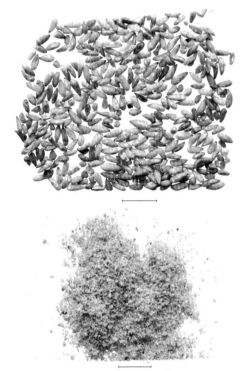

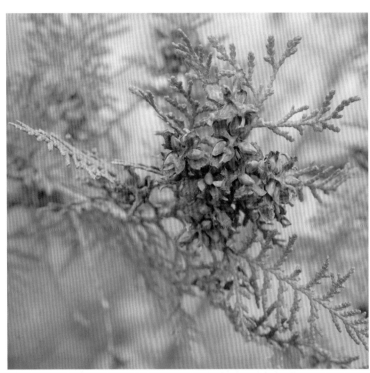

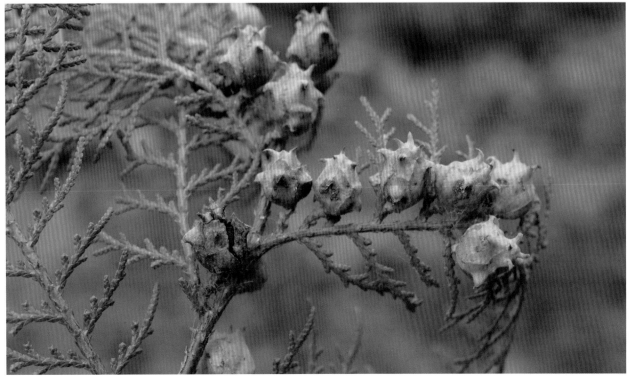

345 栀子 Gardeniae Fructus

本品为茜草科植物栀子 *Gardenia jasminoides* Ellis 的干燥成熟果实。9～11月果实成熟呈红黄色时采收，除去果梗及杂质，蒸至上汽或置沸水中略烫，取出，干燥。具有泻火除烦、清热利湿、凉血解毒，外用消肿止痛的功能。

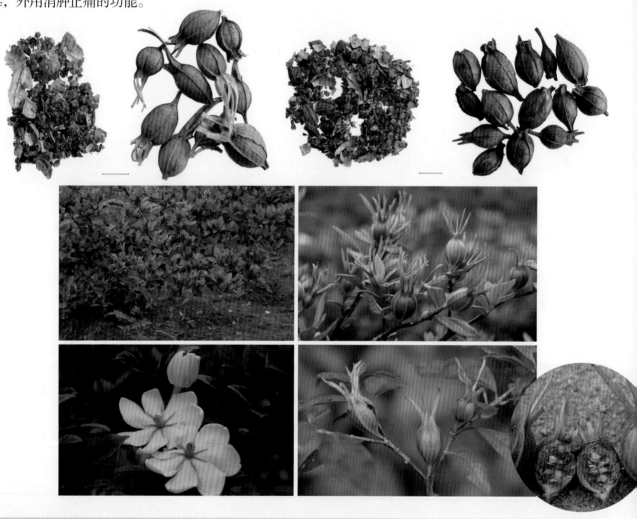

346 焦栀子 Gardeniae Fructus Praeparatus

本品为焦栀子的炮制加工品。具有凉血止血的功能。

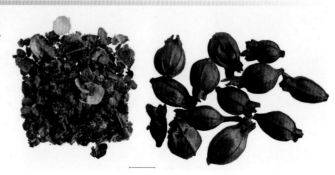

347 枸杞子 Lycii Fructus

本品为茄科植物宁夏枸杞 *Lycium barbarum* L. 的干燥成熟果实。夏、秋二季果实呈红色时采收，热风烘干，除去果梗；或晾至皮皱后，晒干，除去果梗。具有滋补肝肾、益精明目的功能。

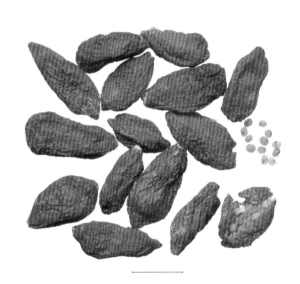

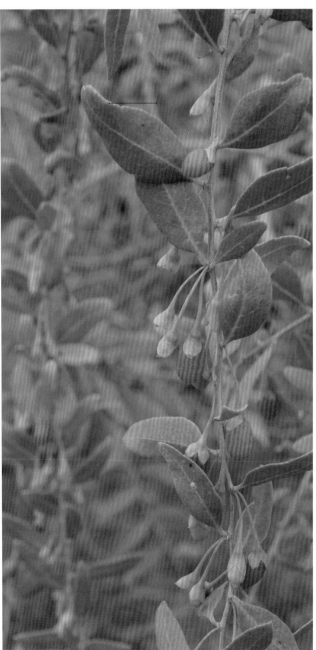

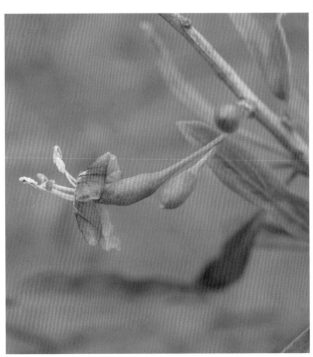

348 枸骨叶 Ilicis Cornutae Folium

本品为冬青科植物枸骨 *Ilex cornuta* Lindl. ex Paxt. 的干燥叶。秋季采收，除去杂质，晒干。具有清热养阴、益肾、平肝的功能。

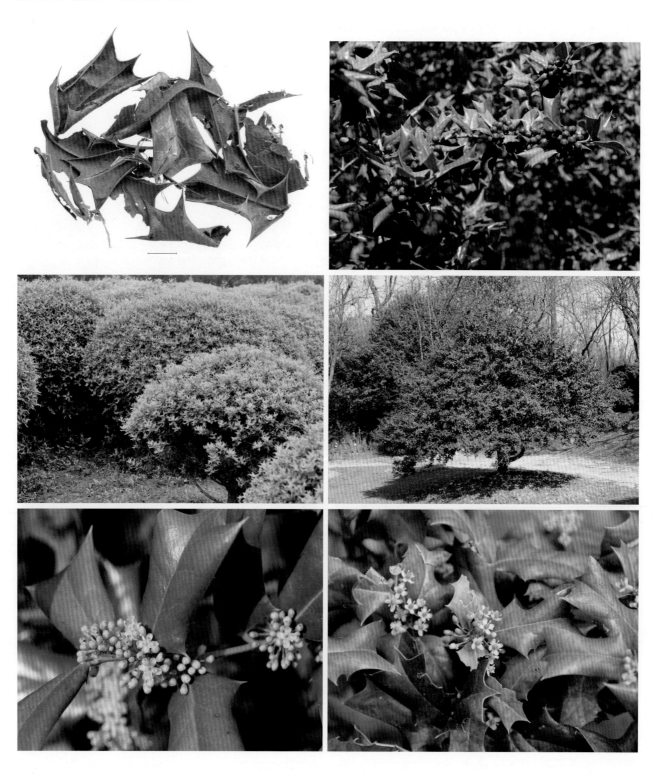

349 柿蒂　Kaki Calyx

本品为柿树科植物柿 *Diospyros kaki* Thunb. 的干燥宿萼。冬季果实成熟时采摘，食用时收集，洗净，晒干。具有降气止呃的功能。

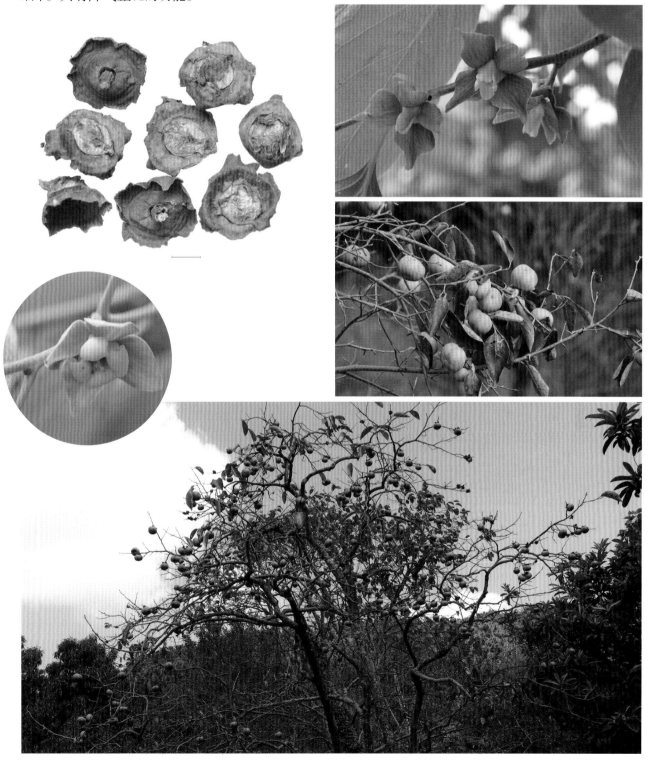

350 威灵仙　Clematidis Radix et Rhizoma

本品为毛茛科植物威灵仙 *Clematis chinensis* Osbeck、棉团铁线莲 *Clematis hexapetala* Pall. 或东北铁线莲 *Clematis manshurica* Rupr. 的干燥根和根茎。秋季采挖，除去泥沙，晒干。具有祛风湿、通经络的功能。

1. 威灵仙 *Clematis chinensis* Osbeck，本种的主要特征为木质藤本；一回羽状复叶，小叶 5 枚；瘦果稍两侧扁，不扁平，无窄边。

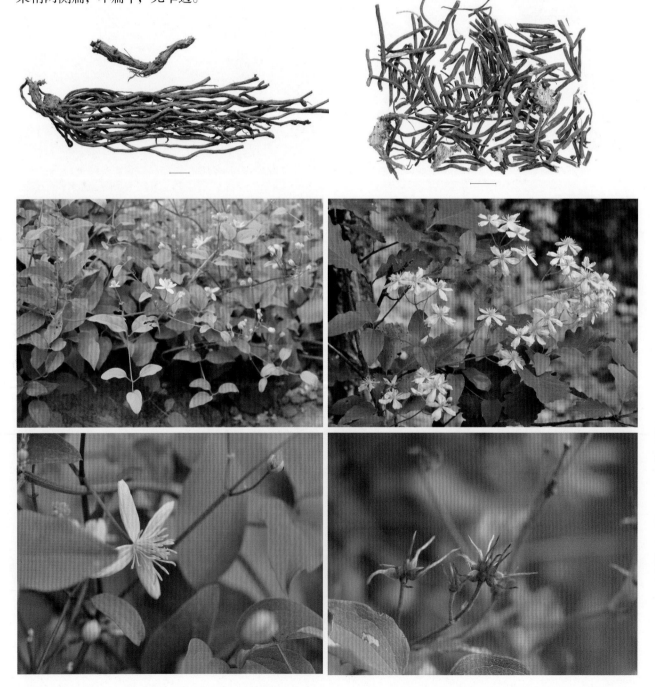

2. 棉团铁线莲 *Clematis hexapetala* Pall.，本种的主要特征为直立草本；一至二回羽状全裂。

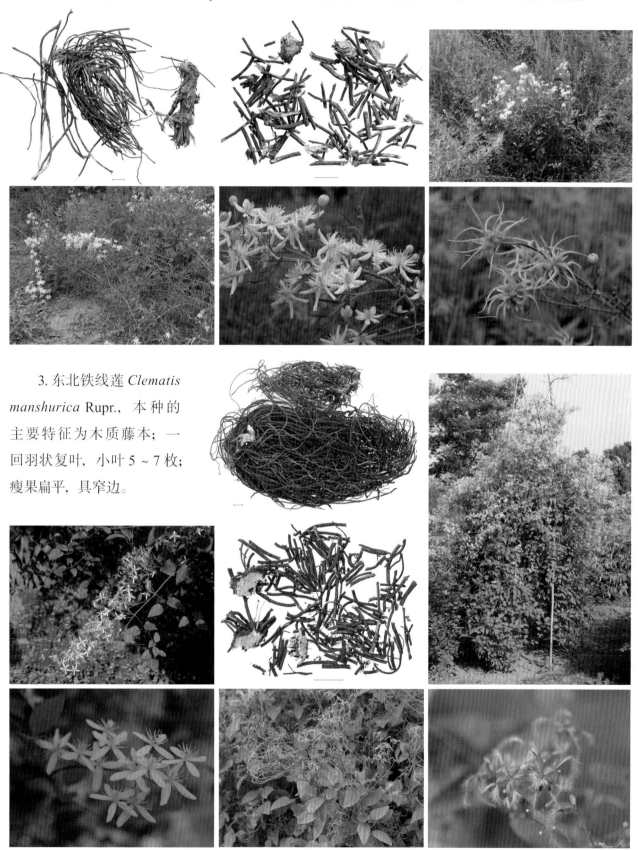

3. 东北铁线莲 *Clematis manshurica* Rupr.，本种的主要特征为木质藤本；一回羽状复叶，小叶 5～7 枚；瘦果扁平，具窄边。

351 厚朴 Magnoliae Officinalis Cortex

本品为木兰科植物厚朴 *Magnolia officinalis* Rehd. et Wils. 或凹叶厚朴 *Magnolia officinalis* Rehd. et Wils. var. *biloba* Rehd. et Wils. 的干燥干皮、根皮及枝皮。4～6月剥取，根皮及枝皮直接阴干；干皮置沸水中微煮后，堆置阴湿处，"发汗"至内表面变紫褐色或棕褐色时，蒸软，取出，卷成筒状，干燥。具有燥湿消痰、下气除满的功能。

1. 厚朴 *Magnolia officinalis* Rehd. et Wils.，本种的叶片先端钝圆，有短尖。

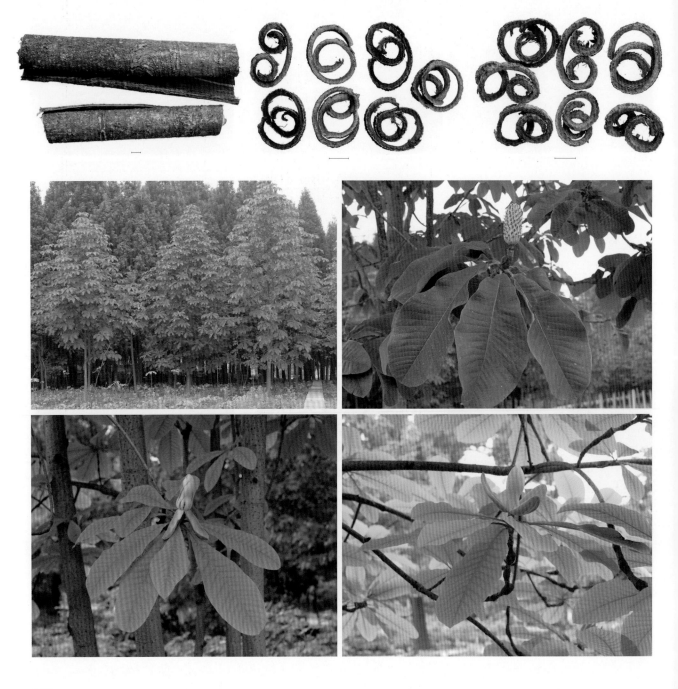

2. 凹叶厚朴 *Magnolia officinalis* Rehd. et Wils. var. *biloba* Rehd. et Wils.，与厚朴区别为本种的叶片顶端凹缺成 2 钝圆浅裂片。

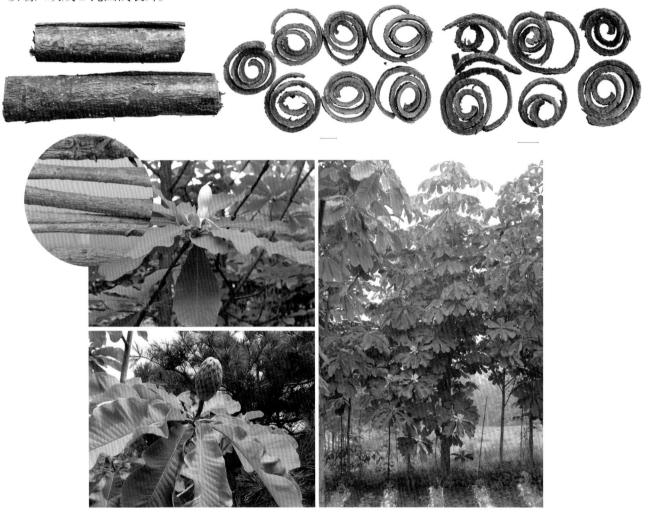

352 厚朴花　**Magnoliae Officinalis Flos**

本品为木兰科植物厚朴 *Magnolia officinalis* Rehd. et Wils. 或凹叶厚朴 *Magnolia officinalis* Rehd. et Wils. var. *biloba* Rehd. et Wils. 的干燥花蕾。春季花未开放时采摘，稍蒸后，晒干或低温干燥。具有芳香化湿、理气宽中的功能。

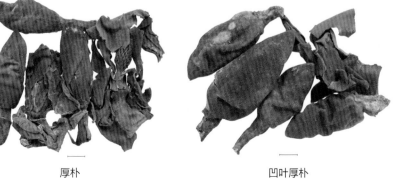

厚朴　　　　　　　　　　　凹叶厚朴

353 砂仁　Amomi Fructus

本品为姜科植物阳春砂 *Amomum villosum* Lour.、绿壳砂 *Amomum villosum* Lour. var. *xanthioides* T. L. Wu et Senjen 或海南砂 *Amomum longiligulare* T. L. Wu 的干燥成熟果实。夏、秋间果实成熟时采收，晒干或低温干燥。具有化湿开胃、温脾止泻、理气安胎的功能。

1. 阳春砂 *Amomum villosum* Lour.，本种的主要特征为叶舌长 3 ~ 5mm；果实熟时紫色。

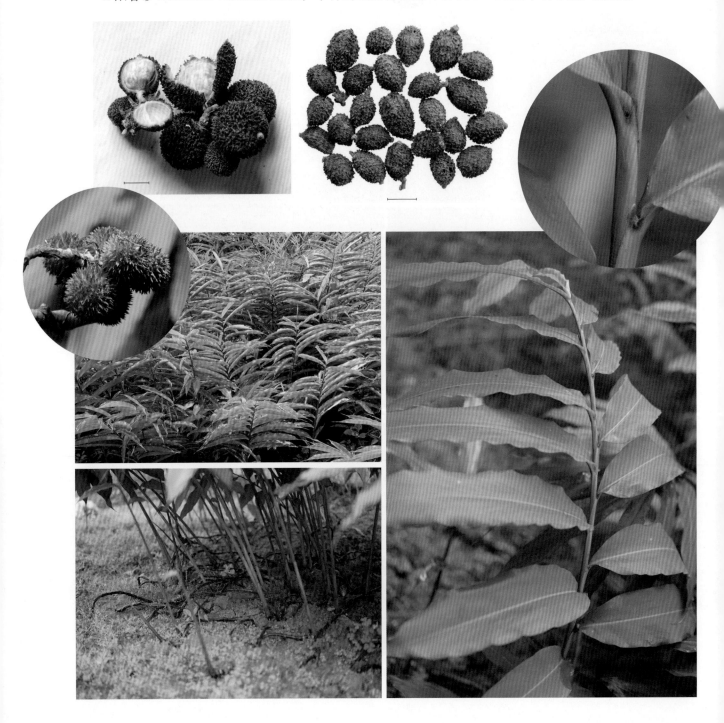

2. 绿壳砂 *Amomum villosum* Lour. var. *xanthioides* T. L. Wu et Senjen，本种的主要特征为叶舌长 3～5mm；果实熟时绿色或浅棕色。

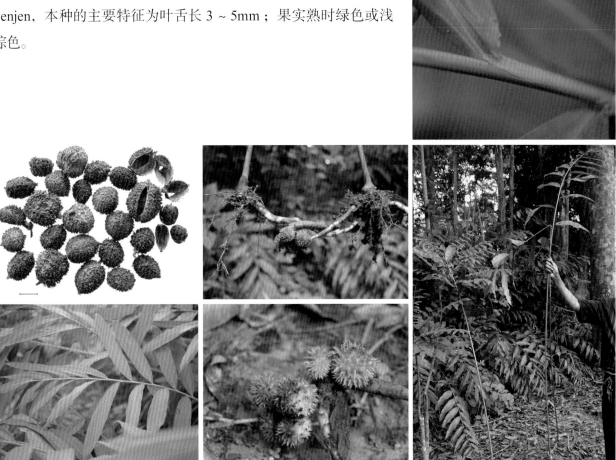

3. 海南砂 *Amomum longiligulare* T. L. Wu，本种的主要特征为叶舌长 2～4.5cm。

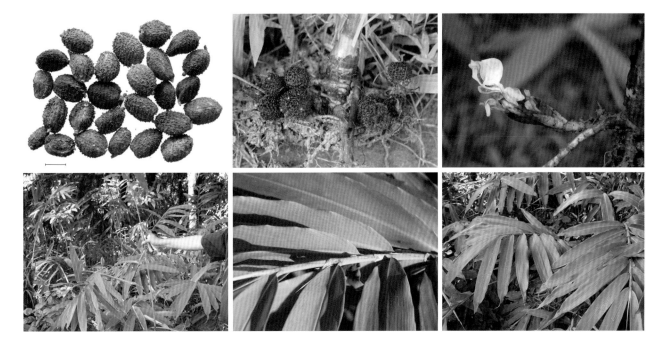

354 牵牛子　Pharbitidis Semen

本品为旋花科植物裂叶牵牛 *Pharbitis nil* (L.) Choisy 或圆叶牵牛 *Pharbitis purpurea* (L.) Voigt 的干燥成熟种子。秋末果实成熟、果壳未开裂时采割植株，晒干，打下种子，除去杂质。具有泻水通便、消痰涤饮、杀虫攻积的功能。

1. 裂叶牵牛 *Pharbitis nil* (L.) Choisy，本种的叶片广卵形，通常 3 裂。

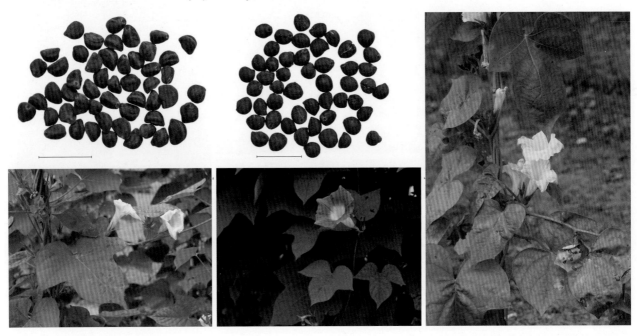

2. 圆叶牵牛 *Pharbitis purpurea* (L.) Voigt，与裂叶牵牛区别为本种的叶片为圆心形，全缘。

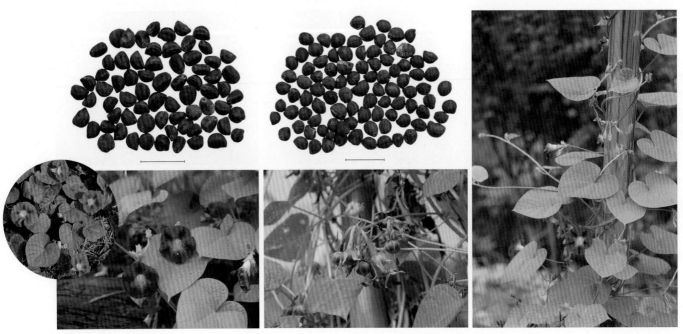

355 鸦胆子 Bruceae Fructus

本品为苦木科植物鸦胆子 *Brucea javanica* (L.) Merr. 的干燥成熟果实。秋季果实成熟时采收，除去杂质，晒干。具有清热解毒、截疟、止痢，外用腐蚀赘疣的功能。

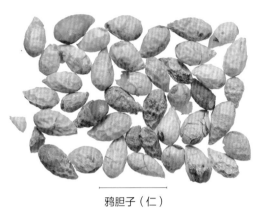

鸦胆子（仁）

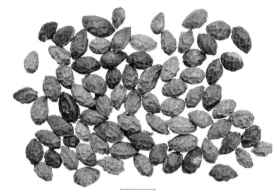

鸦胆子

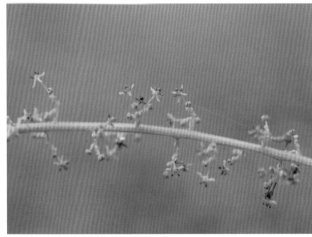

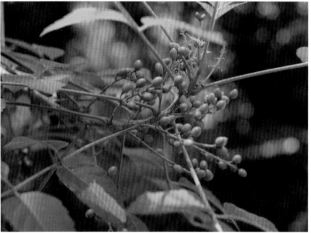

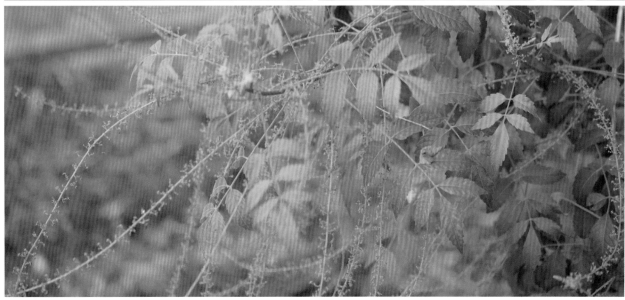

356 韭菜子 Allii Tuberosi Semen

本品为百合科植物韭菜 *Allium tuberosum* Rottl. ex Spreng. 的干燥成熟种子。秋季果实成熟时采收果序，晒干，搓出种子，除去杂质。具有温补肝肾、壮阳固精的功能。

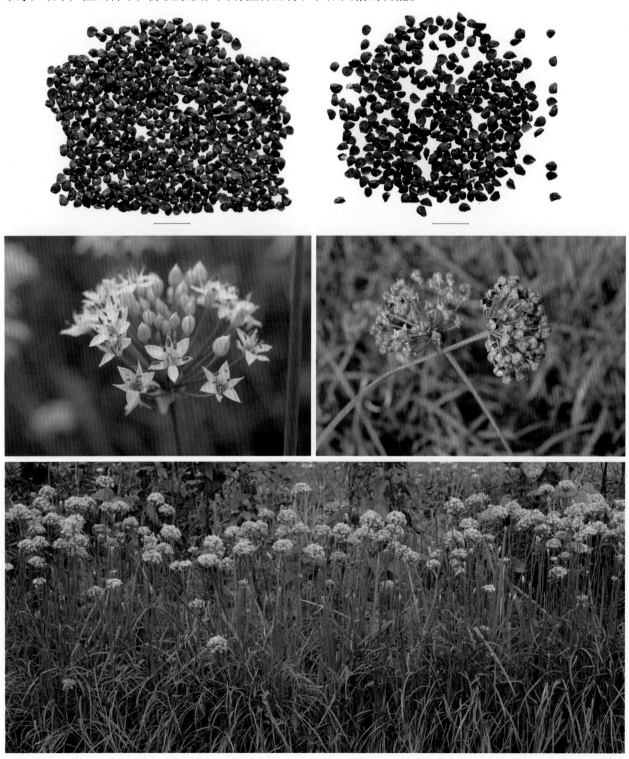

357 骨碎补 Drynariae Rhizoma

本品为水龙骨科（槲蕨科）植物槲蕨 *Drynaria fortunei* (Kunze) J. Sm. 的干燥根茎。全年均可采挖，除去泥沙，干燥，或再燎去茸毛 (鳞片)。具有疗伤止痛、补肾强骨，外用消风祛斑的功能。

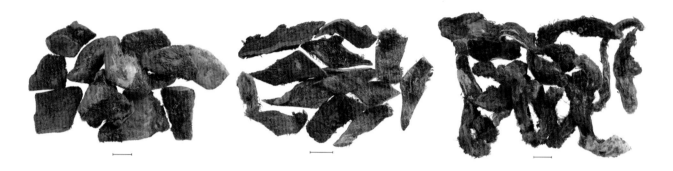

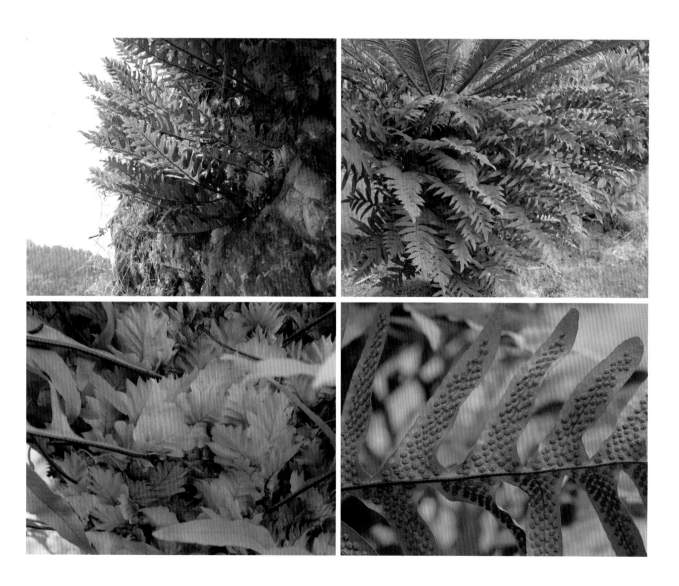

358 钩藤　Uncariae Ramulus cum Uncis

　　本品为茜草科植物钩藤 *Uncaria rhynchophylla* (Miq.) Miq.ex Havil.、大叶钩藤 *Uncaria macrophylla* Wall.、毛钩藤 *Uncaria hirsuta* Havil.、华钩藤 *Uncaria sinensis* (Oliv.) Havil. 或无柄果钩藤 *Uncaria sessilifructus* Roxb. 的干燥带钩茎枝。秋、冬二季采收，去叶，切段，晒干。具有息风定惊、清热平肝的功能。

　　1.钩藤 *Uncaria rhynchophylla* (Miq.) Miq.ex Havil.，本种的主要特征为叶片薄纸质，无毛；托叶明显2裂，裂片狭三角形、狭卵形或三角状卵形；总花梗长4 ~ 7cm。

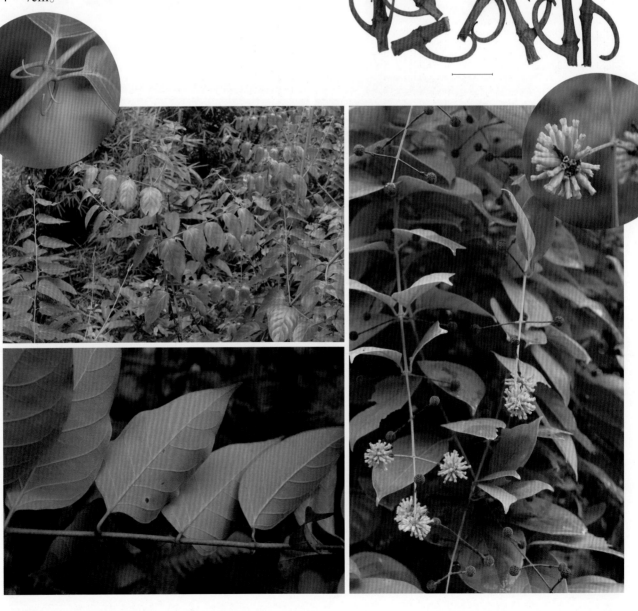

2.大叶钩藤 *Uncaria macrophylla* Wall.，本种的主要特征为叶片上面光滑或沿中脉被短毛，下面被褐色短粗毛；花和小蒴果有明显的梗。

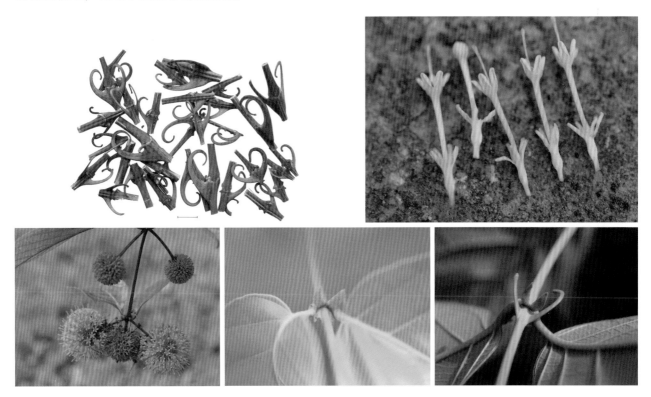

3.毛钩藤 *Uncaria hirsuta* Havil.，本种的主要特征为叶片密被短柔毛或硬毛；托叶深2裂，裂片卵形；花萼裂片线状长圆形，近基部最宽。

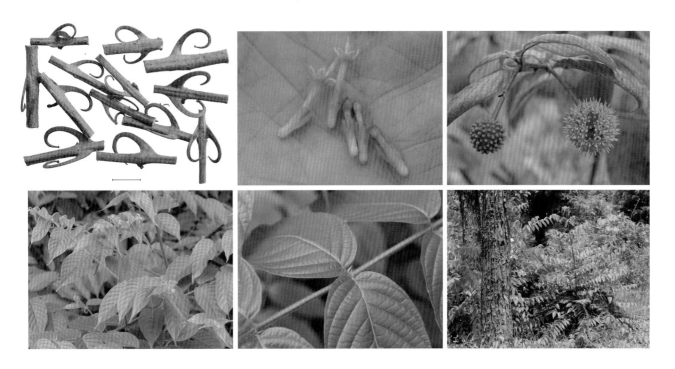

4. 华钩藤 *Uncaria sinensis* (Oliv.) Havil.，本种的主要特征为叶片无毛；托叶全缘或微缺，阔三角形或半圆形。

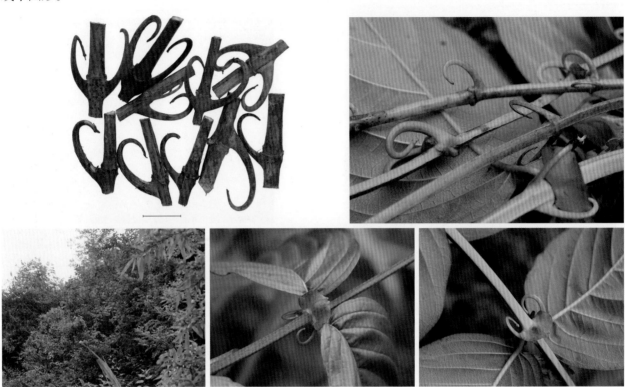

5. 无柄果钩藤 *Uncaria sessilifructus* Roxb.，本种的主要特征为叶片近革质，无毛；托叶明显 2 裂，裂片狭三角形、狭卵形或三角状卵形；总花梗长 8 ~ 15cm。

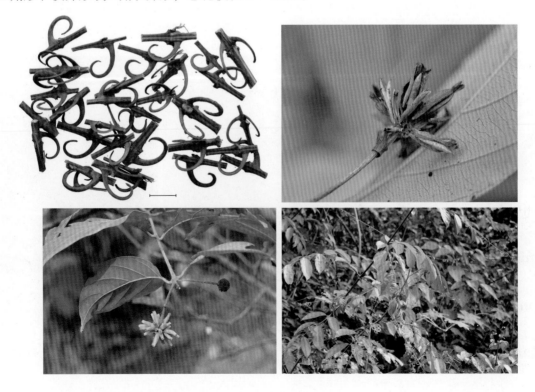

359 香加皮　Periplocae Cortex

本品为萝藦科植物杠柳 *Periploca sepium* Bge. 的干燥根皮。春、秋二季采挖，剥取根皮，晒干。具有利水消肿、祛风湿、强筋骨的功能。

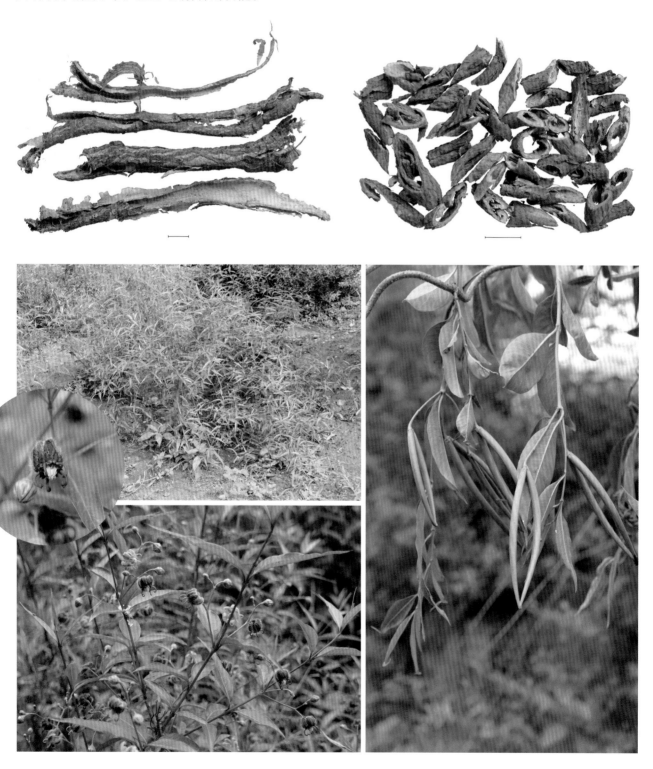

360 香附 Cyperi Rhizoma

　　本品为莎草科植物莎草 *Cyperus rotundus* L. 的干燥根茎。秋季采挖，燎去毛须，置沸水中略煮或蒸透后晒干，或燎后直接晒干。具有疏肝解郁、理气宽中、调经止痛的功能。

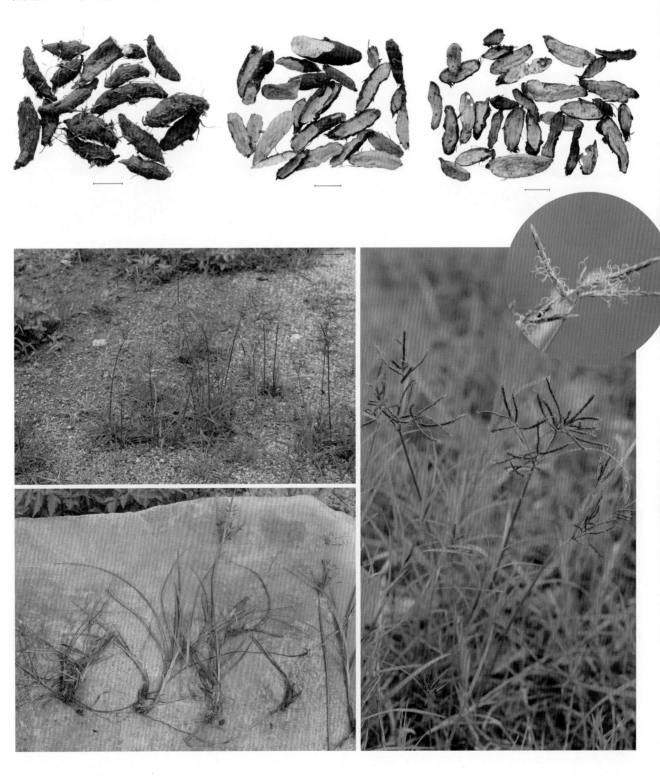

361 香橼 Citri Fructus

本品为芸香科植物枸橼 *Citrus medica* L. 或香圆 *Citrus wilsonii* Tanaka 的干燥成熟果实。秋季果实成熟时采收，趁鲜切片，晒干或低温干燥。香圆亦可整个或对剖两半后，晒干或低温干燥。具有疏肝理气、宽中、化痰的功能。

1. 枸橼 *Citrus medica* L.，本种的叶片无叶翅或略有痕迹，无关节或关节不明。

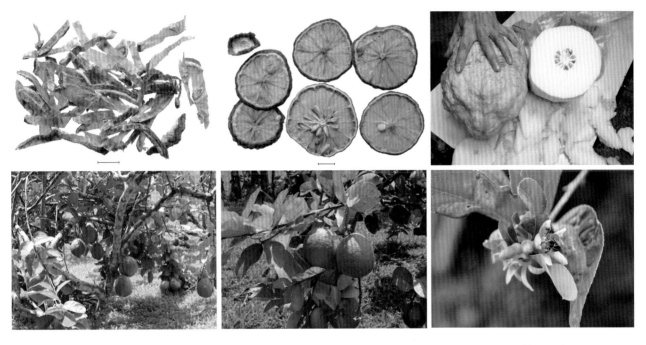

2. 香圆 *Citrus wilsonii* Tanaka，与枸橼区别为本种的叶片为单身复叶，叶柄有宽翼，呈倒心形。

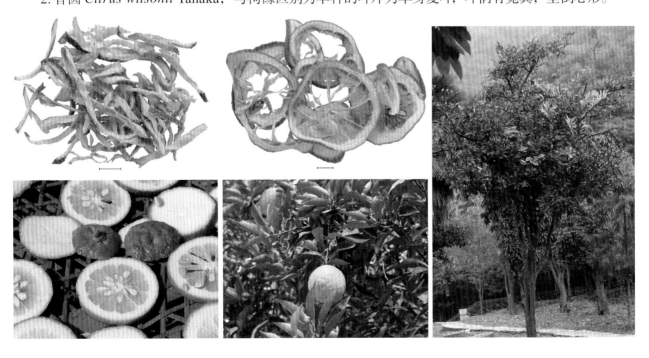

362 香薷 Moslae Herba

　　本品为唇形科植物石香薷 *Mosla chinensis* Maxim. 或江香薷 *Mosla chinensis* 'Jiangxiangru' 的干燥地上部分。前者习称"青香薷"，后者习称"江香薷"。夏季茎叶茂盛、花盛时择晴天采割，除去杂质，阴干。具有发汗解表、化湿和中的功能。

　　1. 石香薷 *Mosla chinensis* Maxim.，本种的茎高 9 ~ 35 cm；叶长 1.3 ~ 3.0 cm，宽 0.2 ~ 0.6 cm。

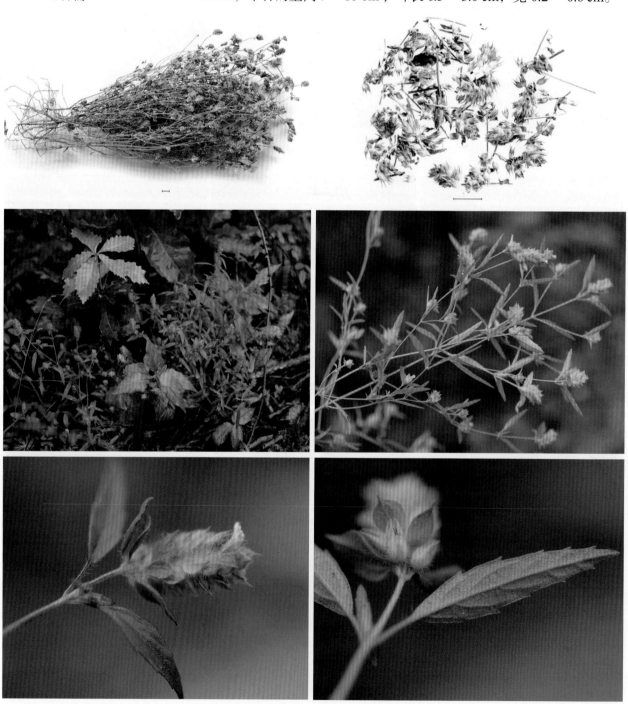

2.江香薷 *Mosla chinensis* 'Jiangxiangru'，与石香薷区别为本种的茎高 55 ~ 65cm；叶长 3.0 ~ 6.0cm，宽 0.6 ~ 1.0 cm。

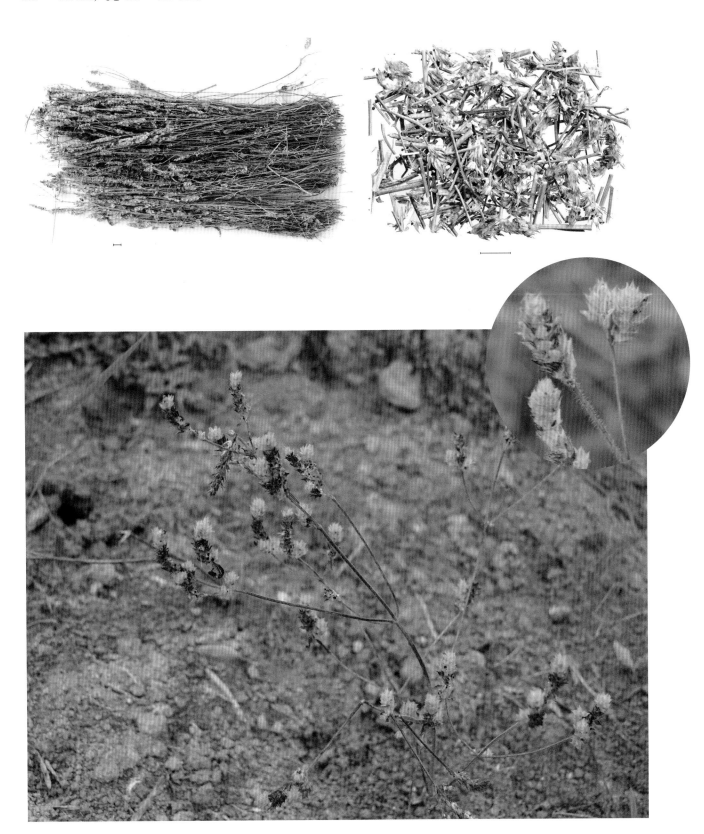

363 重楼 Paridis Rhizoma

本品为百合科植物云南重楼 *Paris polyphylla* Smith var. *yunnanensis* (Franch.) Hand. -Mazz. 或七叶一枝花 *Paris polyphylla* Smith var. *chinensis* (Franch.) Hara 的干燥根茎。秋季采挖，除去须根，洗净，晒干。具有清热解毒、消肿止痛、凉肝定惊的功能。

1. 云南重楼 *Paris polyphylla* Smith var. *yunnanensis* (Franch.) Hand. -Mazz.，本种的叶厚纸质；花瓣上部常较宽，窄匙形。

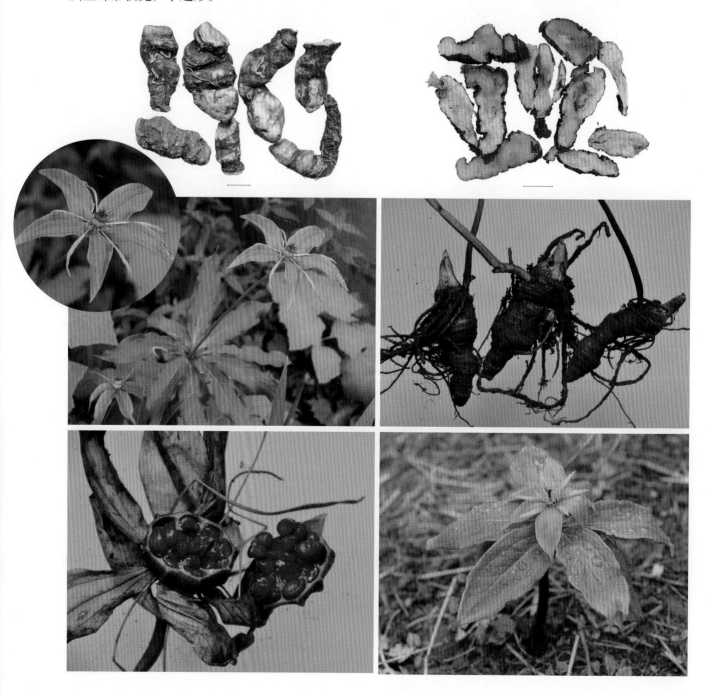

2.七叶一枝花 *Paris polyphylla* Smith var. *chinensis* (Franch.) Hara，与云南重楼区别为本种的叶膜质；花瓣丝状，上部非窄匙形常短于萼片，长不及萼片的一半，常反折。

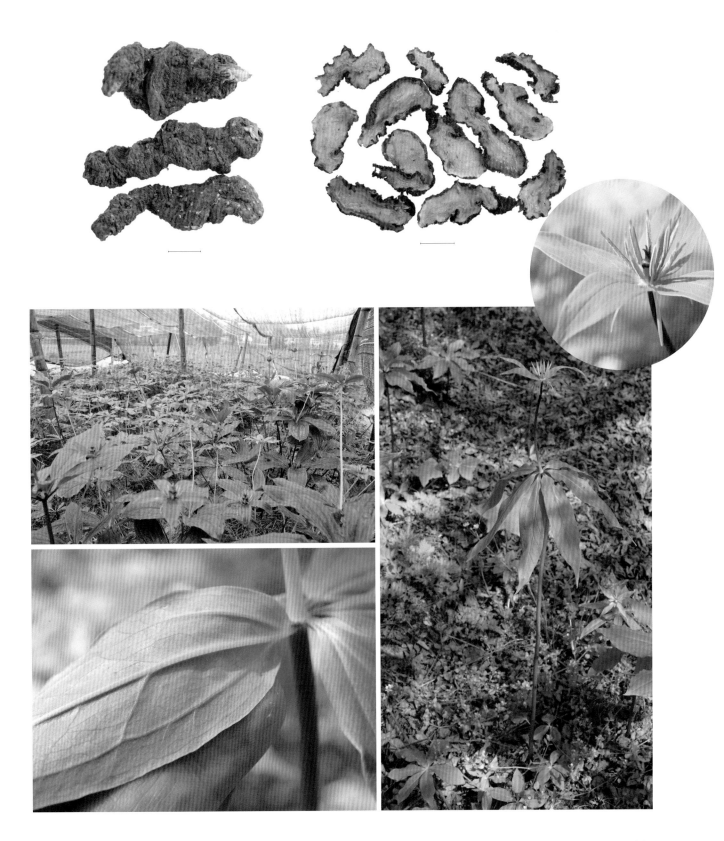

364 禹州漏芦　Echinopsis Radix

本品为菊科植物驴欺口 *Echinops latifolius* Tausch 或华东蓝刺头 *Echinops grijisii* Hance 的干燥根。春、秋二季采挖，除去须根及泥沙，晒干。具有清热解毒、消痈、下乳、舒筋通脉的功能。

1. 驴欺口 *Echinops latifolius* Tausch，本种的中下部茎叶二回羽状分裂；全部裂片边缘具不规则刺齿或三角形齿刺。

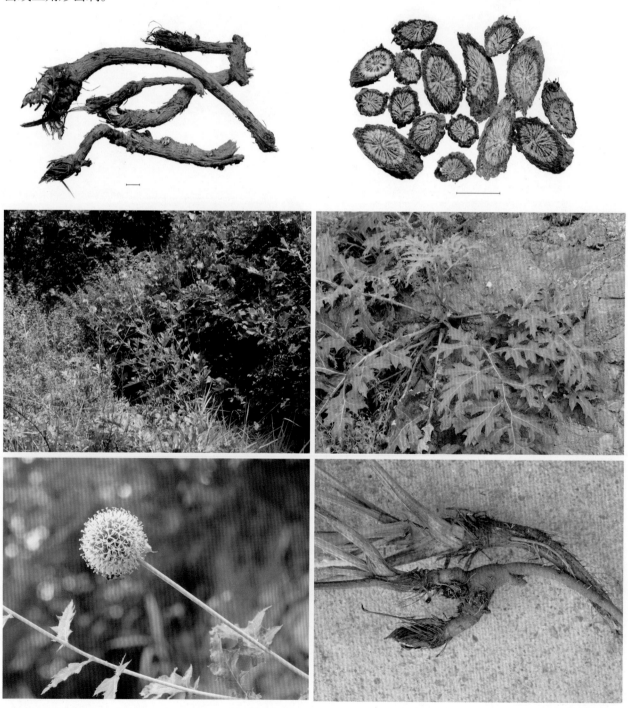

2. 华东蓝刺头 *Echinops grijisii* Hance，与驴欺口区别为本种的中下部茎叶羽状分裂；全部裂片边缘有细密均匀的刺状缘毛。

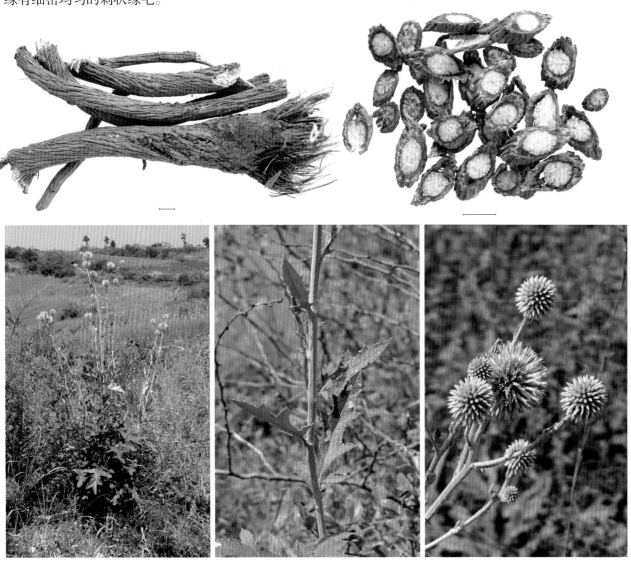

365 胆南星　**Arisaema Cum Bile**

本品为制天南星的细粉与牛、羊或猪胆汁经加工而成，或为生天南星细粉与牛、羊或猪胆汁经发酵加工而成。具有清热化痰、息风定惊的功能。

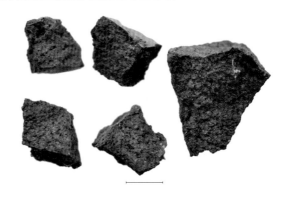

366 胖大海 **Sterculiae Lychnophorae Semen**

本品为梧桐科植物胖大海 *Sterculia lychnophora* Hance 的干燥成熟种子。4~6 月由蓇葖果上摘取成熟种子，晒干。具有清热润肺、利咽开音、润肠通便的功能。

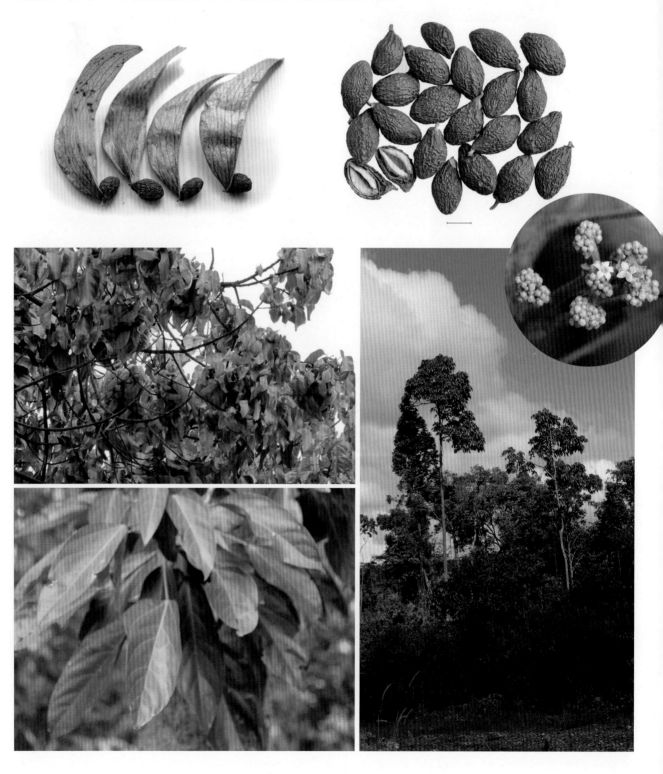

367 独一味　Lamiophlomis Herba

本品系藏族习用药材。为唇形科植物独一味 *Lamiophlomis rotata* (Benth.) Kudo 的干燥地上部分。秋季花果期采挖，洗净，晒干。具有活血止血、祛风止痛的功能。

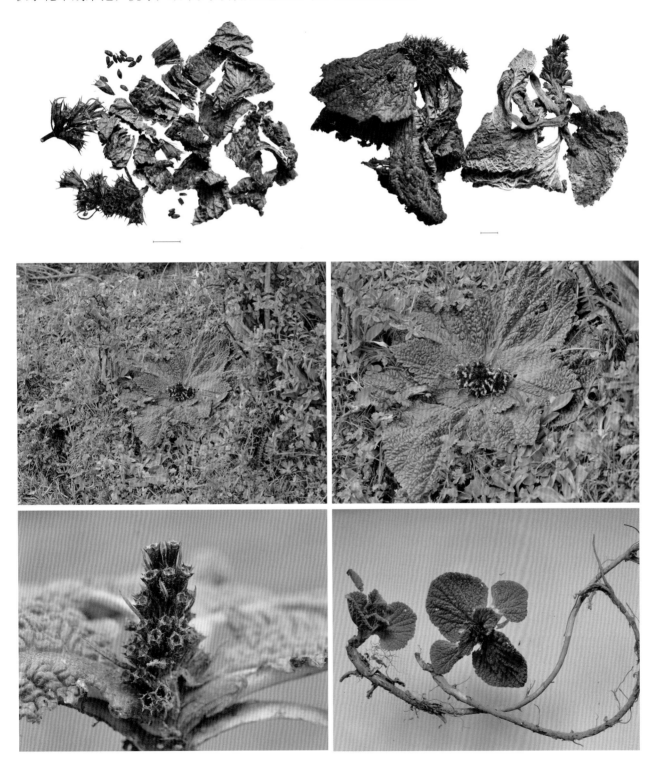

368 独活 Angelicae Pubescentis Radix

本品为伞形科植物重齿毛当归 *Angelica pubescens* Maxim. f. *biserrata* Shan et Yuan 的干燥根。春初苗刚发芽或秋末茎叶枯萎时采挖,除去须根及泥沙,烘至半干,堆置 2~3 天,发软后再烘至全干。具有祛风除湿、通痹止痛的功能。

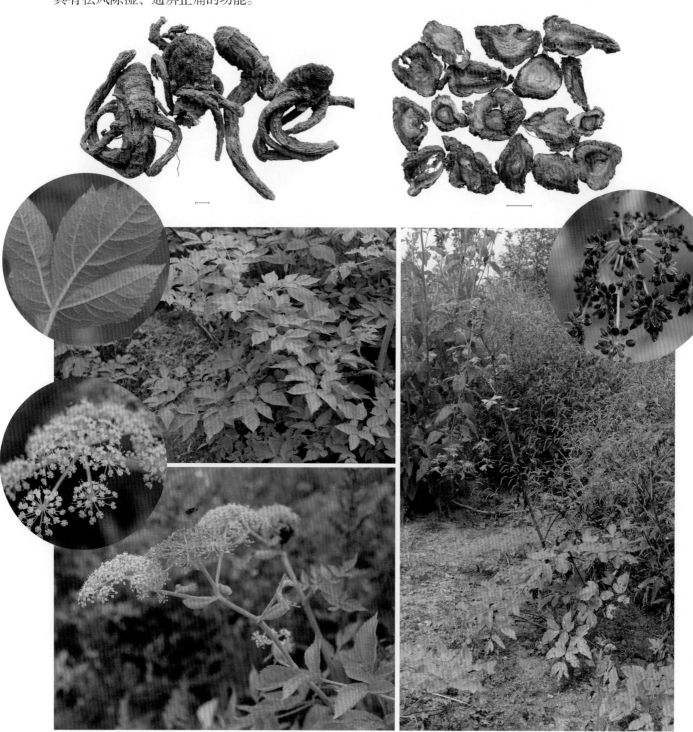

369 急性子 Impatientis Semen

本品为凤仙花科植物凤仙花 *Impatiens balsamina* L. 的干燥成熟种子。夏、秋二季果实即将成熟时采收,晒干,除去果皮和杂质。具有破血、软坚、消积的功能。

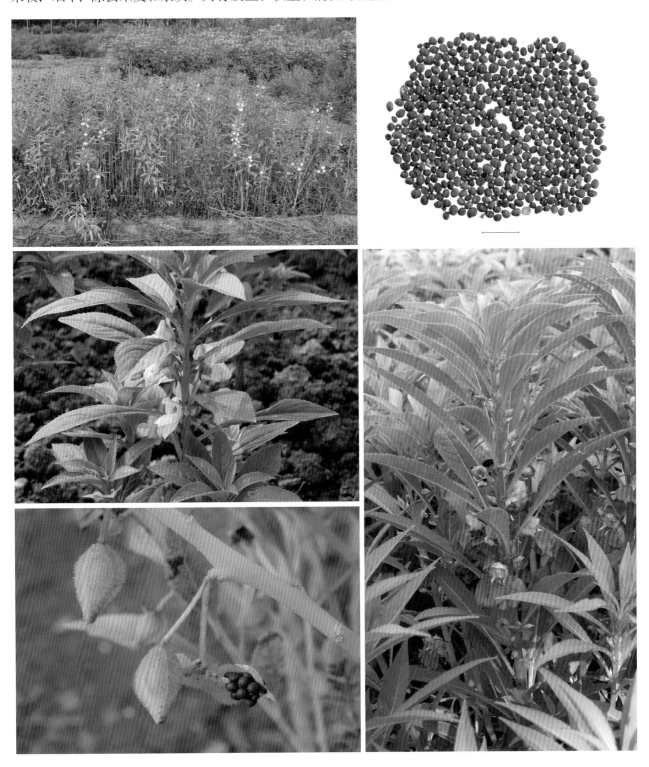

370 姜黄 Curcumae Longae Rhizoma

　　本品为姜科植物姜黄 *Curcuma longa* L. 的干燥根茎。冬季茎叶枯萎时采挖，洗净，煮或蒸至透心，晒干，除去须根。具有破血行气、通经止痛的功能。

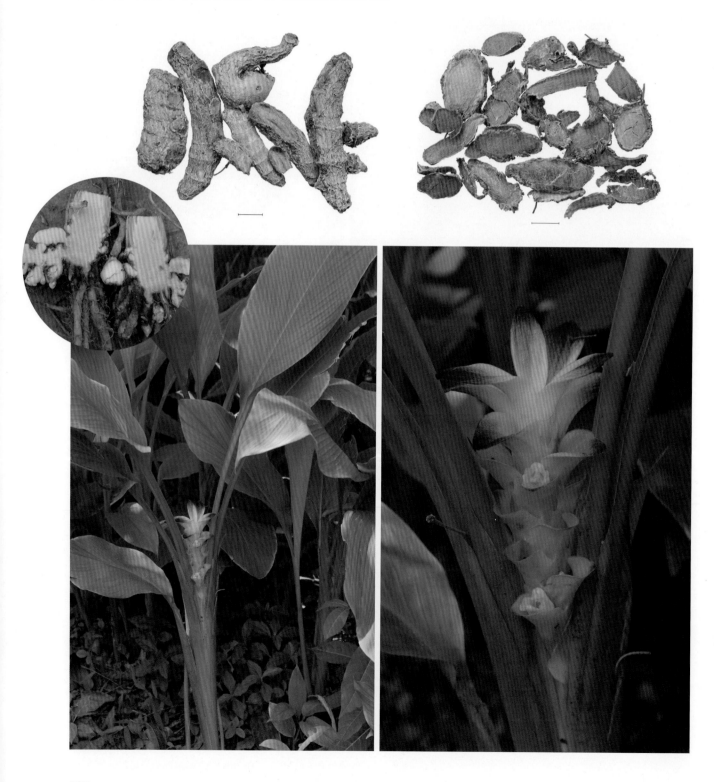

371 前胡　Peucedani Radix

　　本品为伞形科植物白花前胡 *Peucedanum praeruptorum* Dunn 的干燥根。冬季至翌年春季茎叶枯萎或未抽花茎时采挖，除去须根，洗净，晒干或低温干燥。具有降气化痰、散风清热的功能。

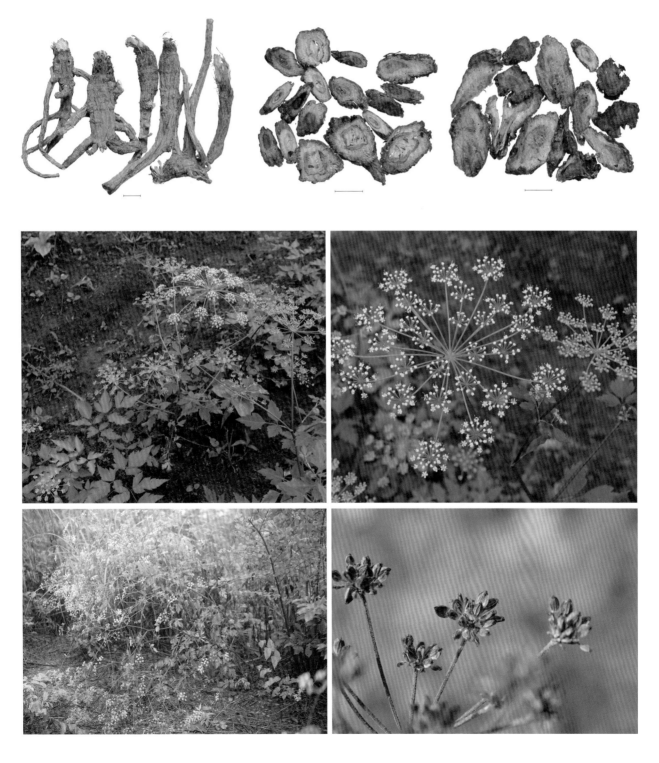

372 首乌藤 Polygoni Multiflori Caulis

本品为蓼科植物何首乌 *Polygonum multiflorum* Thunb. 的干燥藤茎。秋、冬二季采割，除去残叶，捆成把或趁鲜切段，干燥。具有养血安神、祛风通络的功能。

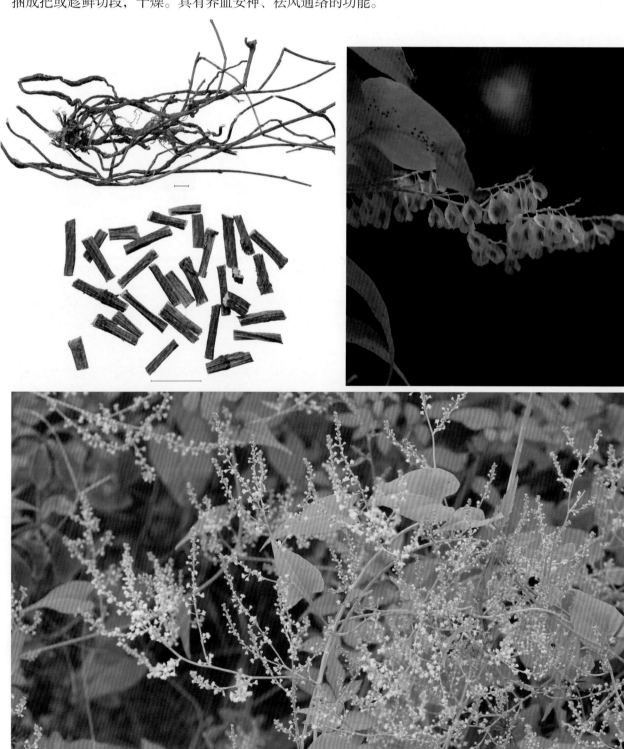

373 洋金花　Daturae Flos

　　本品为茄科植物白花曼陀罗 *Datura metel* L. 的干燥花。4～11月花初开时采收，晒干或低温干燥。具有平喘止咳、解痉定痛的功能。

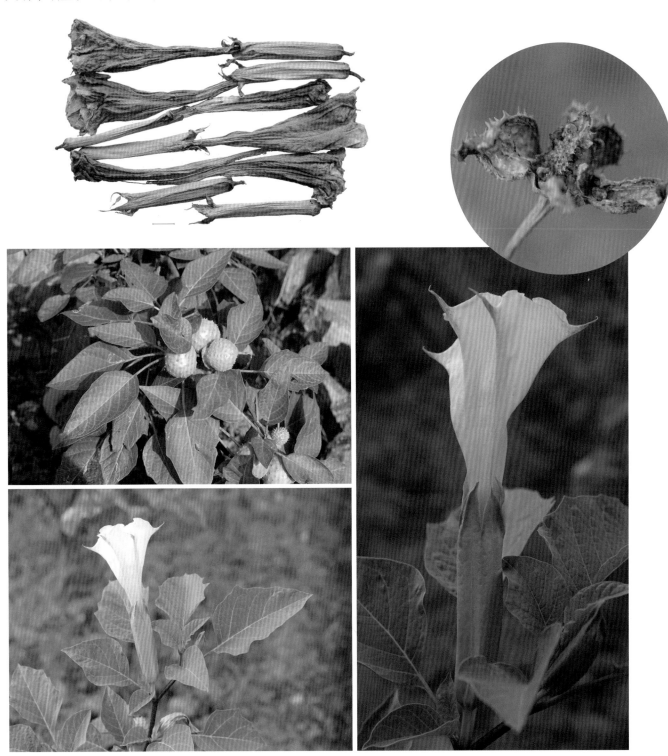

374 穿山龙 Dioscoreae Nipponicae Rhizoma

本品为薯蓣科植物穿龙薯蓣 *Dioscorea nipponica* Makino 的干燥根茎。春、秋二季采挖，洗净，除去须根及外皮，晒干。具有祛风除湿、舒筋通络、活血止痛、止咳平喘的功能。

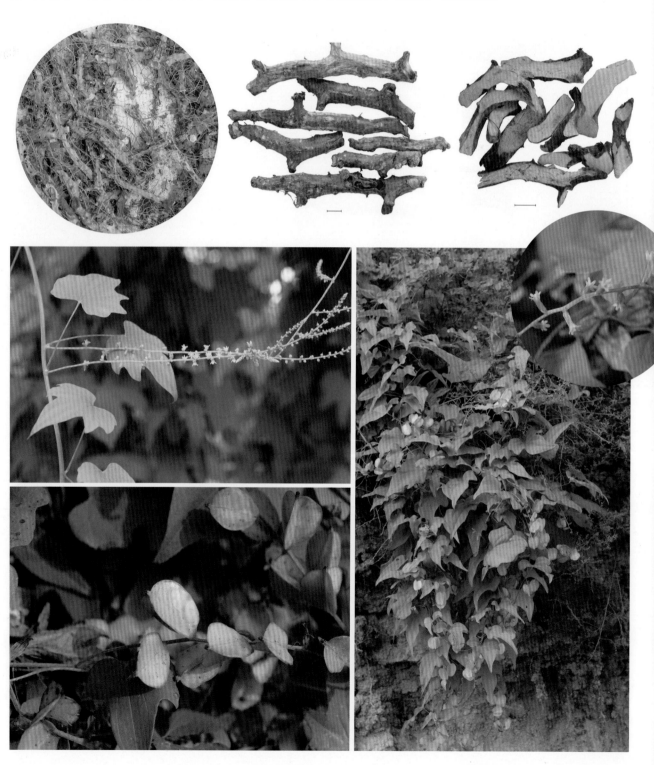

375 穿心莲　Andrographis Herba

　　本品为爵床科植物穿心莲 *Andrographis paniculata* (Burm. f.) Nees 的干燥地上部分。秋初茎叶茂盛时采割，晒干。具有清热解毒、凉血、消肿的功能。

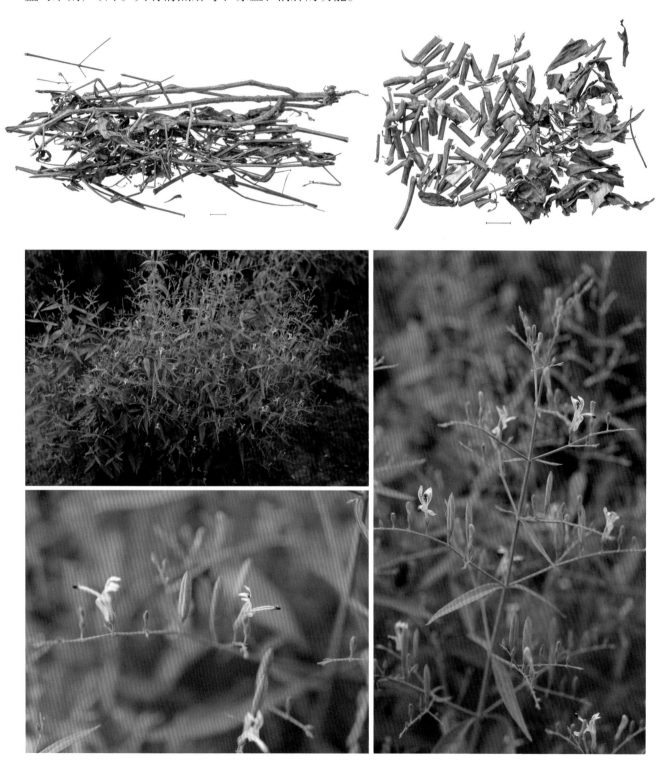

376 络石藤　Trachelospermi Caulis et Folium

本品为夹竹桃科植物络石 *Trachelospermum jasminoides* (Lindl.) Lem. 的干燥带叶藤茎。冬季至翌年春季采割，除去杂质，晒干。具有祛风通络、凉血消肿的功能。

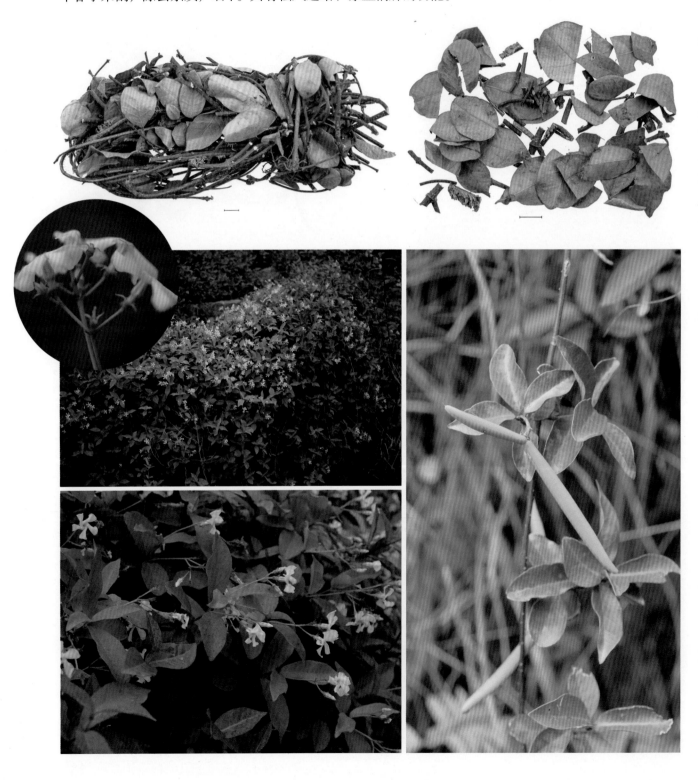

377 秦艽　Gentianae Macrophyllae Radix

本品为龙胆科植物秦艽 *Gentiana macrophylla* Pall.、麻花秦艽 *Gentiana straminea* Maxim.、粗茎秦艽 *Gentiana crassicaulis* Duthie ex Burk. 或小秦艽 *Gentiana dahurica* Fisch. 的干燥根。前三种按性状不同分别习称"秦艽"和"麻花艽"，后一种习称"小秦艽"。 春、秋二季采挖，除去泥沙；秦艽及麻花艽晒软，堆置"发汗"至表面呈红黄色或灰黄色时，摊开晒干，或不经"发汗"直接晒干；小秦艽趁鲜时搓去黑皮，晒干。具有祛风湿、清湿热、止痹痛、退虚热的功能。

1. 秦艽 *Gentiana macrophylla* Pall.，本种的主要特征为茎生叶明显地比莲座状叶小，最上部叶小，不呈苞叶状，不包被头状花序；花多数，无梗，簇生枝顶呈头状或腋生呈轮状。

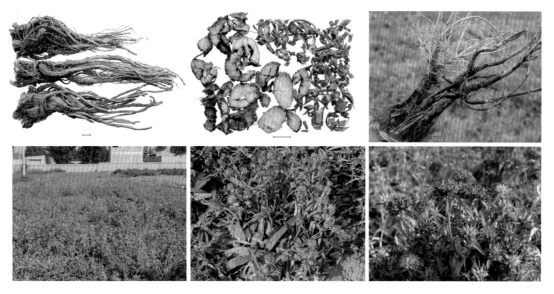

2. 麻花秦艽 *Gentiana straminea* Maxim.，本种的主要特征为聚伞花序顶生及腋生，排列成疏松的花序，稀为单花，花多少有花梗；花冠白色带淡绿色，浅黄绿色，有时带灰蓝色，喉部有绿色斑点。

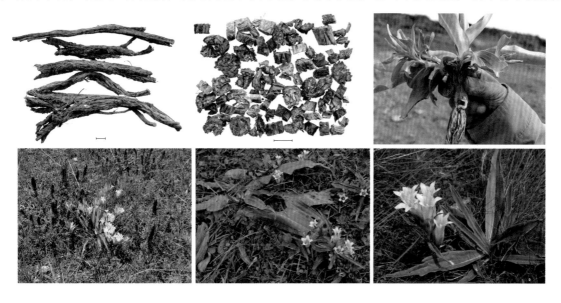

3. 粗茎秦艽 *Gentiana crassicaulis* Duthie ex Burk.，本种的主要特征为茎生叶并不比莲座状叶小，最上部叶大，呈苞叶状，包被头状花序；花多数，无梗，簇生枝顶呈头状或腋生呈轮状。

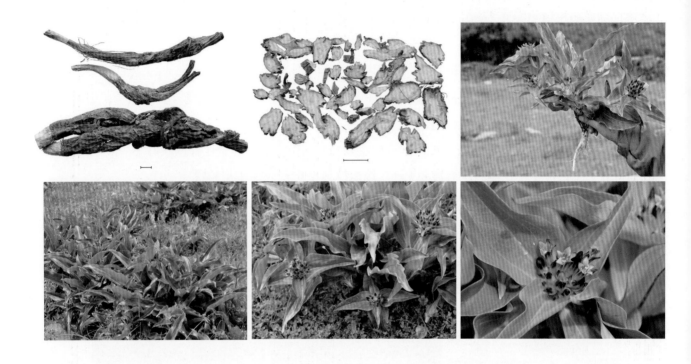

4. 小秦艽 *Gentiana dahurica* Fisch.，本种的主要特征为聚伞花序顶生及腋生，排列成疏松的花序，稀为单花，花多少有花梗；花冠深蓝色，喉部有黄色斑点。

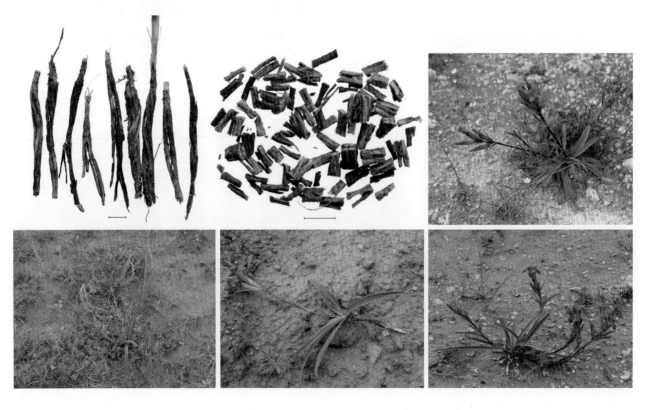

378 秦皮 Fraxini Cortex

本品为木犀科植物苦枥白蜡树 *Fraxinus rhynchophylla* Hance、白蜡树 *Fraxinus chinensis* Roxb.、尖叶白蜡树 *Fraxinus szaboana* Lingelsh. 或宿柱白蜡树 *Fraxinus stylosa* Lingelsh. 的干燥枝皮或干皮。春、秋二季剥取，晒干。具有清热燥湿、收涩止痢、止带、明目的功能。

1. 苦枥白蜡树 *Fraxinus rhynchophylla* Hance，本种的主要特征为小叶阔卵形、倒卵形或卵状披针形，呈粗锯齿或波状；花无花冠，与叶同时开放。

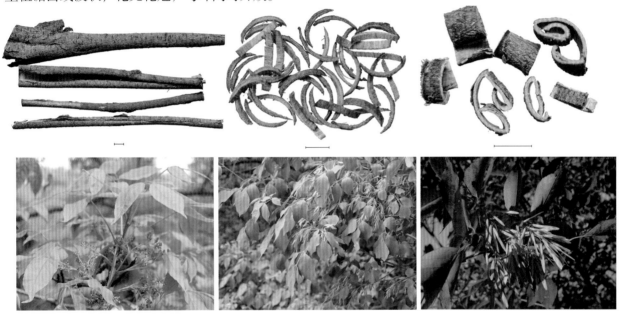

2. 白蜡树 *Fraxinus chinensis* Roxb.，本种的主要特征为小叶卵形至披针形，具整齐锯齿；花无花冠，与叶同时开放。

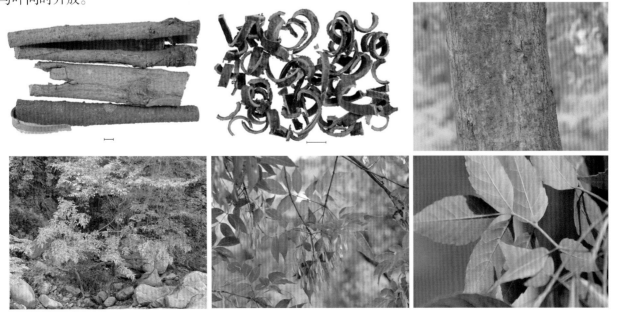

3. 尖叶白蜡树 *Fraxinus szaboana* Lingelsh.,《中国药典》1985 ~ 1995 年版记载的学名为 *Fraxinus chinensis* Roxb. var. *acuminate* Lingelsh.；Flora of China 记载的学名为 *Fraxinus chinensis* Roxb. subsp. *chinensis*；《中国高等植物》记载的学名为 *Fraxinus chinensis* Roxb.。

根据 Flora of China 记录,《中国药典》2020 年版记载的尖叶白蜡树 *Fraxinus szaboana* Lingelsh. 及《中国药典》1985 ~ 1995 年版记载的尖叶白蜡树 *Fraxinus chinensis* Roxb. var. *acuminate* Lingelsh. 均为白蜡树 *Fraxinus chinensis* Roxb.subsp. *chinensis*（异名 *Fraxinus chinensis* Roxb.）的异名, 即为同一物种。

4. 宿柱白蜡树 *Fraxinus stylosa* Lingelsh., 本种的主要特征为小叶较长, 长 3.5 ~ 8 cm, 卵状披针形至阔披针形；先端长渐尖；花具花冠, 先叶后花。

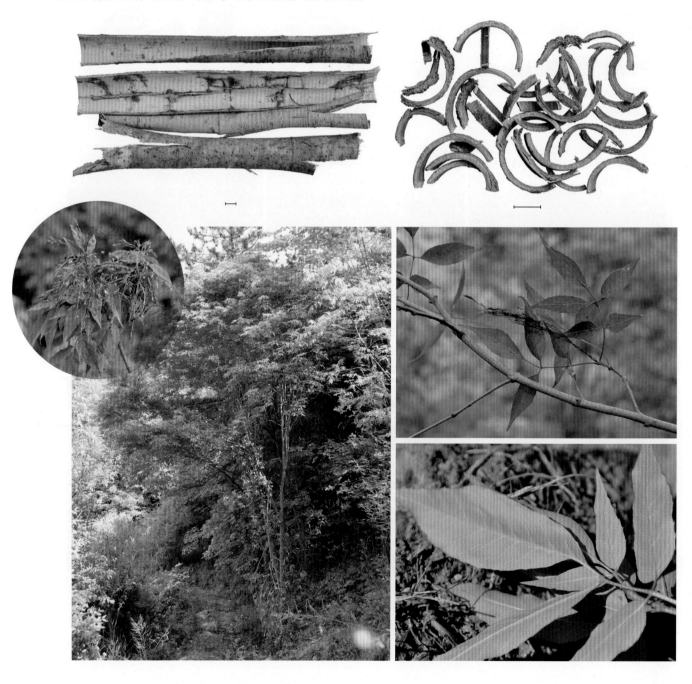

379 珠子参 Panacis Majoris Rhizoma

本品为五加科植物珠子参 *Panax japonicus* C. A. Mey. var. *major* (Burk.) C. Y. Wu et K. M. Feng 或羽叶三七 *Panax japonicus* C. A. Mey. var. *bipinnatifidus* (Seem.) C. Y. Wu et K. M. Feng 的干燥根茎。秋季采挖，除去粗皮及须根，干燥；或蒸（煮）透后干燥。具有补肺养阴、祛瘀止痛、止血的功能。

1. 珠 子 参 *Panax japonicus* C. A. Mey. var. *major* (Burk.) C. Y. Wu et K. M. Feng，本种的小叶椭圆形或椭圆状卵形，边缘具锯齿或重锯齿。

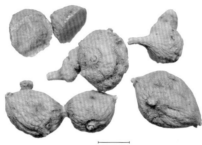
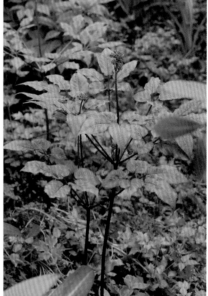
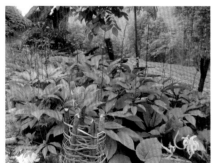
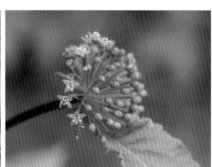

2. 羽叶三七 *Panax japonicus* C. A. Mey. var. *bipinnatifidus* (Seem.) C. Y. Wu et K. M. Feng，与珠子参区别为本种的小叶二回羽状分裂。

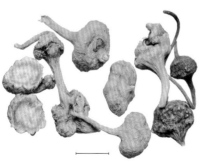
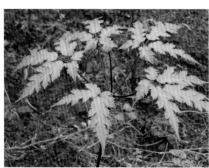
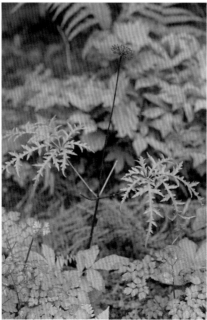
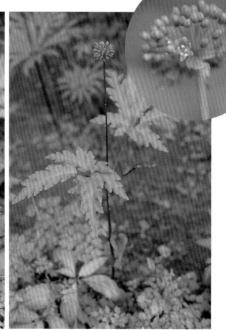

380 莱菔子 Raphani Semen

本品为十字花科植物萝卜 *Raphanus sativus* L. 的干燥成熟种子。夏季果实成熟时采割植株，晒干，搓出种子，除去杂质，再晒干。具有消食除胀、降气化痰的功能。

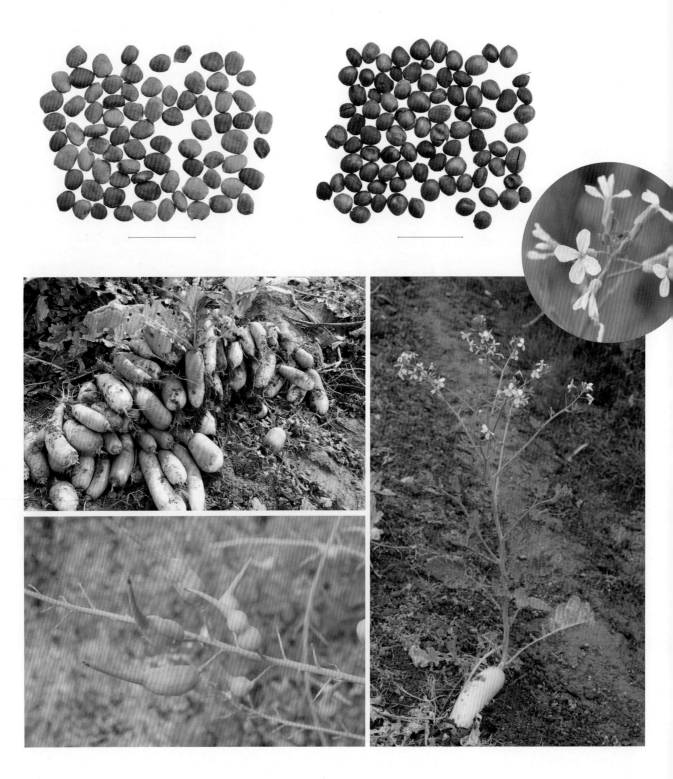

381 莲子 **Nelumbinis Semen**

本品为睡莲科（莲科）植物莲 *Nelumbo nucifera* Gaertn. 的干燥成熟种子。秋季果实成熟时采割莲房，取出果实，除去果皮，干燥。具有补脾止泻、止带、益肾涩精、养心安神的功能。

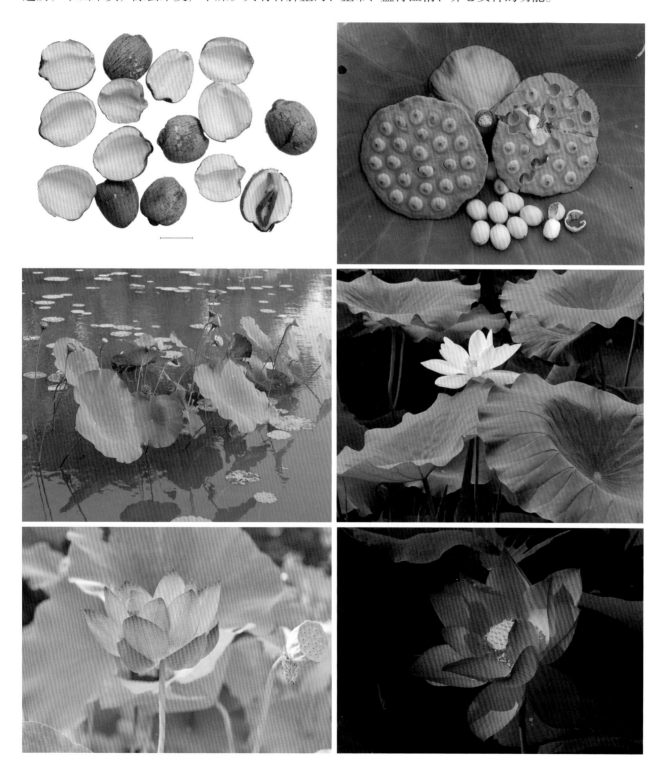

382 莲子心　　Nelumbinis Plumula

本品为睡莲科（莲科）植物莲 *Nelumbo nucifera* Gaertn. 的成熟种子中的干燥幼叶及胚根。于秋季果实成熟时取出幼叶及胚根，晒干。具有清心安神、交通心肾、涩精止血的功能。

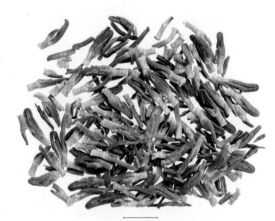

383 莲房　　Nelumbinis Receptaculum

本品为睡莲科（莲科）植物莲 *Nelumbo nucifera* Gaertn. 的干燥花托。秋季果实成熟时采收，除去果实，晒干。具有化瘀止血的功能。

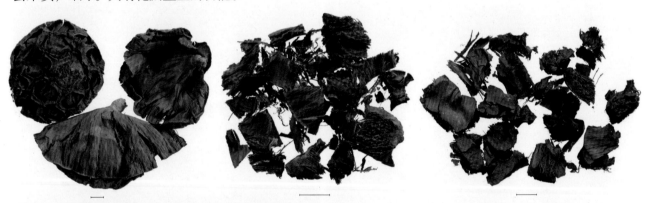

384 莲须　　Nelumbinis Stamen

本品为睡莲科（莲科）植物莲 *Nelumbo nucifera* Gaertn. 的干燥雄蕊。夏季花开时选晴天采收，盖纸晒干或阴干。具有固肾涩精的功能。

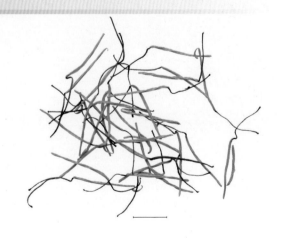

385 莪术 Curcumae Rhizoma

本品为姜科植物蓬莪术 *Curcuma phaeocaulis* Val.、广西莪术 *Curcuma kwangsiensis* S. G.Lee et C. F. Liang 或温郁金 *Curcuma wenyujin* Y.H. Chen et C. Ling 的干燥根茎。后者习称"温莪术"。冬季茎叶枯萎后采挖，洗净，蒸或煮至透心，晒干或低温干燥后除去须根和杂质。具有行气破血、消积止痛的功能。

1. 蓬莪术 *Curcuma phaeocaulis* Val.，本种的主要特征为根茎切面浅蓝色、浅绿色、浅黄绿色或黄色；叶片上面沿绿色中脉两侧有紫色带；穗状花序于根茎处抽出，夏季开花。

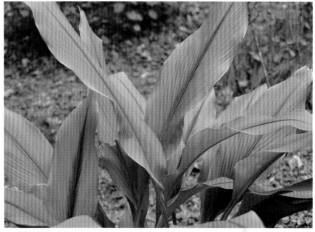

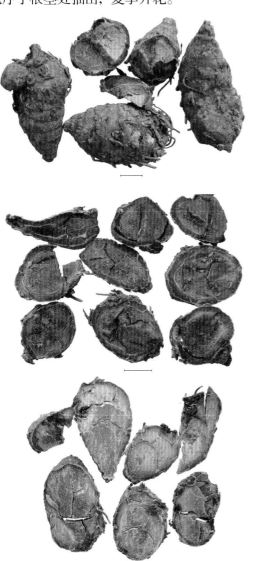

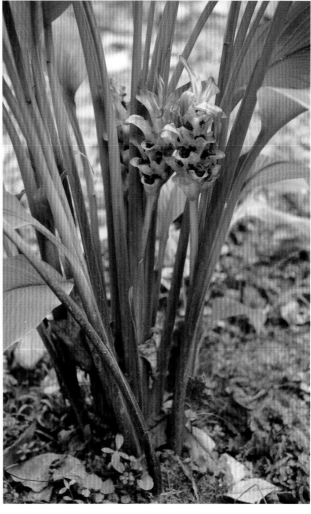

2. 广西莪术 *Curcuma kwangsiensis* S. G. Lee et C. F. Liang，本种的主要特征为根茎切面白色或浅乳白色；叶片两面密生柔毛；穗状花序于叶鞘中央或根茎处抽出，夏季或秋季开花。

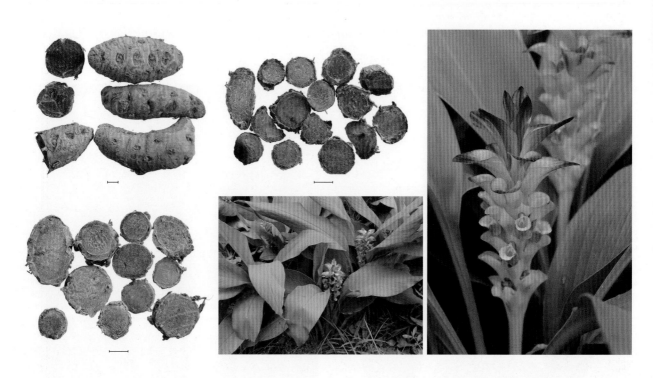

3. 温郁金 *Curcuma wenyujin* Y. H. Chen et C. Ling，本种的主要特征为根茎切面浅黄色，外皮浅白色；叶片两面无毛；穗状花序于根茎处抽出，夏季开花。

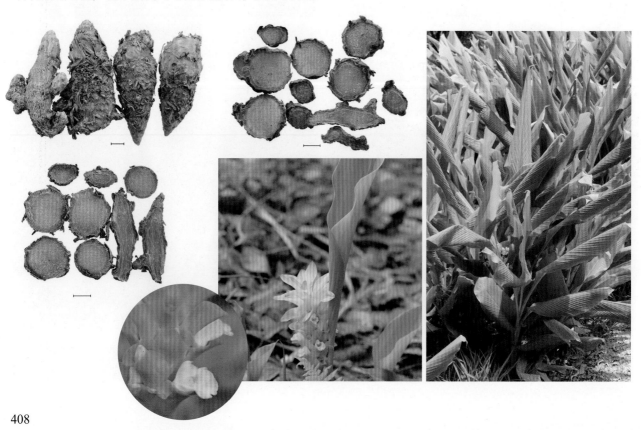

386 荷叶　Nelumbinis Folium

　　本品为睡莲科（莲科）植物莲 *Nelumbo nucifera* Gaertn. 的干燥叶。夏、秋二季采收，晒至七八成干时，除去叶柄，折成半圆形或折扇形，干燥。具有清暑化湿、升发清阳、凉血止血的功能。

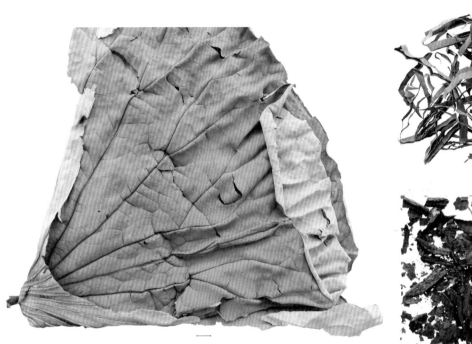

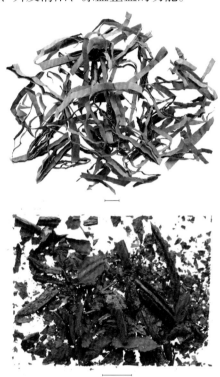

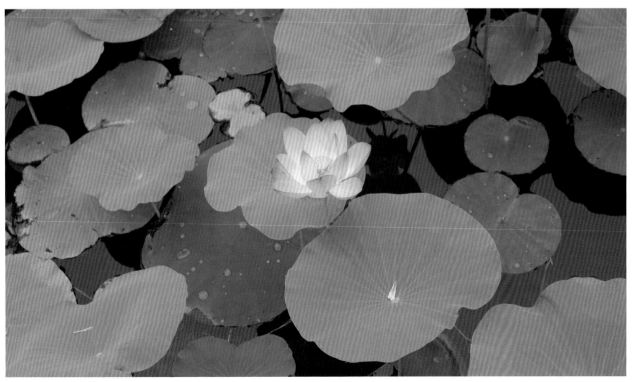

387 桂枝 Cinnamomi Ramulus

本品为樟科植物肉桂 *Cinnamomum cassia* Presl 的干燥嫩枝。春、夏二季采收，除去叶，晒干，或切片晒干。具有发汗解肌、温通经脉、助阳化气、平冲降气的功能。

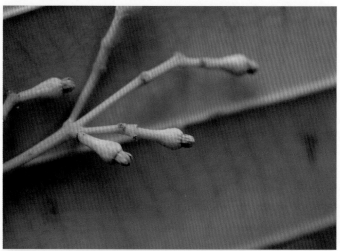

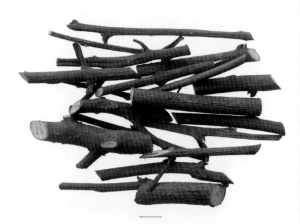

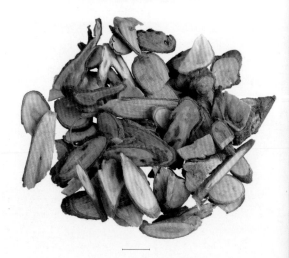

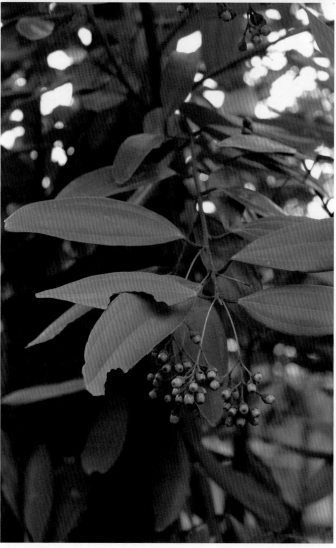

388 桔梗 Platycodonis Radix

本品为桔梗科植物桔梗 *Platycodon grandiflorum* (Jacq.) A. DC. 的干燥根。春、秋二季采挖，洗净，除去须根，趁鲜剥去外皮或不去外皮，干燥。具有宣肺、利咽、祛痰、排脓的功能。

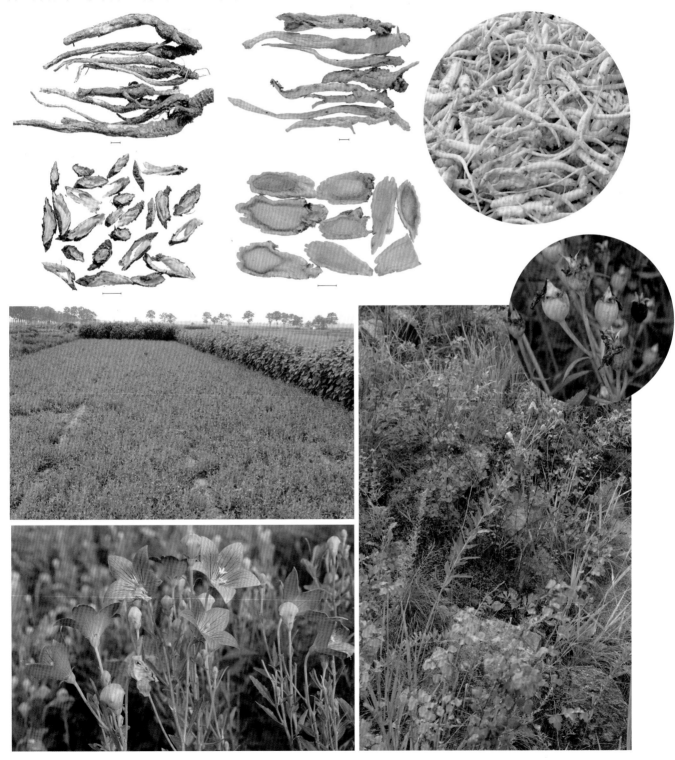

389 桃仁 Persicae Semen

本品为蔷薇科植物桃 *Prunus persica* (L.) Batsch. 或山桃 *Prunus davidiana* (Carr.) Franch. 的干燥成熟种子。果实成熟后采收，除去果肉及核壳，取出种子，晒干。具有活血祛瘀、润肠通便、止咳平喘的功能。

1. 桃 *Prunus persica* (L.) Batsch.，本种的花萼被短柔毛；核果近球形或卵圆形，直径 5 ~ 7 cm；果肉多汁，不开裂。

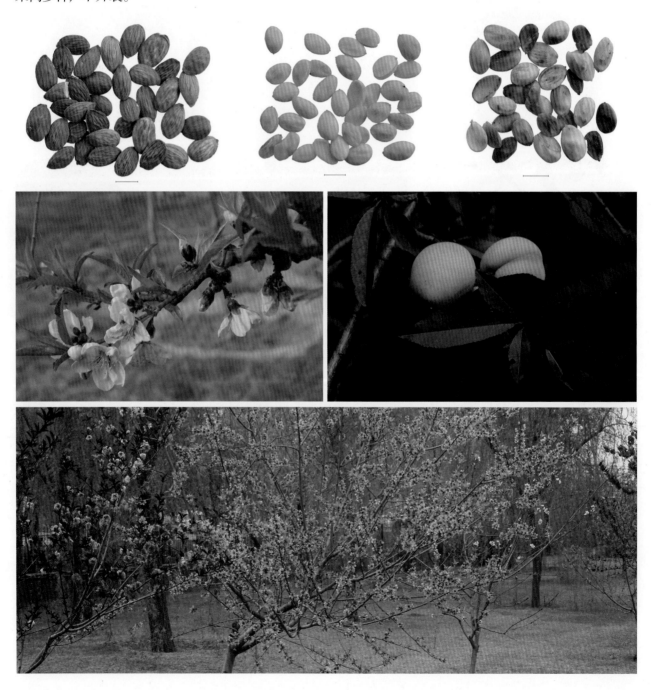

2. 山桃 *Prunus davidiana* (Carr.) Franch.， 与桃区别为本种的花萼无毛。核果球形，直径约 2 cm；果肉干燥，离核。

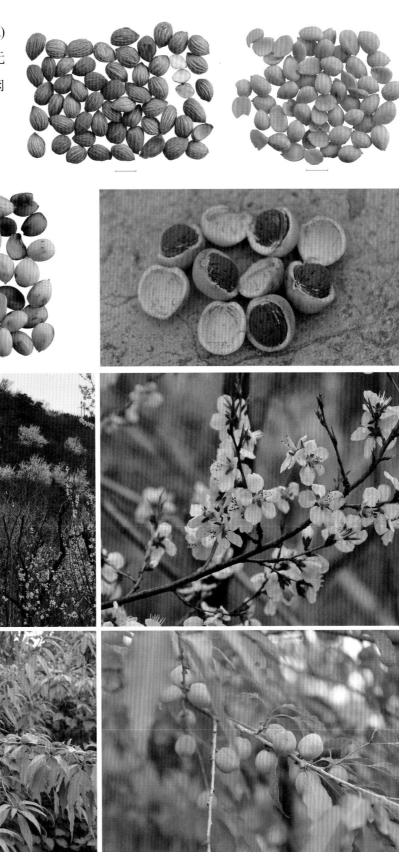

390 桃枝 Persicae Ramulus

本品为蔷薇科植物桃 *Prunus persica* (L.) Batsch. 的干燥枝条。夏季采收，切段，晒干。具有活血通络、解毒杀虫的功能。

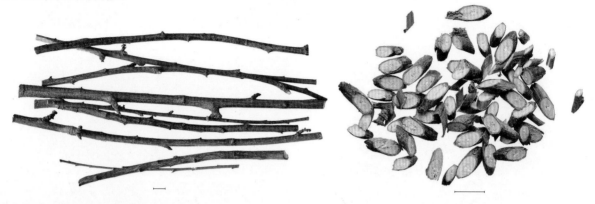

391 核桃仁 Juglandis Semen

本品为胡桃科植物胡桃 *Juglans regia* L. 的干燥成熟种子。秋季果实成熟时采收，除去肉质果皮，晒干，再除去核壳及木质隔膜。具有补肾、温肺、润肠的功能。

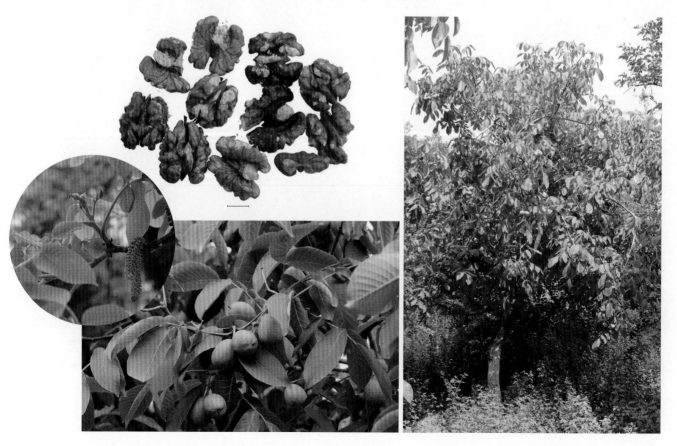

392 夏天无 Corydalis Decumbentis Rhizoma

本品为罂粟科植物伏生紫堇 *Corydalis decumbens* (Thunb.) Pers. 的干燥块茎。春季或初夏出苗后采挖，除去茎、叶及须根，洗净，干燥。具有活血止痛、舒筋活络、祛风除湿的功能。

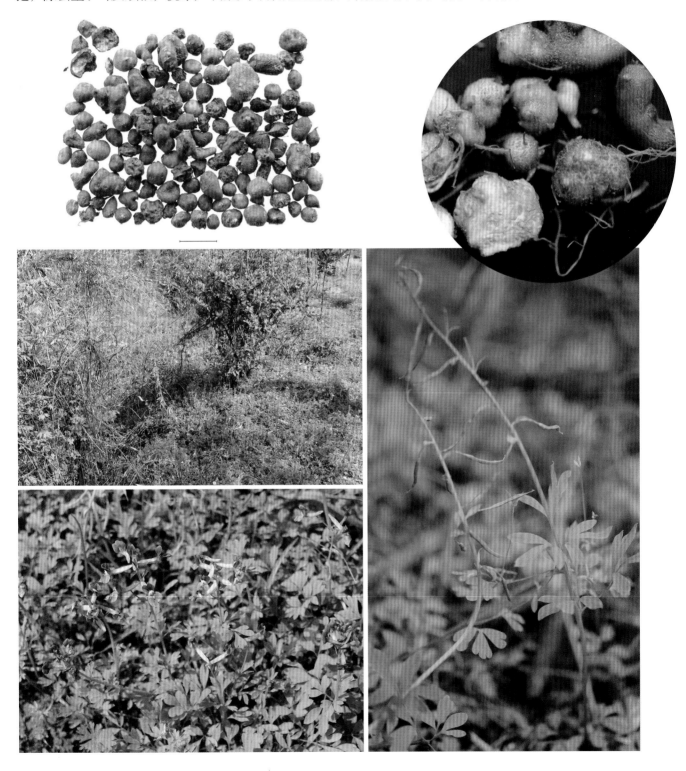

393 夏枯草 Prunellae Spica

本品为唇形科植物夏枯草 *Prunella vulgaris* L. 的干燥果穗。夏季果穗呈棕红色时采收，除去杂质，晒干。具有清肝泻火、明目、散结消肿的功能。

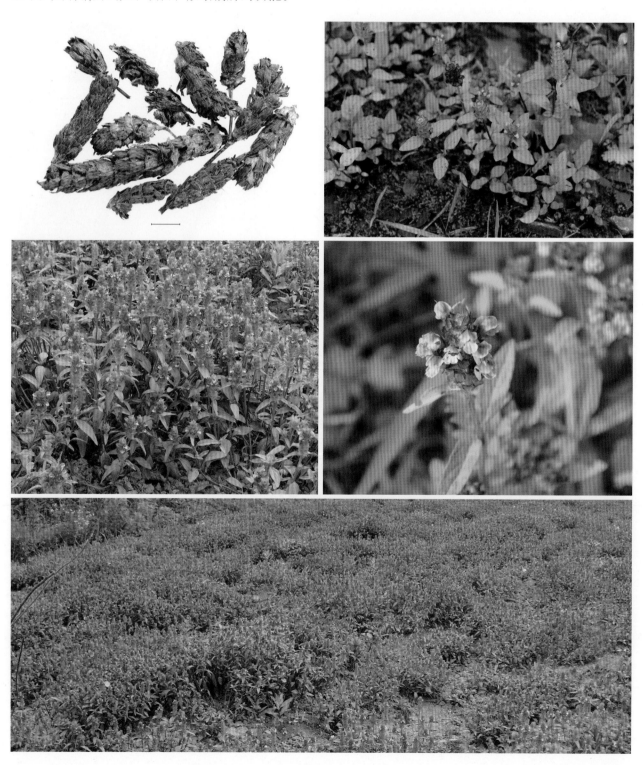

394 柴胡 Bupleuri Radix

本品为伞形科植物柴胡 *Bupleurum chinense* DC. 或狭叶柴胡 *Bupleurum scorzonerifolium* Willd. 的干燥根。按性状不同，分别习称"北柴胡"和"南柴胡"。春、秋二季采挖，除去茎叶和泥沙，干燥。具有疏散退热、疏肝解郁、升举阳气的功能。

1. 柴胡 *Bupleurum chinense* DC.，本种的根灰褐色；茎基部无纤维状叶基残留物。

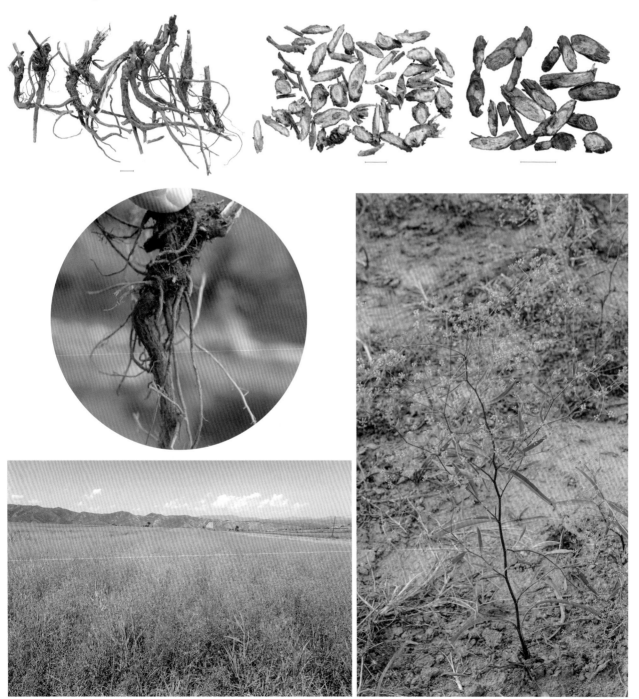

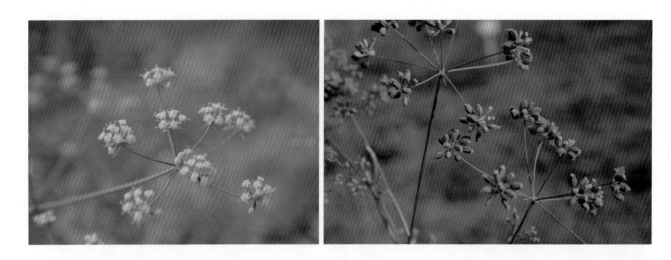

2. 狭叶柴胡 *Bupleurum scorzonerifolium* Willd.，与柴胡区别为本种的根红褐色；茎基部密被红色纤维状叶基残留物。

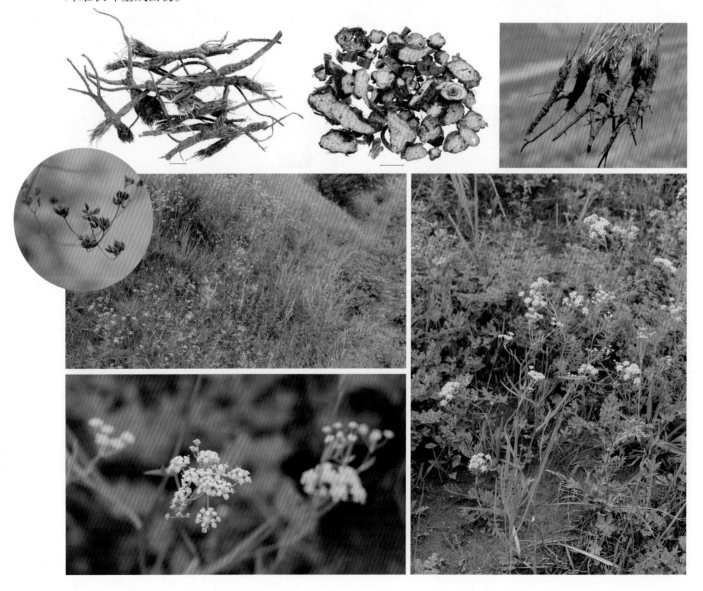

395 党参 Codonopsis Radix

本品为桔梗科植物党参 *Codonopsis pilosula* (Franch.) Nannf.、素花党参 *Codonopsis pilosula* Nannf. var. *modesta* (Nannf.) L. T. Shen 或川党参 *Codonopsis tangshen* Oliv. 的干燥根。秋季采挖，洗净，晒干。具有健脾益肺、养血生津的功能。

1. 党参 *Codonopsis pilosula* (Franch.) Nannf.，本种的主要特征为茎下部的叶基部深心形至浅心形，稀平截或圆钝，叶片明显被毛，幼嫩时上面被毛更多。

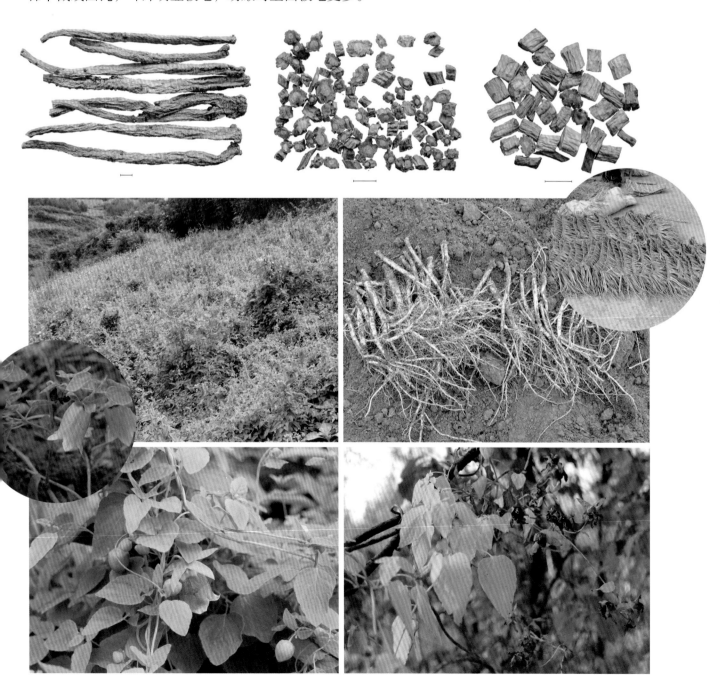

2. 素花党参 *Codonopsis pilosula* Nannf. var. *modesta* (Nannf.) L. T. Shen，本种的主要特征为茎下部的叶基部深心形至浅心形，稀平截或圆钝，叶片长成时近于光滑无毛。

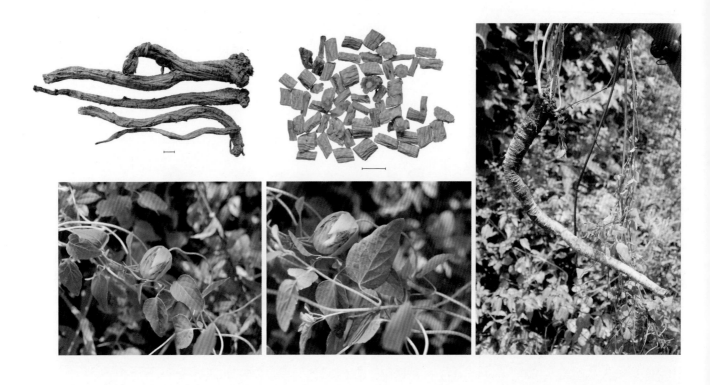

3. 川党参 *Codonopsis tangshen* Oliv.，本种的主要特征为茎下部的叶基部楔形或较圆钝，稀心形。

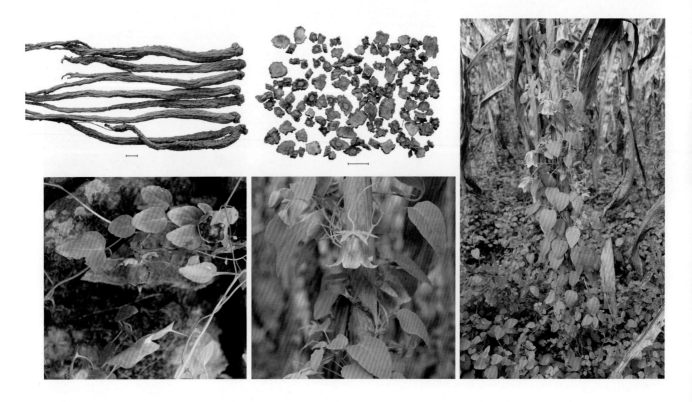

396 鸭跖草 Commelinae Herba

　　本品为鸭跖草科植物鸭跖草 *Commelina communis* L. 的干燥地上部分。产于全国各地。自产自销。具有清热泻火、解毒、利水消肿的功能。

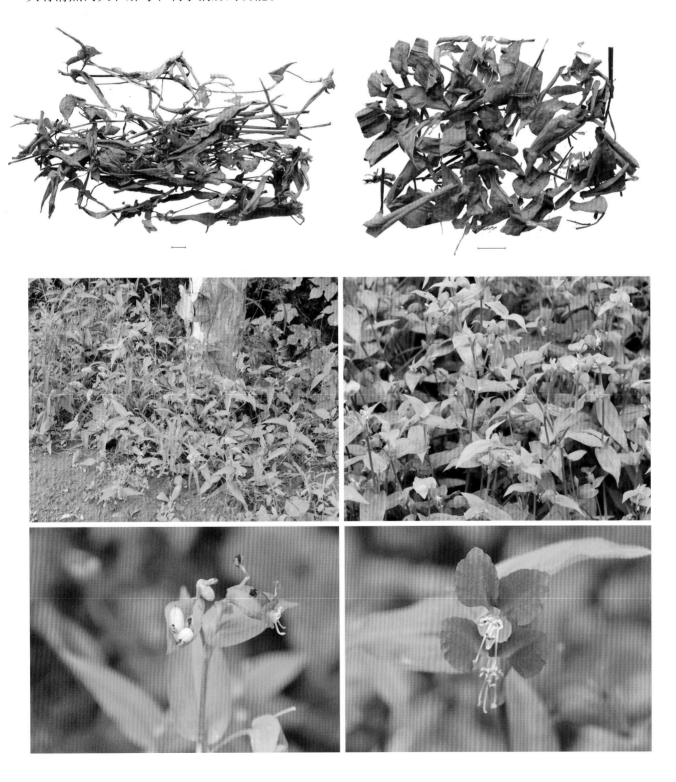

397 铁皮石斛 Dendrobii Officinalis Caulis

本品为兰科植物铁皮石斛 *Dendrobium officinale* Kimura et Migo 的干燥茎。11 月至翌年 3 月采收，除去杂质，剪去部分须根，边加热边扭成螺旋形或弹簧状，烘干；或切成段，干燥或低温烘干。前者习称"铁皮枫斗"（耳环石斛），后者习称"铁皮石斛"。具有益胃生津、滋阴清热的功能。

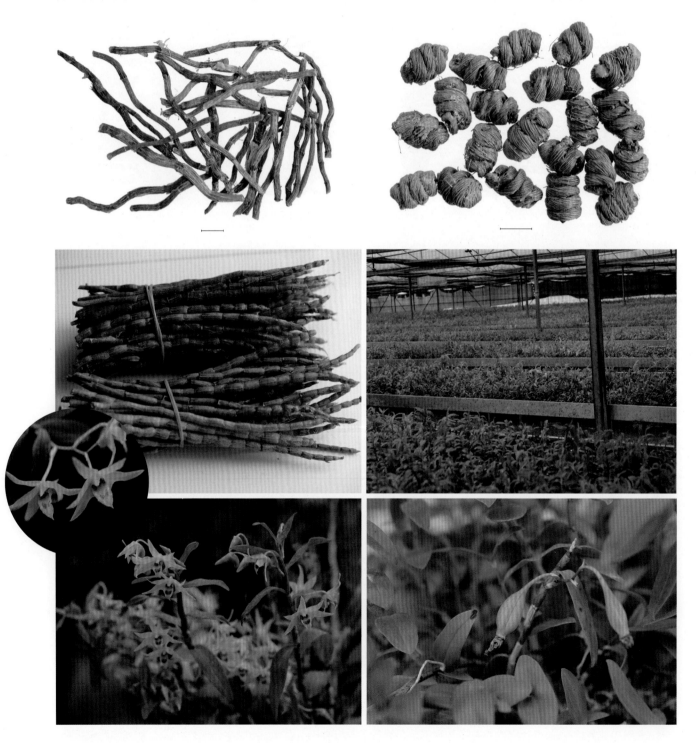

398 积雪草 Centellae Herba

本品为伞形科植物积雪草 *Centella asiatica* (L.) Urb. 的干燥全草。夏、秋二季采收，除去泥沙，晒干。具有清热利湿、解毒消肿的功能。

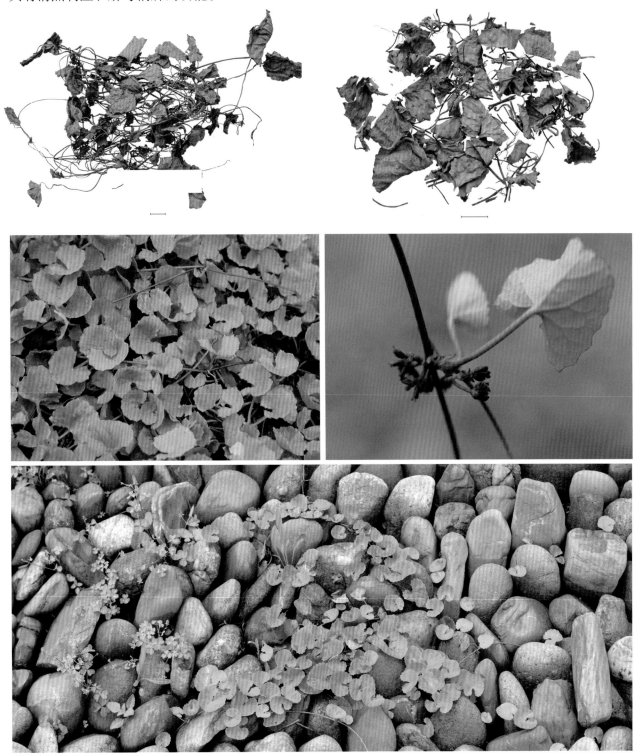

399 臭灵丹草 Laggerae Herba

本品为菊科植物翼齿六棱菊 *Laggera pterodonta* (DC.) Benth. 的干燥地上部分。秋季茎叶茂盛时采割，干燥。具有清热解毒、止咳祛痰的功能。

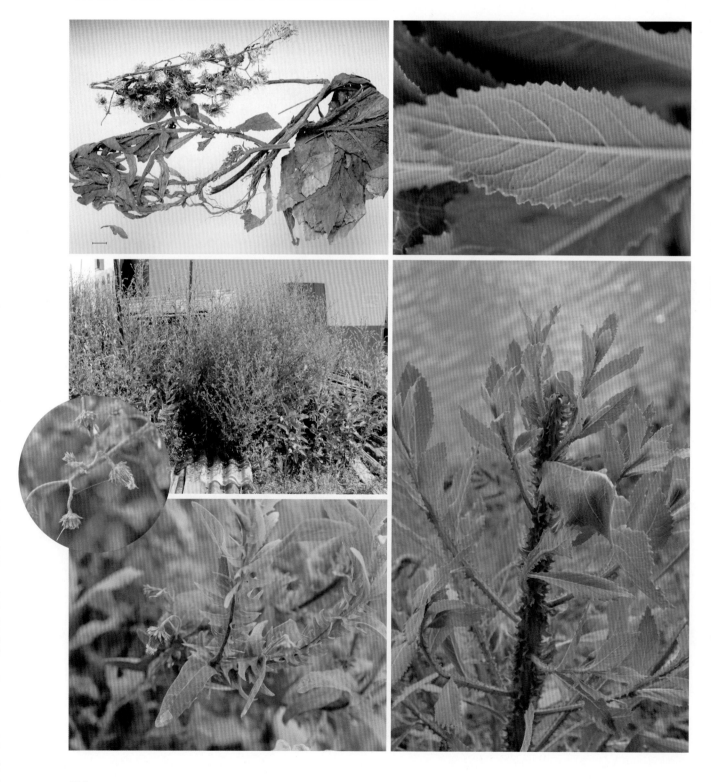

400 射干 Belamcandae Rhizoma

本品为鸢尾科植物射干 *Belamcanda chinensis* (L.) DC. 的干燥根茎。春初刚发芽或秋末茎叶枯萎时采挖，除去须根及泥沙，干燥。具有清热解毒、消痰、利咽的功能。

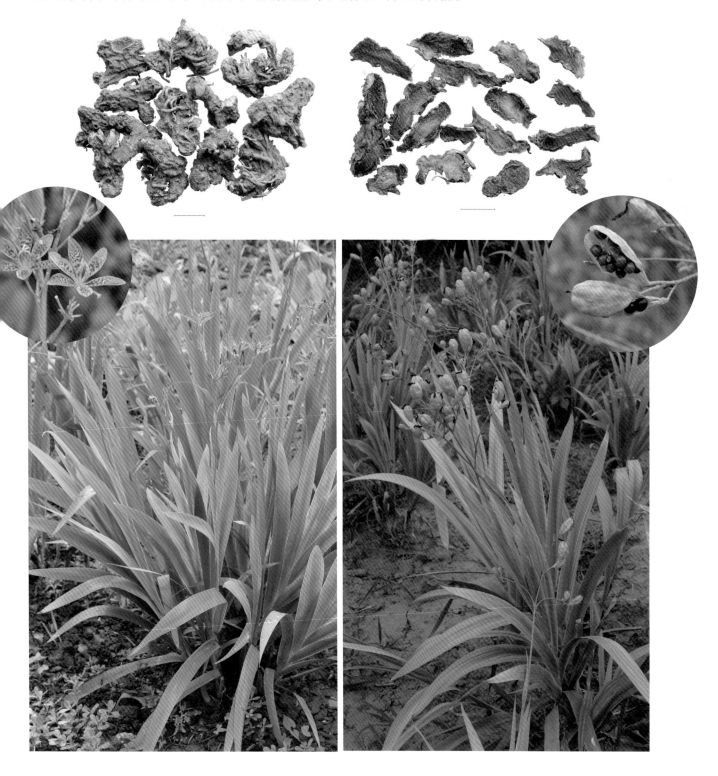

401 徐长卿 *Cynanchi Paniculati Radix et Rhizoma*

本品为萝藦科植物徐长卿 *Cynanchum paniculatum* (Bge.) Kitag. 的干燥根和根茎。秋季采挖，除去杂质，阴干。具有祛风、化湿、止痛、止痒的功能。

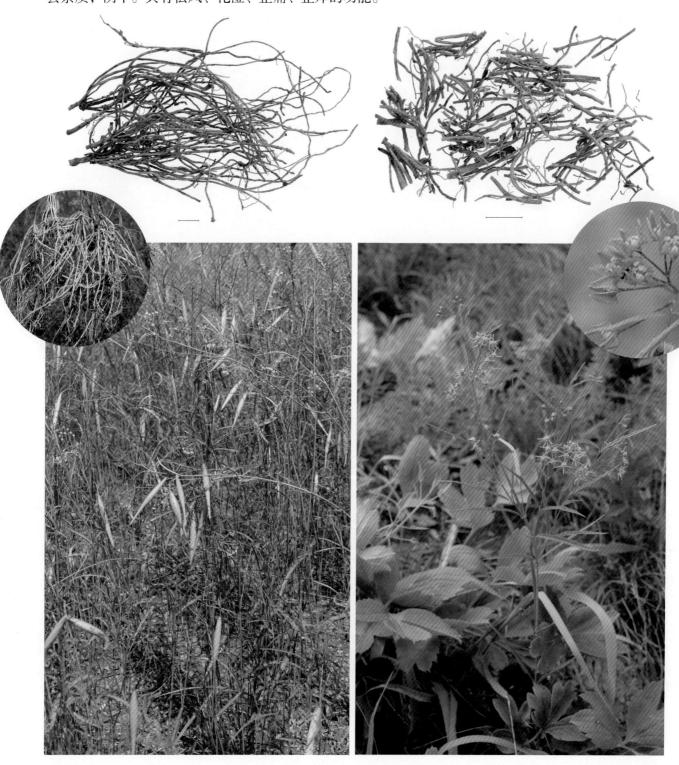

402 狼毒　Euphorbiae Ebracteolatae Radix

本品为大戟科植物月腺大戟 *Euphorbia ebracteolata* Hayata 或狼毒大戟 *Euphorbia fischeriana* Steud. 的干燥根。春、秋二季采挖，洗净，切片，晒干。具有散结、杀虫的功能。

1. 月腺大戟 *Euphorbia ebracteolata* Hayata，本种的根纺锤形至圆锥形，外皮黄褐色，有黄色乳汁。

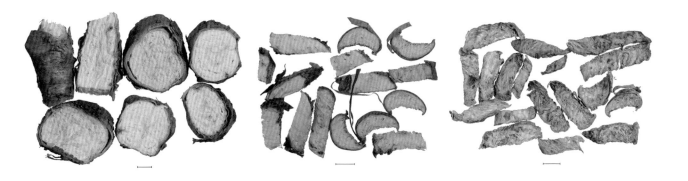

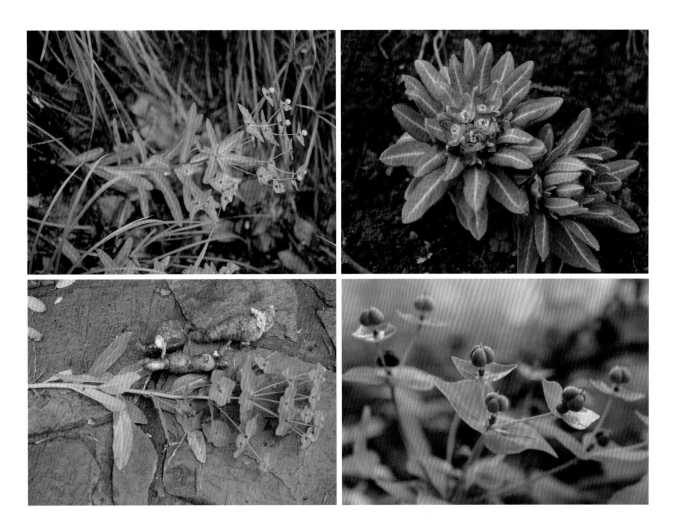

2. 狼毒大戟 *Euphorbia fischeriana* Steud.，与月腺大戟区别为本种的根圆柱状，肉质，常分枝，有白色乳汁。

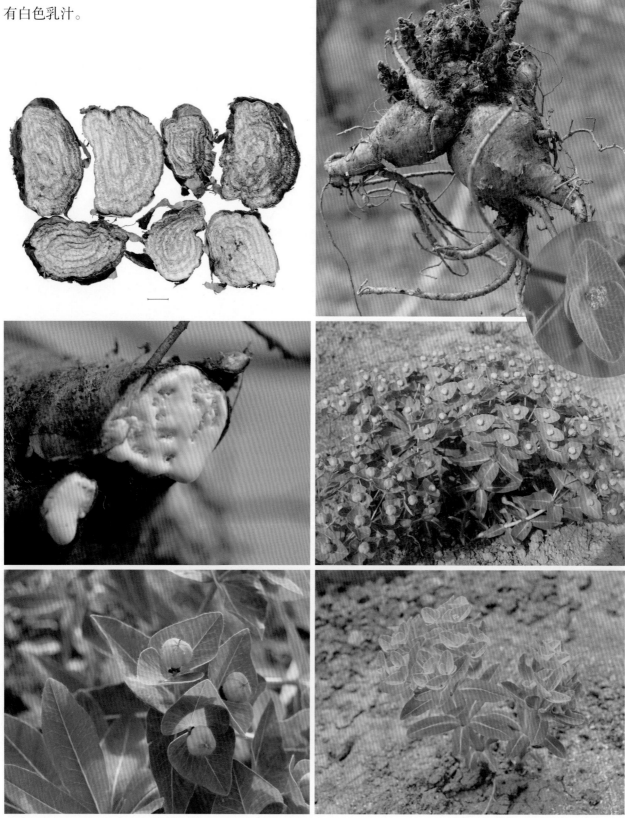

403 凌霄花　Campsis Flos

　　本品为紫葳科植物凌霄 *Campsis grandiflora* (Thunb.) K. Schum. 或美洲凌霄 *Campsis radicans* (L.) Seem. 的干燥花。夏、秋二季花盛开时采收，干燥。具有活血通经、凉血祛风的功能。

　　1. 凌霄 *Campsis grandiflora* (Thunb.) K. Schum.，本种的小叶 7 ~ 9 枚；花萼分裂至中部，裂片披针形，具凸起的纵肋。

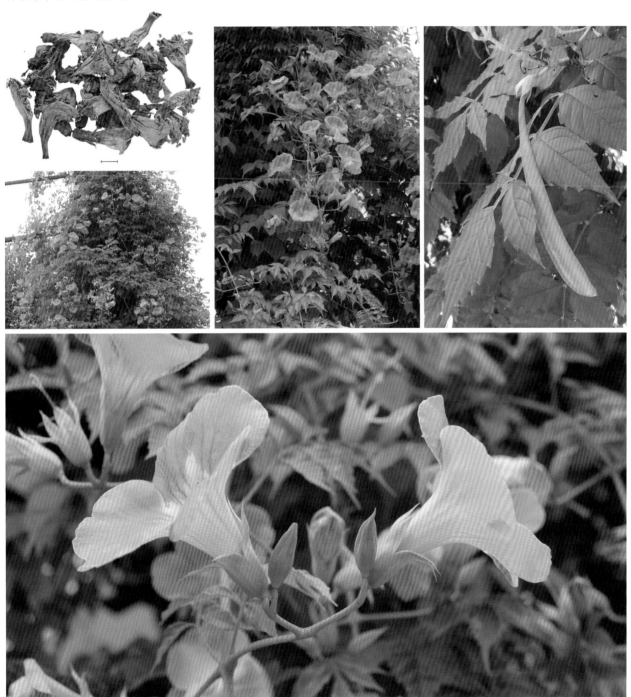

2. 美洲凌霄 *Campsis radicans* (L.) Seem.，与凌霄区别为本种的小叶 9 ~ 11 枚；花萼 5 裂至 1/3 处，裂片短，卵状三角形，无凸起的纵肋。

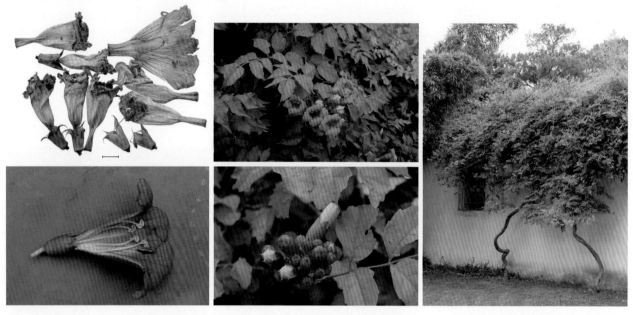

404 高山辣根菜 Pegaeophyti Radix et Rhizoma

本品为十字花科植物无茎荠 *Pegaeophyton scapiflorum*（Hook.f. et Thoms.）Marq. et Shaw 的干燥根和根茎。秋季采挖，除去须根和泥沙，晒干。具有清热解毒、清肺止咳、止血、消肿的功能。

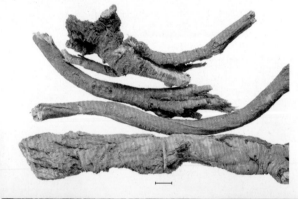

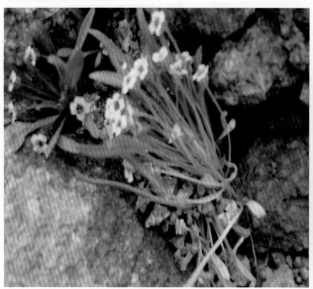

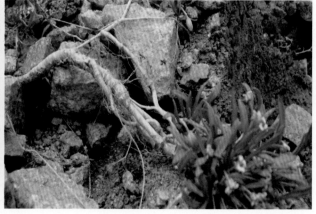

405 高良姜 Alpiniae Officinarum Rhizoma

　　本品为姜科植物高良姜 *Alpinia officinarum* Hance 的干燥根茎。夏末秋初采挖，除去须根及残留的鳞片，洗净，切段，晒干。具有温胃止呕、散寒止痛的功能。

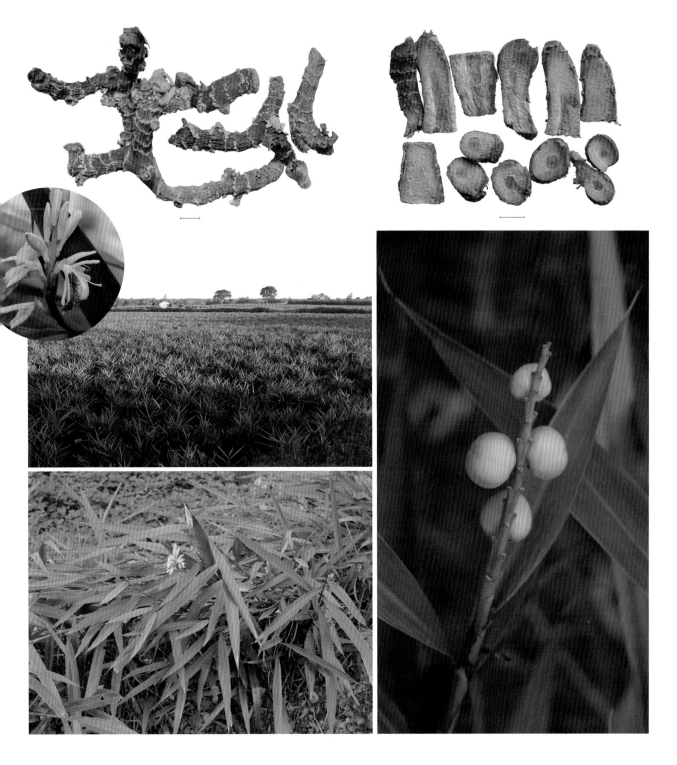

406 拳参 Bistortae Rhizoma

本品为蓼科植物拳参 *Polygonum bistorta* L. 的干燥根茎。春初发芽时或秋季茎叶将枯萎时采挖，除去泥沙，晒干，去须根。具有清热解毒、消肿、止血的功能。

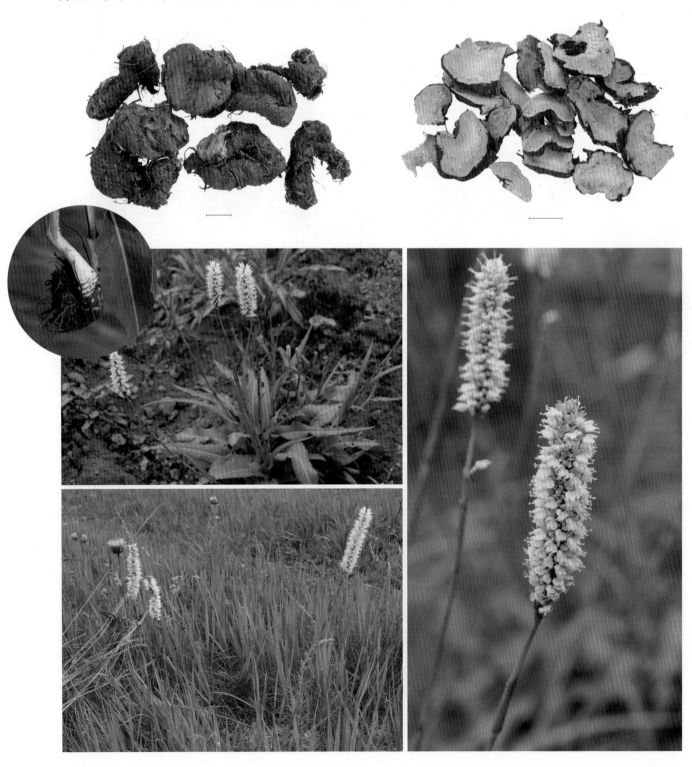

407 粉萆薢 Dioscoreae Hypoglaucae Rhizoma

本品为薯蓣科植物粉背薯蓣 *Dioscorea hypoglauca* Palibin 的干燥根茎。秋、冬二季采挖，除去须根，洗净，切片，晒干。具有利湿去浊、祛风除痹的功能。

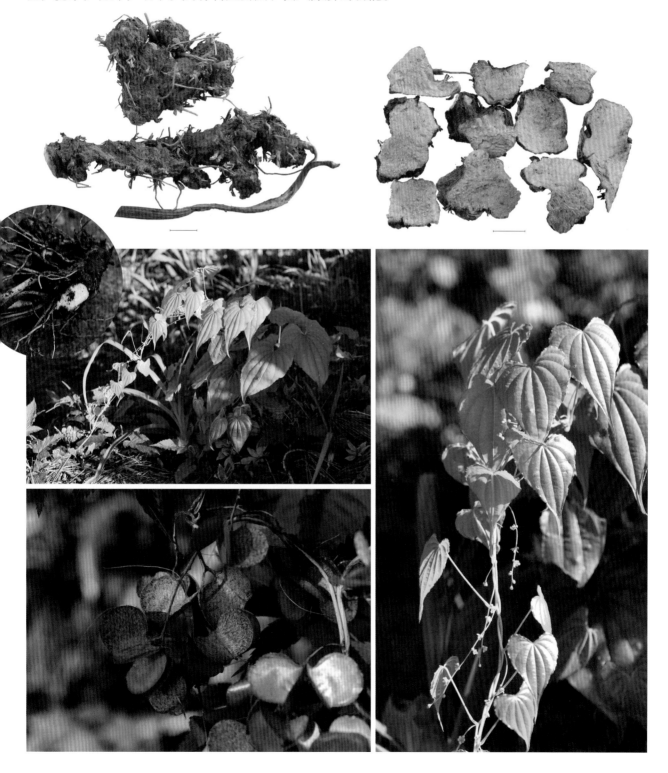

408 粉葛 Puerariae Thomsonii Radix

本品为豆科（蝶形花科）植物甘葛藤 *Pueraria thomsonii* Benth. 的干燥根。秋、冬二季采挖，除去外皮，稍干，截段或再纵切两半或斜切成厚片，干燥。具有解肌退热、生津止渴、透疹、升阳止泻、通经活络、解酒毒的功能。

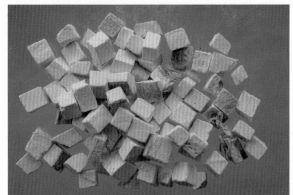

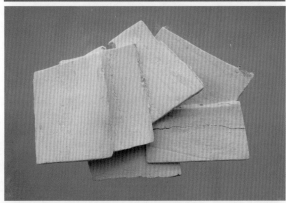

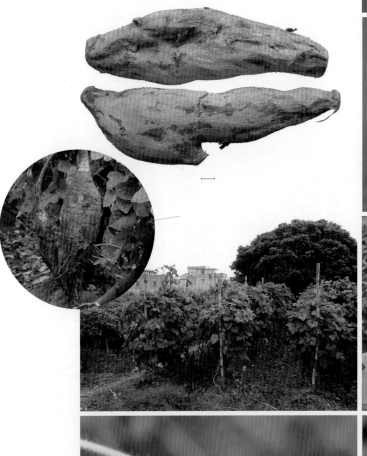

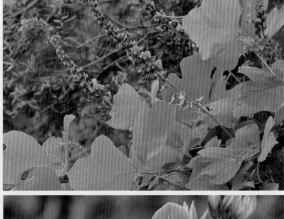

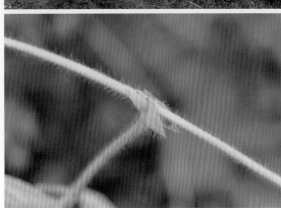

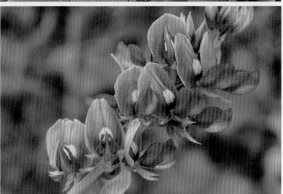

409 益母草 Leonuri Herba

本品为唇形科植物益母草 *Leonurus japonicus* Houtt. 的新鲜或干燥地上部分。鲜品春季幼苗期至初夏花前期采割；干品夏季茎叶茂盛、花未开或初开时采割，晒干，或切段晒干。具有活血调经、利尿消肿、清热解毒的功能。

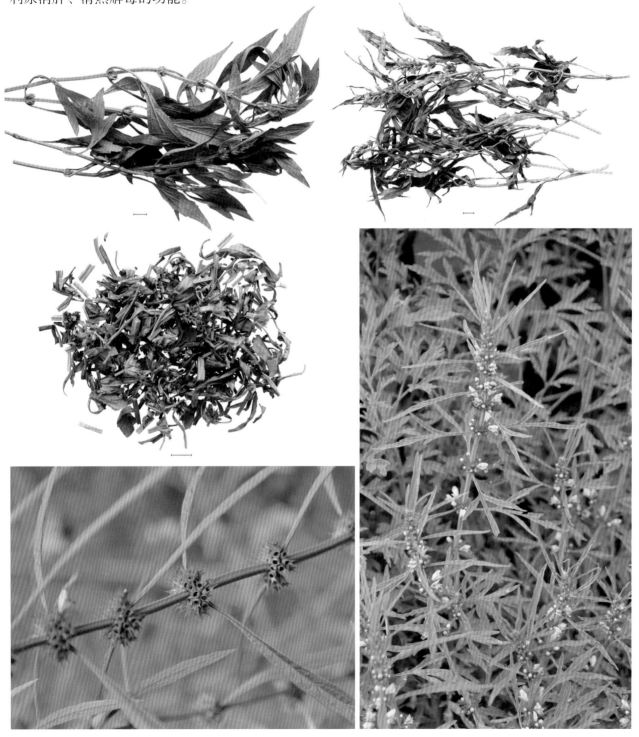

410 益智 Alpiniae Oxyphyllae Fructus

本品为姜科植物益智 *Alpinia oxyphylla* Miq. 的干燥成熟果实。夏、秋间果实由绿变红时采收，晒干或低温干燥。具有暖肾固精缩尿、温脾止泻摄唾的功能。

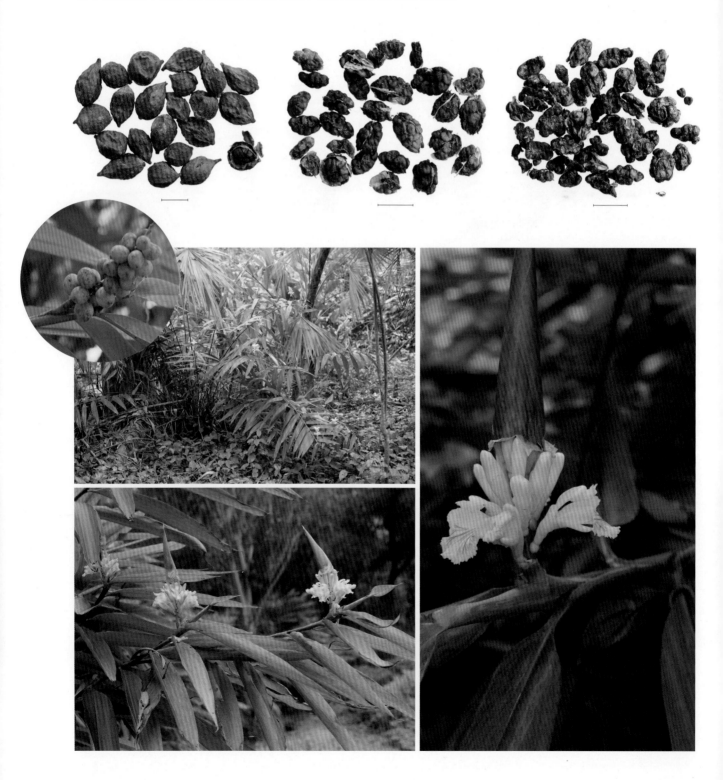

411 浙贝母 **Fritillariae Thunbergii Bulbus**

本品为百合科植物浙贝母 *Fritillaria thunbergii* Miq. 的干燥鳞茎。初夏植株枯萎时采挖，洗净。

大小分开，大者除去芯芽，习称"大贝"；小者不去芯芽，习称"珠贝"。分别撞擦，除去外皮，拌以煅过的贝壳粉，吸去擦出的浆汁，干燥；或取鳞茎，大小分开，洗净，除去芯芽，趁鲜切成厚片，洗净，干燥，习称"浙贝片"。具有清热化痰止咳、解毒散结消痈的功能。

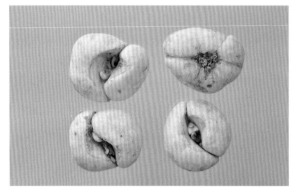

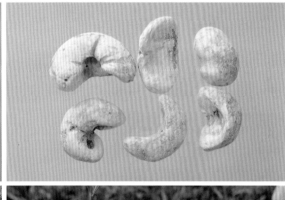

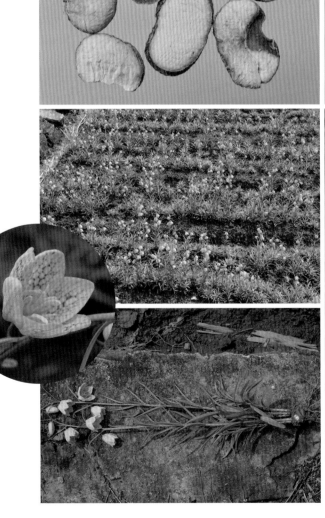

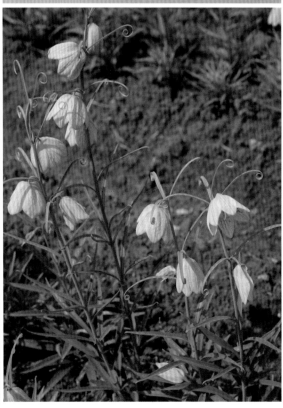

412 娑罗子　Aesculi Semen

本品为七叶树科植物七叶树 *Aesculus chinensis* Bge.、浙江七叶树 *Aesculus chinensis* Bge. var. *chekiangensis* (Hu et Fang) Fang 或天师栗 *Aesculus wilsonii* Rehd. 的干燥成熟种子。秋季果实成熟时采收，除去果皮，晒干或低温干燥。具有疏肝理气、和胃止痛的功能。

1.七叶树 *Aesculus chinensis* Bge.，本种的主要特征为小叶侧脉 13 ～ 17 对；圆锥花序，长 21 ～ 25 cm，基部的直径通常 3 ～ 5 cm；小花序较短，生于花序基部的仅长 2 ～ 3 cm。

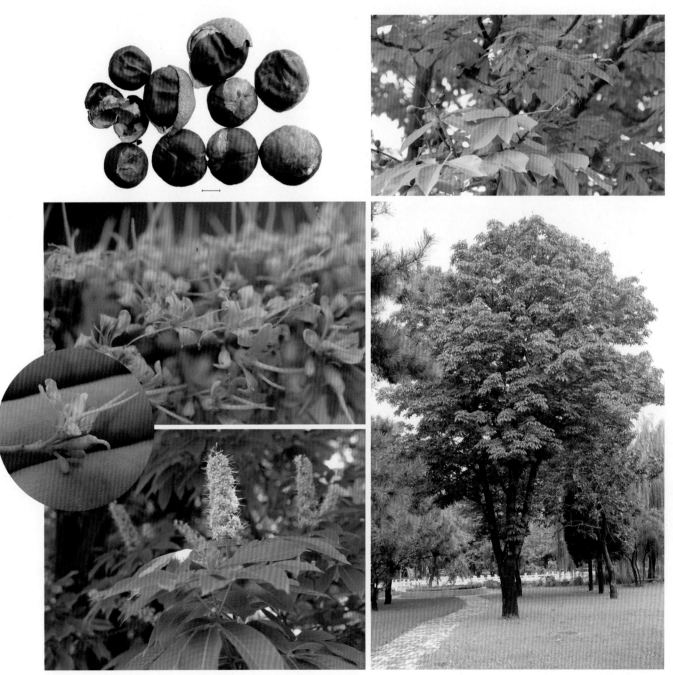

2. 浙江七叶树 *Aesculus chinensis* Bge. var. *chekiangensis* (Hu et Fang) Fang，本种的主要特征为小叶侧脉 18 ～ 22 对；圆锥花序较长而狭窄，常长 30 ～ 36 cm，基部的直径通常 2.4 ～ 3 cm；小花序较短，生于花序基部的仅长 2 ～ 3 cm。

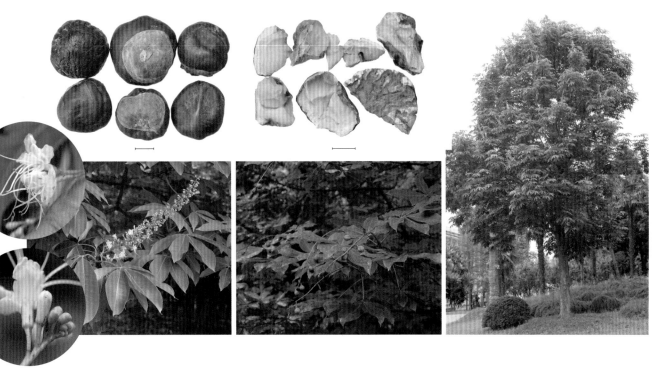

3. 天师栗 *Aesculus wilsonii* Rehd.，本种的主要特征为聚伞圆锥花序比较粗大，基部直径 8 ～ 10 cm，稀达 12 cm；小花序较长，生于花序基部的长 4 ～ 5 cm，稀达 6 cm 或 7 cm。

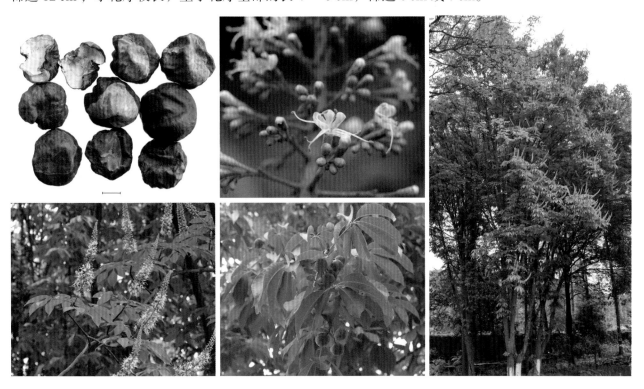

413 海风藤 Piperis Kadsurae Caulis

本品为胡椒科植物风藤 *Piper kadsura* (Choisy) Ohwi 的干燥藤茎。夏、秋二季采割，除去根、叶，晒干。具有祛风湿、通经络、止痹痛的功能。

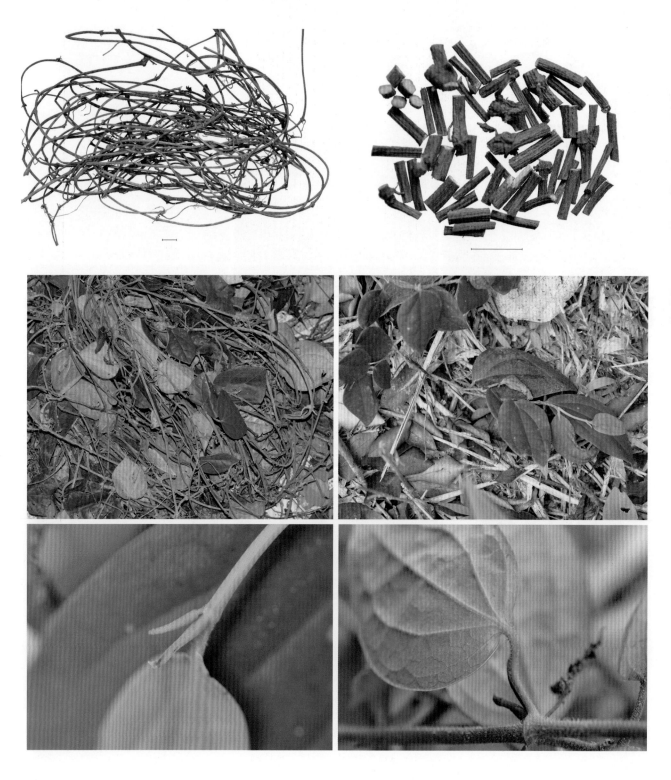

414 海金沙 Lygodii Spora

本品为海金沙科植物海金沙 *Lygodium japonicum* (Thunb.) Sw. 的干燥成熟孢子。秋季孢子未脱落时采割藤叶，晒干，搓揉或打下孢子，除去藤叶。具有清利湿热、通淋止痛的功能。

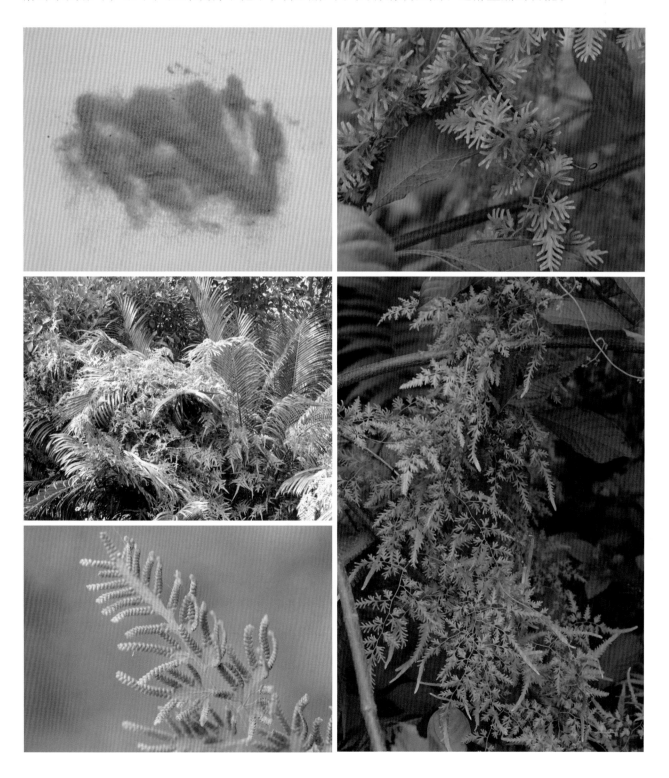

415 海藻 Sargassum

本品为马尾藻科植物海蒿子 *Sargassum pallidum* (Turn.) C. Ag.或羊栖菜 *Sargassum fusiforme* (Harv.) Setch. 的干燥藻体。前者习称"大叶海藻"，后者习称"小叶海藻"。夏、秋二季采捞，除去杂质，洗净，晒干。具有消痰软坚散结、利水消肿的功能。

1. 海蒿子 *Sargassum pallidum* (Turn.) C. Ag.，本种的小枝互生，冬春脱落后于主干上残留圆锥状残迹。叶片倒卵形或披针形，长 5 ~ 7 cm。

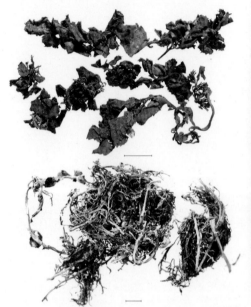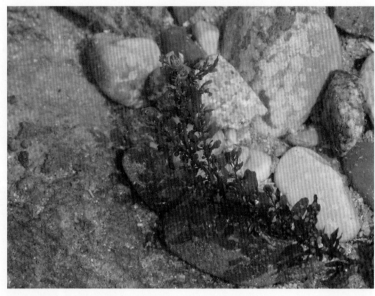

2. 羊栖菜 *Sargassum fusiforme* (Harv.) Setch.，与海蒿子区别为本种的主干上无残留圆锥状残迹。叶片狭倒披针形，较小，长 2 ~ 3 cm。

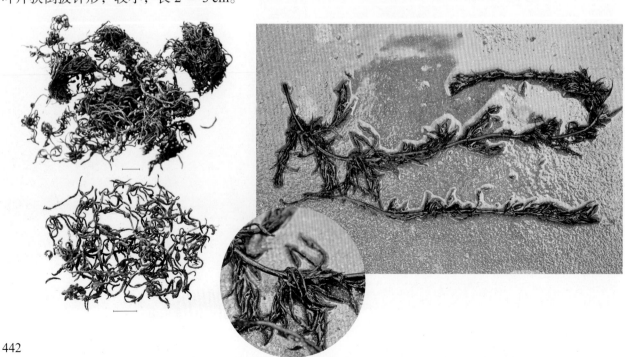

416 浮萍　Spirodelae Herba

本品为浮萍科植物紫萍 *Spirodela polyrrhiza* (L.) Schleid. 的干燥全草。6 ~ 9 月采收，洗净，除去杂质，晒干。具有宣散风热、透疹、利尿的功能。

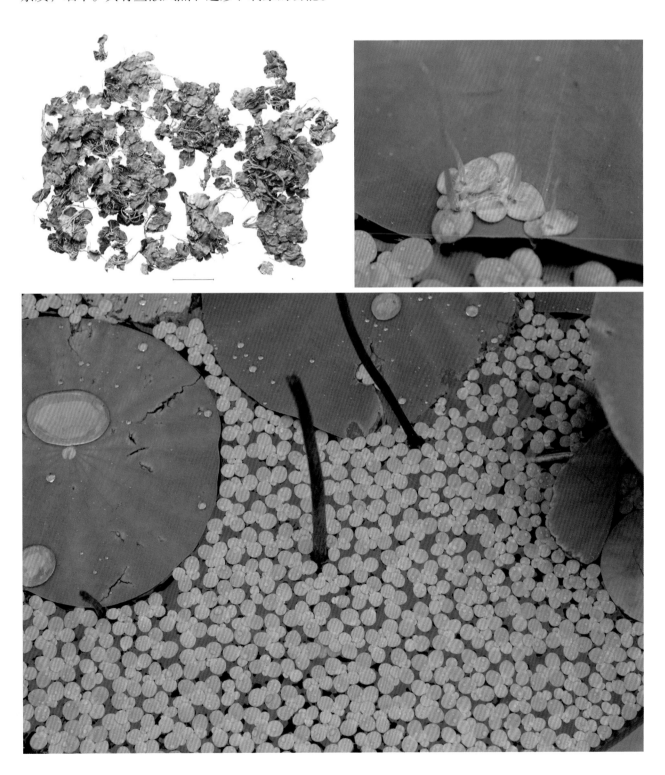

417 通关藤 Marsdeniae Tenacissimae Caulis

本品为萝藦科植物通关藤 *Marsdenia tenacissima* (Roxb.) Wight et Arn. 的干燥藤茎。秋、冬二季采收,干燥。具有止咳平喘、祛痰、通乳、清热解毒的功能。

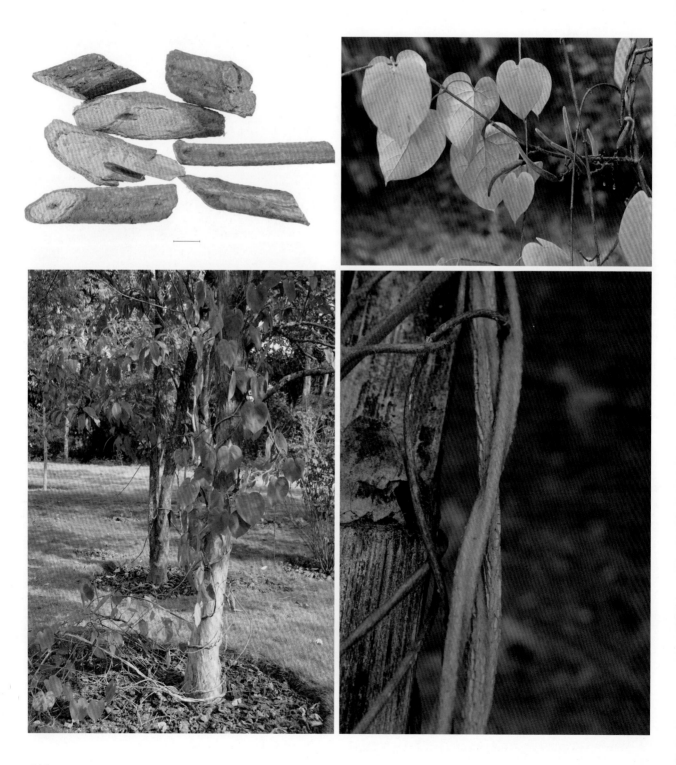

418 通草 Tetrapanacis Medulla

本品为五加科植物通脱木 *Tetrapanax papyrifer* (Hook.) K. Koch 的干燥茎髓。秋季割取茎，截成段，趁鲜取出髓部，理直，晒干。具有清热利尿、通气下乳的功能。

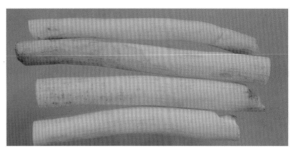

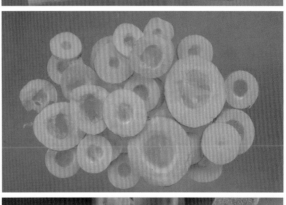

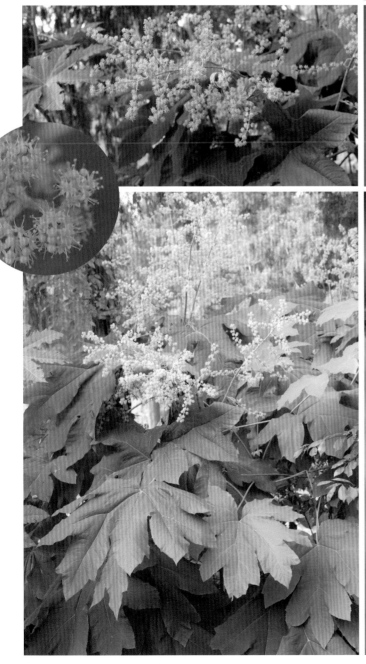

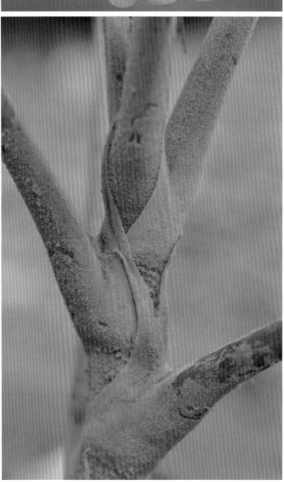

419 预知子　**Akebiae Fructus**

　　本品为木通科植物木通 *Akebia quinata* (Thunb.) Decne.、三叶木通 *Akebia trifoliata* (Thunb.) Koidz. 或白木通 *Akebia trifoliata* (Thunb.) Koidz. var. *australis* (Diels) Rehd. 的干燥近成熟果实。夏、秋二季果实绿黄时采收，晒干，或置沸水中略烫后晒干。具有疏肝理气、活血止痛、散结、利尿的功能。

　　1. 木通 *Akebia quinata* (Thunb.) Decne.，本种的主要特征为掌状复叶，小叶 5 枚。

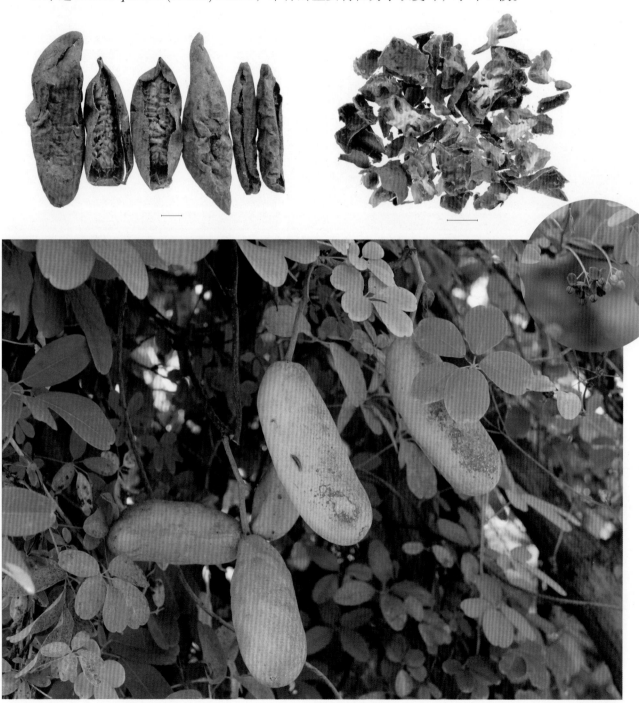

2. 三叶木通 *Akebia trifoliata* (Thunb.) Koidz.，本种的主要特征为掌状复叶，小叶 3 枚；小叶纸质或薄革质，边缘具波状齿或浅裂。

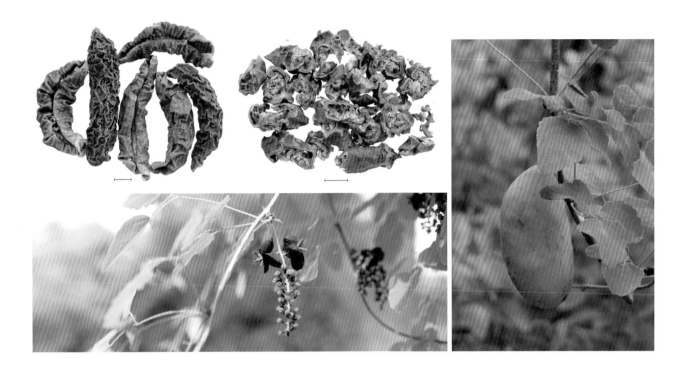

3. 白木通 *Akebia trifoliate* (Thunb.) Koidz. var. *australis* (Diels) Rehd.，本种的主要特征为掌状复叶，小叶 3 枚；小叶革质，边缘通常全缘。

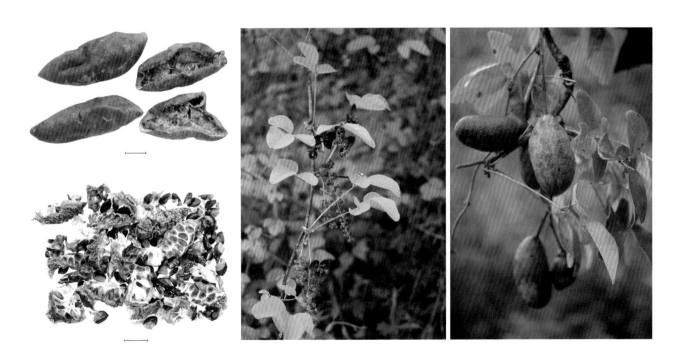

420 桑叶 Mori Folium

本品为桑科植物桑 *Morus alba* L. 的干燥叶。初霜后采收，除去杂质，晒干。具有疏散风热、清肺润燥、清肝明目的功能。

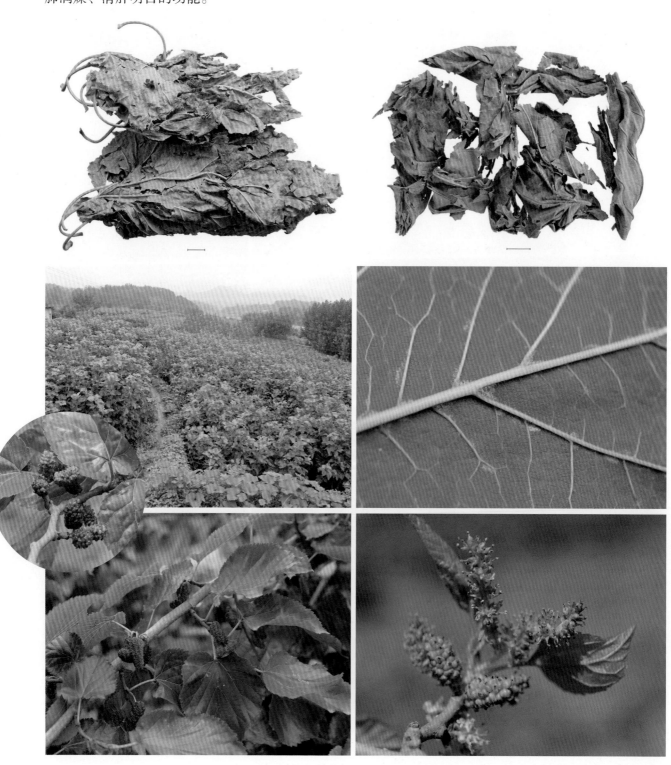

421 桑白皮 Mori Cortex

本品为桑科植物桑 *Morus alba* L. 的干燥
根皮。秋末叶落时至翌年春季发芽前采挖根
部，刮去黄棕色粗皮，纵向剖开，剥取根皮，
晒干。具有泻肺平喘、利水消肿的功能。

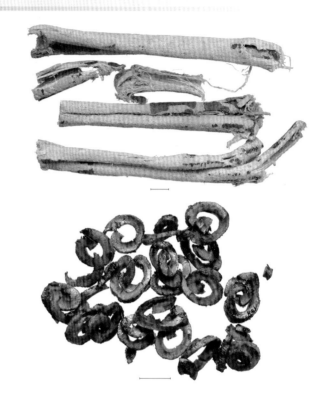

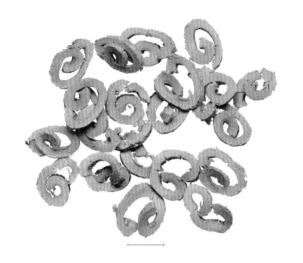

422 桑枝 Mori Ramulus

本品为桑科植物桑 *Morus alba* L. 的干燥
嫩枝。春末夏初采收，去叶，晒干；或趁鲜
切片，晒干。具有祛风湿、利关节的功能。

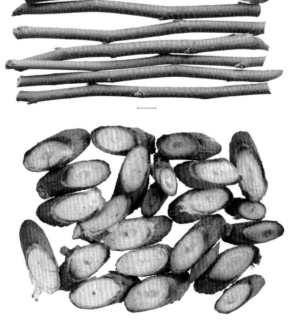

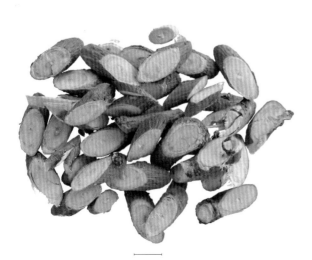

423 桑寄生 Taxilli Herba

本品为桑寄生科植物桑寄生 *Taxillus chinensis* (DC.) Danser 的干燥带叶茎枝。冬季至翌年春季采割，除去粗茎，切段，干燥；或蒸后干燥。具有祛风湿、补肝肾、强筋骨、安胎元的功能。

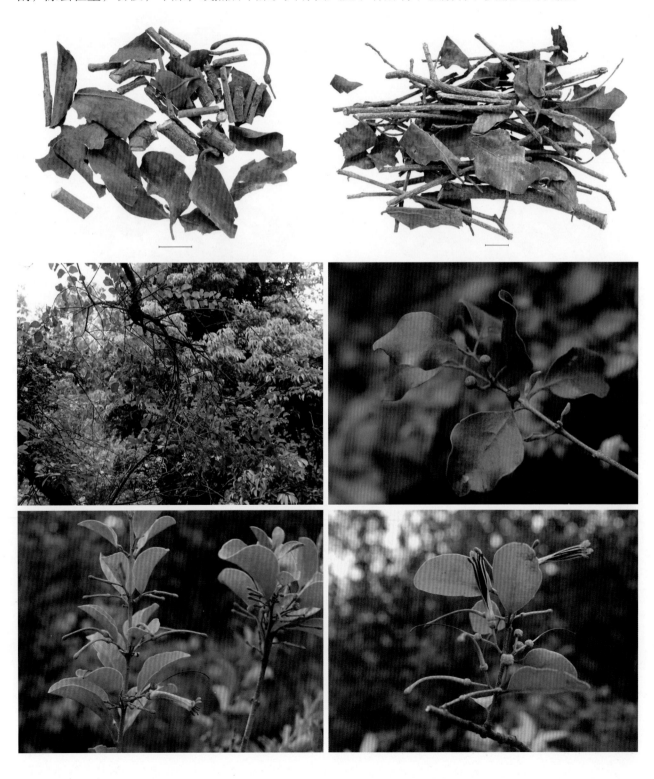

424 桑葚 Mori Fructus

本品为桑科植物桑 *Morus alba* L. 的干燥果穗。4 ～ 6 月果实变红时采收，晒干，或略蒸后晒干。具有滋阴补血、生津润燥的功能。

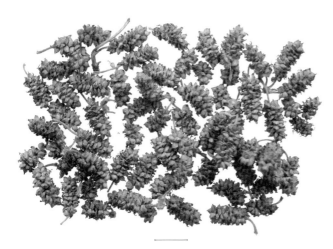
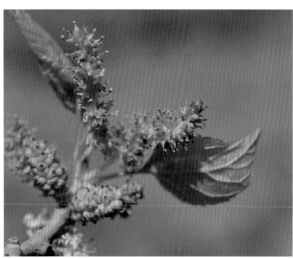

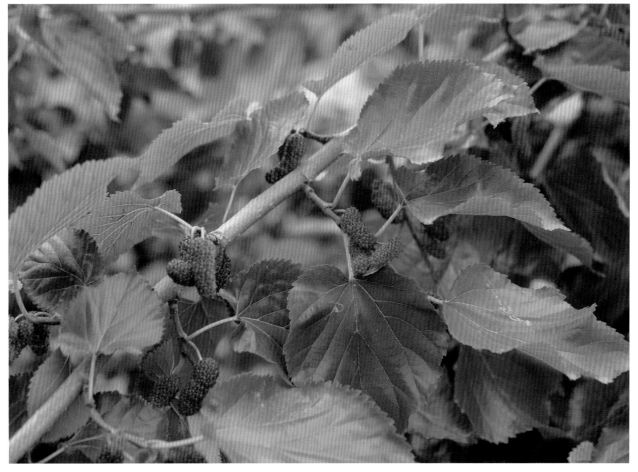

425 黄山药 **Dioscorea Panthaicae Rhizoma**

　　本品为薯蓣科植物黄山药 *Dioscorea panthaica* Prain et Burk. 的干燥根茎。秋季采挖，除去须根，洗净，切片，晒干。具有理气止痛、解毒消肿的功能。

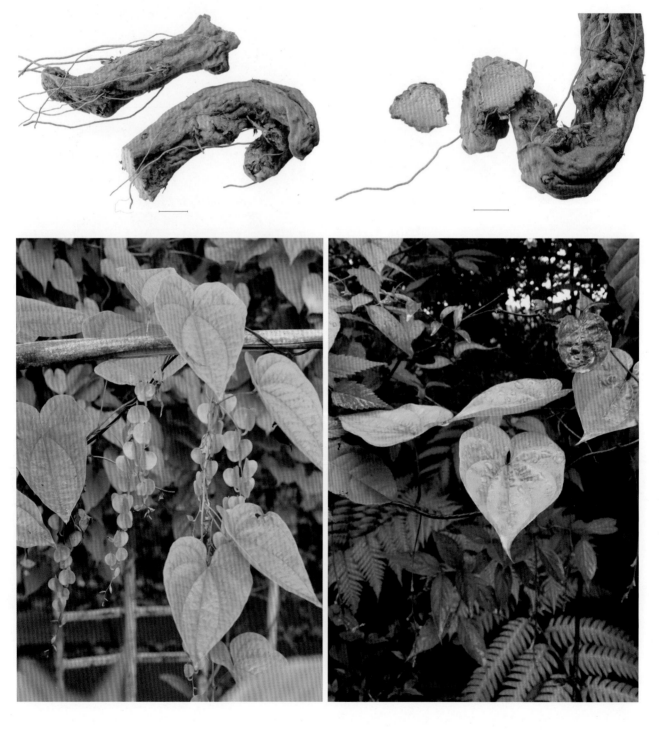

426 黄芩 **Scutellariae Radix**

本品为唇形科植物黄芩 *Scutellaria baicalensis* Georgi 的干燥根。春、秋二季采挖，除去须根和泥沙，晒后撞去粗皮，晒干。具有清热燥湿、泻火解毒、止血、安胎的功能。

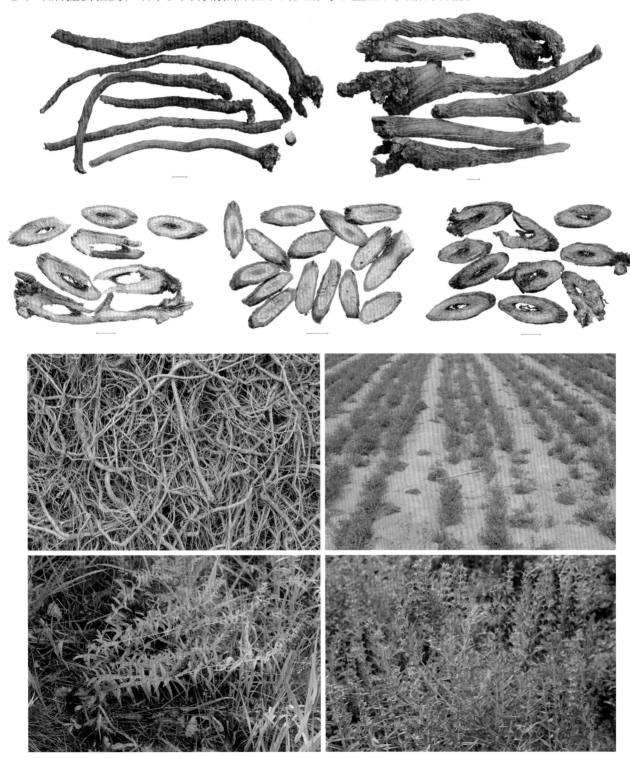

427 黄芪 Astragali Radix

黄芪为豆科植物蒙古黄芪 *Astragalus membranaceus* (Fisch.) Bge. var. *mongholicus* (Bge.) Hsiao 或膜荚黄芪 *Astragalus membranaceus* (Fisch.) Bge. 的干燥根。春、秋二季采挖，除去须根和根头，晒干。具有补气升阳、固表止汗、利水消肿、生津养血、行滞通痹、托毒排脓、敛疮生肌的功能。

1. 蒙古黄芪 *Astragalus membranaceus* (Fisch.) Bge. var. *mongholicus* (Bge.) Hsiao，本种的小叶长 5 ~ 10 mm，宽 3 ~ 5 mm；荚果无毛。

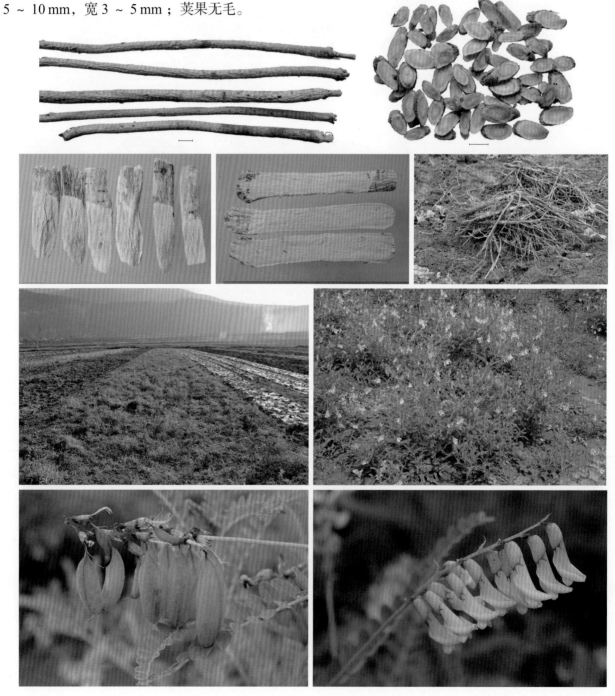

2. 膜荚黄芪 *Astragalus membranaceus* (Fisch.) Bge.，与蒙古黄芪区别为本种的小叶长 7 ~ 30 mm，宽 3 ~ 12 mm；荚果被白色或黑色细短柔毛。

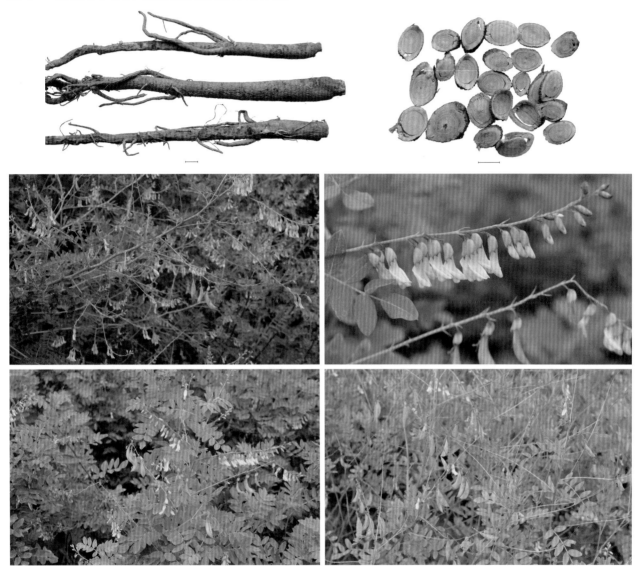

428 炙黄芪 Astragali Radix Praeparata Cum Melle

本品为黄芪的炮制加工品。具有益气补中的功能。

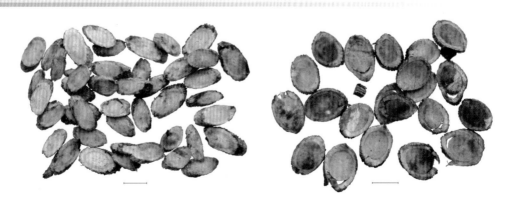

429 黄连 Coptidis Rhizoma

本品为毛茛科植物黄连 *Coptis chinensis* Franch.、三角叶黄连 *Coptis deltoidea* C. Y. Cheng et Hsiao 或云连 *Coptis teeta* Wall. 的干燥根茎。以上三种分别习称"味连""雅连""云连"。 秋季采挖，除去须根及泥沙，干燥，撞去残留须根。具有清热燥湿、泻火解毒的功能。

1. 黄连 *Coptis chinensis* Franch.，本种的主要特征为叶的全裂片上的羽状深裂片间的距离稀疏，相距 2 ~ 6 mm；花瓣线形、狭披针形或披针形。

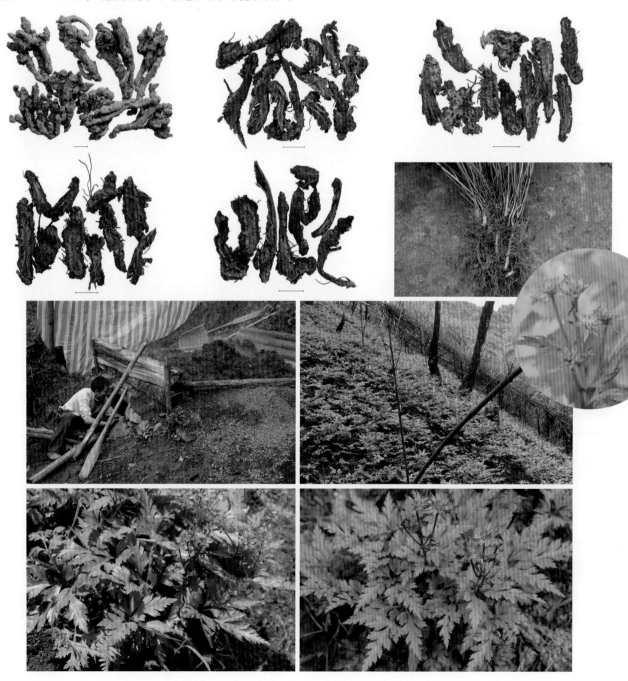

2. 三角叶黄连 *Coptis deltoidea* C. Y. Cheng et Hsiao，本种的主要特征为叶的全裂片上的羽状深裂片彼此邻接或近邻接，裂片近三角形；花瓣线形、狭披针形或披针形。

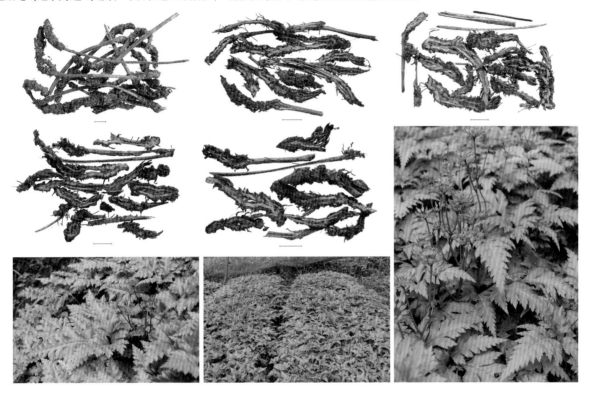

3. 云连 *Coptis teeta* Wall.，本种的主要特征为叶的全裂片上的羽状深裂片间的距离稀疏；花瓣椭圆形。

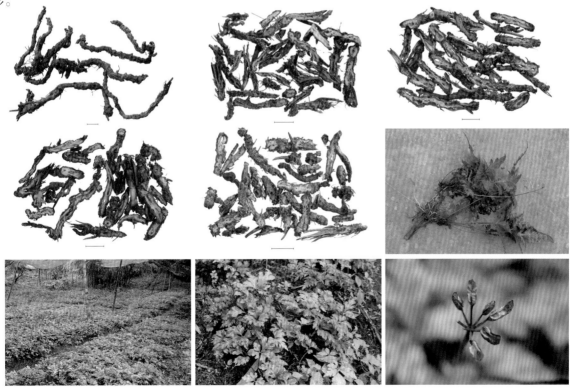

430 黄柏 *Phellodendri Chinensis Cortex*

本品为芸香科植物黄皮树 *Phellodendron chinense* Schneid. 的干燥树皮。习称"川黄柏"。剥取树皮后，除去粗皮，晒干。具有清热燥湿、泻火除蒸、解毒疗疮的功能。

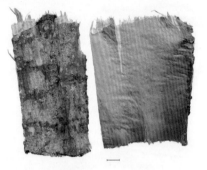
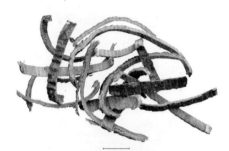
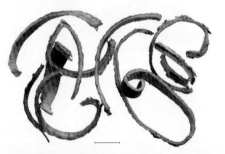
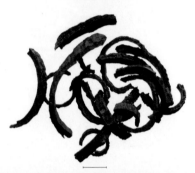
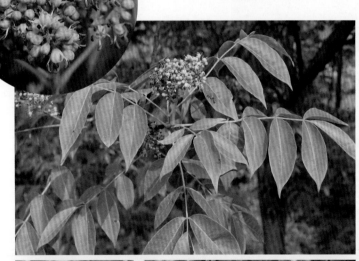
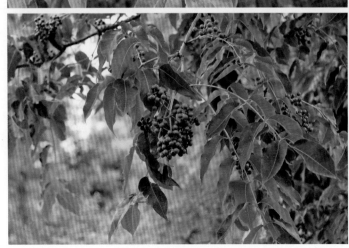
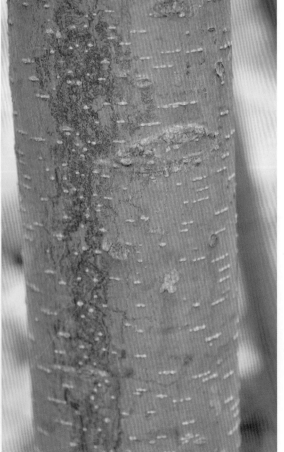

431 黄蜀葵花　Abelmoschi Corolla

　　本品为锦葵科植物黄蜀葵 *Abelmoschus manihot* (L.) Medic. 的干燥花冠。夏、秋二季花开时采摘，及时干燥。具有清利湿热、消肿解毒的功能。

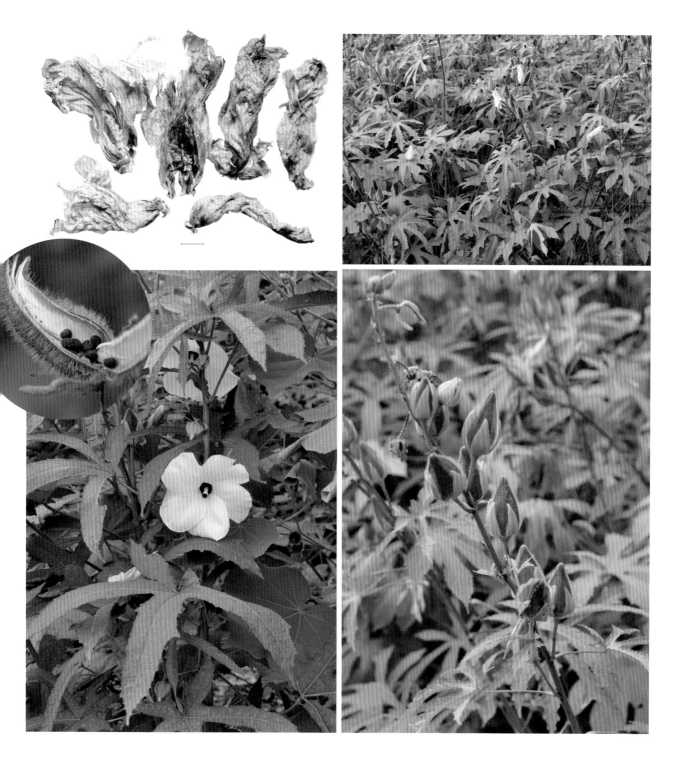

432 黄精 Polygonati Rhizoma

本品为百合科植物滇黄精 *Polygonatum kingianum* Coll. et Hemsl.、黄精 *Polygonatum sibiricum* Red. 或多花黄精 *Polygonatum cyrtonema* Hua 的干燥根茎。按形状不同，习称"大黄精""鸡头黄精""姜形黄精"。春、秋二季采挖，除去须根，洗净，置沸水中略烫或蒸至透心，干燥。具有补气养阴、健脾、润肺、益肾的功能。

1. 滇黄精 *Polygonatum kingianum* Coll. et Hemsl.，本种的主要特征为叶片极大部分为轮生或对生；花被粉红色，长 1.8 ~ 2.5 cm。

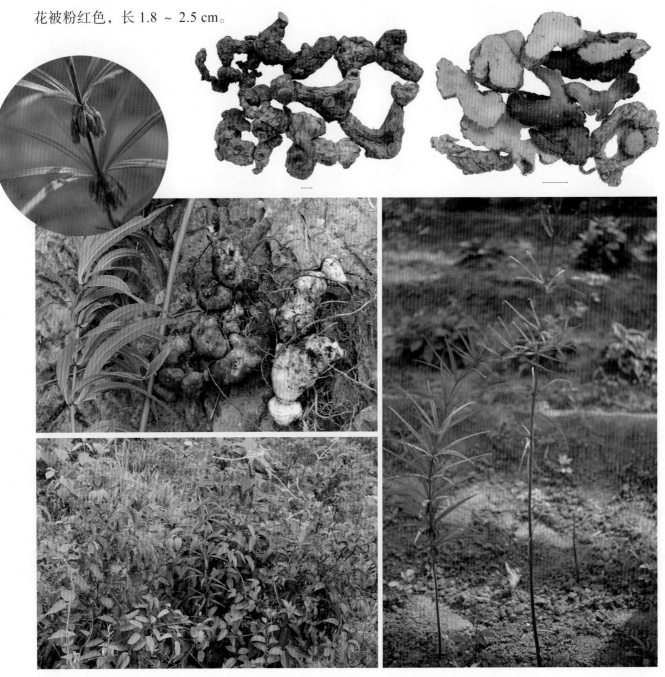

2. 黄精 *Polygonatum sibiricum* Red.，本种的主要特征为叶片极大部分为轮生或对生；花被乳白色至淡黄色，长 0.6 ~ 1.2（~ 1.5）cm。

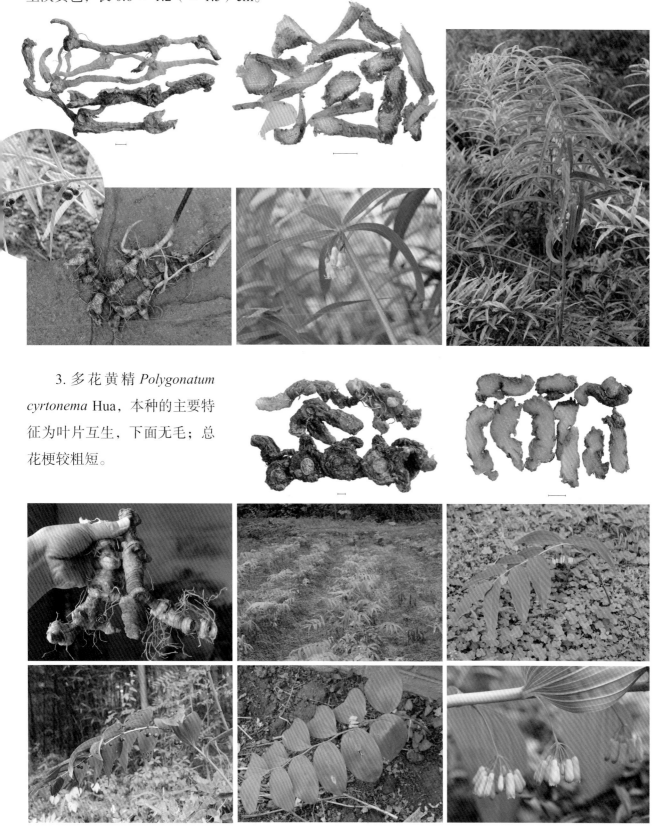

3. 多花黄精 *Polygonatum cyrtonema* Hua，本种的主要特征为叶片互生，下面无毛；总花梗较粗短。

433 黄藤 **Fibraureae Caulis**

本品为防己科植物黄藤 *Fibraurea recisa* Pierre. 的干燥藤茎。秋、冬二季采收，切段，晒干。具有清热解毒、泻火通便的功能。

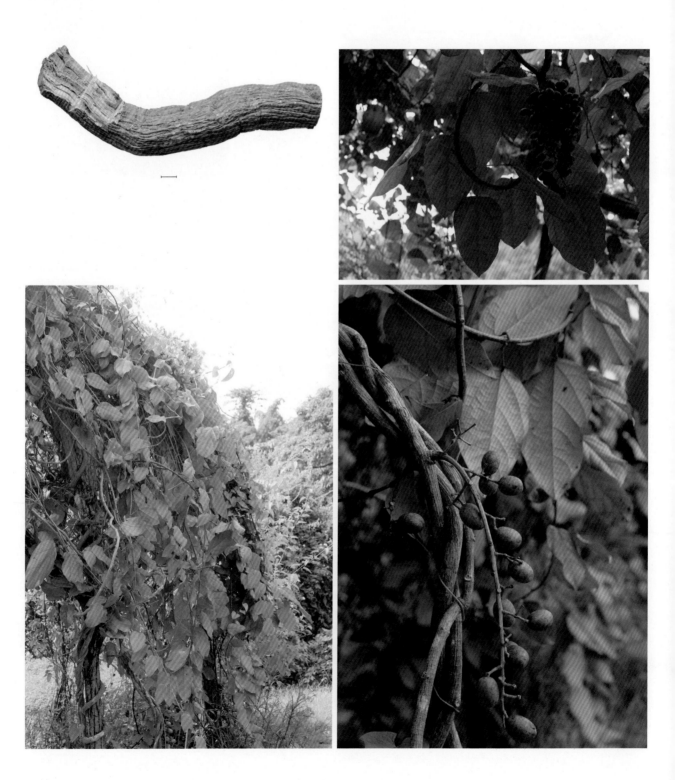

一

434 菥蓂　Thlaspi Herba

本品为十字花科植物菥蓂 *Thlaspi arvense* L. 的干燥地上部分。夏季果实成熟时采割，除去杂质，干燥。具有清肝明目、和中利湿、解毒消肿的功能。

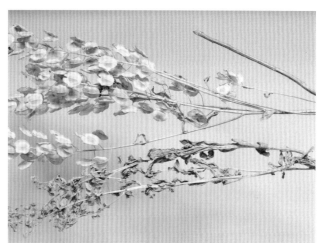

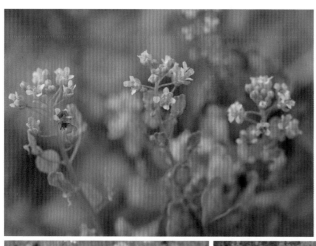

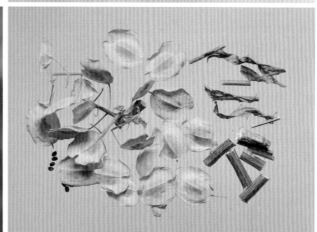

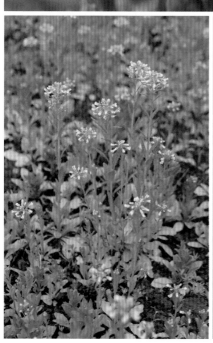

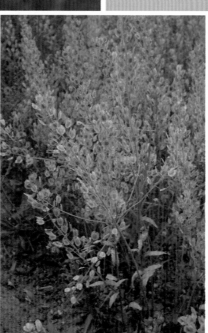

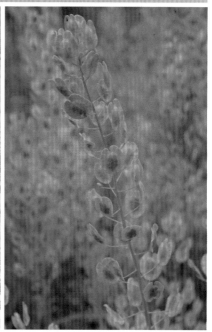

435 菝葜 Smilacis Chinae Rhizoma

    本品为百合科（菝葜科）植物菝葜 *Smilax china* L. 的干燥根茎。秋末至翌年春季采挖，除去须根，洗净，晒干；或趁鲜切片，干燥。具有利湿去浊、祛风除痹、解毒散瘀的功能。

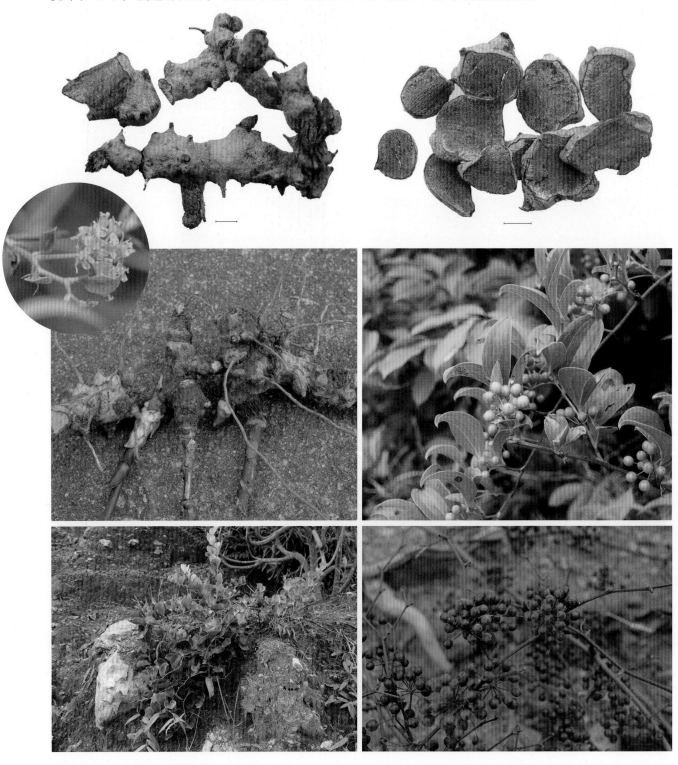

436 菟丝子 Cuscutae Semen

本品为旋花科（菟丝子科）植物南方菟丝子 *Cuscuta australis* R. Br. 或菟丝子 *Cuscuta chinensis* Lam. 的干燥成熟种子。秋季果实成熟时采收植株，晒干，打下种子，除去杂质。具有补益肝肾、固精缩尿、安胎、明目、止泻，外用消风祛斑的功能。

1. 南方菟丝子 *Cuscuta australis* R. Br.，本种的雄蕊着生于花冠裂片弯缺处；蒴果仅下半部被宿存花冠包围。

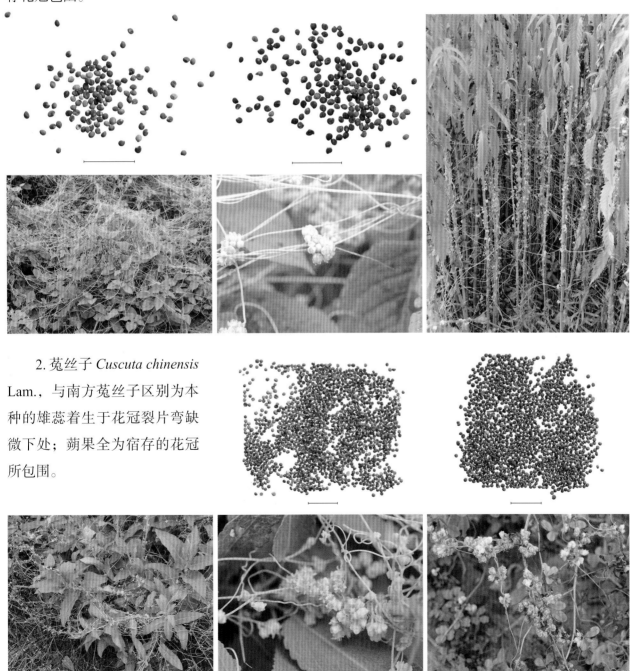

2. 菟丝子 *Cuscuta chinensis* Lam.，与南方菟丝子区别为本种的雄蕊着生于花冠裂片弯缺微下处；蒴果全为宿存的花冠所包围。

437 菊苣　Cichorii Herba; Cichorii Radix

　　本品系维吾尔族习用药材。为菊科植物毛菊苣 *Cichorium glandulosum* Boiss. et Huet 或菊苣 *Cichorium intybus* L. 的干燥地上部分或根。夏、秋二季采割地上部分或秋末挖根，除去泥沙和杂质，晒干。具有清肝利胆、健胃消食、利尿消肿的功能。

　　1. 毛菊苣 *Cichorium glandulosum* Boiss. et Huet，本种为一年生或二年生草本；茎上部密被长腺毛；膜片状冠毛长近 1 mm。

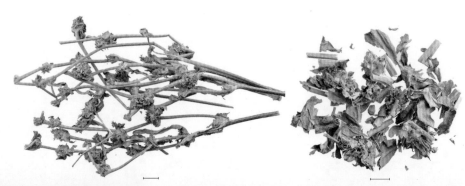

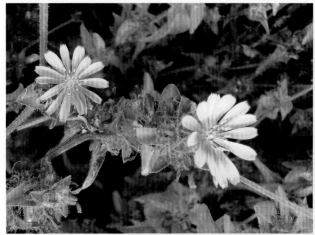
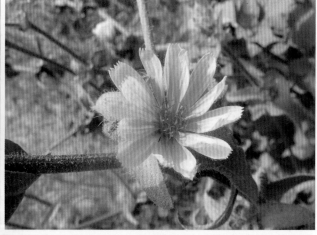

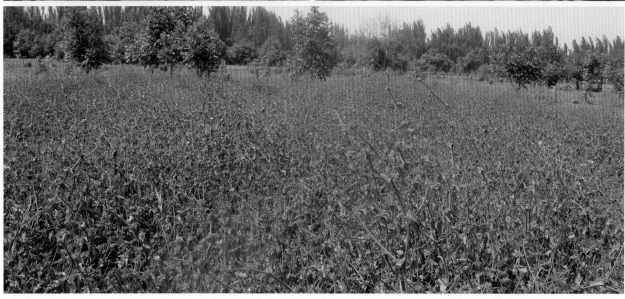

2. 菊苣 *Cichorium intybus* L.，与毛菊苣区别为本种为多年生草本；茎被疏粗毛或绢毛；膜片状冠毛长 0.2 ～ 0.3 mm。

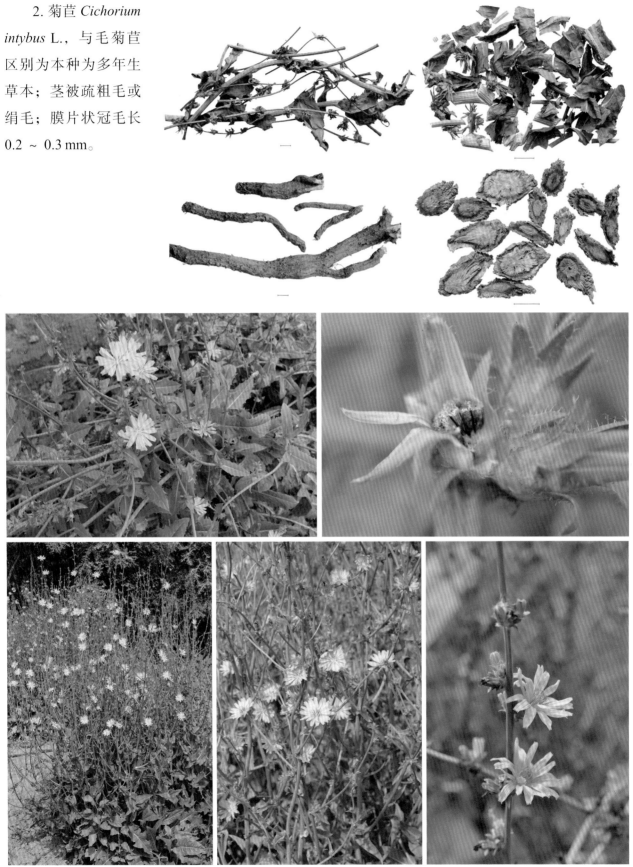

438 菊花 Chrysanthemi Flos

本品为菊科植物菊 *Chrysanthemum morifolium* Ramat. 的干燥头状花序。9 ～ 11 月花盛开时分批采收，阴干或焙干；或熏、蒸后晒干。药材按产地和加工方法不同，分为"亳菊""滁菊""贡菊""杭菊""怀菊"等。具有疏散风热、平肝明目、清热解毒的功能。

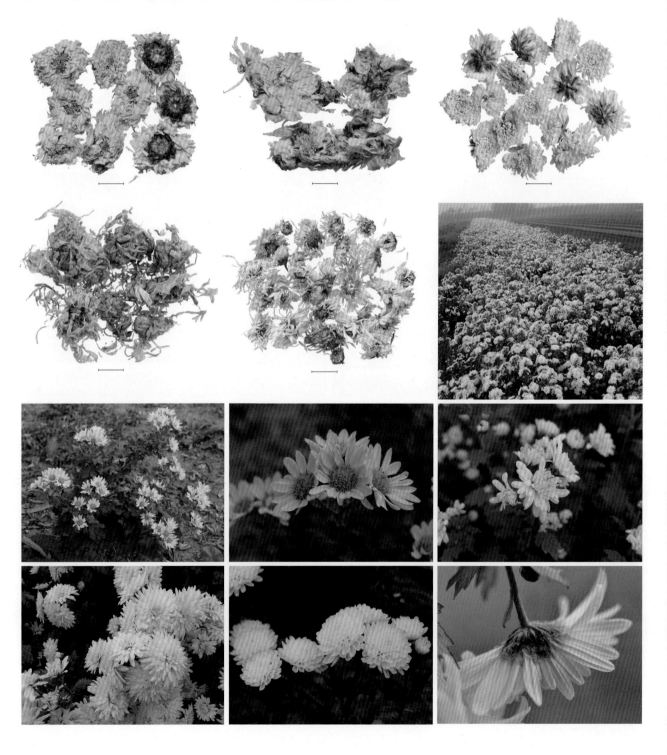

439 梅花　Mume Flos

本品为蔷薇科植物梅 *Prunus mume* (Sieb.) Sieb. et Zucc. 的干燥花蕾。初春花未开放时采摘，及时低温干燥。具有疏肝和中、化痰散结的功能。

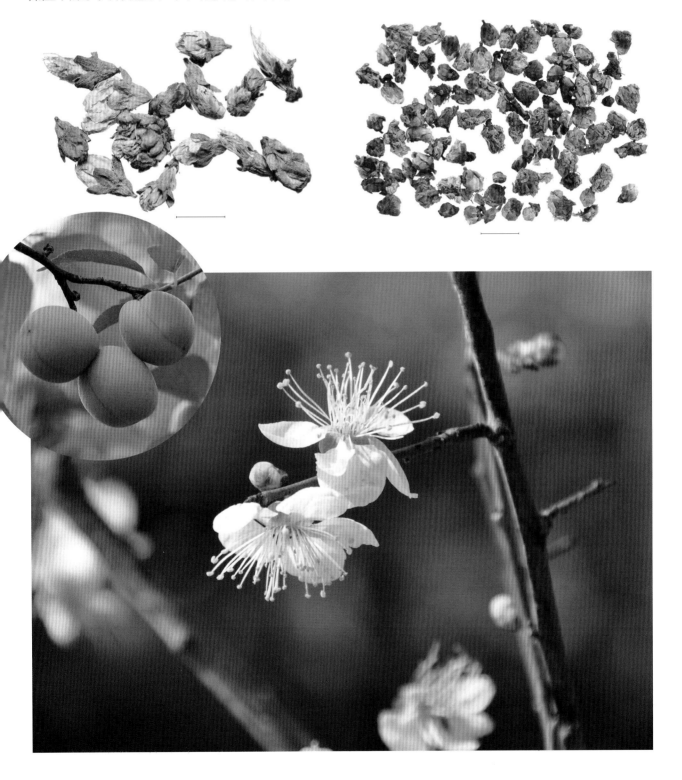

440 救必应 Ilicis Rotundae Cortex

本品为冬青科植物铁冬青 *Ilex rotunda* Thunb. 的干燥树皮。夏、秋二季剥取，晒干。具有清热解毒、利湿止痛的功能。

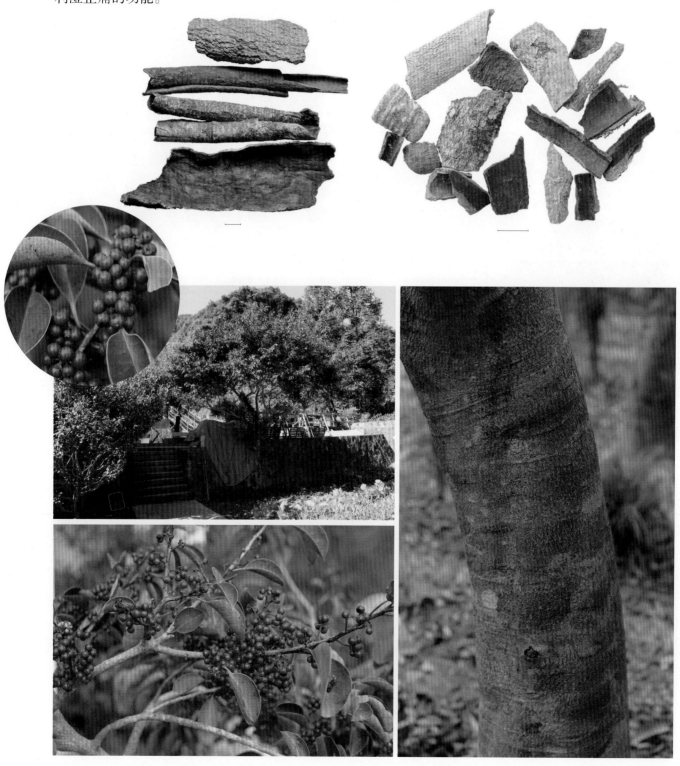

441 常山　Dichroae Radix

本品为虎耳草科植物常山 *Dichroa febrifuga* Lour. 的干燥根。秋季采挖，除去须根，洗净，晒干。具有抑制涌吐痰涎及截疟的功能。

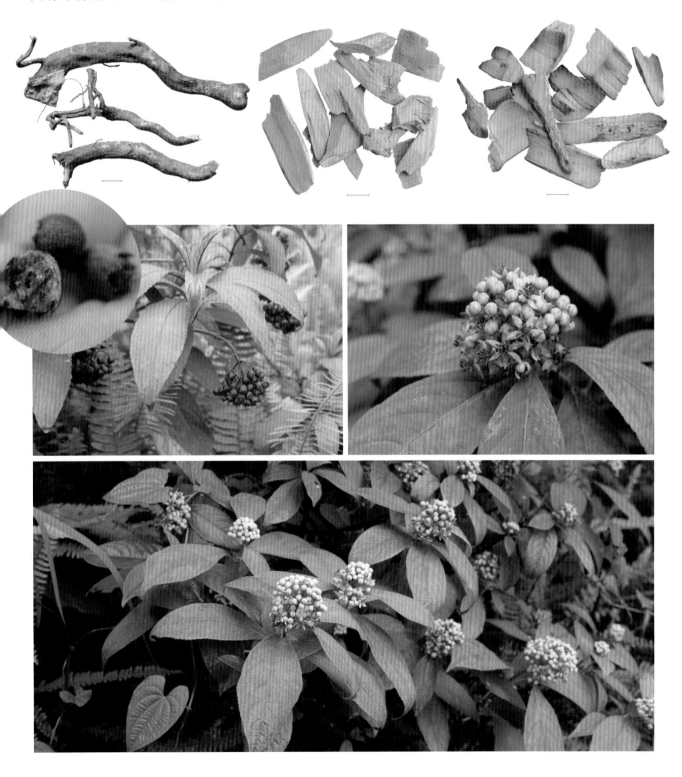

442 野马追　Eupatorii Lindleyani Herba

本品为菊科植物轮叶泽兰 *Eupatorium lindleyanum* DC. 的干燥地上部分。秋季花初开时采割,晒干。具有化痰止咳平喘的功能。

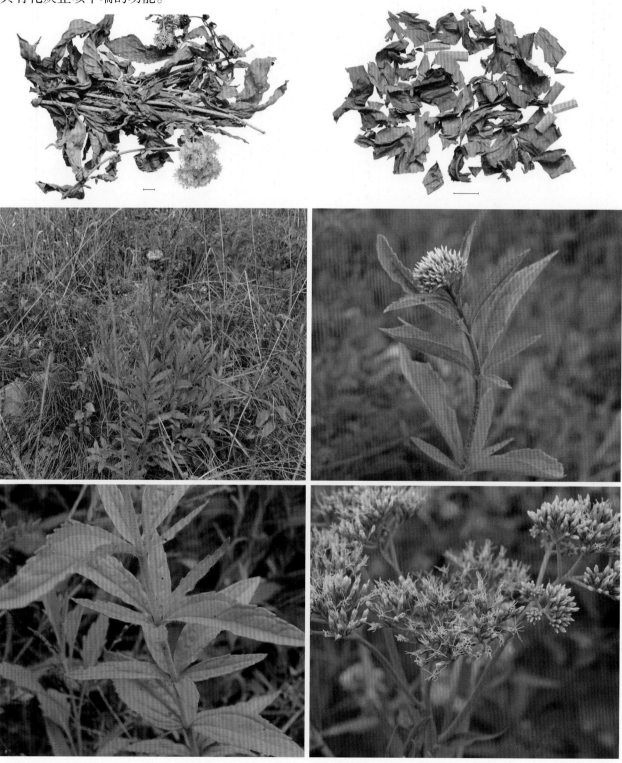

443 野木瓜 **Stauntoniae Caulis et Folium**

本品为木通科植物野木瓜 *Stauntonia chinensis* DC. 的干燥茎及叶。全年均可采割，洗净，切段，干燥。具有舒筋活络、祛风止痛的功能。

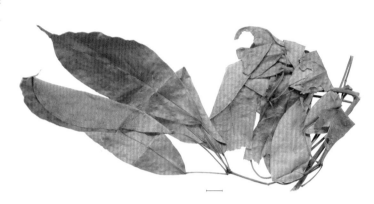

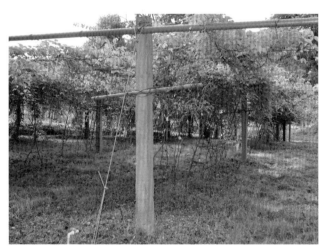

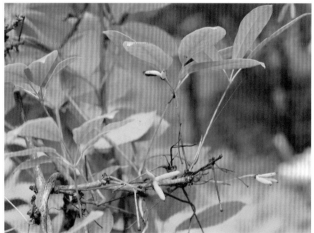

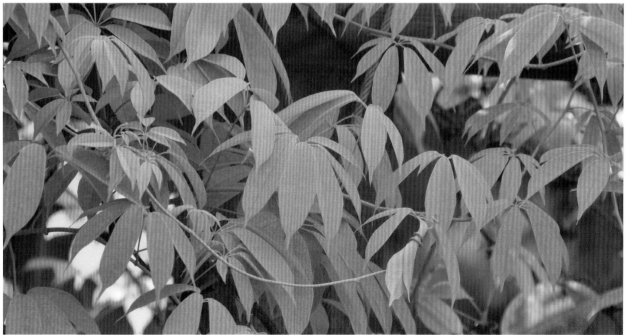

444 野菊花　Chrysanthemi Indici Flos

本品为菊科植物野菊 *Chrysanthemum indicum* L. 的干燥头状花序。秋、冬二季花初开放时采摘，晒干或蒸后晒干。具有清热解毒、泻火平肝的功能。

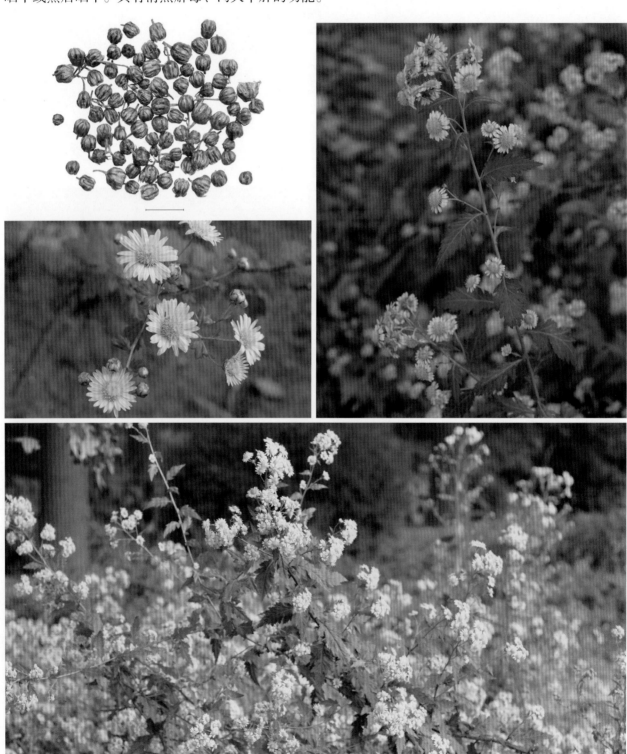

445 蛇床子 Cnidii Fructus

　　本品为伞形科植物蛇床 *Cnidium monnieri* (L.) Cuss. 的干燥成熟果实。夏、秋二季果实成熟时采收，除去杂质，晒干。具有燥湿祛风、杀虫止痒、温肾壮阳的功能。

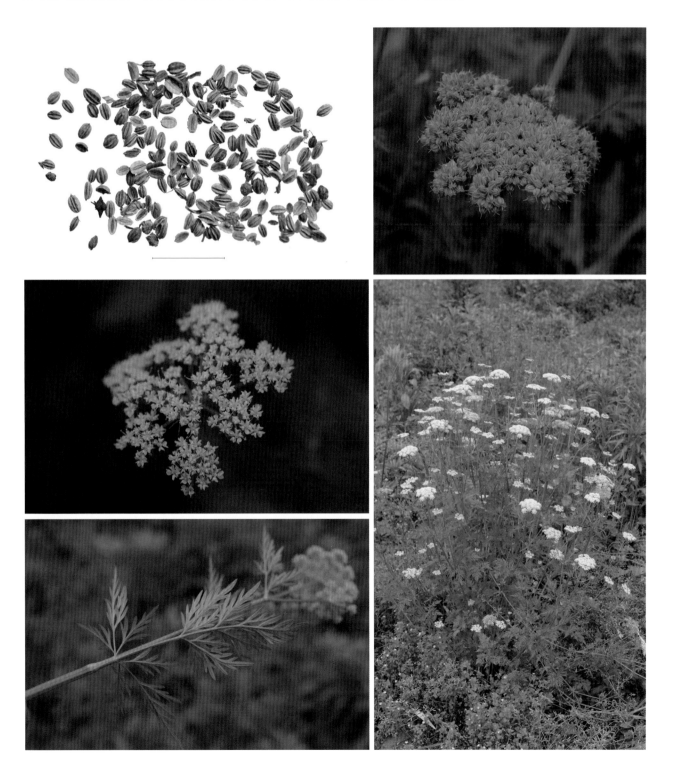

446 银杏叶　**Ginkgo Folium**

本品为银杏科植物银杏 *Ginkgo biloba* L. 的干燥叶。秋季叶尚绿时采收，及时干燥。具有活血化瘀、通络止痛、敛肺平喘、化浊降脂的功能。

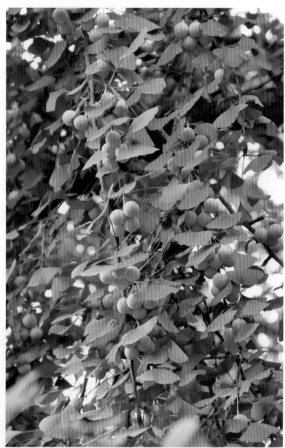

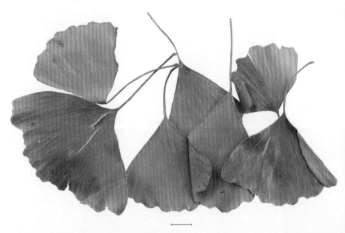

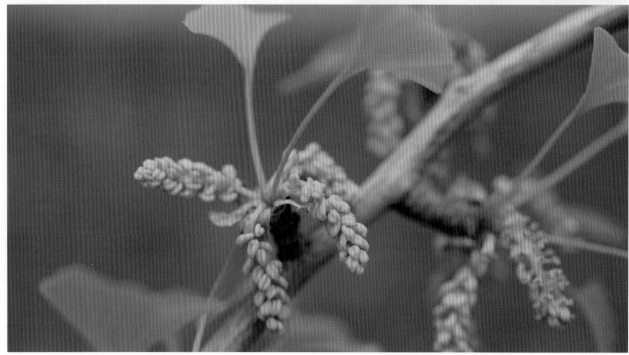

447 银柴胡 Stellariae Radix

本品为石竹科植物银柴胡 *Stellaria dichotoma* L. var. *lanceolata* Bge. 的干燥根。春、夏间植株萌发或秋后茎叶枯萎时采挖；栽培品于种植后第三年 9 月中旬或第四年 4 月中旬采挖，除去残茎、须根及泥沙，晒干。具有清虚热、除疳热的功能。

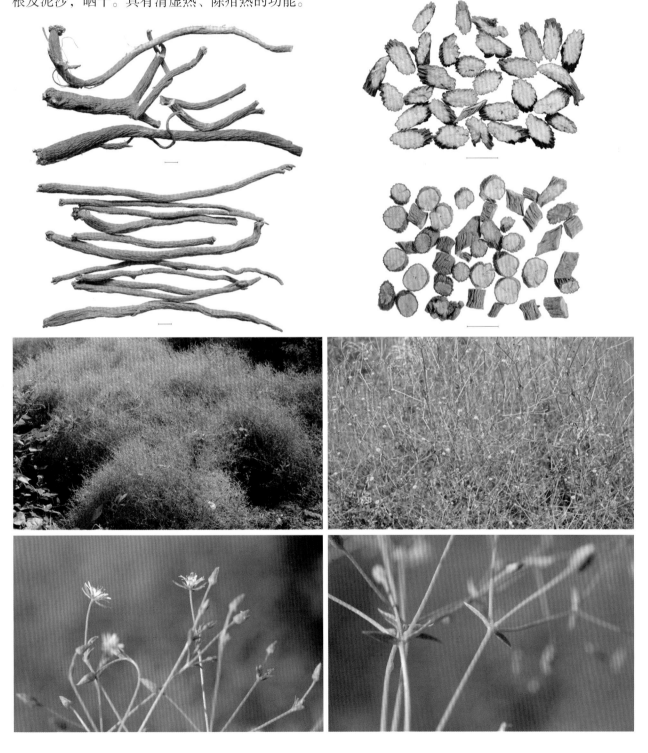

448 甜瓜子　Melo Semen

本品为葫芦科植物甜瓜 *Cucumis melo* L. 的干燥成熟种子。夏、秋二季果实成熟时收集，洗净，晒干。具有清肺、润肠、化瘀、排脓、疗伤止痛的功能。

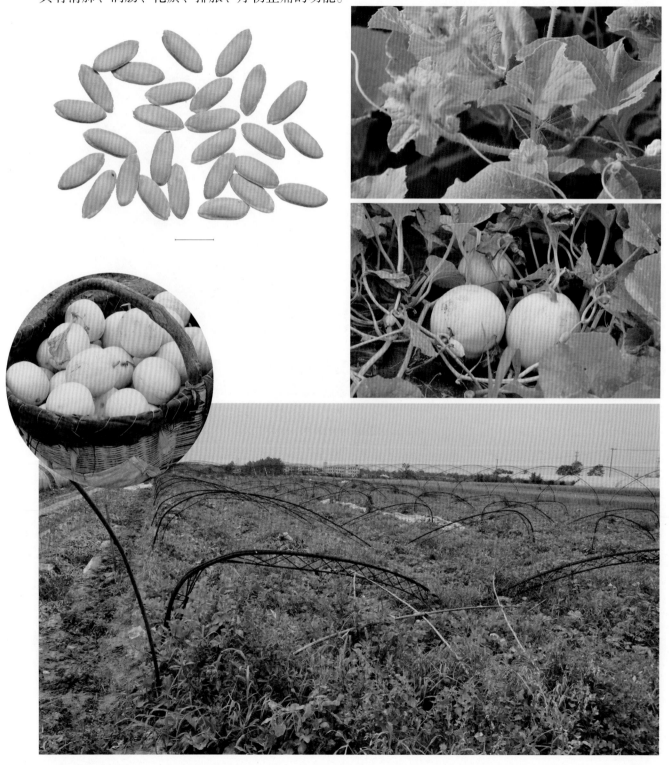

449 猪牙皂　Gleditsiae Fructus Abnormalis

本品为豆科（云实科）植物皂荚 *Gleditsia sinensis* Lam. 的干燥不育果实。秋季采收，除去杂质，干燥。具有祛痰开窍、散结消肿的功能。

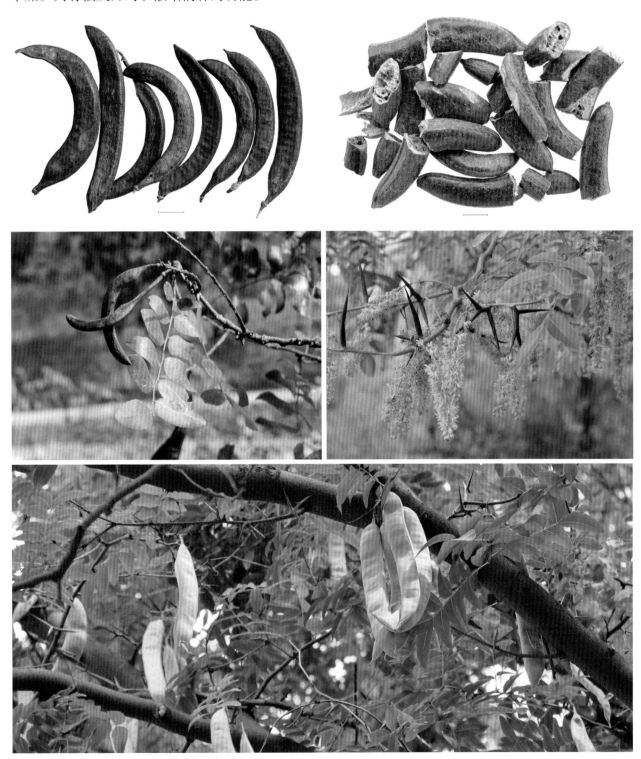

450 猪苓 Polyporus

本品为多孔菌科真菌猪苓 *Polyporus umbellatus* (Pers.) Fries 的干燥菌核。春、秋二季采挖，除去泥沙，干燥。具有利水渗湿的功能。

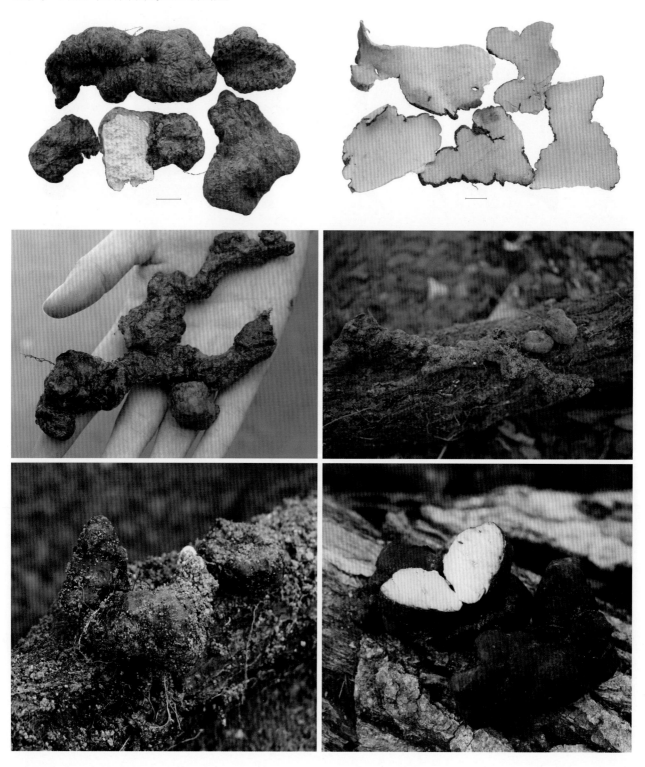

451 猫爪草 **Ranunculi Ternati Radix**

本品为毛茛科植物小毛茛 *Ranunculus ternatus* Thunb. 的干燥块根。春季采挖，除去须根及泥沙，晒干。具有化痰散结、解毒消肿的功能。

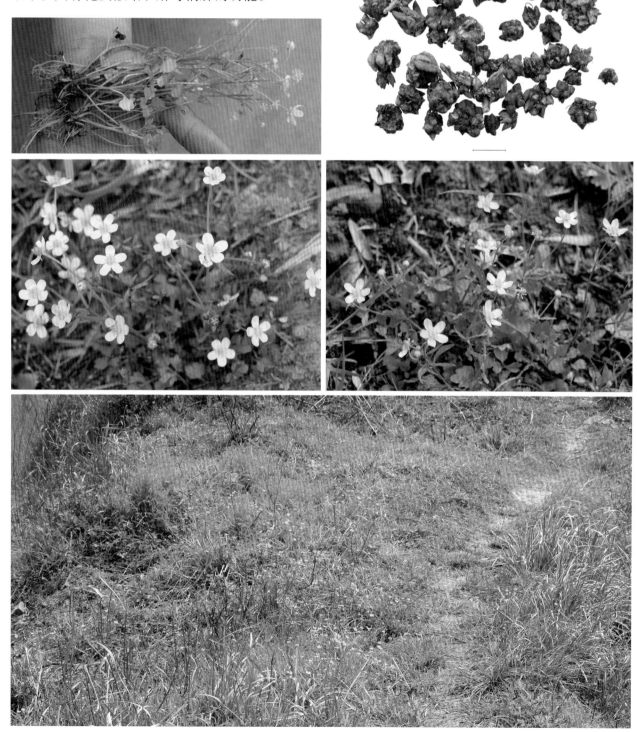

452 麻黄　Ephedrae Herba

本品为麻黄科植物草麻黄 *Ephedra sinica* Stapf、中麻黄 *Ephedra intermedia* Schrenk et C. A. Mey. 或木贼麻黄 *Ephedra equisetina* Bge. 的干燥草质茎。秋季采割绿色的草质茎，晒干。具有发汗散寒、宣肺平喘、利水消肿的功能。

1. 草麻黄 *Ephedra sinica* Stapf，本种的主要特征为植株无直立木质茎，呈草本状，叶 2 裂，稀在个别的枝上呈 3 裂；球花的苞片全为 2 枚对生。

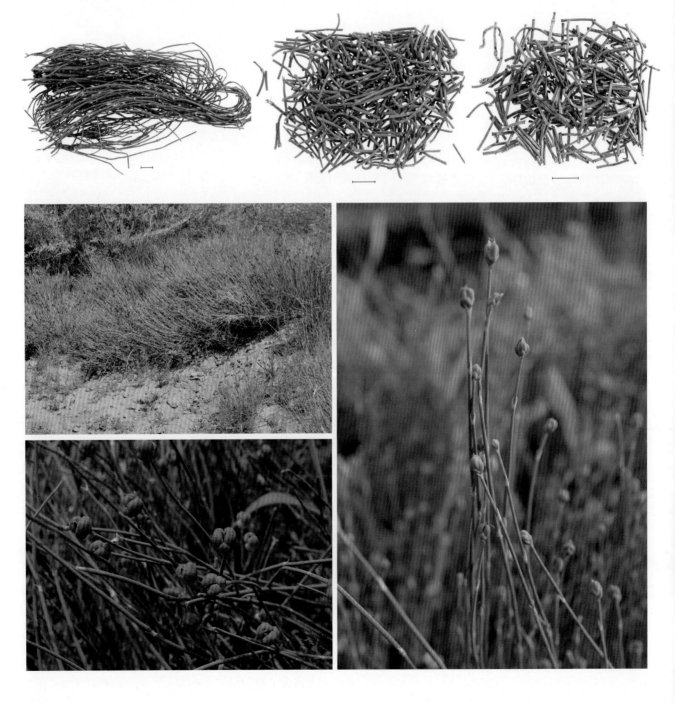

2. 中麻黄 *Ephedra intermedia* Schrenk et C. A. Mey.，本种的主要特征为叶 3 裂和 2 裂并存；球花的苞片 2 枚对生或 3 枚轮生。

3. 木贼麻黄 *Ephedra equisetina* Bge.，本种的主要特征为植株一般有直立木质茎，呈灌木状，叶 2 裂，稀在个别的枝上呈 3 裂；球花的苞片全为 2 枚对生。

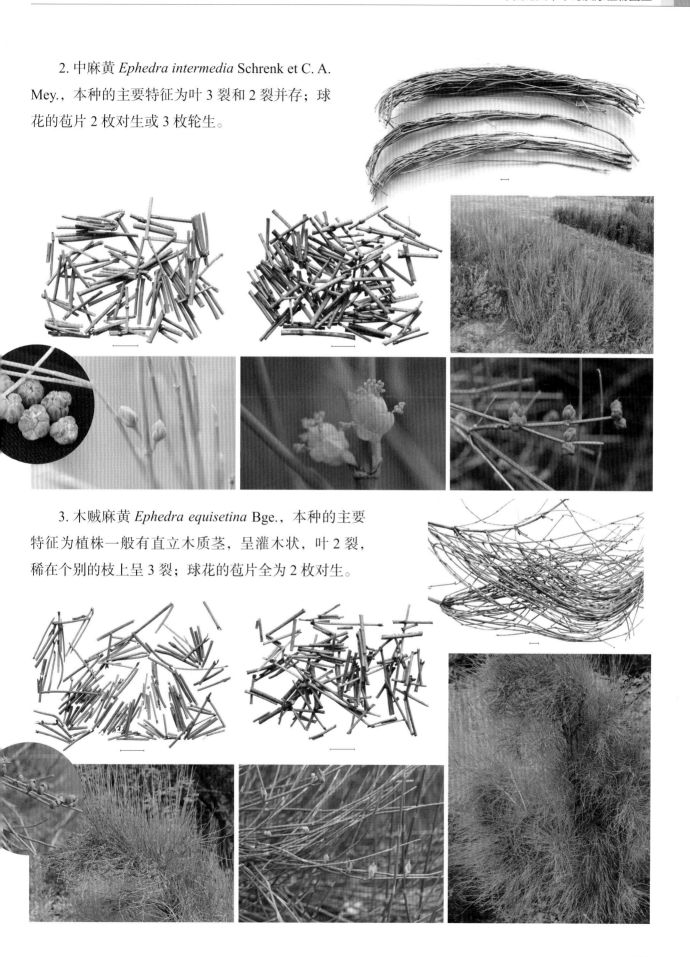

453 麻黄根　Ephedrae Radix et Rhizoma

本品为麻黄科植物草麻黄 *Ephedra sinica* Stapf 或中麻黄 *Ephedra intermedia* Schrenk et C. A. Mey. 的干燥根及根茎。秋末采挖，除去残茎、须根及泥沙，干燥。具有固表止汗的功能。

1. 草麻黄 *Ephedra sinica* Stapf，本种的主要特征为植株无直立木质茎，呈草本状，叶 2 裂，稀在个别的枝上呈 3 裂；球花的苞片全为 2 枚对生。

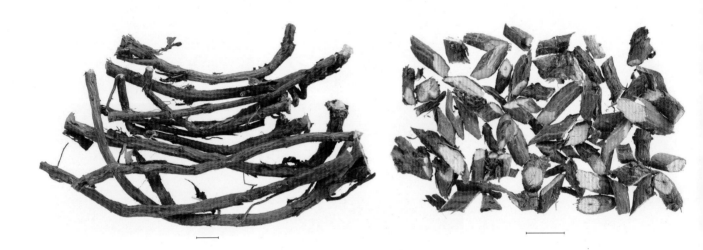

2. 中麻黄 *Ephedra intermedia* Schrenk et C. A. Mey.，本种的主要特征为叶 3 裂和 2 裂并存；球花的苞片 2 枚对生或 3 枚轮生。

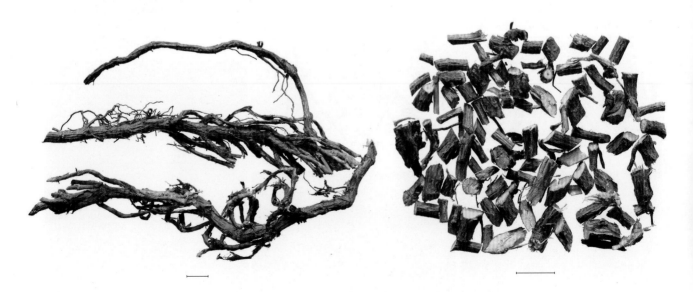

454 鹿衔草　Pyrolae Herba

本品为鹿蹄草科（杜鹃花科）植物鹿蹄草 *Pyrola calliantha* H. Andres 或普通鹿蹄草 *Pyrola decorata* H. Andres 的干燥全草。全年均可采挖，除去杂质，晒至叶片较软时，堆置至叶片变紫褐色，晒干。具有祛风湿、强筋骨、止血、止咳的功能。

1. 鹿蹄草 *Pyrola calliantha* H. Andres，本种的叶片上面无明显的淡绿白色脉纹。

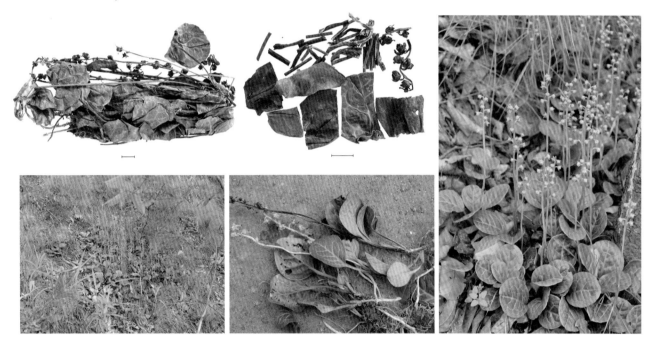

2. 普通鹿蹄草 *Pyrola decorata* H. Andres，与鹿蹄草区别为本种的叶片上面有明显的淡绿白色脉纹。

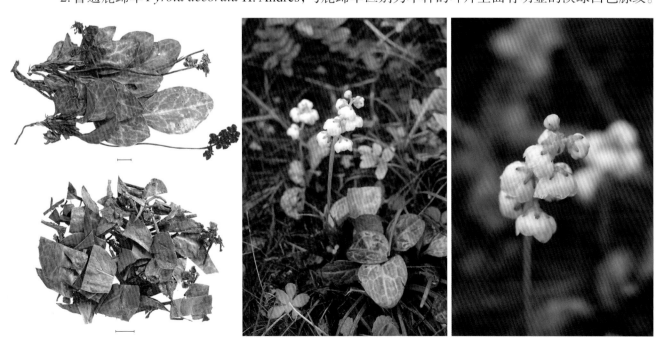

455 商陆 Phytolaccae Radix

本品为商陆科植物商陆 *Phytolacca acinosa* Roxb. 或垂序商陆 *Phytolacca americana* L. 的干燥根。秋季至翌年春季采挖，除去须根及泥沙，切成块或片，晒干或阴干。具有逐水消肿、通利二便，外用解毒散结的功能。

1. 商陆 *Phytolacca acinosa* Roxb.，本种的花序直立，心皮分离。

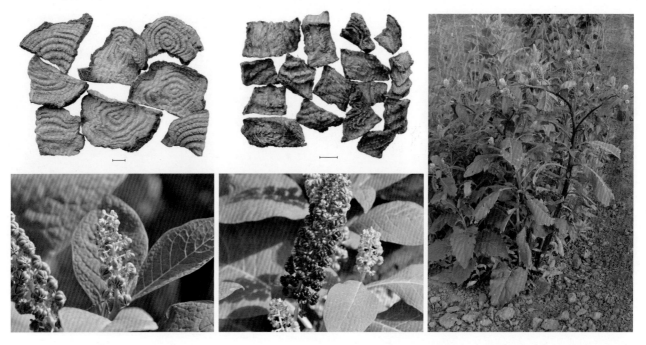

2. 垂序商陆 *Phytolacca americana* L.，与商陆区别为本种的花序下垂，心皮合生。

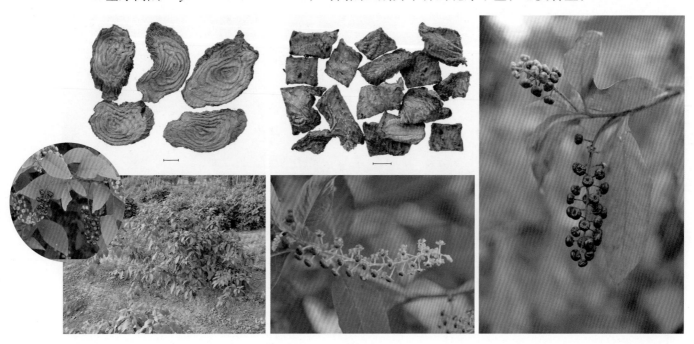

456 旋覆花 Inulae Flos

本品为菊科植物旋覆花 *Inula japonica* Thunb. 或欧亚旋覆花 *Inula britannica* L. 的干燥头状花序。夏、秋二季花开放时采收，除去杂质，阴干或晒干。具有降气、消痰、行水、止呕的功能。

1. 旋覆花 *Inula japonica* Thunb.，本种的叶片基部渐狭或急狭或有半抱茎的小耳，椭圆形或长圆形；头状花序径 2.5 ~ 4 cm；总苞径 1.3 ~ 1.7 cm。

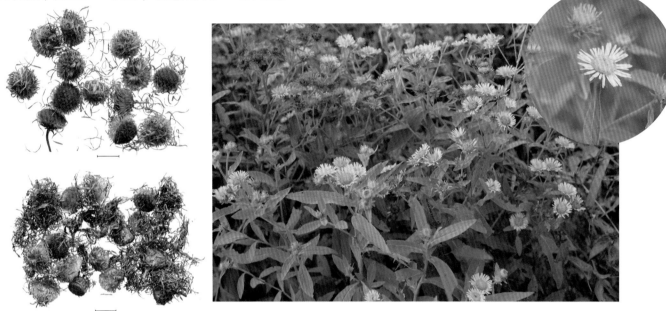

2. 欧亚旋覆花 *Inula britannica* L.，与旋覆花区别为本种的叶片基部宽大，合形，有耳，半抱茎，长圆或椭圆状披针形；头状花序径 2.5 ~ 5 cm；总苞径 1.5 ~ 2.2 cm。

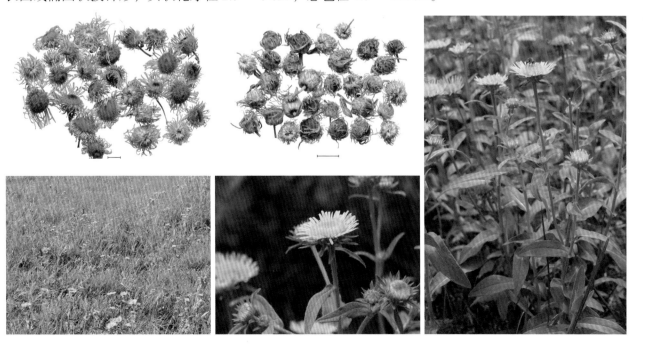

457 断血流 Clinopodii Herba

本品为唇形科植物灯笼草 *Clinopodium polycephalum* (Vaniot) C. Y. Wu et Hsuan 或风轮菜 *Clinopodium chinense* (Benth.) O. Kuntze 的干燥地上部分。夏季开花前采收，除去泥沙，晒干。具有收敛止血的功能。

1. 灯笼草 *Clinopodium polycephalum* (Vaniot) C. Y. Wu et Hsuan，本种的轮伞花序总梗多分枝，花密集成圆球形。

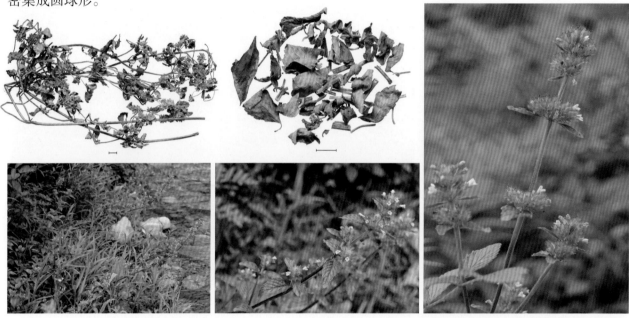

2. 风轮菜 *Clinopodium chinense* (Benth.) O. Kuntze，与灯笼草区别为本种的轮伞花序总梗有极多分枝，多花密集，常偏向于一侧。

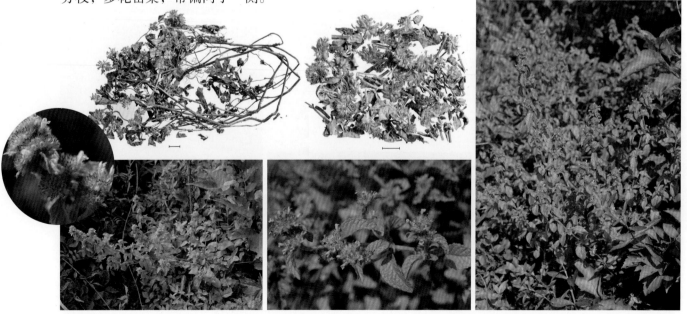

458 淫羊藿 Folium Epimedii

本品为小檗科植物淫羊藿 *Epimedium brevicornu* Maxim.、箭叶淫羊藿 *Epimedium sagittatum* (Sieb. et Zucc.) Maxim.、柔毛淫羊藿 *Epimedium pubescens* Maxim.、朝鲜淫羊藿 *Epimedium koreanum* Nakai 的干燥叶。夏、秋二季茎叶茂盛时采收，晒干或阴干。具有补肾阳、强筋骨、祛风湿的功能。

1. 淫羊藿 *Epimedium brevicornu* Maxim.，本种的主要特征为茎生叶 2 枚，二回三出复叶，小叶 9 枚；圆锥花序，花瓣有距。

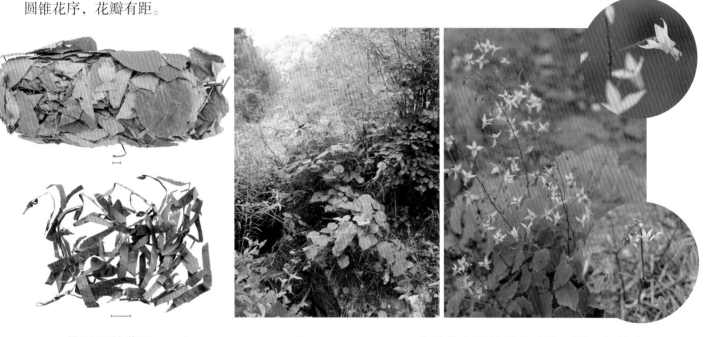

2. 箭叶淫羊藿 *Epimedium sagittatum* (Sieb. et Zucc.) Maxim.，本种的主要特征为叶片一回三出复叶；花序轴、花梗无毛；花瓣无距。

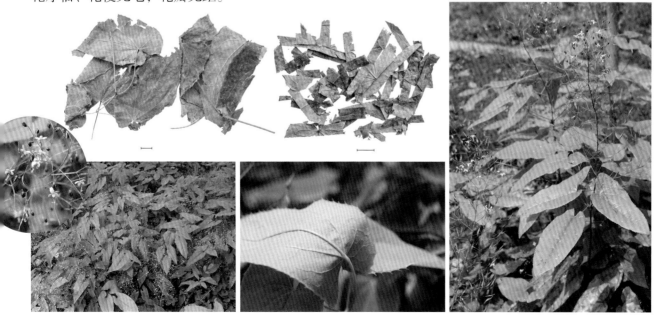

3. 柔毛淫羊藿 *Epimedium pubescens* Maxim.，本种的主要特征为叶片一回三出复叶；花序轴、花梗被腺毛；花瓣无距。

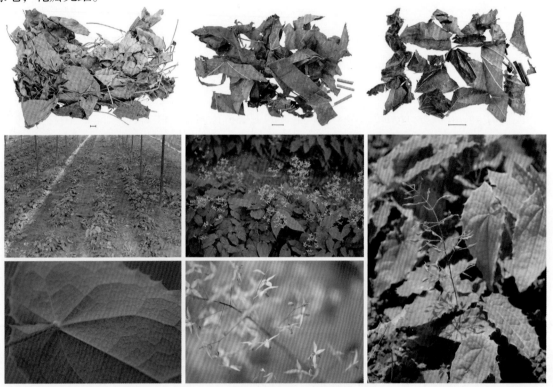

4. 朝鲜淫羊藿 *Epimedium koreanum* Nakai，本种的主要特征为茎生叶1枚，二回三出复叶，通常9枚小叶；总状花序，花瓣有距。

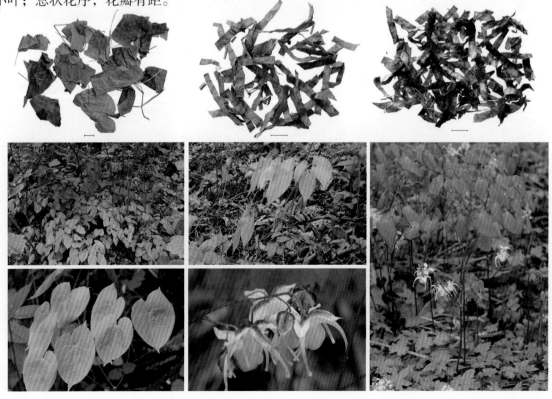

459 淡竹叶　Lophatheri Herba

　　本品为禾本科植物淡竹叶 *Lophatherum gracile* Brongn. 的干燥茎叶。夏季未抽花穗前采割，晒干。具有清热泻火、除烦止渴、利尿通淋的功能。

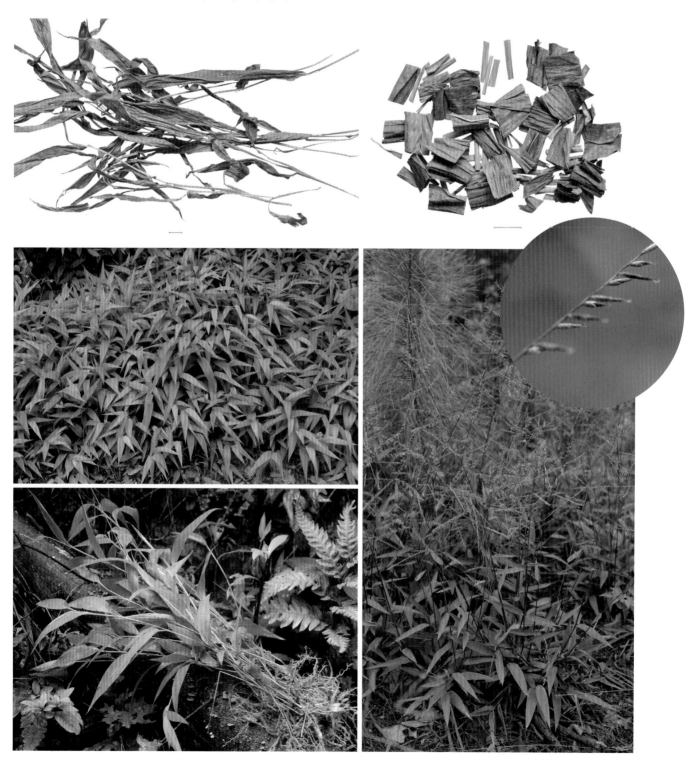

460 淡豆豉　Sojae Semen Praeparatum

　　本品为豆科（蝶形花科）植物大豆 *Glycine max* (L.) Merr. 的成熟种子的发酵加工品。取桑叶、青蒿各 70 ~ 100 g，加水煎煮，滤过，煎液拌入净大豆 1 000 g 中，俟吸尽后，蒸透，取出，稍晾，再置容器内，用煎过的桑叶、青蒿渣覆盖，闷使发酵至黄衣上遍时，取出，除去药渣，洗净，置容器内再闷 15 ~ 20 天，至充分发酵、香气溢出时，取出，略蒸，干燥，即得。具有解表、除烦、宣发郁热的功能。

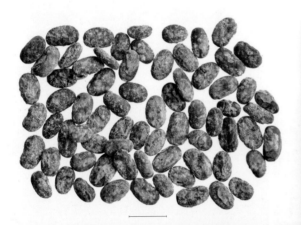

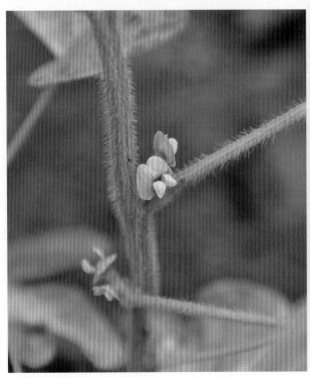

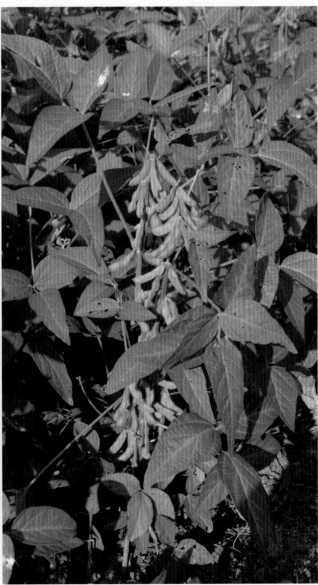

461 密蒙花　Buddlejae Flos

　　本品为马钱科（醉鱼草科）植物密蒙花 *Buddleja officinalis* Maxim. 的干燥花蕾和花序。春季花未开放时采收，除去杂质，干燥。具有清热泻火、养肝明目的功能。

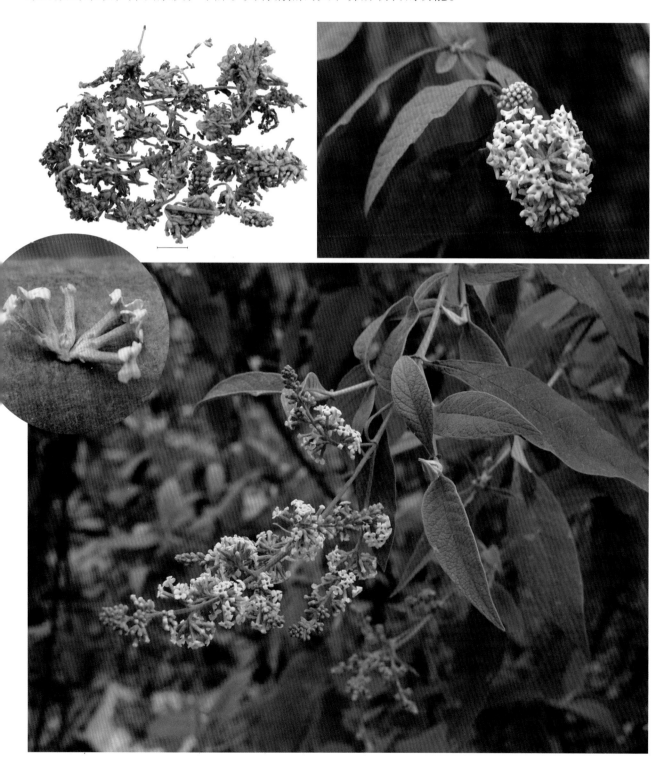

462 续断　Dipsaci Radix

　　本品为川续断科植物川续断 *Dipsacus asper* Wall.ex Henry 的干燥根。秋季采挖，除去根头及须根，用微火烘至半干，堆置"发汗"至内部变绿色时再烘干。具有补肝肾、强筋骨、续折伤、止崩漏的功能。

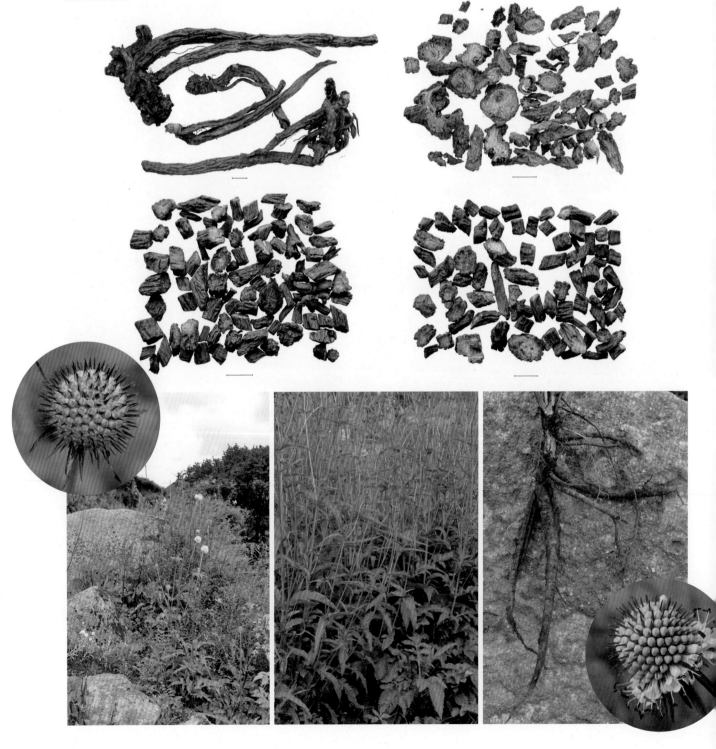

463 绵马贯众 Dryopteridis Crassirhizomatis Rhizoma

本品为鳞毛蕨科植物粗茎鳞毛蕨 *Dryopteris crassirhizoma* Nakai 的干燥根茎和叶柄残基。秋季采挖，削去叶柄，须根，除去泥沙，晒干。具有清热解毒、止血、杀虫的功能。

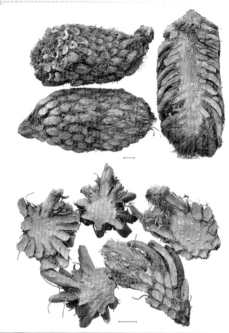

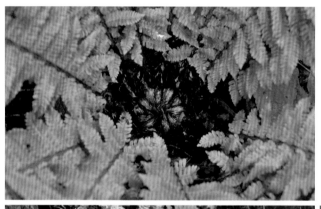

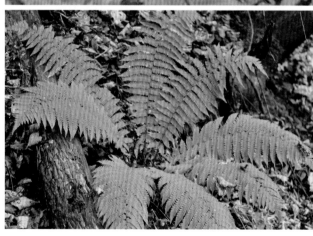

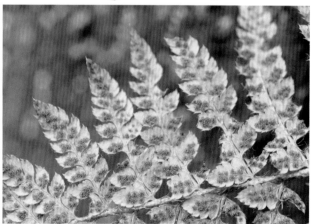

464 绵马贯众炭 Dryopteridis Crassirhizomatis Rhizoma Carbonisatum

本品为绵马贯众的炮制加工品。具有收涩止血的功能。

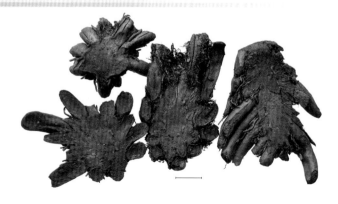

465 绵萆薢 Dioscoreae Spongiosae Rhizoma

本品为薯蓣科植物绵萆薢 *Dioscorea spongiosa* J. Q. Xi, M.Mizuno et W.L.Zhao 或福州薯蓣 *Dioscorea futschauensis* Uline ex R. Kunth 的干燥根茎。秋、冬二季采挖，除去须根，洗净，切片，晒干。具有利湿去浊、祛风除痹的功能。

1. 绵萆薢 *Dioscorea spongiosa* J. Q. Xi, M.Mizuno et W. L. Zhao，本种的根状茎质地疏松，直径 2～5 cm，干后呈棉絮状。叶有两种类型，一种从茎基部至顶端全为三角状或卵状心形，全缘或边缘微波状；另一种茎基部的叶为掌状裂叶，5～9 深裂、中裂或浅裂，裂片顶端渐尖，茎中部以上的叶为三角状或卵状心形，全缘。

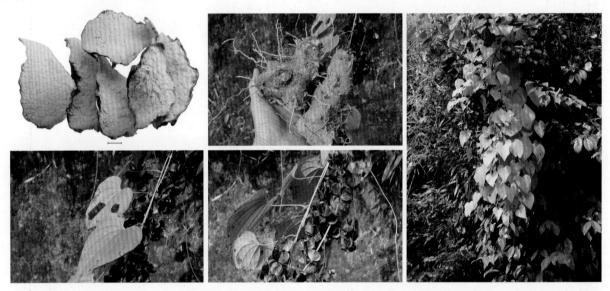

2. 福州薯蓣 *Dioscorea futschauensis* Uline ex R. Kunth，与绵萆薢区别为本种的根状茎质硬而细，直径 1～3.5 cm，干后粉质。叶片卵状三角形，茎基部叶常掌状 7 裂。

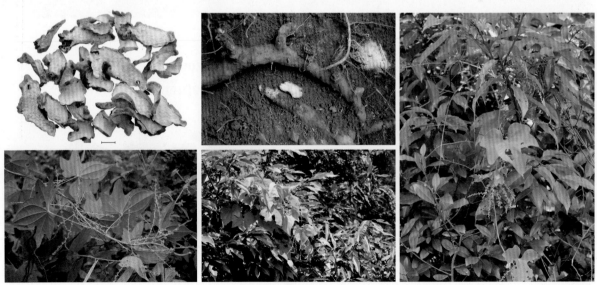

466 款冬花　Farfarae Flos

本品为菊科植物款冬 *Tussilago farfara* L. 的干燥花蕾。12 月或地冻前当花尚未出土时采挖，除去花梗和泥沙，阴干。具有润肺下气、止咳化痰的功能。

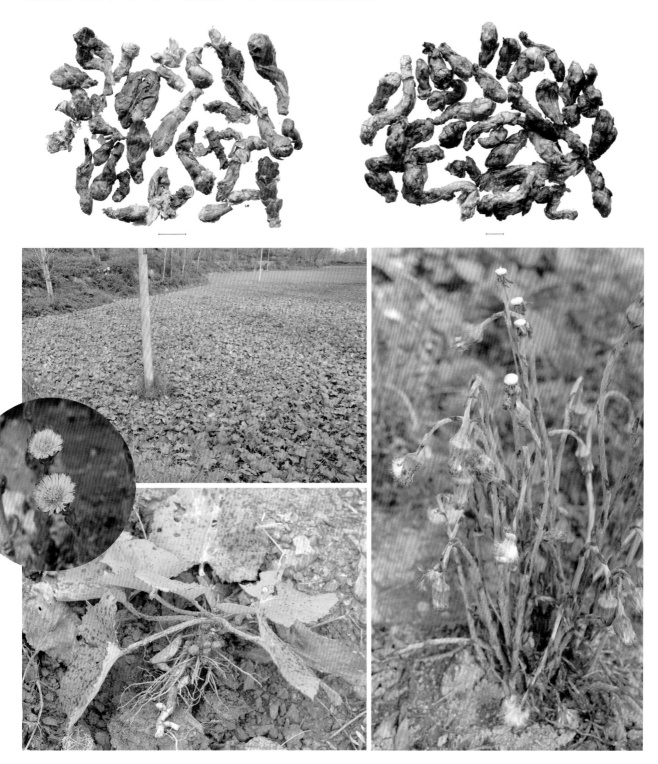

467 葛根　Puerariae Lobatae Radix

本品为豆科（蝶形花科）植物野葛 *Pueraria lobata* (Willd.) Ohwi 的干燥根。习称"野葛"。秋、冬二季采挖，趁鲜切成厚片或小块，干燥。具有解肌退热、生津止渴、透疹、升阳止泻、通经活络、解酒毒的功能。

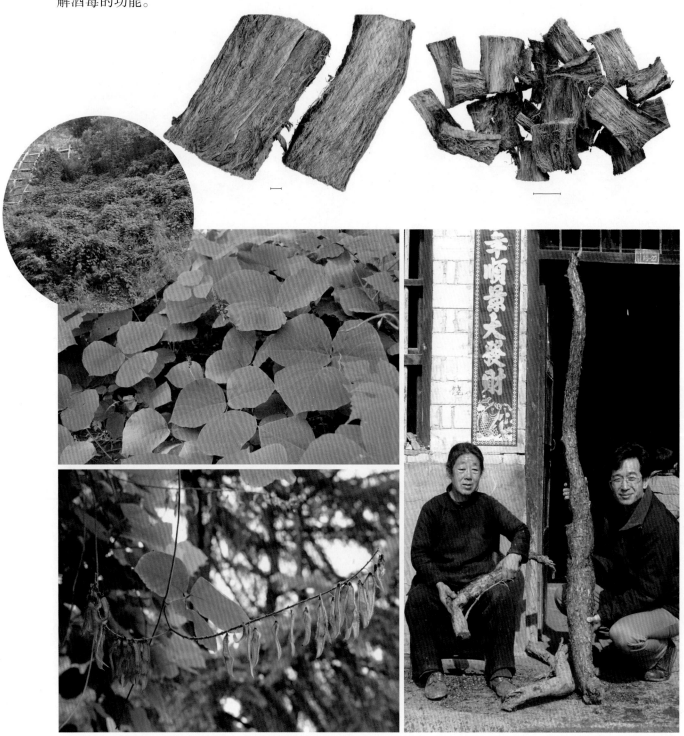

468 葶苈子 Descurainiae Semen Lepidii Semen

本品为十字花科植物播娘蒿 *Descurainia sophia* (L.) Webb. ex Prantl. 或独行菜 *Lepidium apetalum* Willd. 的干燥成熟种子。前者习称"南葶苈子"，后者习称"北葶苈子"。夏季果实成熟时采割植株，晒干，搓出种子，除去杂质。具有泻肺平喘、行水消肿的功能。

1. 播娘蒿 *Descurainia sophia* (L.) Webb. ex Prantl.，本种的叶片二至三回羽状全裂或深裂，裂片纤细，近线形；花小，花瓣4；长角果细圆柱形，成熟时果实稍呈念珠状。

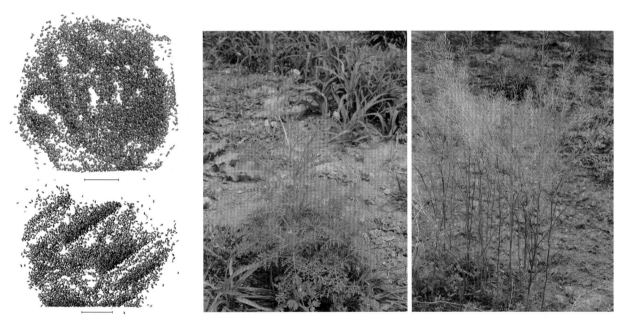

2. 独行菜 *Lepidium apetalum* Willd.，与播娘蒿区别为本种的茎生叶披针形或长圆形，无柄；花极小，无花瓣；短角果，近圆形或宽椭圆形，扁平。

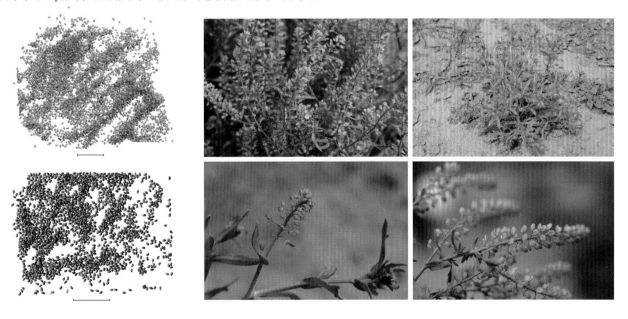

469 萹蓄 Polygoni Avicularis Herba

本品为蓼科植物萹蓄 *Polygonum aviculare* L. 的干燥地上部分。夏季叶茂盛时采收，除去根和杂质，晒干。具有利尿通淋、杀虫、止痒的功能。

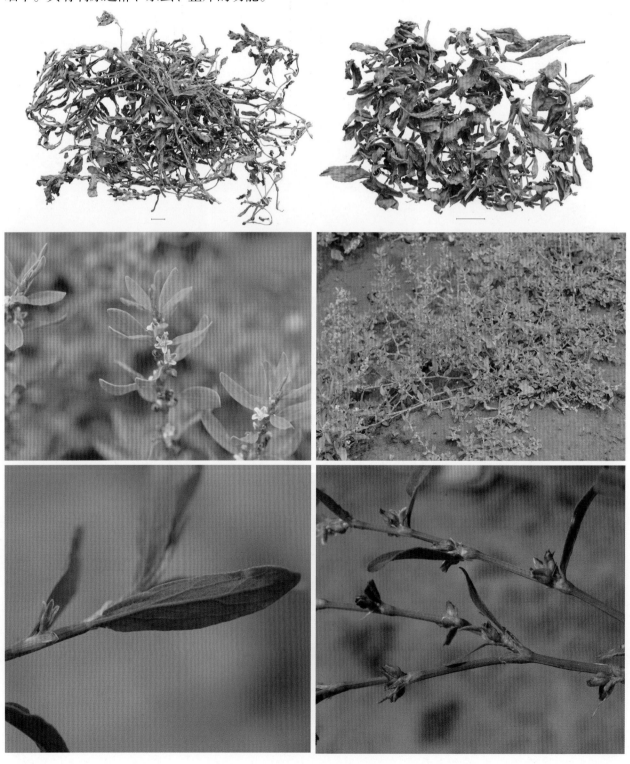

470 楮实子　Broussonetiae Fructus

　　本品为桑科植物构树 *Broussonetia papyrifera* (L.) Vent. 的干燥成熟果实。秋季果实成熟时采收，洗净，晒干，除去灰白色膜状宿萼和杂质。具有补肾清肝、明目的功能。

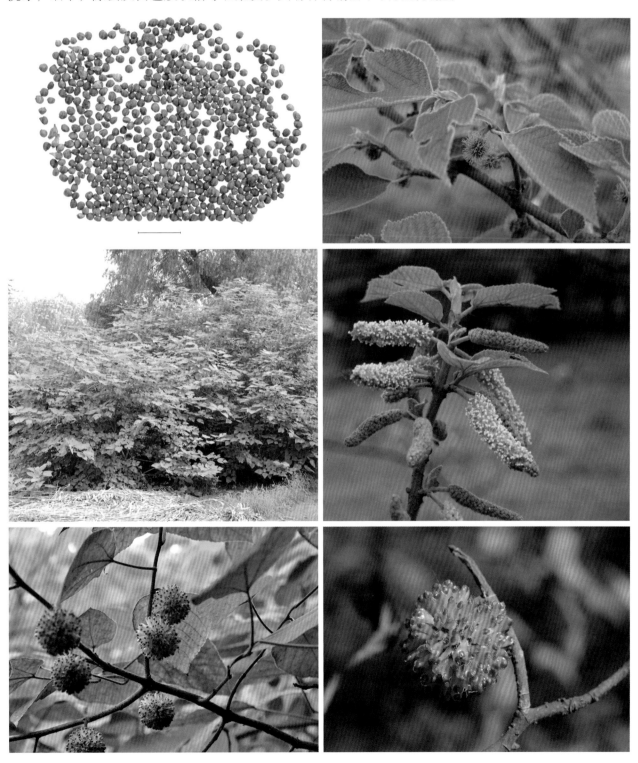

471 棕榈　Trachycarpi Petiolu

　　本品为棕榈科植物棕榈 *Trachycarpus fortunei* (Hook. f.) H. Wendl. 的干燥叶柄。采棕时割取旧叶柄下延部分和鞘片，除去纤维状的棕毛，晒干。具有收涩止血的功能。

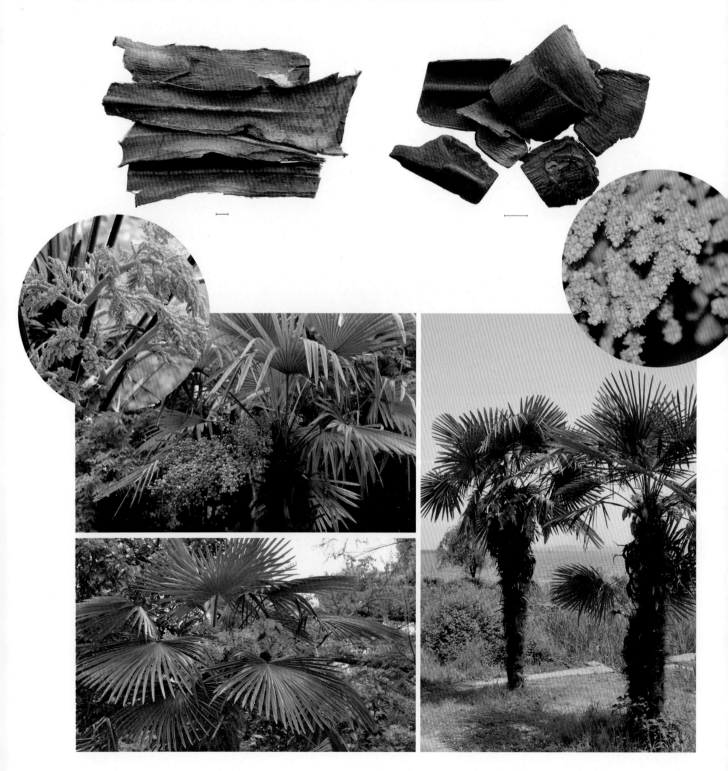

472 紫花地丁 Violae Herba

本品为堇菜科植物紫花地丁 *Viola yedoensis* Makino 的干燥全草。春、秋二季采收，除去杂质，晒干。具有清热解毒、凉血消肿的功能。

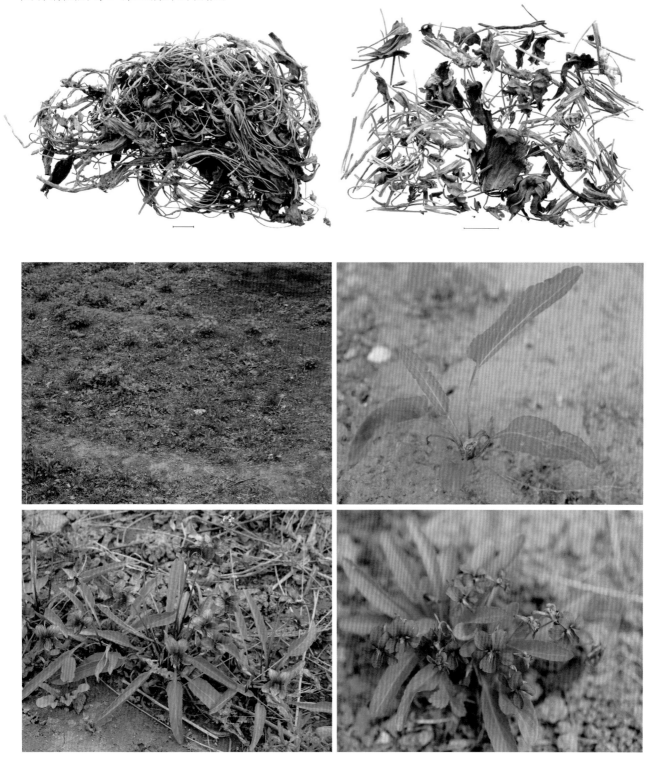

473 紫花前胡　Peucedani Decursivi Radix

本品为伞形科植物紫花前胡 *Peucedanum decursivum* (Miq.) Maxim. 的干燥根。秋、冬二季地上部分枯萎时采挖，除去须根，晒干。具有降气化痰、散风清热的功能。

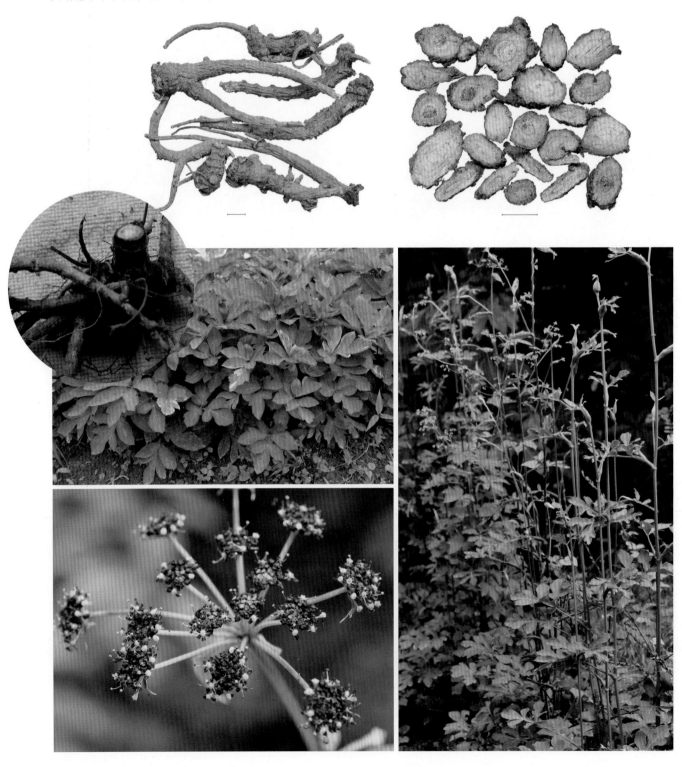

474 紫苏子 Perillae Fructus

本品为唇形科植物紫苏 *Perilla frutescens* (L.) Britt. 的干燥成熟果实。秋季果实成熟时采收，除去杂质，晒干。具有降气化痰、止咳平喘、润肠通便的功能。

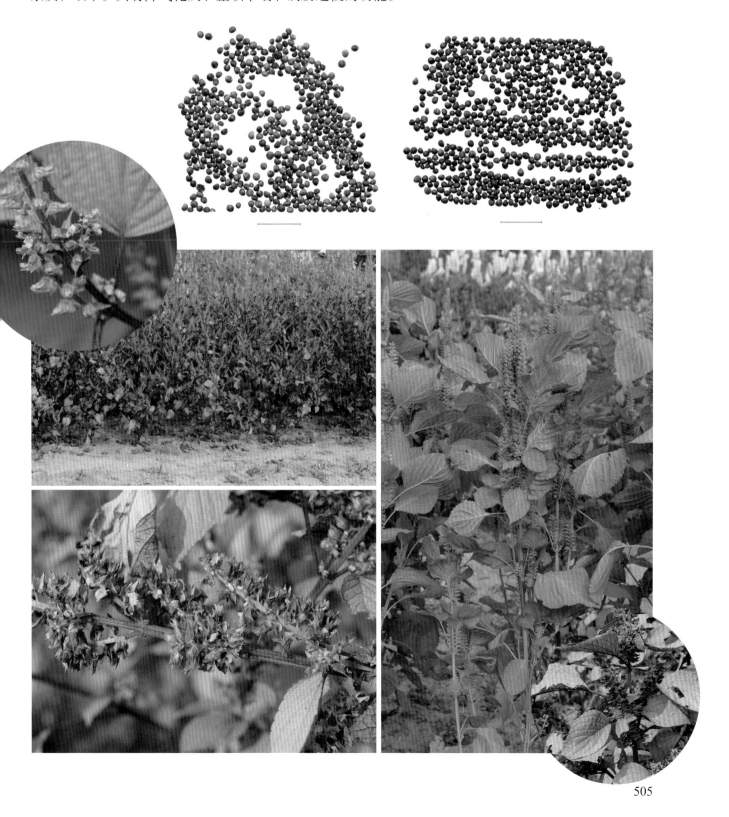

475 紫苏叶　Perillae Folium

　　本品为唇形科植物紫苏 *Perilla frutescens* (L.) Britt. 的干燥叶（或带嫩枝）。夏季枝叶茂盛时采收，除去杂质，晒干。具有解表散寒、行气和胃的功能。

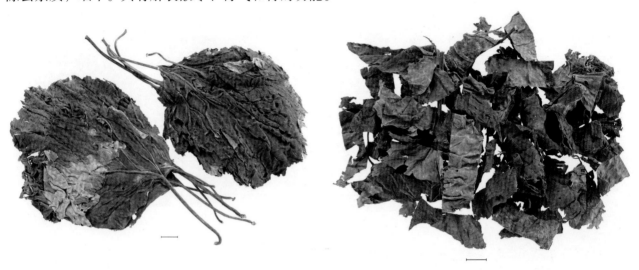

476 紫苏梗　Perillae Caulis

　　本品为唇形科植物紫苏 *Perilla frutescens* (L.) Britt. 的干燥茎。秋季果实成熟后采割，除去杂质，晒干；或趁鲜切片，晒干。具有理气宽中、止痛、安胎的功能。

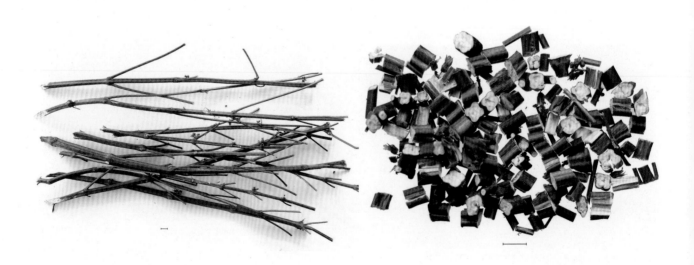

477 紫草 Arnebiae Radix

本品为紫草科植物新疆紫草 *Arnebia euchroma* (Royle) Johnst. 或内蒙古紫草 *Arnebia guttata* Bunge 的干燥根。春、秋二季采挖，除去泥沙，干燥。具有清热凉血、活血解毒、透疹消斑的功能。

1. 新疆紫草 *Arnebia euchroma* (Royle) Johnst.，本种的花冠深紫色，筒状钟形，有时淡黄色带紫红色。

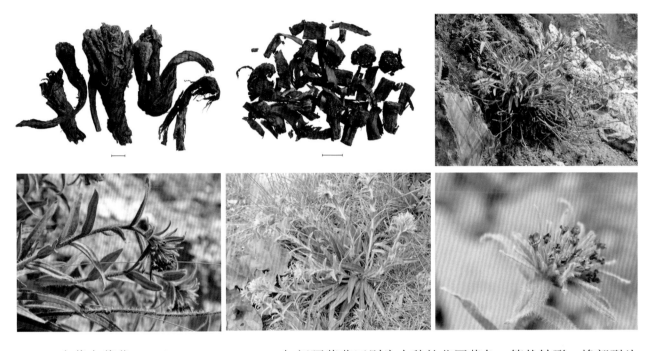

2. 内蒙古紫草 *Arnebia guttata* Bunge，与新疆紫草区别为本种的花冠黄色，筒状钟形，檐部裂片常有紫色斑点。

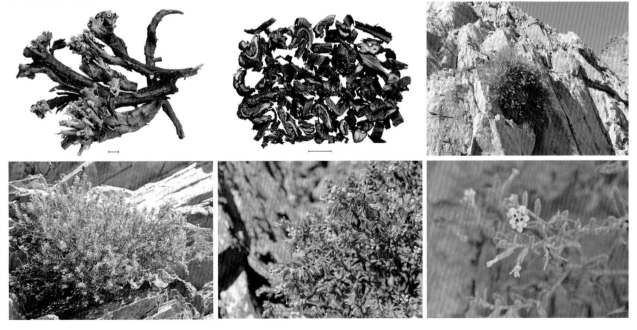

478 紫珠叶 Callicarpae Formosanae Folium

本品为马鞭草科植物杜虹花 *Callicarpa formosana* Rolfe 的干燥叶。夏、秋二季枝叶茂盛时采摘，干燥。具有凉血、收敛止血、散瘀、解毒消肿的功能。

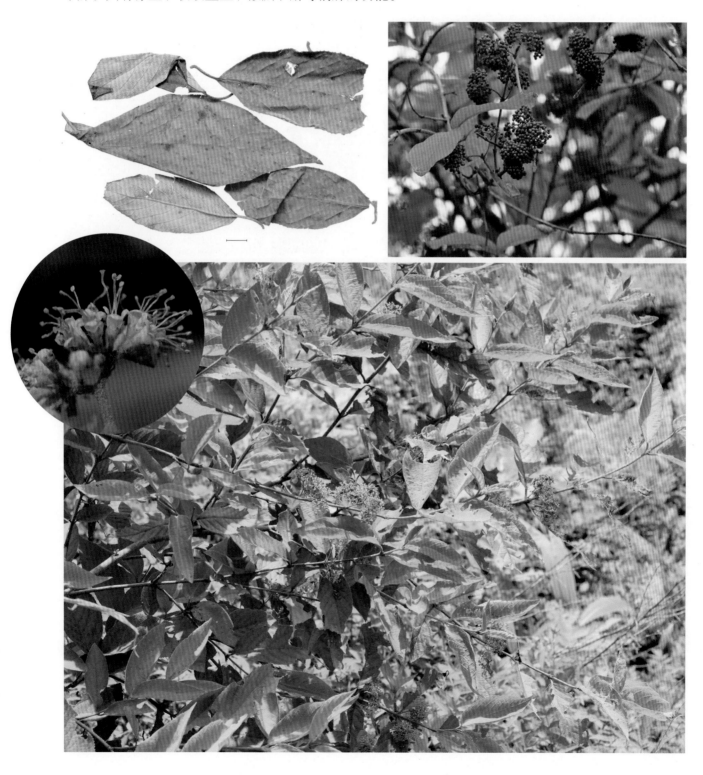

479 紫萁贯众 Osmundae Rhizoma

本品为紫萁科植物紫萁 *Osmunda japonica* Thunb. 的干燥根茎和叶柄残基。春、秋二季采挖，洗净，除去须根，晒干。具有清热解毒、止血、杀虫的功能。

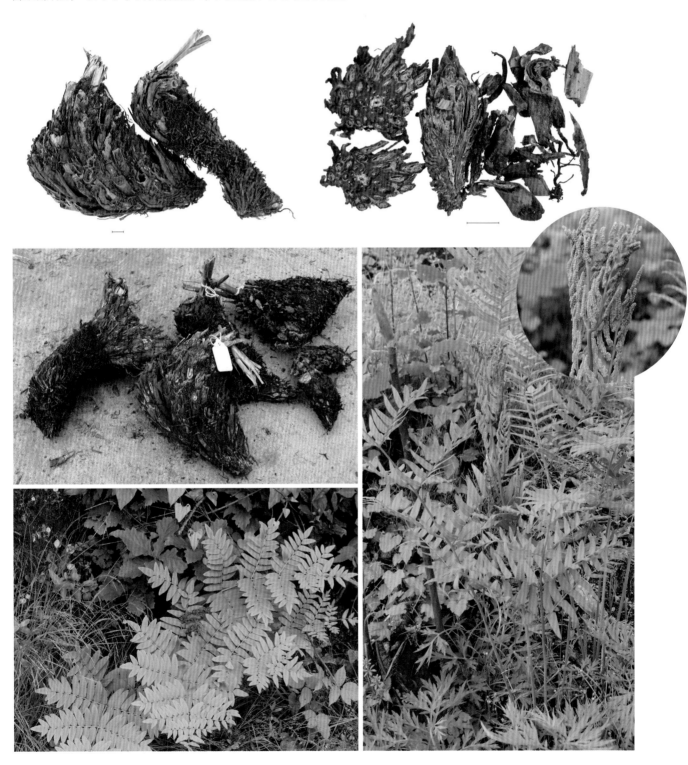

480 紫菀 Asteris Radix et Rhizoma

本品为菊科植物紫菀 *Aster tataricus* L. f. 的干燥根和根茎。春、秋二季采挖，除去有节的根茎（习称"母根"）和泥沙，编成辫状晒干，或直接晒干。具有润肺下气、消痰止咳的功能。

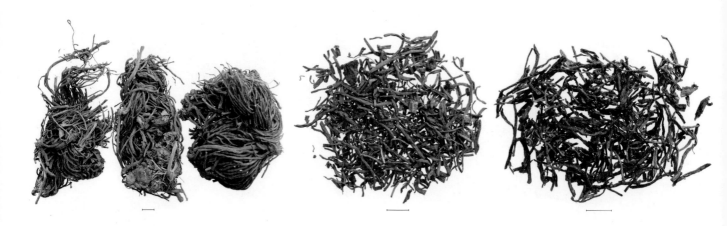

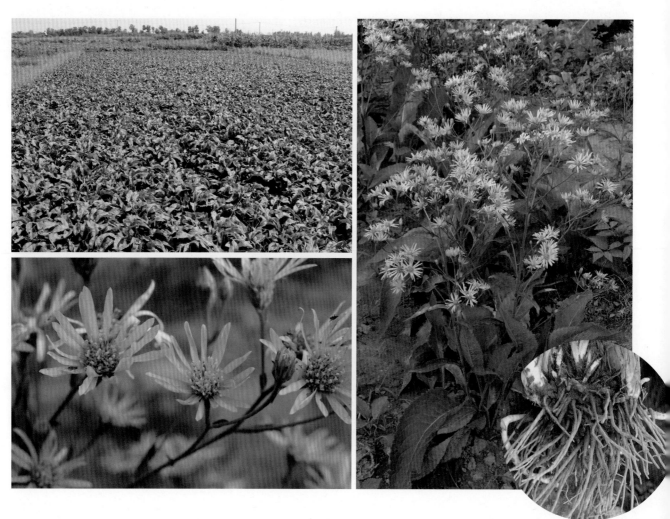

481 黑芝麻　Sesami Semen Nigrum

　　本品为脂麻科植物脂麻 *Sesamum indicum* L. 的干燥成熟种子。秋季果实成熟时采割植株，晒干，打下种子，除去杂质，再晒干。具有补肝肾、益精血、润肠燥的功能。

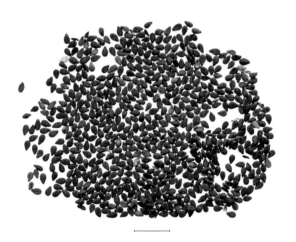

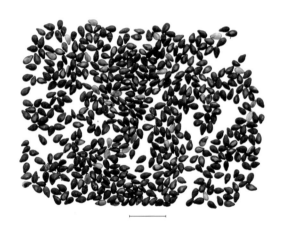

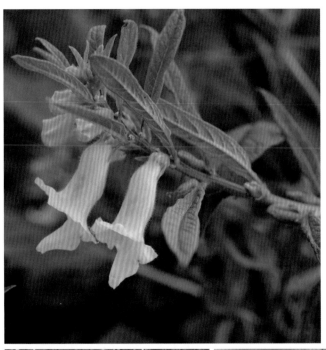

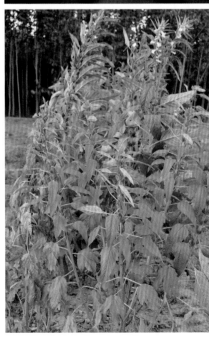

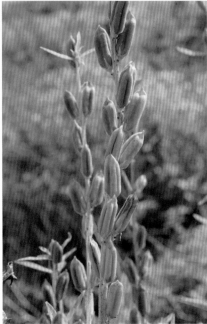

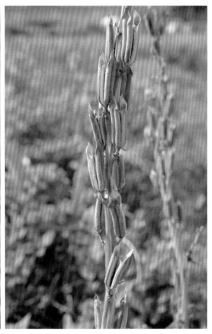

482 黑豆　Sojae Semen Nigrum

本品为豆科（蝶形花科）植物大豆 *Glycine max* (L.) Merr. 的干燥成熟种子。秋季采收成熟果实，晒干，打下种子，除去杂质。具有益精明目、养血祛风、利水、解毒的功能。

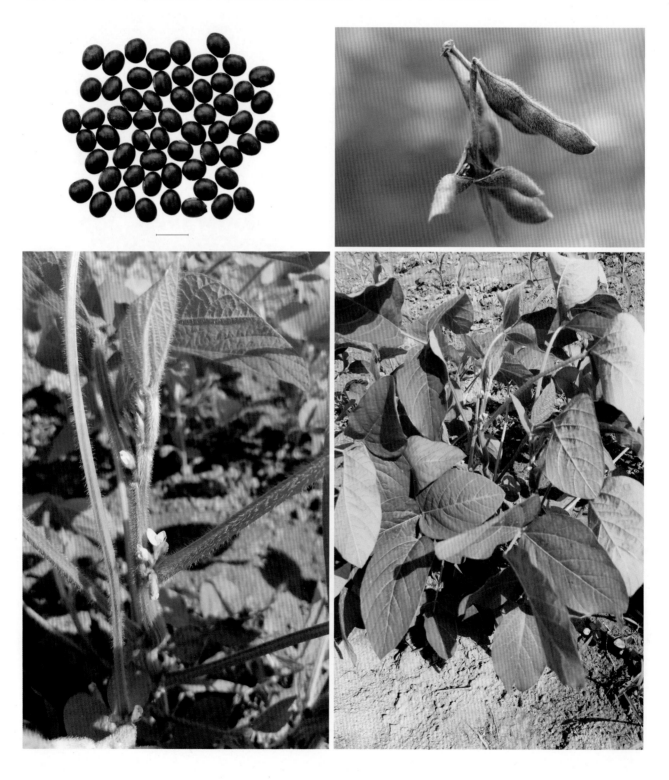

483 黑种草子 Nigellae Semen

本品系维吾尔族习用药材。为毛茛科植物腺毛黑种草 *Nigella glandulifera* Freyn et Sint. 的干燥成熟种子。夏、秋二季果实成熟时采割植株,晒干,打下种子,除去杂质,晒干。具有补肾健脑、通经、通乳、利尿的功能。

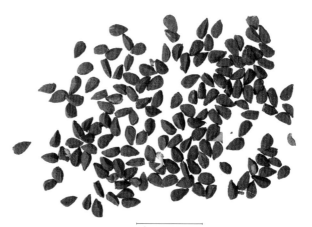

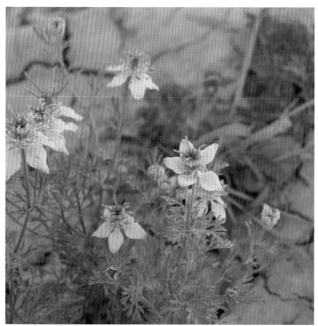

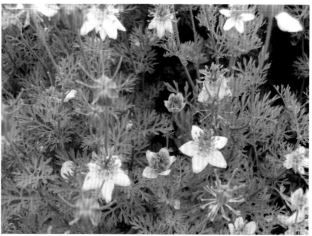

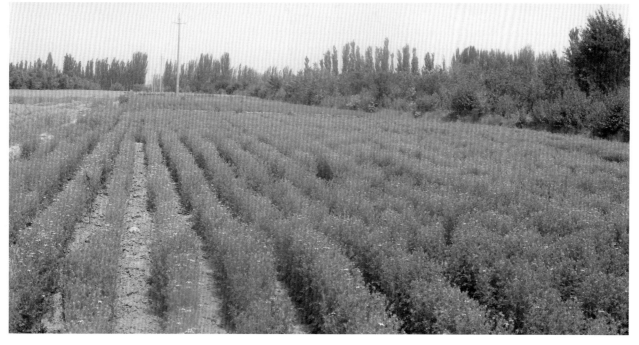

484 锁阳　Cynomorii Herba

本品为锁阳科植物锁阳 *Cynomorium songaricum* Rupr. 的干燥肉质茎。春季采挖，除去花序，切段，晒干。具有补肾阳、益精血、润肠通便的功能。

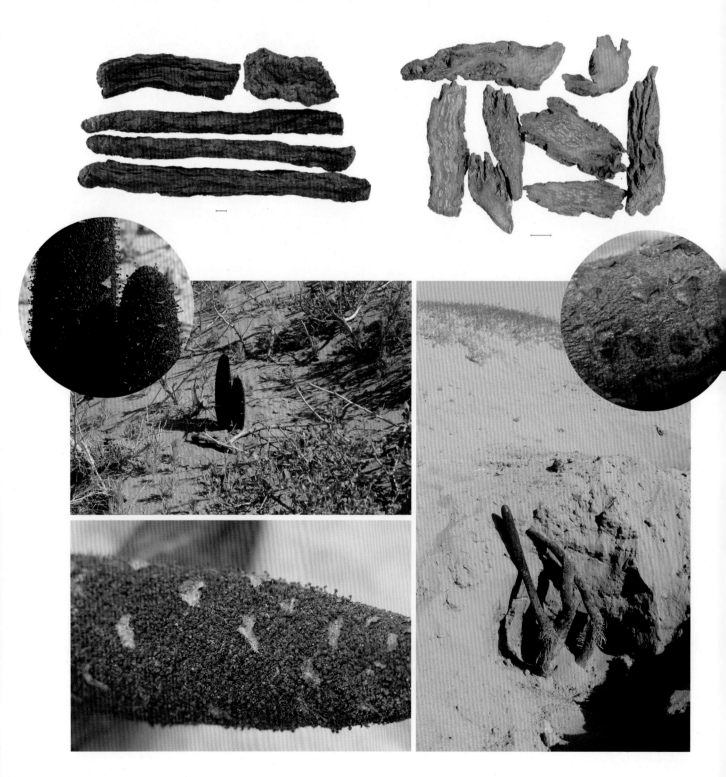

485 筋骨草 Ajugae Herba

本品为唇形科植物筋骨草 *Ajuga decumbens* Thunb. 的干燥全草。春季花开时采收，除去泥沙，晒干。具有清热解毒、凉血消肿的功能。

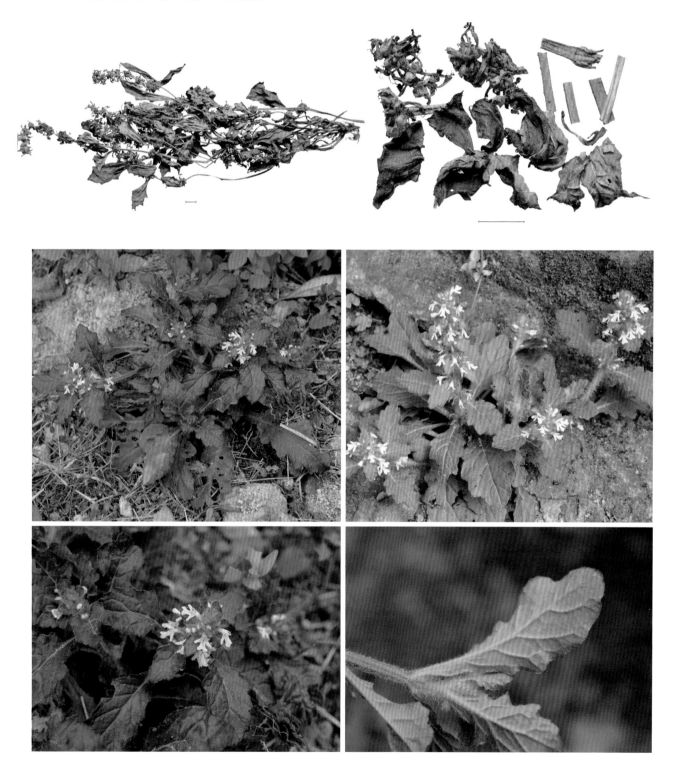

486 鹅不食草　Centipedae Herba

本品为菊科植物鹅不食草 *Centipeda minima* (L.) A. Br. et Aschers. 的干燥全草。夏、秋二季花开时采收，洗去泥沙，晒干。具有发散风寒、通鼻窍、止咳的功能。

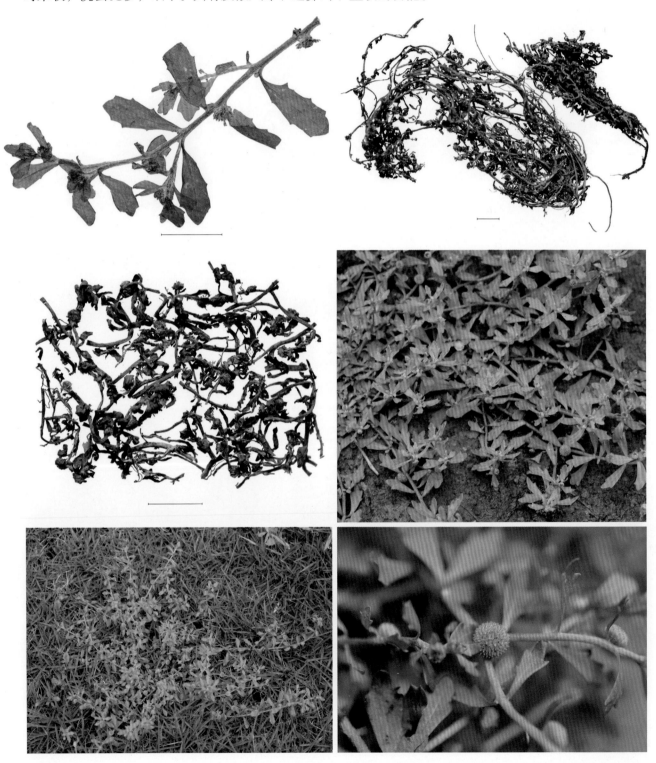

487 番泻叶　Sennae Folium

本品为豆科（云实科）植物狭叶番泻 *Cassia angustifolia* Vahl 或尖叶番泻 *Cassia acutifolia* Delile 的干燥小叶。开花前摘下叶片，阴干。具有泻热行滞、通便、利水的功能。

1. 狭叶番泻 *Cassia angustifolia* Vahl，本种的叶片为羽状复叶，小叶片披针形；总状花序腋生；荚果呈扁平长方形。

国外物种，*The Plant List* 记载的学名为 *Senna alexandrina* Mill.。

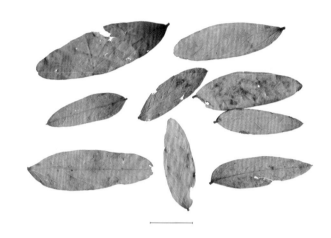

2. 尖叶番泻 *Cassia acutifolia* Delile，国外物种，*The Plant List* 记载的学名为 *Senna alexandrina* Mill.，即本种与狭叶番泻 *Cassia angustifolia* Vahl 为同一物种。

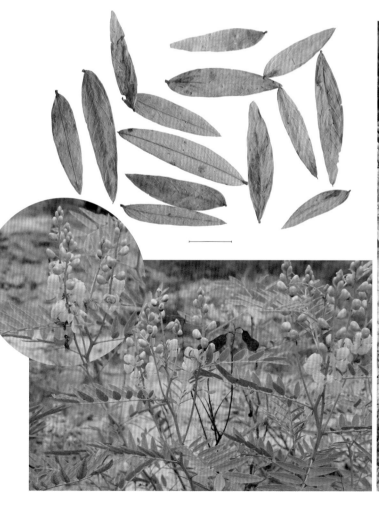

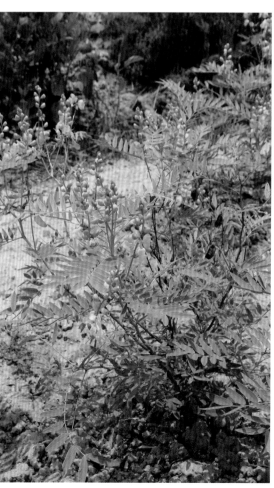

488 湖北贝母 **Fritillariae Hupehensis Bulbus**

本品为百合科植物湖北贝母 *Fritillaria hupehensis* Hsiao et K. C. Hsia 的干燥鳞茎。夏初植株枯萎后采挖，用石灰水或清水浸泡，干燥。具有清热化痰、止咳、散结的功能。

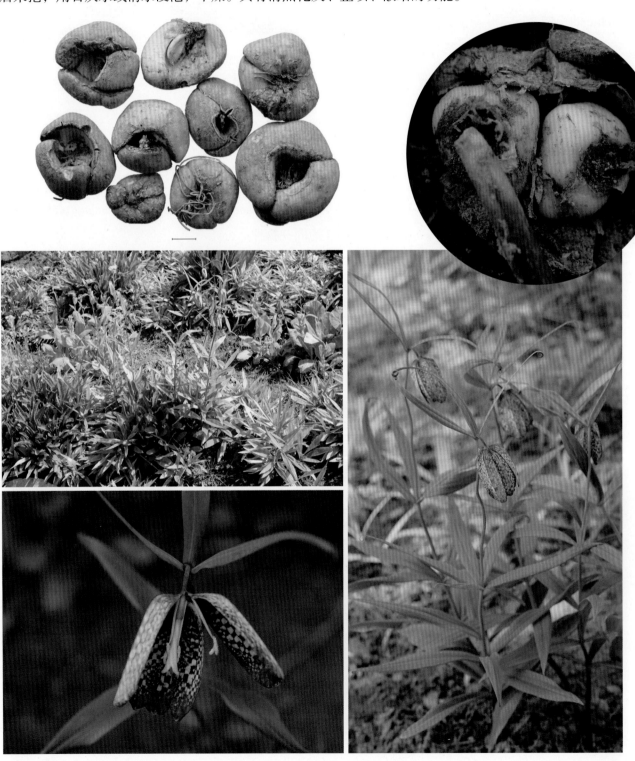

489 蓍草　Achilleae Herba

　　本品为菊科植物蓍 *Achillea alpina* L. 的干燥地上部分。夏、秋二季花开时采割，除去杂质，阴干。具有解毒利湿、活血止痛的功能。

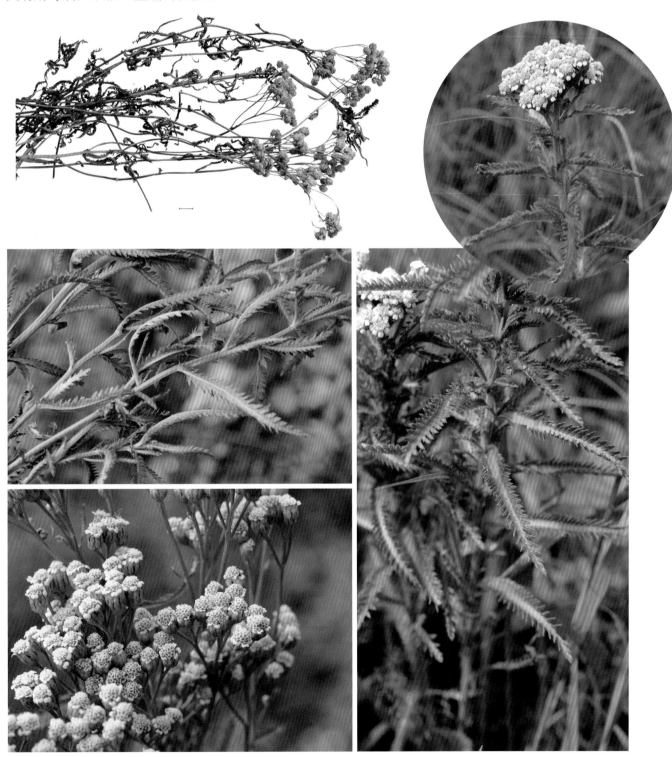

490 蓝布正 *Gei Herba*

本品为蔷薇科植物路边青 *Geum aleppicum* Jacq. 或柔毛路边青 *Geum japonicum* Thunb. Var. *chinense* Bolle 的干燥全草。春、秋二季采收，洗净，晒干。具有益气健脾、补血养阴、润肺化痰的功能。

1. 路边青 *Geum aleppicum* Jacq.，本种的果托具短硬毛，长约 1mm；茎生叶变化大，2～6枚小叶，有时重复羽裂，小叶披针形或菱状椭圆形，顶端通常渐尖，稀急尖。

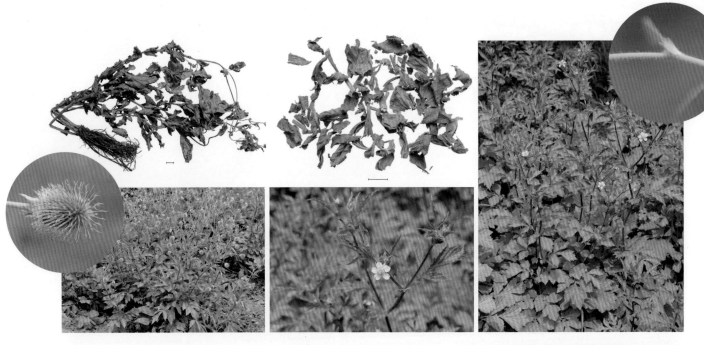

2. 柔毛路边青 *Geum japonicum* Thunb. var. *chinense* Bolle，与路边青区别为本种的果托具长硬毛，长 2～3 mm；上部茎生叶通常单叶，不裂或 3 浅裂，小叶或顶生裂片卵形，顶端圆钝稀急尖。

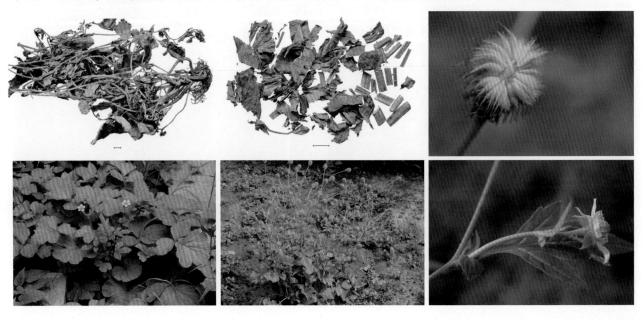

491 蓖麻子　Ricini Semen

本品为大戟科植物蓖麻 *Ricinus communis* L. 的干燥成熟种子。秋季采摘成熟果实,晒干,除去果壳,收集种子。具有泻下通滞、消肿拔毒的功能。

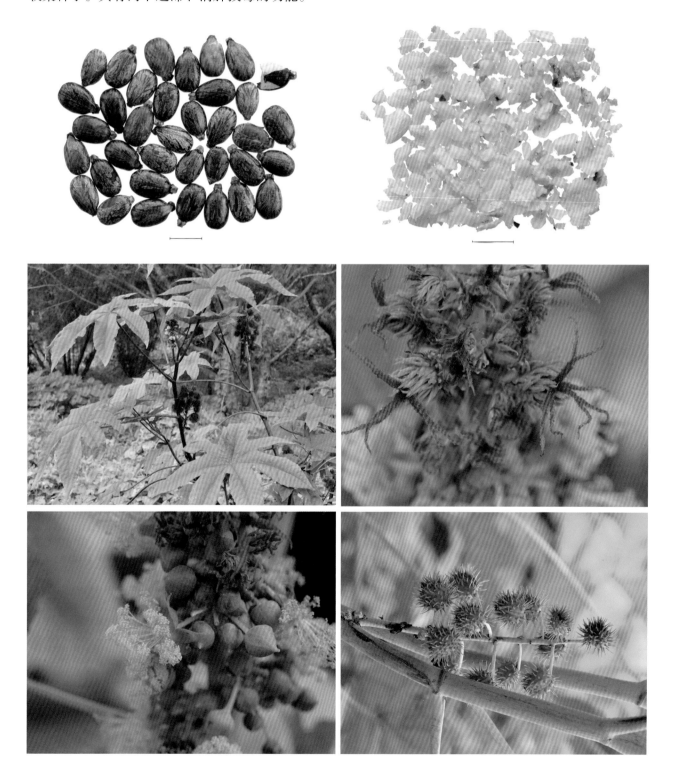

492 蒺藜　Tribuli Fructus

本品为蒺藜科植物蒺藜 *Tribulus terrestris* L. 的干燥成熟果实。秋季果实成熟时采割植株，晒干，打下果实，除去杂质。具有平肝解郁、活血祛风、明目、止痒的功能。

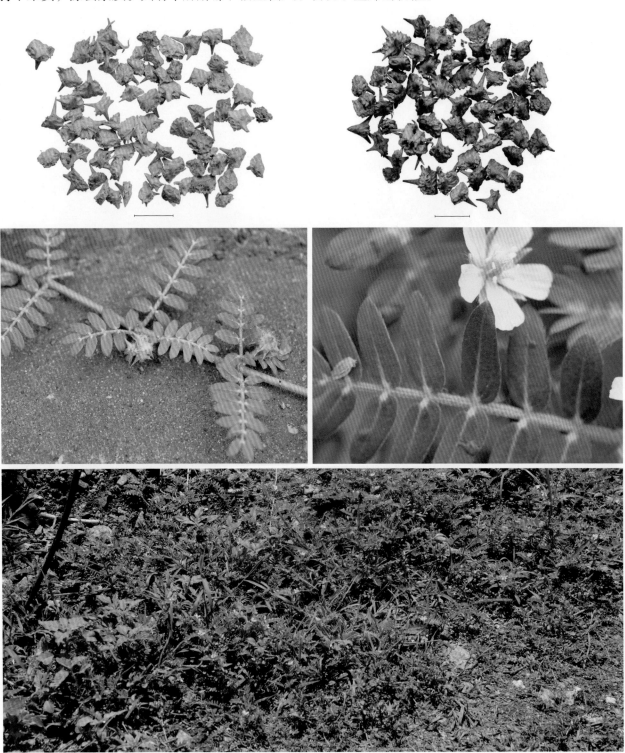

493 蒲公英　Taraxaci Herba

本品为菊科植物蒲公英 *Taraxacum mongolicum* Hand.-Mazz.、碱地蒲公英 *Taraxacum borealisinense* Kitam. 或同属数种植物的干燥全草。春季至秋季花初开时采挖，除去杂质，洗净，晒干。具有清热解毒、消肿散结、利尿通淋的功能。

1. 蒲公英 *Taraxacum mongolicum* Hand.-Mazz.，本种的总苞片先端背部具小角状突起。

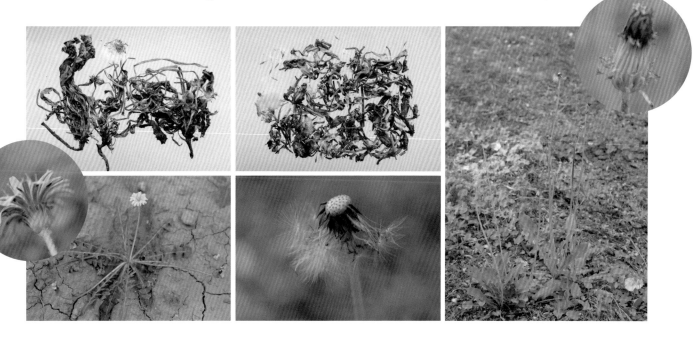

2. 碱地蒲公英 *Taraxacum borealisinense* Kitam.，与蒲公英区别为本种的总苞片先端背部无小角或仅微增厚。

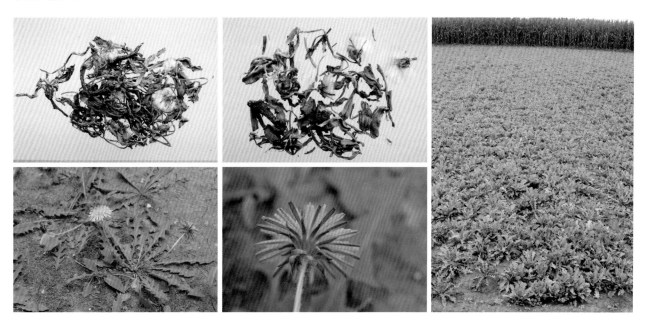

494 蒲黄　Typhae Pollen

本品为香蒲科植物水烛香蒲 *Typha angustifolia* L.、东方香蒲 *Typha orientalis* Presl 或同属植物的干燥花粉。夏季采收蒲棒上部的黄色雄花序，晒干后碾轧，筛取花粉。具有止血、化瘀、通淋的功能。

1. 水烛香蒲 *Typha angustifolia* L.，本种的雌性花序与雄性花序远离，或靠近，但绝不连接。

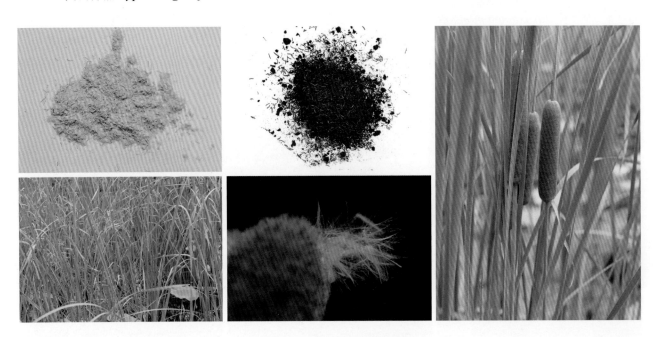

2. 东方香蒲 *Typha orientalis* Presl，与水烛香蒲区别为本种的雌性花序与雄性花序紧密连接，从不分离。

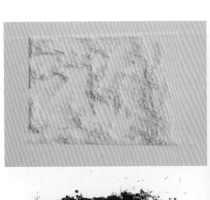

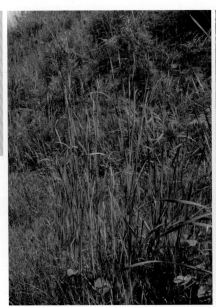
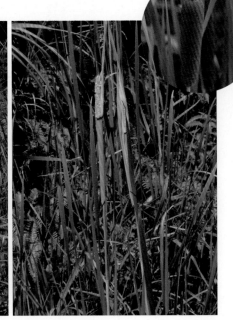

495 椿皮　Ailanthi Cortex

本品为苦木科植物臭椿 *Ailanthus altissima* (Mill.) Swingle 的干燥根皮或干皮。全年均可剥取，晒干，或刮去粗皮晒干。具有清热燥湿、收涩止带、止泻、止血的功能。

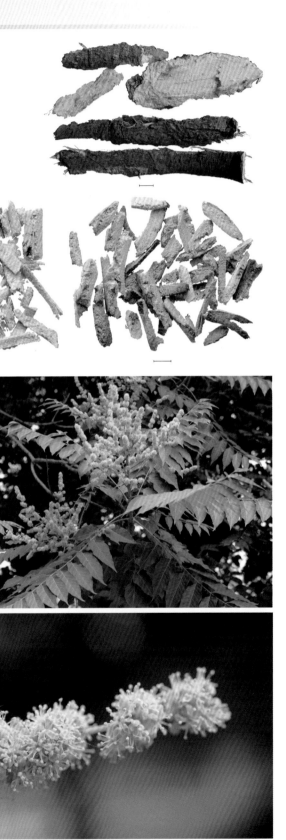

496 槐花　Sophorae Flos

本品为豆科（蝶形花科）植物槐 *Sophora japonica* L. 的干燥花及花蕾。夏季花开放或花蕾形成时采收，及时干燥，除去枝、梗及杂质；前者习称"槐花"，后者习称"槐米"。具有凉血止血、清热泻火的功能。

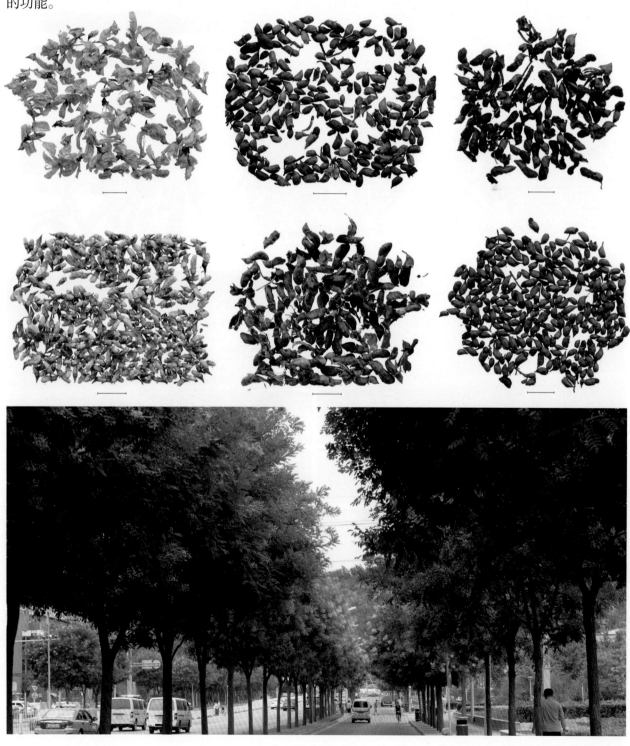

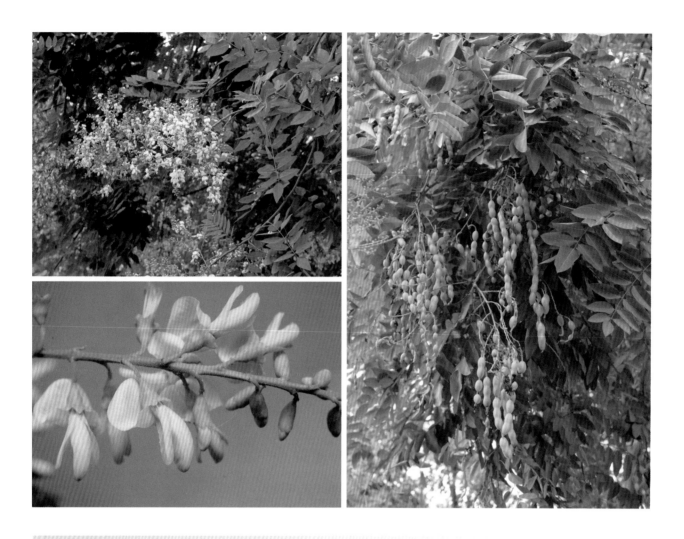

497 槐角　Sophorae Fructus

本品为豆科（蝶形花科）植物槐 *Sophora japonica* L. 的干燥成熟果实。冬季采收，除去杂质，干燥。具有清热泻火、凉血止血的功能。

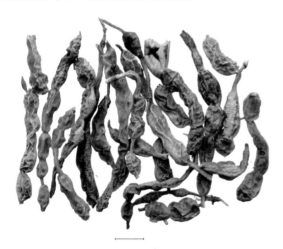

槐角

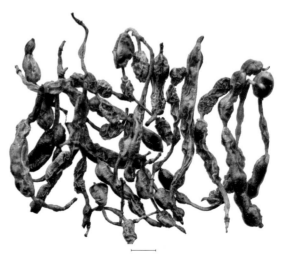

蜜槐角

498 雷丸 Omphalia

本品为白蘑科真菌雷丸 *Omphalia lapidescens* Schroet. 的干燥菌核。秋季采挖，洗净，晒干。具有杀虫消积的功能。

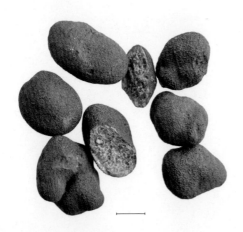
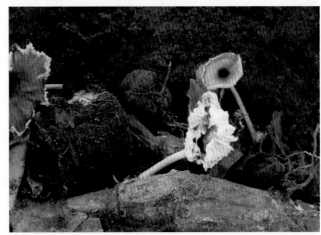

499 路路通 Liquidambaris Fructus

本品为金缕梅科植物枫香树 *Liquidambar formosana* Hance 的干燥成熟果序。冬季果实成熟后采收，除去杂质，干燥。具有祛风活络、利水、通经的功能。

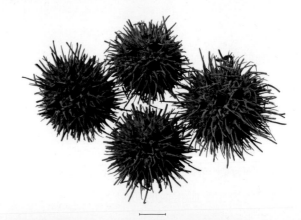

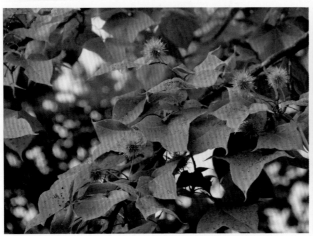
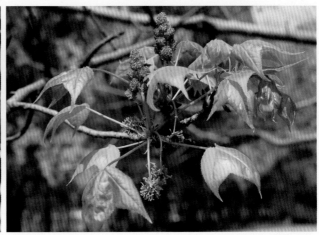

500 锦灯笼　*Physalis Calyx seu Fructus*

　　本品为茄科植物酸浆 *Physalis alkekengi* L. var. *franchetii* (Mast.) Makino 的干燥宿萼或带果实的宿萼。秋季果实成熟、宿萼呈红色或橙红色时采收，干燥。具有清热解毒、利咽化痰、利尿通淋的功能。

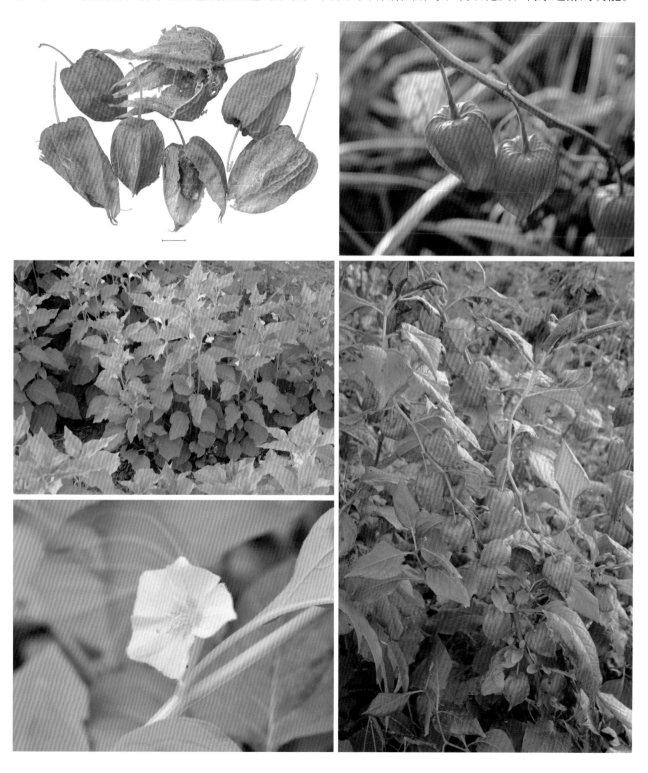

501 矮地茶 Ardisiae Japonicae Herba

本品为紫金牛科植物紫金牛 *Ardisia japonica* (Thunb.) Blume 的干燥全草。夏、秋二季茎叶茂盛时采挖，除去泥沙，干燥。具有化痰止咳、清利湿热、活血化瘀的功能。

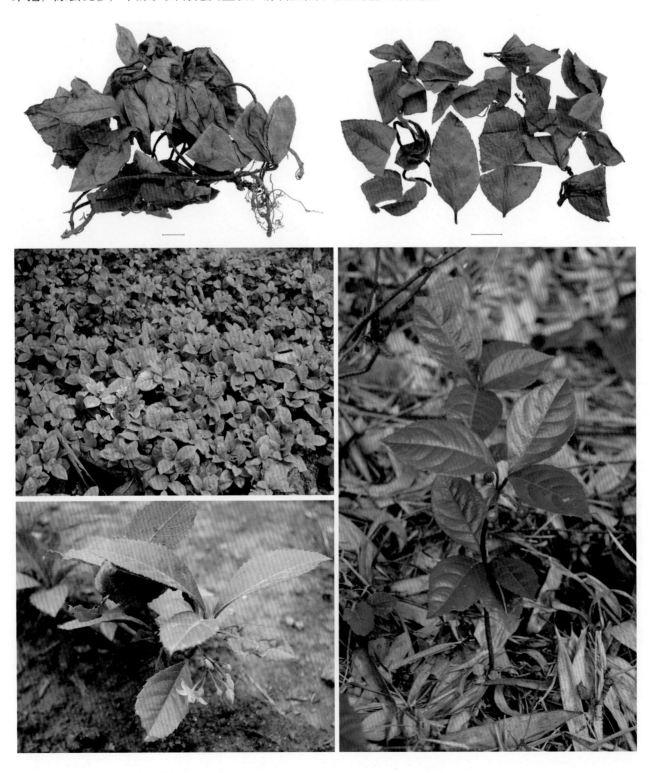

502 满山红 Rhododendri Daurici Folium

本品为杜鹃花科植物兴安杜鹃 *Rhododendron dauricum* L. 的干燥叶。夏、秋二季采收，阴干。具有止咳祛痰的功能。

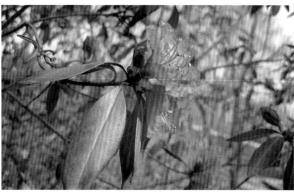

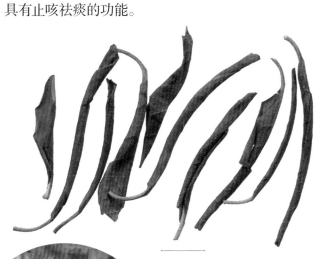

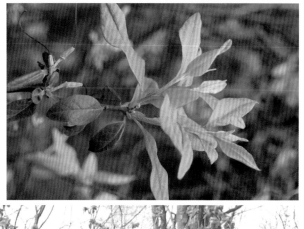

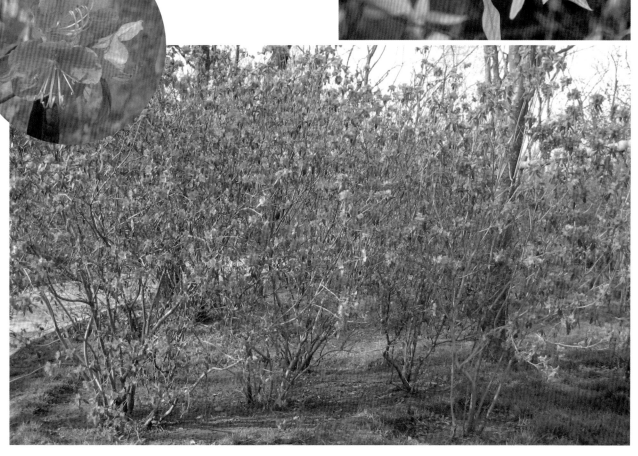

503 滇鸡血藤 Kadsurae Caulis

本品为五味子科（木兰科）植物内南五味子 *Kadsura interior* A.C.Sm. 的藤茎。秋季采收，除去枝叶，切片，晒干。具有活血补血、调经止痛、舒筋通络的功能。

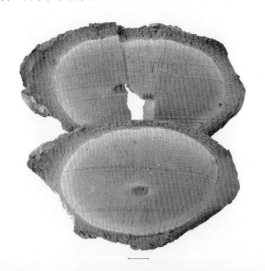
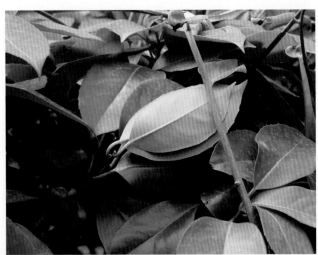

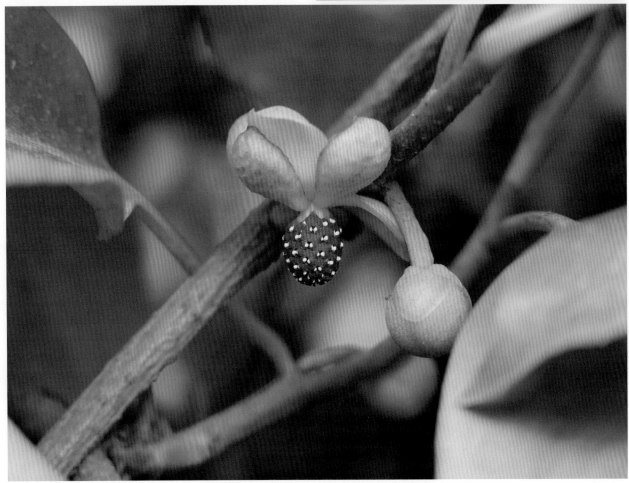

504 裸花紫珠 Callicarpae Nudiflorae Folium

本品为马鞭草科植物裸花紫珠 *Callicarpa nudiflora* Hook. et Arn. 的干燥叶。全年均可采收，除去杂质，晒干。具有消炎、解肿毒、化湿浊、止血的功能。

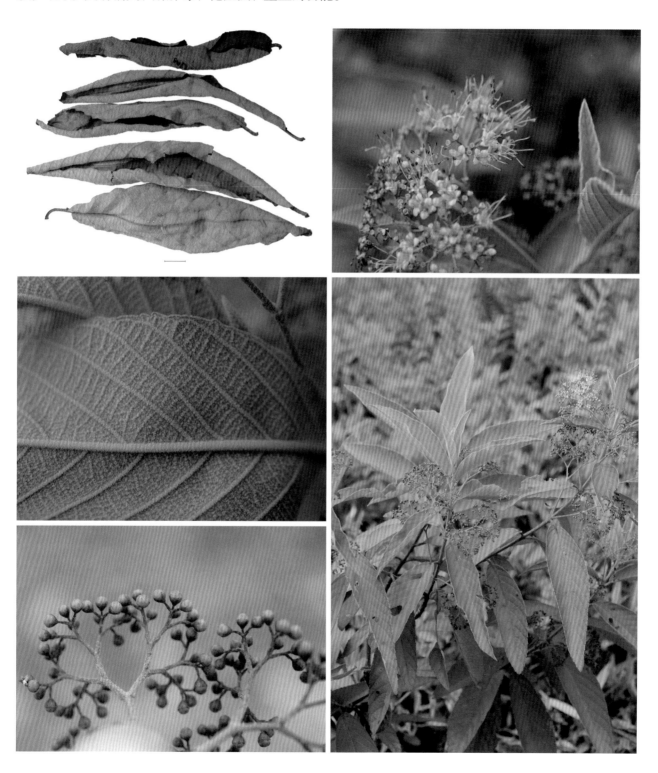

505 蔓荆子　Viticis Fructus

本品为马鞭草科植物单叶蔓荆 *Vitex trifolia* L. var. *simplicifolia* Cham. 或蔓荆 *Vitex trifolia* L. 的干燥成熟果实。秋季果实成熟时采收，除去杂质，晒干。具有疏散风热、清利头目的功能。

1. 单叶蔓荆 *Vitex trifolia* L. var. *simplicifolia* Cham.，本种的叶片为单叶。

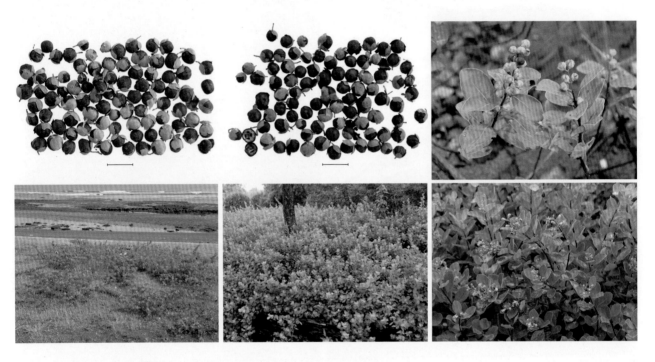

2. 蔓荆 *Vitex trifolia* L.，与单叶蔓荆区别为本种的叶片为 3 小叶复叶。

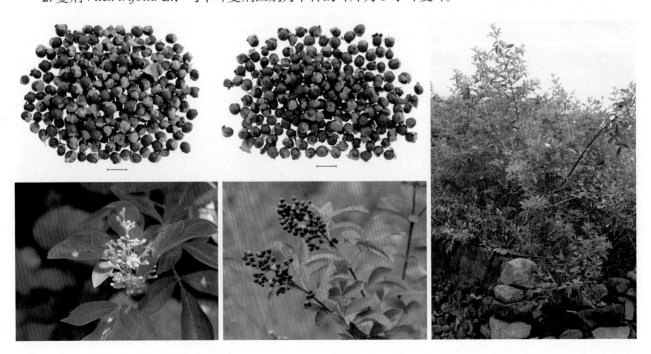

506 蓼大青叶　Polygoni Tinctorii Folium

本品为蓼科植物蓼蓝 *Polygonum tinctorium* Ait. 的干燥叶。夏、秋二季枝叶茂盛时采收两次，除去茎枝及杂质，干燥。具有清热解毒、凉血清斑的功能。

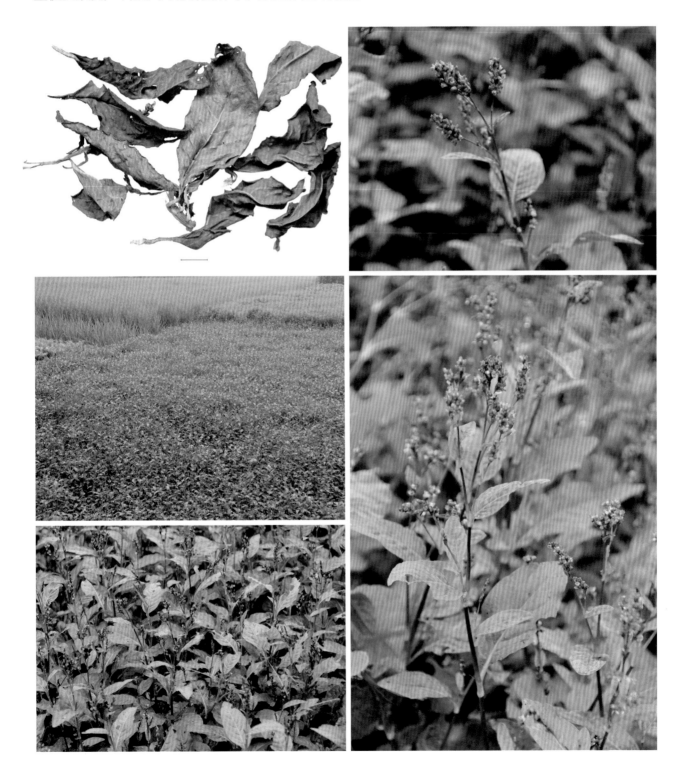

507 榧子　Torreyae Semen

　　本品为红豆杉科植物榧 *Torreya grandis* Fort. 的干燥成熟种子。秋季种子成熟时采收，除去肉质假种皮，洗净，晒干。具有杀虫消积、润肺止咳、润肠通便的功能。

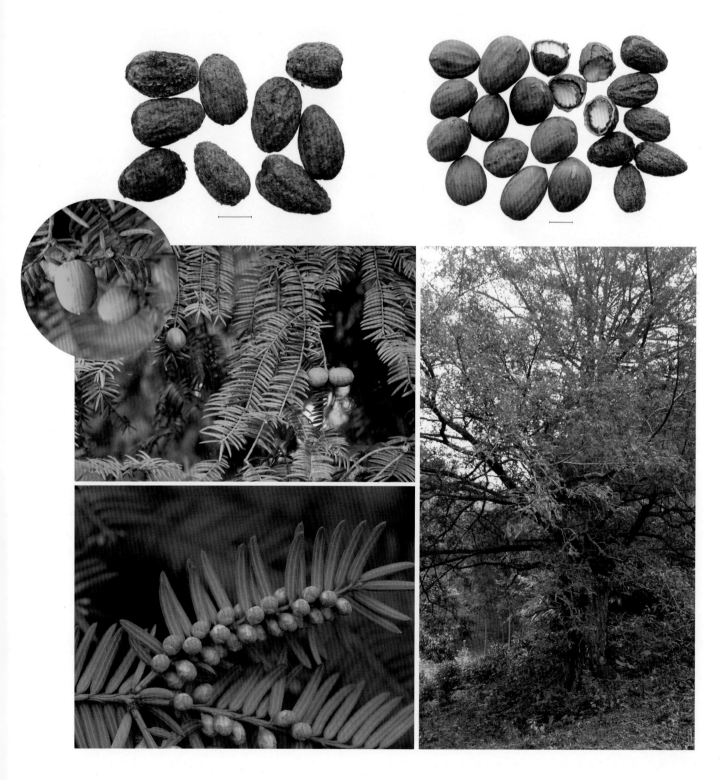

508 榼藤子　Entadae Semen

本品为豆科（含羞草科）植物榼藤子 *Entada phaseoloides* (Linn.) Merr. 的种子。秋、冬二季采收成熟果实，取出种子，干燥。具有补气补血、健胃消食、除风止痛、强筋硬骨的功能。

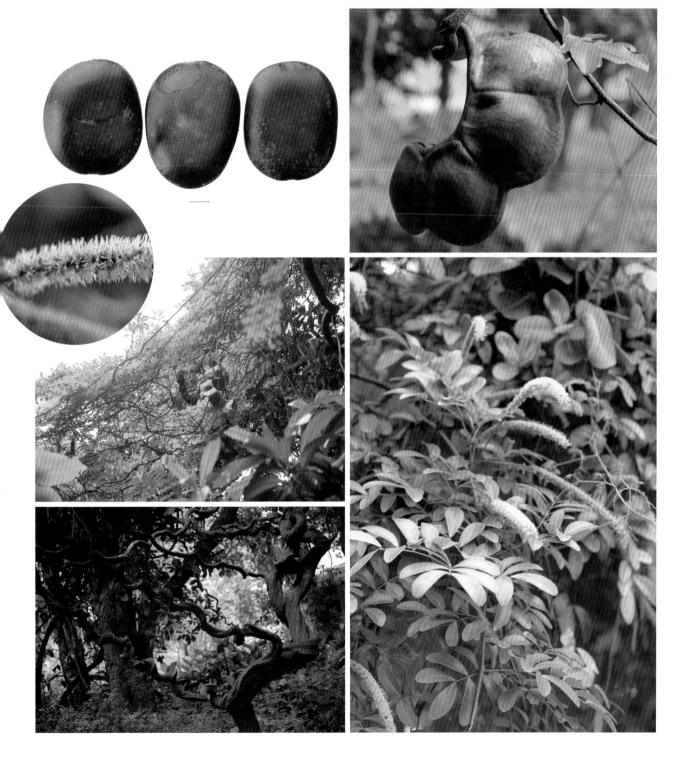

509 槟榔　Arecae Semen

　　本品为棕榈科植物槟榔 *Areca catechu* L. 的干燥成熟种子。春末至秋初采收成熟果实，用水煮后，干燥，除去果皮，取出种子，干燥。具有杀虫、消积、行气、利水、截疟的功能。

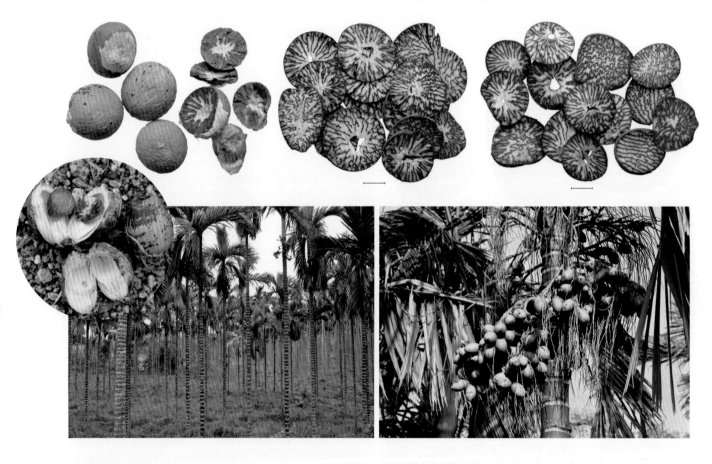

510 焦槟榔　Arecae Semen Tostum

　　本品为槟榔的炮制加工品。具有消食导滞的功能。

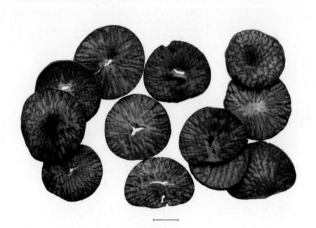

511 酸枣仁 Ziziphi Spinosae Semen

本品为鼠李科植物酸枣 *Ziziphus jujube* Mill. var. *spinosa* (Bunge) Hu ex H. F. Chou 的干燥成熟种子。秋末冬初采收成熟果实，除去果肉和核壳，收集种子，晒干。具有养心补肝、宁心安神、敛汗、生津的功能。

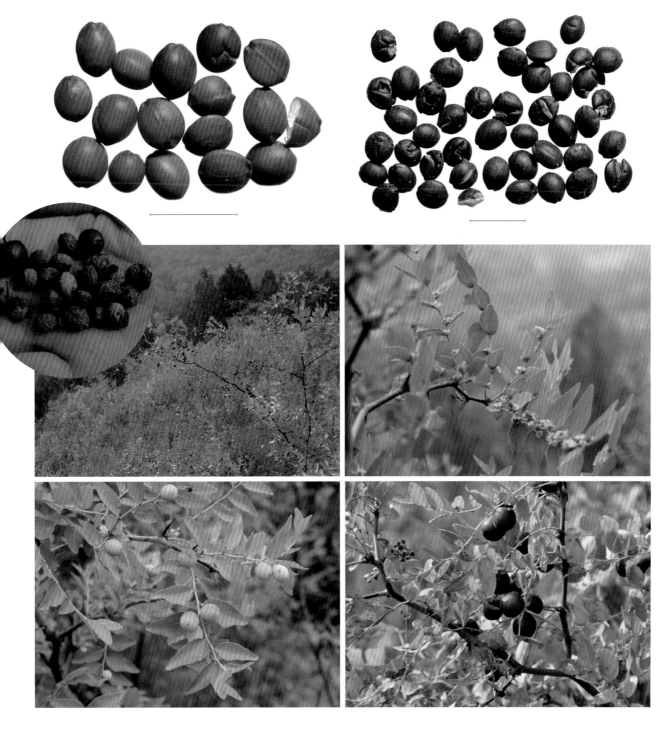

512 豨莶草 Siegesbeckiae Herba

本品为菊科植物豨莶 *Siegesbeckia orientalis* L.、腺梗豨莶 *Siegesbeckia pubescens* Makino 或毛梗豨莶 *Siegesbeckia glabrescens* Makino 的干燥地上部分。夏、秋二季花开前及花期均可采割，除去杂质，晒干。具有祛风湿、利关节、解毒的功能。

1. 豨莶 *Siegesbeckia orientalis* L.，本种的主要特征为分枝常成复二歧状；叶三角状卵形，边缘有不规则的浅裂或粗齿；花梗和枝上部密生短柔毛。

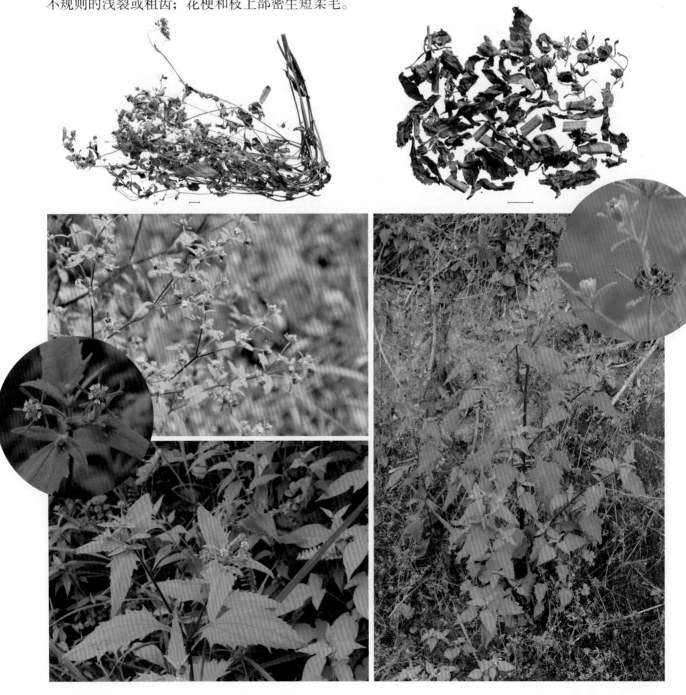

2. 腺梗豨莶 *Siegesbeckia pubescens* Makino，本种的主要特征为分枝非二歧状；中部以上的叶卵圆形或卵形，边缘有尖头齿；花梗和分枝的上部被紫褐色头状具柄的密腺毛和长柔毛。

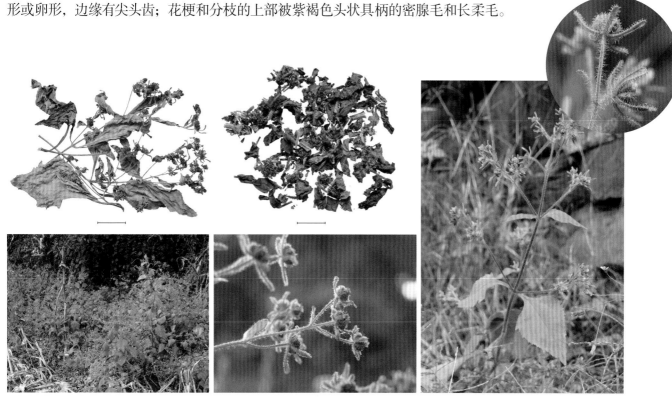

3. 毛梗豨莶 *Siegesbeckia glabrescens* Makino，本种的主要特征为茎上部分枝非二歧状；叶卵圆形，有时三角状卵形，边缘有规则的齿；花梗和枝上部疏生平伏的短柔毛。

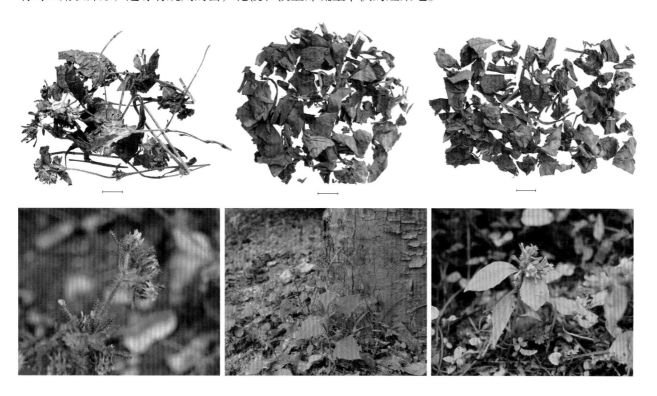

513 蜘蛛香　　*Valerianae Jatamansi Rhizoma et Radix*

　　本品为败酱科植物蜘蛛香 *Valeriana jatamansi* Jones 的干燥根茎和根。秋季采挖，除去泥沙，晒干。具有理气止痛、消食止泻、祛风除湿、镇惊安神的功能。

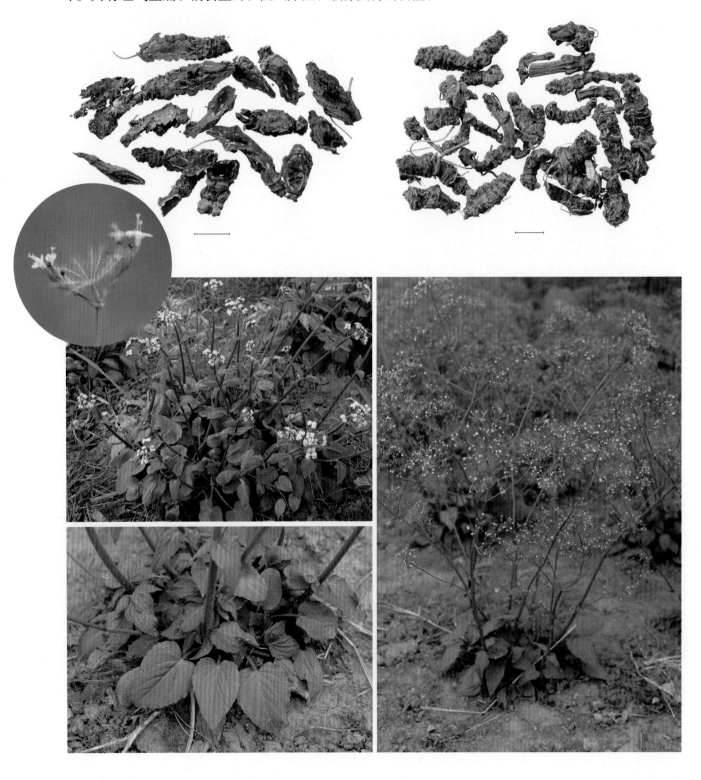

514 罂粟壳 Papaveris Pericarpium

本品为罂粟科植物罂粟 *Papaver somniferum* L. 的干燥成熟果壳。秋季将成熟果实或已割取浆汁后的成熟果实摘下，破开，除去种子及枝梗，干燥。具有敛肺、涩肠、止痛的功能。

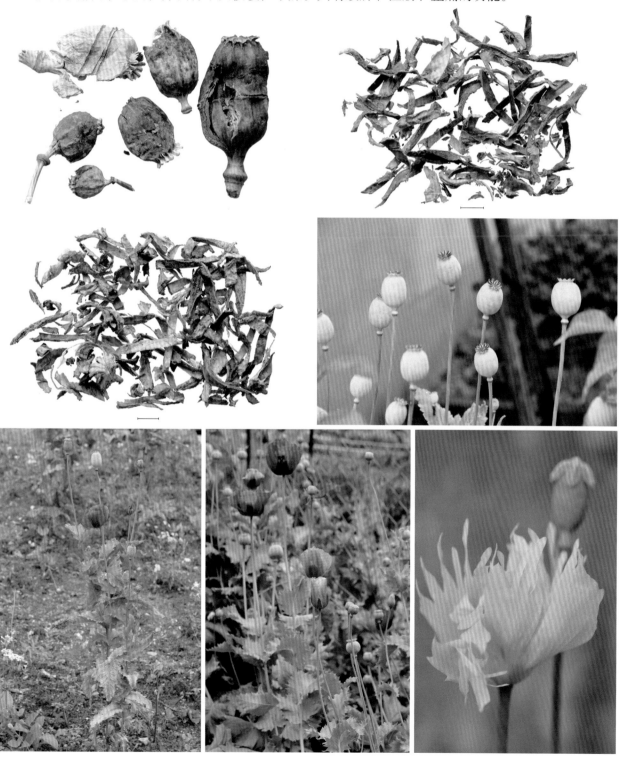

515 辣椒　Capsici Fructus

　　本品为茄科植物辣椒 *Capsicum annuum* L. 或其栽培变种的干燥成熟果实。夏、秋二季果皮变红色时采收，除去枝梗，晒干。具有温中散寒、开胃消食的功能。

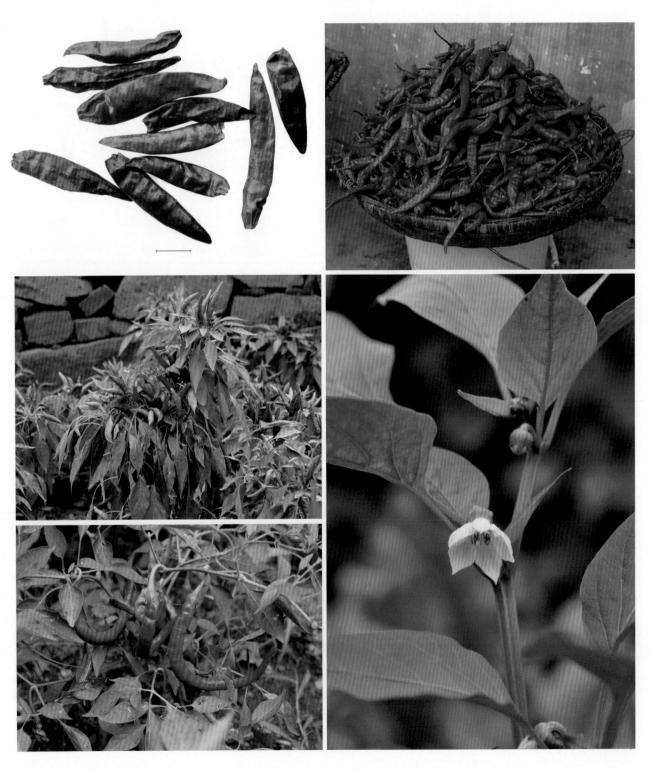

516 漏芦　**Rhapontici Radix**

本品为菊科植物祁州漏芦 *Rhaponticum uniflorum* (L.) DC. 的干燥根。春、秋二季采挖，除去须根和泥沙，晒干。具有清热解毒、消痈、下乳、舒筋通脉的功能。

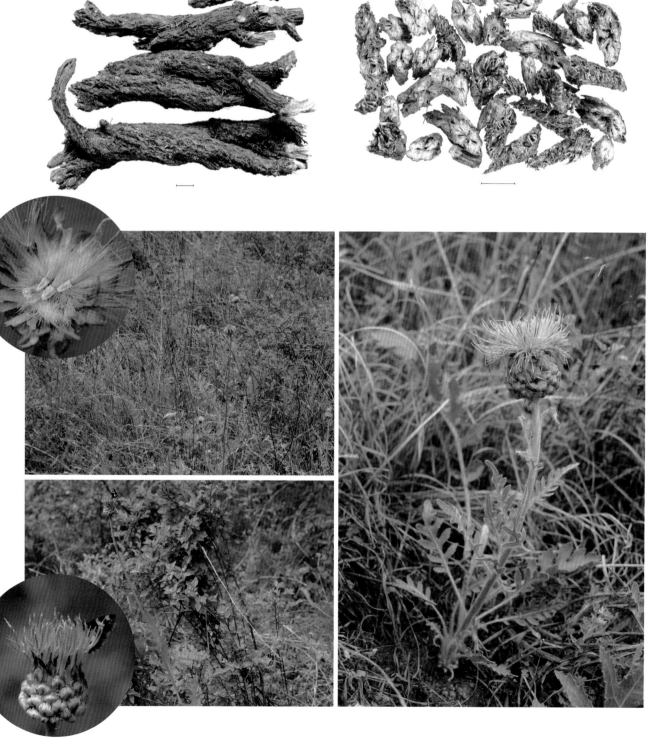

517 蕤仁 Prinsepiae Nux

本品为蔷薇科植物蕤核 *Prinsepia uniflora* Batal. 或齿叶扁核木 *Prinsepia uniflora* Batal. var. *serrata* Rehd. 的干燥成熟果核。夏、秋间采摘成熟果实，除去果肉，洗净，晒干。具有疏风散热、养肝明目的功能。

1. 蕤核 *Prinsepia uniflora* Batal.，本种的叶缘有时浅波状或有不明显锯齿；花梗长 3 ~ 5mm。

2. 齿叶扁核木 *Prinsepia uniflora* Batal. var. *serrata* Rehd.，与蕤核区别为本种的叶缘明显具锯齿；花梗长 3 ~ 15 mm。

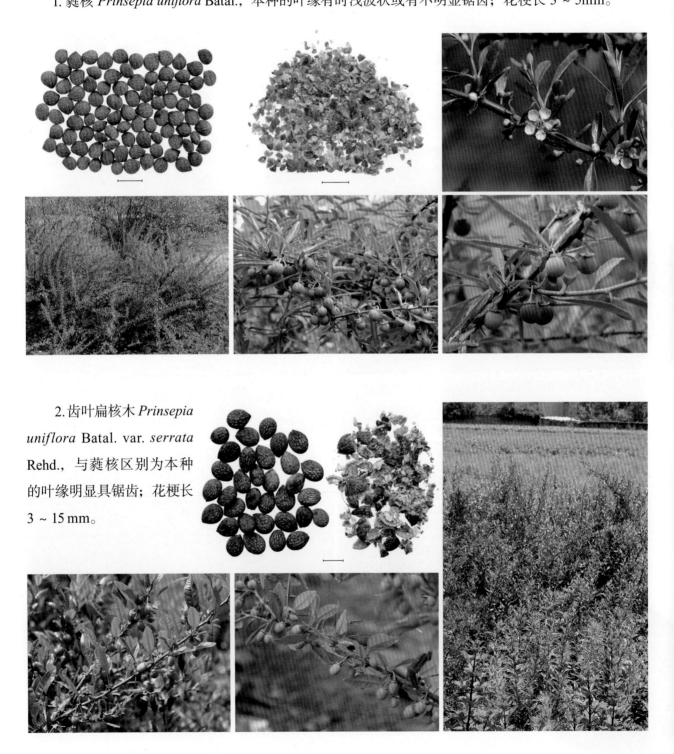

518 槲寄生　Visci Herba

本品为桑寄生科（槲寄生科）植物槲寄生 *Viscum coloratum* (Komar.) Nakai 的干燥带叶茎枝。冬季至翌年春季采割，除去粗茎，切段，干燥，或蒸后干燥。具有祛风湿、补肝肾、强筋骨、安胎元的功能。

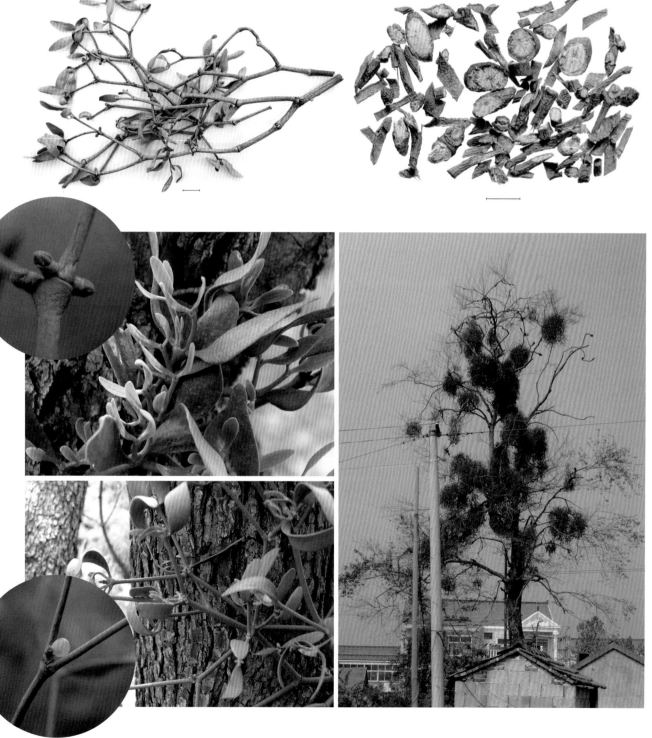

519 暴马子皮 Syringae Cortex

本品为木犀科植物暴马丁香 *Syringa reticulata* (Bl.) Hara subsp. *amurensis* (Rupr.) P. S. Green 的干燥干皮或枝皮。春、秋二季剥取，干燥。具有清肺祛痰、止咳平喘的功能。

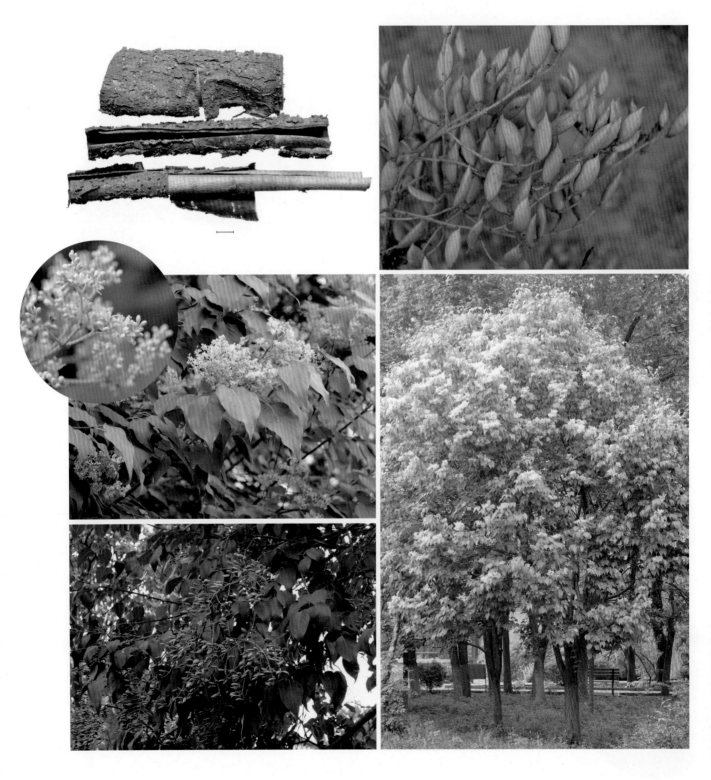

520 墨旱莲 Ecliptae Herba

本品为菊科植物鳢肠 *Eclipta prostrata* L. 的干燥地上部分。花开时采割，晒干。具有滋补肝肾、凉血止血的功能。

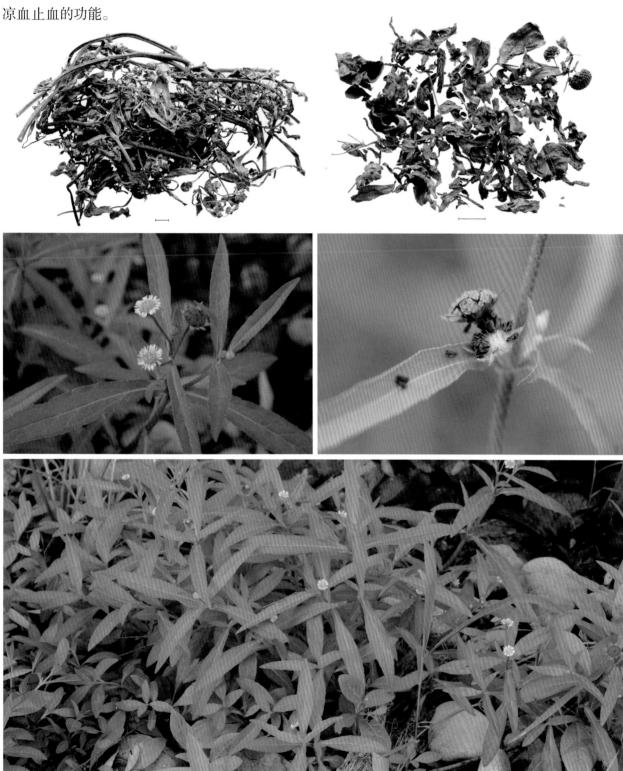

521 稻芽 Oryzae Fructus Germinatus

本品为禾本科植物稻 *Oryza sativa* L. 的成熟果实经发芽干燥的规范炮制加工品。将稻谷用水浸泡后，保持适宜的温度、湿度，待须根长至约1cm时，干燥。具有消食和中、健脾开胃的功能。

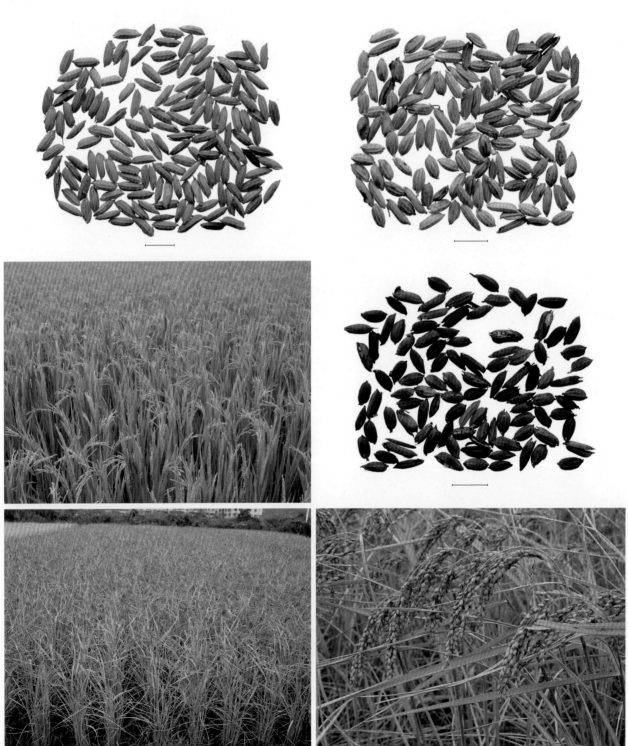

522 鹤虱 **Carpesii Fructus**

本品为菊科植物天名精 *Carpesium abrotanoides* L. 的干燥成熟果实。秋季果实成熟时采收,晒干,除去杂质。具有杀虫消积的功能。

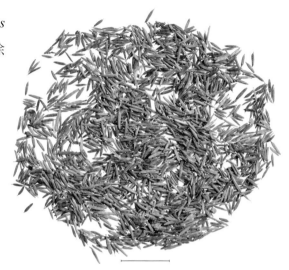

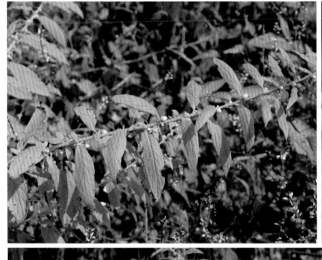

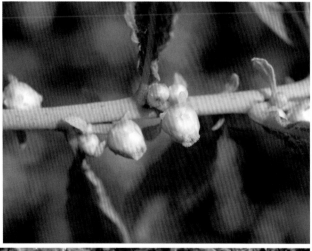

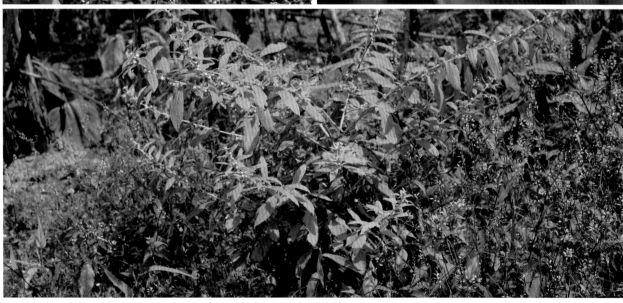

523 薤白 Allii Macrostemonis Bulbus

本品为百合科植物小根蒜 *Allium macrostemon* Bge. 或薤 *Allium chinense* G. Don 的干燥鳞茎。夏、秋二季采挖，洗净，除去须根，蒸透或置沸水中烫透，晒干。具有通阳散结、行气导滞的功能。

1. 小根蒜 *Allium macrostemon* Bge.，本种的鳞茎近球形；叶片明显比花葶短。

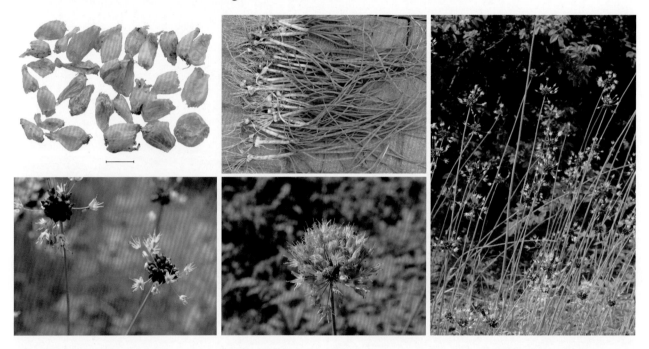

2. 薤 *Allium chinense* G. Don，与小根蒜区别为本种的鳞茎窄卵状；叶与花葶近等长。

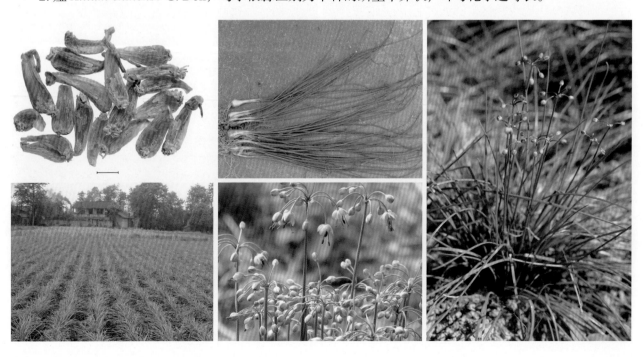

524 薏苡仁　**Coicis Semen**

本品为禾本科植物薏米 *Coix lacryma-jobi* L. var. *mayuen* (Roman.) Stapf 的干燥成熟种仁。秋季果实成熟时采割植株，晒干，打下果实，再晒干，除去外壳、黄褐色种皮及杂质，收集种仁。具有利水渗湿、健脾止泻、除痹、排脓、解毒散结的功能。

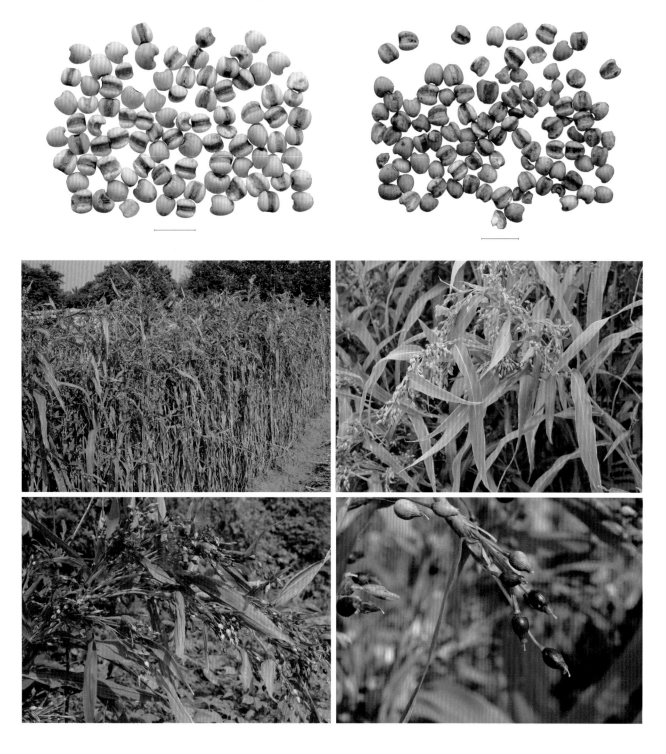

525 薄荷　Menthae Haplocalycis Herba

本品为唇形科植物薄荷 *Mentha haplocalyx* Briq. 的干燥地上部分。夏、秋二季茎叶茂盛或花开至三轮时，选晴天，分次采割，晒干或阴干。具有疏散风热、清利头目、利咽、透疹、疏肝行气的功能。

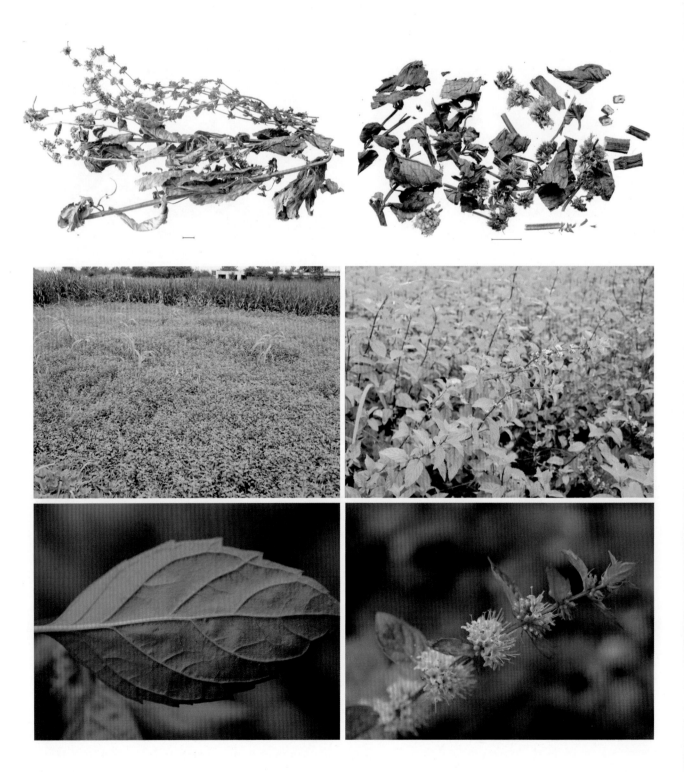

526 颠茄草 Belladonnae Herba

本品为茄科植物颠茄 *Atropa belladonna* L. 的干燥全草。在开花至结果期内采挖，除去粗茎和泥沙，切段干燥。具有抗胆碱的功能。

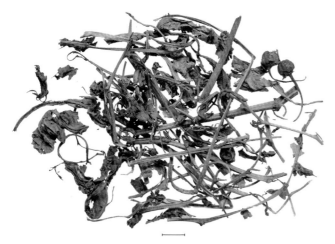

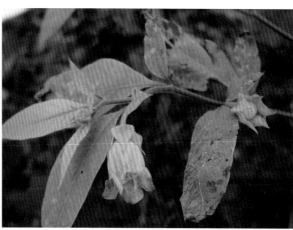

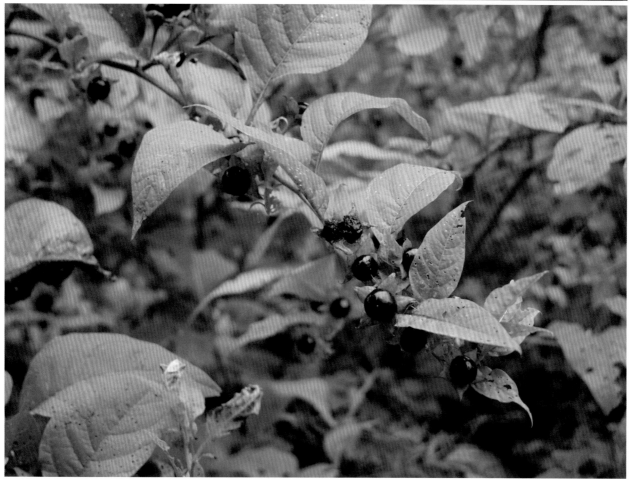

527 橘红 Citri Exocarpium Rubrum

本品为芸香科植物橘 *Citrus reticulata* Blanco 及其栽培变种的干燥外层果皮。栽培变种主要有大红袍

Citrus reticulate 'Dahongpao'、福橘 *Citrus reticulate* 'Tangerina'。秋末冬初果实成熟后采收，用刀削下外果皮，晒干或阴干。具有理气宽中、燥湿化痰的功能。

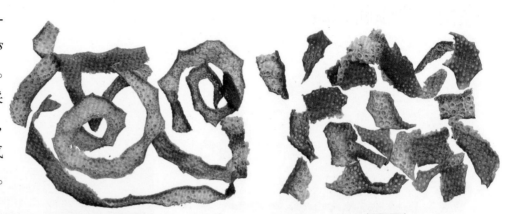

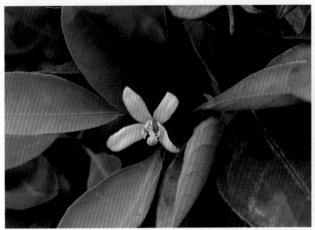

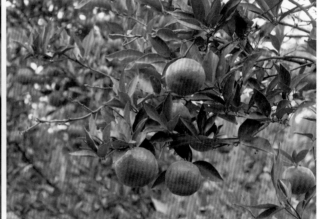

528 橘核 Citri Reticulatae Semen

本品为芸香科植物橘 *Citrus reticulata* Blanco 及其栽培变种的干燥成熟种子。栽培变种主要有大红袍 *Citrus reticulate* 'Dahongpao'、福橘 *Citrus reticulate* 'Tangerina'。果实成熟后收集，洗净，晒干。具有理气、散结、止痛的功能。

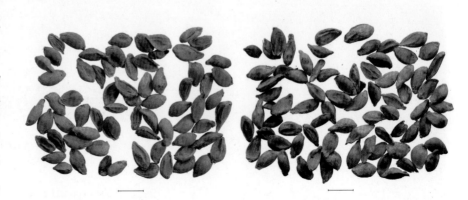

529 藏菖蒲 Acori Calami Rhizoma

本品系藏族习用药材。为天南星科（菖蒲科）植物藏菖蒲 *Acorus calamus* L. 的干燥根茎。秋、冬二季采挖，除去须根和泥沙，晒干。具有温胃、消炎止痛的功能。

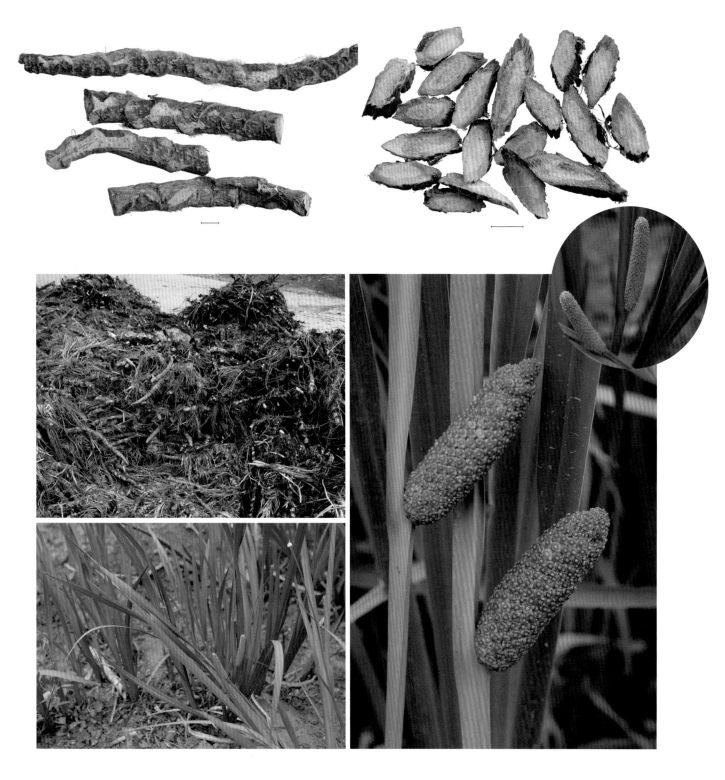

530 藁本 **Ligustici Rhizoma et Radix**

本品为伞形科植物藁本 *Ligusticum sinense* Oliv. 或辽藁本 *Ligusticum jeholense* Nakai et Kitag. 的干燥根茎和根。秋季茎叶枯萎或翌年春季出苗时采挖，除去泥沙，晒干或烘干。具有祛风、散寒、除湿、止痛的功能。

1. 藁本 *Ligusticum sinense* Oliv.，本种的小羽片先端渐尖，有小尖头。

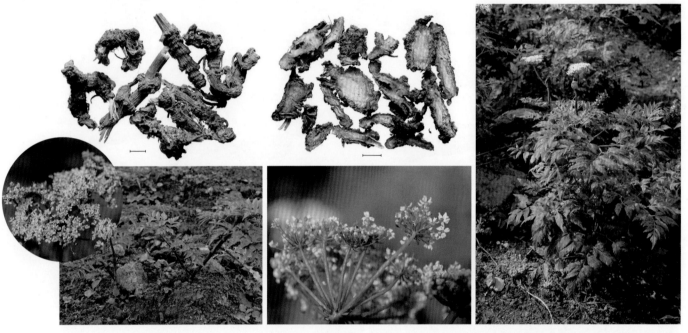

2. 辽藁本 *Ligusticum jeholense* Nakai et Kitag.，与藁本区别为本种的小羽片先端钝或略尖。

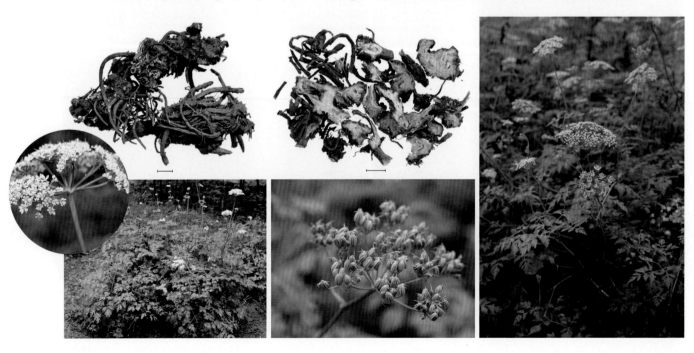

531 檀香 Santali Albi Lignum

本品为檀香科植物檀香 *Santalum album* L. 树干的干燥心材。采伐木材后，切成段，除去树皮和边材即得。具有行气温中、开胃止痛的功能。

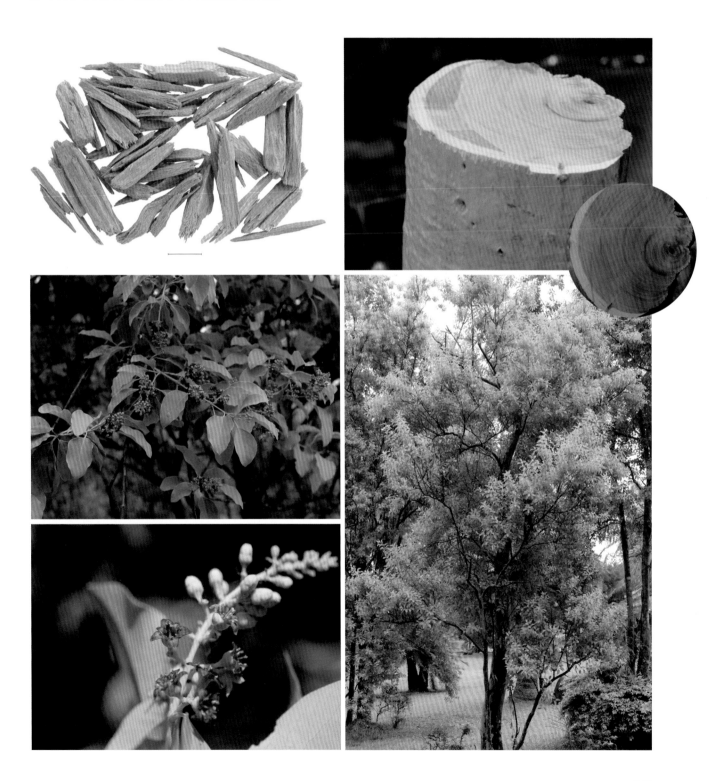

532 翼首草　Pterocephali Herba

本品为川续断科植物匙叶翼首草 *Pterocephalus hookeri* (C.B.Clarke) Höeck 的干燥全草。夏末秋初采挖，除去杂质，阴干。具有解毒除瘟、清热止痢、祛风通痹的功能。

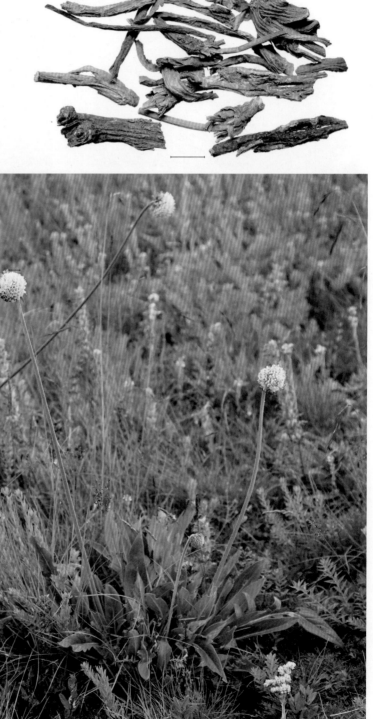

533 藕节 Nelumbinis Rhizomatis Nodus

本品为睡莲科植物莲 *Nelumbo nucifera* Gaertn. 的干燥根茎节部。秋、冬二季采挖根茎（藕），切取节部，洗净，晒干，除去须根。具有收敛止血、化瘀的功能。

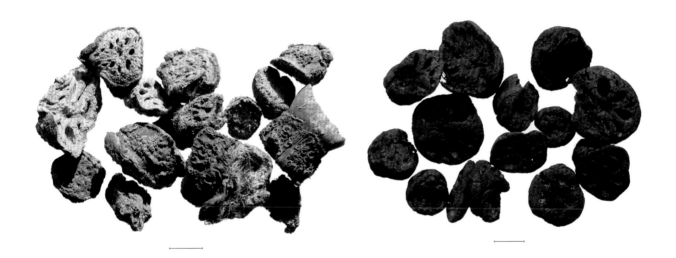

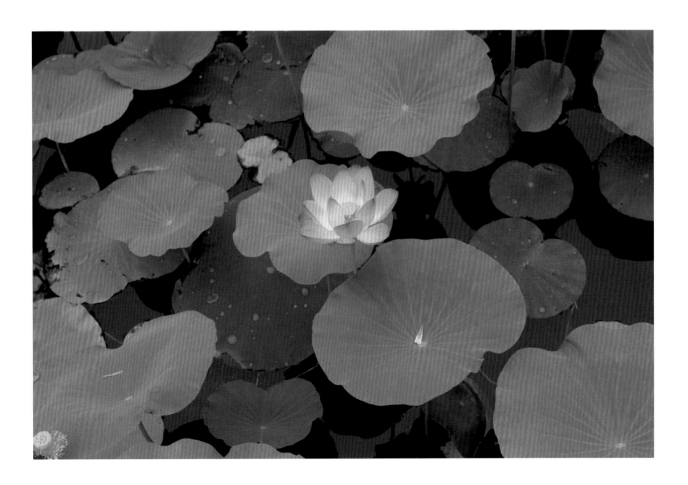

534 覆盆子 Rubi Fructus

本品为蔷薇科植物华东覆盆子 *Rubus chingii* Hu 的干燥果实。夏初果实由绿变绿黄时采收，除去梗、叶，置沸水中略烫或略蒸，取出，干燥。具有益肾固精缩尿、养肝明目的功能。

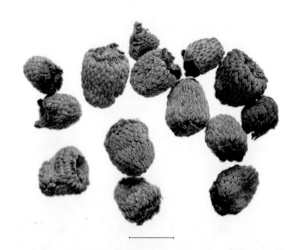

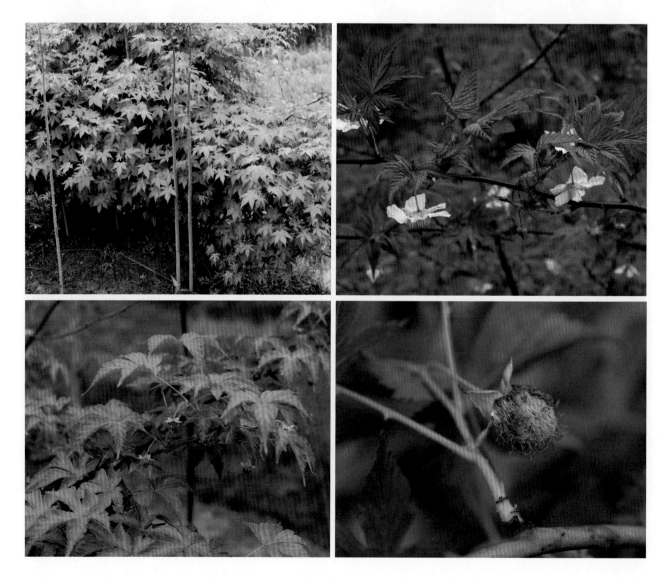

535 瞿麦　Dianthi Herba

本品为石竹科植物瞿麦 *Dianthus superbus* L. 或石竹 *Dianthus chinensis* L. 的干燥地上部分。夏、秋二季花果期采割，除去杂质，干燥。具有利尿通淋、活血通经的功能。

1. 瞿麦 *Dianthus superbus* L.，本种的花瓣深裂成窄条或细丝。

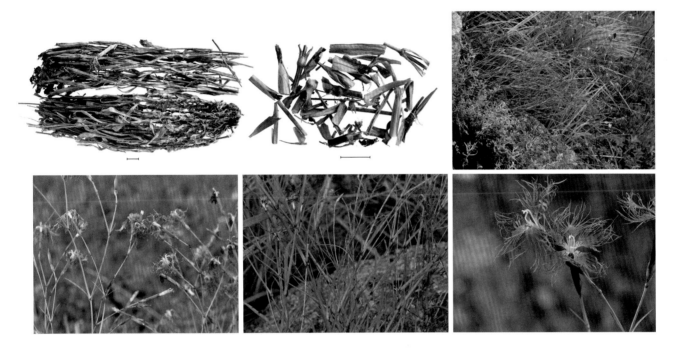

2. 石竹 *Dianthus chinensis* L.，与瞿麦区别为本种的花瓣先端裂成锯齿状。

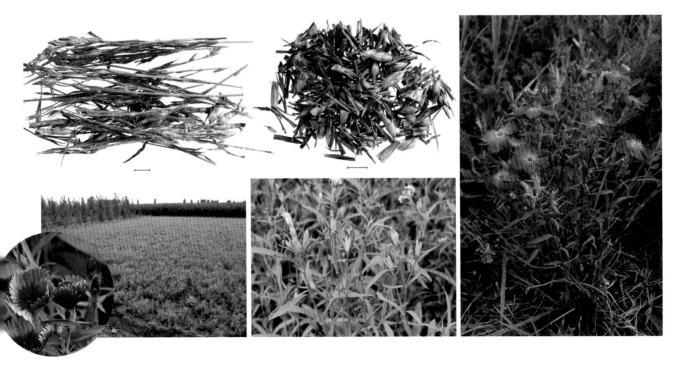

536 翻白草 Potentillae Discoloris Herba

　　本品为蔷薇科植物翻白草 *Potentilla discolor* Bunge 的干燥全草。夏、秋二季开花前采挖，除去泥沙和杂质，干燥。具有清热解毒、止痢、止血的功能。

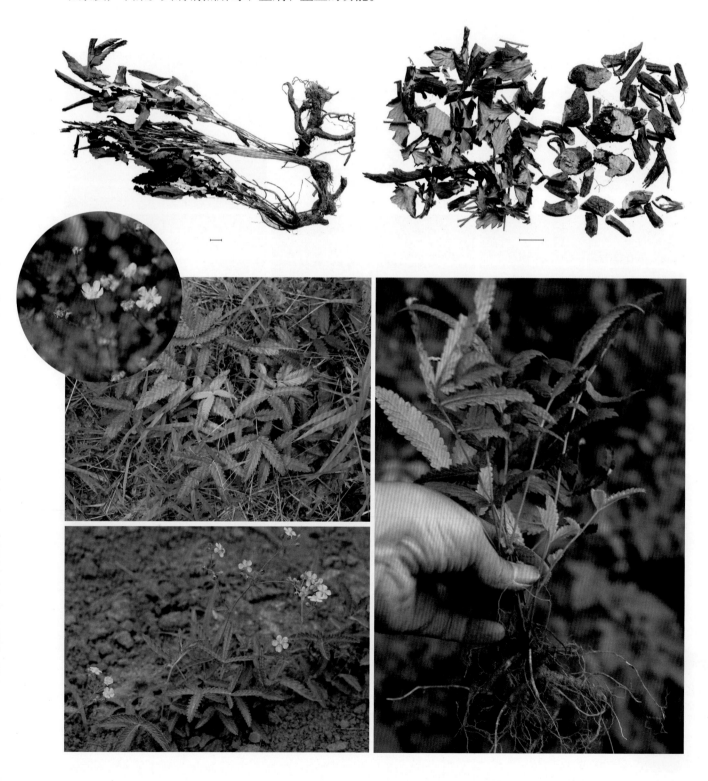

参考文献

［1］中华人民共和国卫生部药典委员会 . 中华人民共和国药典：一部［M］. 北京：中国医药科技出版社，2020.

［2］肖培根 . 新编中药志：第一册、第二册、第三册［M］. 北京：化学工业出版社，2002.

［3］中国科学院中国植物志编辑委员会 . 中国植物志［M］. 北京：科学出版社，1959-2004.

［4］陈士林，林余霖 . 中草药大典［M］. 北京：军事医学科学出版社，2006.

［5］《全国中草药汇编》编写组 . 全国中草药汇编：第二版，上、下册［M］. 人民卫生出版社，1996.

［6］江苏省植物研究所 . 新华本草纲要［M］. 上海：上海科学技术出版社，1988-1990.

［7］傅立国，陈潭清，郎楷永，等 . 中国高等植物［M］. 青岛：青岛出版社，2000-2012.

［8］楼之芩，秦波 . 常用中草药品种整理和质量研究 北方编：第一册、第二册、第三册［M］. 北京：北京医科大学中国协和医科大学联合出版社，1995-1996.

［9］蔡少青，李胜华 . 常用中草药品种整理和质量研究 北方编：第四册、第五册、第六册［M］. 北京：北京医科大学出版社，2001.

［10］徐国钧，徐珞珊 . 常用中草药品种整理和质量研究 南方协作组：第一册、第二册、第三册、第四册［M］. 福州：福建科学技术出版社，1994.

［11］艾铁民，彭华 . 中国药用植物志［M］. 北京：北京大学医学出版社，2014-2021.

中文名索引

拉丁名索引